中医经典导读丛书

黄帝内经·灵枢

丛书主编　宋　兴
主　　编　张新渝　马烈光
副 主 编　黄九龄　欧阳利民　刘　渊　薛　红　佘贤武
编　　委（按姓氏笔画排列）
王　静　吕茂庸　刘　平　刘　锋　刘秀华
汤朝晖　汤利萍　杨　帆　杨　文　杨　剑
李贤军　李小玲　陈丽平　陈建明　陈建杉
何仙童　张　芳　周　宜　金　钊　祝　捷
姚宝清　钟燕宇　秦　觊　黄永刚　黄金燕
黄桂玲　雷长国

四川出版集团·四川科学技术出版社

图书在版编目（CIP）数据

黄帝内经·灵枢/张新渝，马烈光主编. —成都：四川科学技术出版社，2008.6（2022.1重印）
（中医经典导读丛书/宋兴主编）
ISBN 978-7-5364-6504-6

Ⅰ.黄… Ⅱ.①张…②马… Ⅲ.①灵枢经－注释 ②灵枢经－译文 Ⅳ.R221.2

中国版本图书馆CIP数据核字（2008）第062767号

中医经典导读丛书

黄帝内经·灵枢

HUANGDI NEIJING · LINGSHU

丛书主编　宋　兴
主　　编　张新渝　马烈光

出 品 人　程佳月
策划编辑　康利华
责任编辑　戴　林
封面设计　韩建勇
版式设计　康永光
责任出版　欧晓春
成都市槐树街2号　邮政编码 610031
官方微博：http://e.weibo.com/sckjcbs
官方微信公众号：sckjcbs
传真：028-87734035
成品尺寸　146 mm × 210 mm
印　　张　18　字数 450 千　插页4
印　　刷　河北环京美印刷有限公司
版　　次　2008年6月第 1 版
印　　次　2022年1月第 4 次印刷
定　　价　148.00元

ISBN 978-7-5364-6504-6

邮购：四川省成都市槐树街2号　邮政编码：610031
电话：028-87734035　电子信箱：sckjcbs@163.com

《中医经典导读丛书》
编委会名单

编者按:中医学在“回归自然”之理性被重新唤醒的现实社会,越来越受到人们的珍视和推崇,学习研究,蔚然成风。近年来,不断收到广大读者的来信,希望能有一套方便阅读,帮助理解的中医经典著作通俗注译本问世。读者的需要就是我们的追求,医易经典著作是荟萃我国古代百科知识的灿烂文化精品,除精妙绝伦的医药知识外,还蕴含着天文、地理、水利、军事、数术、哲学等极其丰富的百科知识,至今对养生、防病、治病、认识事物、分析问题仍有着很高的科学指导价值。为帮助读者更准确,更深刻地理解这些经典著作的精神实质,我社特组织长期从事易学和中医学研究的资深学者精心编写了这套《中医经典导读丛书》。该丛书对《易经》《黄帝内经》(分为《素问》《灵枢》两个分册)《难经》《神农本草经》《脉经》五大医易经典著作进行了全面、系统、深入的文化信息解读。学者们在完成此项工作时,以“古为今用”为指导原则,既保持了严谨的科学态度,又充分解放思想,在大量参考前人、他人研究成果的基础上,大胆注入自己的研究心得,予以阐扬发挥,因而使得本丛书具有提要精当具体,注释简明易懂,译文浅显通俗,按语新颖活泼,既有严格的科学性,又有广博的知识性,还有很强可读性等突出优点,广泛适用于中医专业工作者、中医院校师生以及对中医学所包罗的其他百科知识感兴趣的一切文化人士阅读、研习。我们把这样一套堪称近年来同类著作中难得的珍品推荐给大家,以此来答谢广大读者长期以来对我们医药书籍寄予的信任和厚望。

编者　2008 年初夏于蓉城

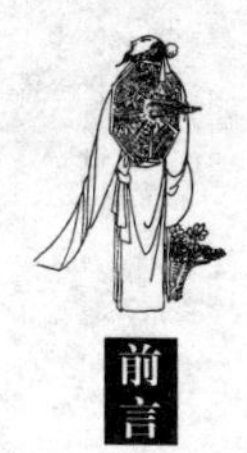

前　言

中医能在现代科技日新月异的时代走向世界，走向未来，是人类健康需要之理性选择的必然结果。人们之所以选择中医，不是因为其历史悠久、内涵古老，而是因为其疗效奇特、疗效可靠。中医疗效不是虚无想象和经验的耦合，是建立在整体、恒动两大体现宇宙运动变化规律的优势理念中的。这两大优势理念，主要是通过医易经典的丰富内涵得到体现的。在中医学重新反思如何走自己的路，以期突出整体恒动理论优势的今天，强调经典著作的学习运用，正在成为共识。由于经典著作本身所存在的文字古奥，语言简练，文化信息密集，学术意蕴宏深，教难、学难、用更难的问题，一直是困扰中医学术传承发展的重大障碍。造成这一障碍的主要原因，一是由于古今时空差异，文化发展巨变，导致了经典文化信息的隐而不彰。二是由于文化发展相互渗透，文化信息错综交织，导致了经典文化信息的晦而难明。近半个世纪以来，虽然也有不少校注、语译、阐释经典类研究性成果问世，但总以随文敷陈者多，独具卓识者少，学术的真知灼见，常常被淹没在僵化的学术风气里。因此，对医易经典文化信息进行符合学术本旨，符合临床实际的解读，要求日益强烈。《中医经典导读丛书》正是顺应这一时代要求而编撰的。

中医学术殿堂是古代多学科知识综合运用的庞大体系，从天文到地理，从哲学到文学，从医学到史学，文化信息十分丰富密集。文化信息是学术内容的基本载体和具体体现，离开了对文化信息的充分解读，就无法做到对学术内容的全面了解；离开了对文化信息的深入解读，就无法做到对学术内容的深刻认知。没有全面了解，深刻认知的学术，是绝对谈不上灵活运用的。医易经典文化信息解读，是朴素还原中医学术本质，促进中医回归传统的有效方法，是沟通古今和东西方认识理念，促进中医走向世界，走向未来的重要途径。本丛书以《易经》《内经》《难经》《脉经》《神农本草经》等为研究素材，以弘扬传统为前提，以有利学术传承为目标，以充分解放思想为倡导，以深入浅出为基本要求，以阐明文化内涵为切入点，旨在通过专家对相关经典中语言文字、哲学思想、医学内涵、临床意义等各方面信息的全面研究、朴素解读，深刻揭示各门经典的复杂学术内涵及相互渗透关系，阐明其现实传承价值，运用要点，最终达到学术信息完整清晰，学术理念古今贯通，学术临床紧密结合，以古为新，古为今用的目的。

中医文献浩如烟海，汗牛充栋，为什么要选择这五大经典呢？这是首先应该回答读者的一个问题。《易经》是研究以日月为主要标志的天体运行规律，进而从古天文学引申出万事万物运动变化之理、经纬天地、博综万类的古代哲学著作，因而被历代多学科学术大师奉为百科之母、万事之则、群经之首、学问之宗，而非医学专书。医学不出万事之外，药、病皆在万物之中，理趣互通，二者紧密联系，统一于“法自然”这个朴素认识原则之下。因此，早在医学理论体系创建之初，就开始运用易理阐明医理，而成为中医理论体系之纲领，故有“医易相通”之说。后世研究中医的学者更是强调，只有以易理释医理，才能理明义畅，真正收到纲举目张的良好效果，所以，欲明医，必先知易。《内经》(分为《素问》《灵枢》两个分册)是以从医药实践经验中提炼出的医学理论知识为基本素材，并借助哲学、天文、地理、水利、军事、数术等多学科知识，深刻阐明养生、防病、脏象、病机、诊断、治疗等课题的医学专著，内容极为丰富，既是中医理

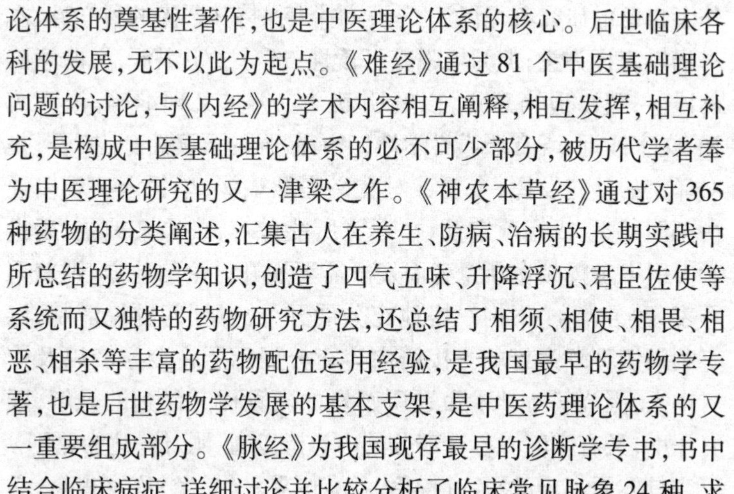

论体系的奠基性著作,也是中医理论体系的核心。后世临床各科的发展,无不以此为起点。《难经》通过 81 个中医基础理论问题的讨论,与《内经》的学术内容相互阐释,相互发挥,相互补充,是构成中医基础理论体系的必不可少部分,被历代学者奉为中医理论研究的又一津梁之作。《神农本草经》通过对 365 种药物的分类阐述,汇集古人在养生、防病、治病的长期实践中所总结的药物学知识,创造了四气五味、升降浮沉、君臣佐使等系统而又独特的药物研究方法,还总结了相须、相使、相畏、相恶、相杀等丰富的药物配伍运用经验,是我国最早的药物学专著,也是后世药物学发展的基本支架,是中医药理论体系的又一重要组成部分。《脉经》为我国现存最早的诊断学专书,书中结合临床病症,详细讨论并比较分析了临床常见脉象 24 种,求得了脉、证、诊、治的有机统一。还确立了以桡动脉为基点的寸口诊脉法,是中医理论体系完整组合不可或缺的部分。正是以上五《经》,从理论纲领到生理、病理、药物、诊疗等实质性内容,构成了中医理论的完整大体系。通过注译阐发五《经》,可以从一个较高的视角提纲挈领地把中医学精髓介绍给全社会。这就是本丛书编选的指导思想。

本丛书在体例设计上分为[提要]、[原文]、[词解]、[语译]、[按语]五个部分,各书均按原著篇章段落分段研究阐发。[提要]以篇章为基本单元,撰于篇章之首,其具体内容是对所在篇章内容和精神实质的精辟概括,力求简明具体,不讲空话、废话。[原文]选择学术界已经校勘,且公认的善本作为蓝本。不同版本内容有出入者,以择善而从为原则,直接选取其中一家之言为参考,不作版本校刊等繁琐考证。[词解]主要针对古籍中的生字、难词,进行必要的音义注释,注释内容主要是作者在参考其他文献后,提炼选择的最具代表性见解。注文力求简明通俗,不以经解经,不旁征博引,不出书证。一词多义或歧义,众说纷纭者,选择与原文意义最贴切的见解为依据,并结合作者自己的研究心得以注。[语译]为保持其严谨的科学性,本书仍以直译为主,但为增强其可读性,部分文字艰深,义曲意隐的段落,辅以适当意译,以畅明其义。力求义理准确,语言流畅,文字浅近,既有严谨科学性,又有较强的可读性。[按语]是对译文的补充发挥,主要针对文义晦涩艰深,单凭译文难以透彻阐明其义,或意蕴宏博,非译文所能包容,或本义褊狭,后世学者引申发挥颇多新意者而发。需要展开讨论的地方,则兼采百家,融会古今,不拘一格地充分展开,总以把问题说清楚,以有利阅读理解为目的。按语内容充分展示了古今学者以及作者本人,围绕某一学术命题所阐发的新颖而又深刻的见解,既有深度,又有广度。各个部分的内容皆以通、明、信、达为原则。

具体而言,五经各有特色,各有侧重。《易经》文字古奥,义理隐曲,在今天,无论医者、学者,真正有所造诣的人,为数极少。本丛书着重在阐明易学与医学的关系,易理对医理的指导价值,易理在医学中的具体运用等方面下工夫,不涉占卜预测等内容。力求释玄理为通说,化艰深为浅易,赋古义以新知,弃虚妄求实用。《内经》中的《素问》《灵枢》两个分册,都历代研究者众,注本、译本不少,但或繁征博引,或各执一偏,或附会曲说,往往令初涉者眼花缭乱,莫衷一是。本丛书以"择善而从"为原则,对其医学内容进行了通注通译,明是非于文中,发至理于文外。通过按语的充分阐扬发挥,对其他与医学相关的内容,作了丰富多彩而又生动活泼的讨论,使读者能在阅读本书时,既准确获得中医学知识,又能广泛了解该书中所涉及的其他百科知识,真正懂得,没有百科的丰富借鉴,中医学就不可能建立起运用阴阳五行提纲挈领的归纳认识方法来。换句话说,如果没有对其他各科的深刻理解、借鉴即便最大限度地放飞人们的想象,中医学对整体观的运用,充其量发展到人与地球关系的认识水平,永远无法延伸到宇宙全息大统一论上去,最终创造出天人合一的整体医学思想来,当然也就不可能实现对神

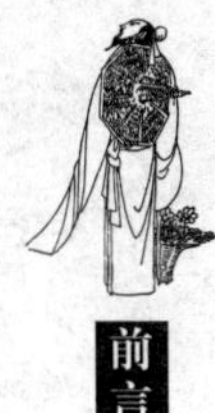

奇生命现象的深刻理解，从而完成以功能定位为基本生命单元的古代人体生理病理学术体系的构建。《难经》文简意赅，发挥颇难，本丛书集历代《难经》研究学者之不同学术见解，着重阐明了该书学术上对中医基础理论建设的巨大贡献，在内容上与《内经》相互补充，相互发挥的复杂联系，并结合临床实际，阐明了它在现实临床实践中的运用价值。《神农本草经》所涉药物知识，后世发展甚多，古今差异很大，本丛书既充分珍视该书所创建的传统中药研究方法，详细阐明各药性、味、归经、配伍、运用要点，又在按语部分大量吸收了现代药理研究成果，使古论与新知相互发挥，以拓宽读者视野，活跃读者思维。《脉经》所涉诊断学知识，自秦汉迄今，代有长足进步，本丛书继承了该书的实用主义优点，着重在阐明其运用价值方面下了很大工夫，逐一讨论了每种脉象的现实临床诊断意义，并在讨论中博综历代名家高论，结合当代实践新知，尽可能准确、深刻地阐明各种脉象的表达特点、病理本质，使读者能知其象而明其理，释其疑而得其真。

总之，在此项研究工作中，我们始终坚持的研究原则是：不唯书，只唯实，力求思想充分解放；不尚古，只尚真，力求内容朴实可靠；既为学，更为用，力求理论与实践紧密结合。旨在释玄理为通说，赋古义以新知，力求令读者耳目一新，开卷受益。

致谢：

本丛书的问世，得感谢广大读者的热情关注和大力支持，正是广大读者的渴求和期盼，给了我们编著本书的信心和勇气。得感谢四川省中医药管理局的大力扶持，是四川省中医药管理局在本书编撰的最困难时期，设立“中医经典文化信息解读”专题，予以大力支助，才使此项研究工作得以顺利完成。得感谢四川科学技术出版社的悉心指导，从选题到体例设计，都倾注了他们的大量心血。

在本丛书编写过程中，丛书主编负责拟定选题，编写大纲及样章,审订各分册稿件;分册主编负责各个分册的编写及审稿改稿;分册副主编协助所在分册主编的稿件编写及审改;编委负责完成所承担部分的稿件编写及校改;学术顾问负责丛书编撰过程中的解难答疑。本丛书是全体同仁十易寒暑,无怨无悔,甘苦与共结出的丰硕成果,在此一并致谢。

《中医经典导读丛书》编撰委员会

2008年初夏

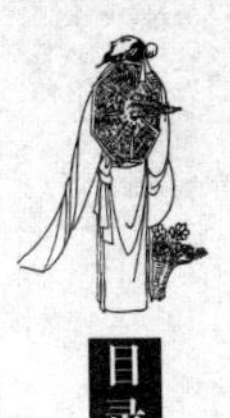

目　录

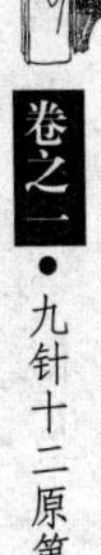

卷之一

九针十二原第一

【提要】本篇开宗明义地指出编写针经典籍的重要意义和必要性，继而指出针刺的疾徐、迎随、开合等手法及补泻意义；列举了针刺注意事项及禁忌等问题，强调针刺前要诊脉、察目、观色，针刺时要守神候气，把握虚实病机以运用补泻手法，还指出了各种误治的不良后果。由于本篇详细介绍了古代九种常用针具的名称、形状、用途和分布在肘、膝、胸、脐等处的十二原穴及其与脏腑病理上的联系，以及"井、荥、输、经、合"各特殊穴位的命名意义，所以篇名《九针十二原》。

【原文】黄帝[1]问于岐伯[2]曰：余子[3]万民，养百姓[4]，而收其租税。余哀其不给，而属有疾病。余欲勿使被毒药，无用砭石[5]，欲以微针通其经脉，调其血气，营其逆顺出入之会。令可传于后世，必明为之法。令终而不灭，久而不绝，易用难忘，为之经纪[6]。异其篇章，别其表里，为之终始[7]。令各有形，先立针经。愿闻其情。

【注释】[1]黄帝：传说中的上古帝王，相传姓公孙名轩辕，继神农而统天下。[2]岐伯：黄帝的臣子，《内经》一书中有岐伯、鬼臾区、伯高、少师、少俞、雷公六臣，本书大部分是以黄帝与此六臣问答的形式写成的。[3]子：把百姓万民当做自己的子女一样地爱护。[4]百姓：在此指百官。[5]砭石：上古时代用来刺治疾病的尖石。[6]经纪：这里指条理的理论。[7]终始：指气血终而复始地运行不息。

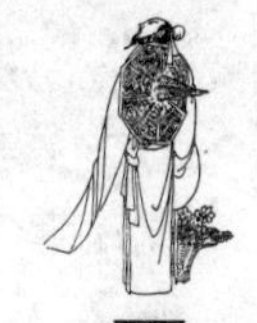

【语译】黄帝问岐伯道：我爱护万民，供养百官，征收他们的租税，我可怜他们不能自给自足，而且常常发生疾病，我很想不用药物，也不用尖石，而想通过用一种非常细小的针具来疏通经络脉道，调理人体气血，使经脉气血的顺逆出入调和，从而驱邪治病，解除痛苦。为了让这种治病方法能流传给后代，一定要明确地给它制定法则，使它永远都不会消失，时间再长也不会断绝，而且容易掌握运用而难忘记，这就需要条理清楚的理论体系，要分成篇章，分出表里层次，阐明人体气血终而复始地循环于脏腑经脉阴阳内外的规律，使其各自具备完整的形式，首先创立一部《针经》，我想听听这方面的情况。

【按语】本节从药物、砭石之外另立针刺疗法，并强调要使这种疗法流传后世而不散失，就须建立系统的理论，而这个理论的实质内容应该将脏腑经脉、气血循行的路径和联系、气血循行的规律全面地表现出来，即确立针刺疗法的生理、病理等基础理论；同时对针具的形状及适应证等治疗内容亦应加以详细说明。本段提出了编写典籍的必要性和具体方法，是全书所要讨论的重点，也可以说是全书的引言。

本篇所说“通其经脉，调其血气，营其逆顺出入之会”是针刺疗法总的原理和法则，具有纲领性的指导意义。

【原文】岐伯答曰：臣请推而次之，令有纲纪，始于一，终于九焉。请言其道。小针之要，易陈而难入，粗守形，上守神，神乎神，客在门[1]，未睹其疾，恶知其原？刺之微，在速迟，粗守关，上守机，机之动，不离其空，空中之机，清静而微，其来不可逢，其往不可追。知机之道者，不可挂以发，不知机道，叩之不发，知其往来，要与之期，粗之闇[2]乎，妙哉工独有之。往者为逆，来者为顺，明知逆顺，正行无问。逆而夺之，恶得无虚，追而济之，恶得无实，迎之随之，以意和之，针道毕矣。

【注释】[1]神客在门：神，正气；客，外入的邪气。正气循行出入有一定的门户，而邪气犯人也从此入，故曰"神客在门"。[2]闇（àn 暗）：暗昧不明。

【语译】岐伯回答说：请让我对其进行分析推理，为使其条理清楚，并从一至九按顺序说说其中的道理。小针治病的诀窍，说起来容易操作起来很难，技术低劣的医生只能机械地死守针法的形式，高明的医生才能领会针法的精神，这就是低劣与高明的区别之所在。正气和邪气的出入都有一定的门户，医生若不细致审察病情，怎么可能知道病变发生的原因呢？针刺的精微巧妙之处在于掌握好进针手法的快慢，平庸的医生只拘泥于四肢关节的穴位治疗，高明的医生能把握住气机的变化。气机变动、经气循行离不开骨空，而骨空中的血气运行既有规律却又难于掌握，必须把握好时机，否则，当气血运行到来时就不能遇上，而当气血运行消失之后又不能赶上。懂得气机道理的人施以针刺，就犹如射箭而不会把弓箭挂着不发，而是箭不离弦，待机而射；不懂得气机道理的人施针则只绷紧弓弦却不发箭。掌握了气血往来的规律则善于抓住时机。平庸的医生是不清楚这一点的，只有高明的医生才具有这种本领。血气流去叫做逆，血气流来叫做顺，清楚地懂得了逆和顺的道理就能够正确地施行针刺而无疑问。迎着邪气的到来，施行泻法消除它，邪气怎能不减弱；随着正气的到来，施行补法充实它，正气怎能不加强。迎击邪气，随顺正气，用心体察施针的时机进行适当的调整，针刺的道理就完备了。

【原文】凡用针者，虚则实之，满则泄之，宛陈[1]则除之，邪胜则虚之。《大要》曰：徐而疾则实，疾而徐则虚。

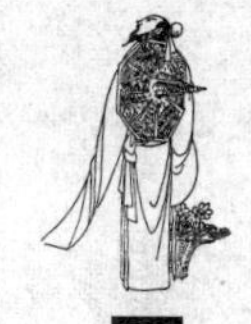

言实与虚,若有若无,察后与先[2],若存若亡[3],为虚与实,若得若失[4]。虚实之要,九针最妙,补泻之时,以针为之。泻曰必持内之,放而出之[5],排阳得针[6],邪气得泄。按而引针,是谓内温[7],血不得散,气不得出也。补曰随之,随之意,若妄之[8],若行若按[9],如蚊虻止,如留如还,去如弦绝,令左属右[10],其气故止,外门已闭,中气乃实,必无留血,急取诛之。持针之道,坚者为宝,正指直刺,无针左右,神在秋毫,属意病者,审视血脉,刺之无殆。方刺之时,必在悬阳[11],及与两卫[12],神属勿去[13],知病存亡。血脉者,在腧横居,视之独澄[14],切之独坚。

【注释】[1]宛(yù 郁)陈:"宛"同"菀",积之义;陈,久、旧。指气血瘀积日久。[2]察后与先:分清疾病的虚实缓急以决定补泻的先后顺序。[3]若存若亡:根据气之虚实而决定留针与否。[4]若得若失:形容针刺补泻的效果。实证用泻法而逐邪气,使患者觉得若有所失;虚证用补法而益正气,使患者觉得若有所得。[5]放而出之:摇大针孔,让邪气外出。[6]排阳得针:阳,皮肤的浅表部位。松开浅表部位,使邪气随针外泄。[7]内温:"温"同"蕴",指气血蕴积于内。[8]若妄之:如随意而为之。[9]若行若按:行,行针导气;按,按压孔穴而下针。[10]令左属右:右手出针,左手急按针孔。[11]悬阳:这里指目。[12]两卫:根据有关文献所载原文当作"衡",眉上的部分称为衡。[13]神属勿去:神思集中、专心致志而不能分散。[14]视之独澄:看得十分清楚。

【语译】凡是用针刺,正气虚弱的用补法,邪气猖盛的用泻法,气血郁积太久的用破除法,邪气太盛的用攻邪法。古经书《大要》说:慢进针快出针是补法,快进针慢出针是泻法。说到虚与实,针下有气的为实,针下无气的为虚。气本无形,似在有无之间,根据病情缓急及病气的消失、存在决定补泻的先后顺序。用补法要使病人若有所得,用泻法要使病人若有所失。治疗虚证实证的根本道理,以九针最为精妙,补泻的功效,可以用针刺手法来实现。泻法一定要持针快速刺入穴位,摇大针孔放出邪气,松开浅表的皮肤拔出针,使邪气得以排泄。如果按住穴位的表皮而抽出针,这叫做内蕴,会使血不能流散,邪气不得外排。补法一定要顺着经脉循行的方向下针,顺经脉下针的意思就好像很随意一样轻轻地刺入;在行针导气、按穴下针时,就好像蚊虫叮在皮肤上那样似有似无,又好像针虽然停在穴位里却好像退了出来;出针要快捷利落,像箭离弓弦一样,右手取针,用左手按摩孔穴,经气因而停留在里面,穴外的门户已经关闭,中气因此而得到充实。针孔若有出血,一定不要让血瘀留积,而要赶快把它除掉。握针的道理,把握牢固是最重要的,对准穴位直直地刺入,不要刺到左边或右边去了。要精神集中,明察秋毫,注意观察病者的神态,细致审察血脉的情况,这样施行针刺就不会有危险。正当进针的时候,一定要两目视力集中,用心专注,精力集中而不分散,把握病情的好坏变化。血脉横隔在腧穴,看起来特别清楚,摸起来特别坚实,下针时就要避开血脉而刺进腧穴。

【按语】此段经文阐述了针刺补泻的具体手法,即“徐而疾则实,疾而徐则虚”,“泻曰必持内之,放而出之……补曰随之……”对针刺操作提出了“持针之道,坚者为宝,正指直刺,无针左右”的要领。强调针刺时要注意力集中,观察病人的神态变化,“属意病者,审视血脉……必在悬阳,及与两卫,神属勿去,知病存亡。”在实际操作中注意观察病人的神态具有重要的意义,这不仅可以测知针刺的效果,还可防止晕针等意外情况的发生。现代在观察针麻效果时,已把病人的皱眉反应作为观察指标之一,足见其重要性。

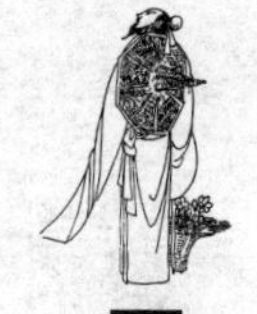

【原文】九针之名，各不同形：一曰镵[1]针，长一寸六分；二曰员针，长一寸六分；三曰鍉[2]针，长三寸半；四曰锋针，长一寸六分；五曰铍[3]针，长四寸，广二分半；六曰员利针，长一寸六分；七曰毫针，长三寸六分；八曰长针，长七寸；九曰大针，长四寸。镵针者，头大末锐，去泻阳气。员针者，针如卵形，揩摩分间，不得伤肌肉，以泻分气。鍉针者，锋如黍粟之锐，主按脉勿陷，以致其气。锋针者，刃三隅，以发痼疾。铍针者，末如剑锋，以取大脓。员利针者，大[4]如氂[5]，且员且锐，中身微大，以取暴气。毫针者，尖如蚊虻喙[6]，静以徐往，微以久留，正气因之，真邪俱往，出针[7]而养，以取痛痹。长针者，锋利身薄，可以取远痹。大针者，尖如梃，其锋微员，以泻机关之水也。九针毕矣。

【注释】[1]镵：chán 音谗。[2]鍉：shí 音时。[3]：铍：pí 音皮。[4]大：根据有关文献所载原文，应作“尖”。[5]氂（máo 毛，或 lí 厘）：指长毛。[6]蚊虻（méng 朦）喙：蚊子、虻虫的嘴。[7]正气因之，真邪俱往，出针：原文仅为一个“之”字，上下文义不相衔接，根据有关文献所载原文而改。

【语译】九针，据其各自不同的形态而命名：第一种叫镵针，长一寸六分；第二种叫员针，长一寸六分；第三种叫鍉针，长三寸半；第四种叫锋针，长一寸六分；第五种叫铍针，长四寸，宽二分半；第六种叫员利针，长一寸六分；第七种叫毫针，长三寸六分；第八种叫长针，长七寸；第九种叫大针，长四寸。镵针的形状，针头大而针尖尖锐，主要用于泻阳气。员针，针如卵形，用于摩擦分肉而不损伤肌肉，可以排泄分肉间的邪气。鍉针，锋利如黍子谷子的芒尖，主要用于按摩血脉，使其不深陷肌肤，可以除去邪气,匡扶正气。锋针,刃上有三条棱角,用于治疗顽固的疾病。铍针,针尖像剑锋一样,用于排脓。员利针,尖锐如长毛,又圆又尖,针身中段略粗,用于攻治暴急的病证。毫针,尖锐如蚊子、虻虫的嘴,静静而缓慢地进针,动作轻微,针停留在穴位的时间要稍长,正气因此而能得到充实,邪气得以消散,真气随之恢复,出针后很好地保养,可以治疗疼痛的痹病。长针,针锋锐利,针身薄而长,可用于治疗患病日久的痹病。大针,尖如竹梢,针锋微圆,用于排泄关节的积水。九针的情况就说完了。

【按语】现代所用的针具与古代不同,除三棱针相当于古代的锋针外,其余的几乎没有应用。现代常用的银针或金针,虽然也叫毫针,但其与古代毫针不同,其针尖更细,一般可以避开血管,针刺时少有出血。现代创造的环针,可以较长时间地针刺皮下,治疗多种急慢性病证;另有梅花针,也有较好的疗效,这些都是在古代九针的基础上发展起来的。

【原文】夫气之在脉也,邪气[1]在上,浊气在中[2],清气在下[3]。故针陷脉[4]则邪气出,针中脉[5]则浊气出,针太深则邪气反沉,病益。故曰:皮肉筋脉各有所处,病各有所宜,各不同形,各以任其所宜,无实实,无虚虚[6],损不足而益有余,是谓甚病,病益甚。取五脉[7]者死,取三脉者恇[8];夺阴者死,夺阳者狂,针害毕矣。刺之而气不至,无问其数;刺之而气至,乃去之,勿复针。针各有所宜,各不同形,各任其所为。刺之要,气至而有效,效之信,若风之吹云,明乎若见苍天,刺之道毕矣。

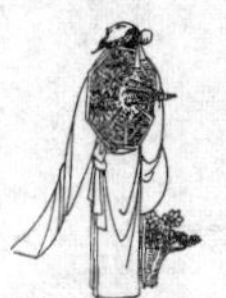

【注释】[1]邪气：此指风热阳邪。[2]浊气在中：饮食积滞之气，留于肠胃之内，所以说浊气在中。[3]清气在下：清气，指寒冷水湿之气。寒湿之地气伤人多从下部起，所以说清气在下。[4]陷脉：指在筋骨陷中的孔穴。[5]中脉：中部阳明之合穴足三里。[6]无实实，无虚虚：原文作"无实无虚"，根据有关文献所载原文改。[7]五脉：这里指五脏腧穴。[8]取三脉者恇（kuāng匡）：三脉，指手足三阳脉；恇，虚弱的意思。这里是说泻六腑的经穴就会导致形气虚弱。

【语译】邪气侵犯经脉的部位：风热阳邪多犯人体上部；饮食积滞等浊气多犯人体中部；寒冷水湿之气多犯人体下部。所以刺筋骨陷中的各经腧穴可排出风热之邪；刺阳明的合穴足三里可排出肠胃浊气；宜浅刺的病如刺得太深反而会引邪深入，病会加重。所以说皮肉筋脉各有一定的部位，病各有适宜的治法，病情不同须各自选择适合的治法，不可实证用补法，不可虚证用泻法。用泻法治气血不足的虚证、用补法治邪气有余的实证，这是在加重病情，病会越来越重。误刺五脏腧穴会死人的，误刺手足三阳脉会使病人虚弱，如果阴气耗竭就会死亡，如果阳气耗竭就会发狂，误针的害处就是这些。针刺入穴位后而未得气，不论时间的长短，要耐心等待经气的到来；针刺入穴位如果得气，便取出针来，不用再刺。九针各有其适宜治疗的病证，各有其不同的形状，各用其不同的治法。针刺的要诀，得气就算有效，有效的征象，犹如风吹云散，见到明朗的苍天。针刺的道理就是这些。

【按语】此段经文阐述取穴的原则，应根据病之表里、上中下部位的不同而取不同的穴。再次举例强调针刺要辨清虚实，否则可能引邪入里或加重病情，针刺要得气才能见效。

【原文】黄帝曰：愿闻五藏六府所出之处[1]。岐伯曰：五藏五腧，五五二十五腧；六府六腧，六六三十六腧。经脉十二，络脉十五[2]，凡二十七气以上下，所出为井，所溜为荥，所注为腧，所行为经，所入为合，二十七气所行，皆在五腧也。节之交，三百六十五会[3]，知其要者，一言而终，不知其要，流散无穷。所言节者，神气之所游行出入也，非皮肉筋骨也。

【注释】[1]五脏六腑所出之处：指脏腑各自连属的经脉脉气所出之处。[2]络脉十五：十二经及任督二脉各有一络脉，加脾之大络大包，共十五络。[3]节之交，三百六十五会：节，指关节肌肉等各部分而言；节之交，即人体关节等各部相交接之处，尤指相交接处的间隙，这些间隙共有三百六十五个，是经脉中的气血渗灌各部位的会合点。

【语译】黄帝道：我想知道五脏六腑脉气的出处。岐伯说：五脏经脉，各自都有井、荥、输、经、合五个穴，五五就有二十五个穴。六腑经脉，各自都有井、荥、输、原、经、合六个腧穴，六六就有三十六个穴。经脉十二条，络脉十五条，共二十七条，脉气就在此中上下循环。所出为井，是说脉气从井穴出发，如山谷间泉水初出；所溜为荥，是说脉气如山泉渐盛涓涓流行；所注为输，是说脉气如泉水汇聚转输；所行为经，是说脉气如泉水盛大流行成渠；所入为合，是说脉气如水汇聚。二十七条经络内气的运行，都不离这五个腧穴。人体不同部位相交会的关节，共有三百六十五处。明白这些道理奥妙的人，一句话就概括完全了，不知道的人，千言万语也说不清楚。所谓关节，是指神气游行出入的地方，不是指皮肉筋骨。

【按语】本段经文指出了全身有十二正经、十五络脉，血气运行于经脉之中，灌注并联系全身各组织器官。全身经络在体表有三百六十五个腧穴。五脏的三阴经在手足肘膝以下有井、荥、输、经、合五腧穴。六脏的三阳经在手足肘膝以下有井、荥、

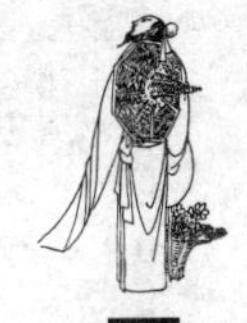

输、原、经、合六腧穴。腧穴是血气游行出入之处，故针刺腧穴可以疏通经气，调节血气，起到治病作用。

【原文】睹其色，察其目，知其散复。一其形，听其动静，知其邪正。右主推之，左持而御之，气至而去之。

凡将用针，必先诊脉，视气之剧易，乃可以治也。五藏之气已绝于内，而用针者反实其外，是谓重竭，重竭必死，其死也静，治之者，辄反其气，取腋与膺；五藏之气已绝于外，而用针者反实其内，是谓逆厥，逆厥则必死，其死也躁，治之者，反取四末。刺之害中而不去，则精泄；害中而去，则致气。精泄则病益甚而恇，致气则生为痈疡。

【语译】观察患者面部的气色，审视病人眼中的神采，从而可知病人经气的消散或复还。观察病人的外表形态，倾听病人动静之间发生的声音，从而可知病情的邪正虚实。右手推而进针，左手护持针身，待到得气而有针感，即出针。

凡是用针之前，必须先切诊脉象，以看清经气的虚实，才可以着手治疗。五脏经气已耗竭于内是阴虚，如用针反取阳经的合穴以补阳气，阳愈盛则阴愈衰，这叫“重竭”，出现重竭一定会死，其死时很安静，导致这种情况是因为脏气已虚于内，治疗时反而误泄了出于腋膺部腧穴的脏气。五脏经气已耗竭于外是阳虚，如用针反取四肢的腧穴以补阴气，阴愈盛则阳愈衰，这叫“逆厥”，出现逆厥一定会死，其死时很烦躁，这是因为误刺了四肢末端而引起阳气竭绝。针刺如果刺中了疾病的部位而不出针，就会使精气外泄；如果没有刺中疾病部位就出针，就会使邪气凝滞。精气外泄就会使病情加重而虚弱，邪气凝滞就会发生痈疡。

【按语】此段经文，再次强调用针必须先细察病人正气盛衰、存亡的情况，分别施以相应的补、泻手法，要避免犯虚虚实实之戒，并举例说明误用补泻之害。

关于痈疡之戒，本篇提出"致气则生为痈疡"。验之临症，不单与中病不出针相关，更与消毒不严，邪毒随针进入肌肤与气血相搏的关系甚大。

【原文】五藏有六府，六府有十二原[1]，十二原出于四关[2]，四关主治五藏。五藏有疾，当取之十二原，十二原者，五藏之所以禀三百六十五节气味也。五藏有疾也，应出十二原，而原各有所出，明知其原，睹其应，而知五藏之害矣。

【注释】[1]十二原：原，原穴，原穴是脏腑经气表里相通之处。这里所指的十二原是指五脏所属经脉的俞（左右各一，共十个），加鸠尾、气海。[2]四关：两肘关节与两膝关节。

【语译】五脏之外有六腑，六腑之外有十二原穴。十二原穴出自两肘两膝四处关节。四关原穴主治五脏的疾病，五脏有病，应该取十二原穴施针。十二原穴是五脏从周身三百六十五处接受精气的地方。五脏有疾病能在十二原反映出来，而十二原穴各有其所属的内脏。清楚地知道原穴及其所属而反映的情况，就可以揣知五脏所患的病变。

【原文】阳中之少阴，肺也，其原出于太渊，太渊二。阳中之太阳，心也，其原出于大陵，大陵二。阴中之少阳，肝也，其原出于太冲，太冲二。阴中之至阴，脾也，其原出于太白，太白二。阴中之太阴，肾也[1]，其原出于太溪，太溪二。膏之原，出于鸠尾，鸠尾一。肓之原，

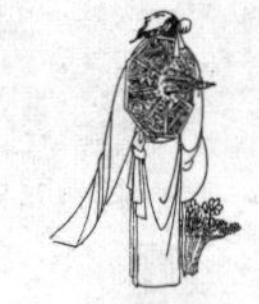

出于脖胦[2]，脖胦一。凡此十二原者，主治五藏六府之有疾者也。胀取三阳，飧泄取三阴。

【注释】[1]阳中之少阴，肺也……阳中之太阳，心也……阴中之少阳，肝也……阴中之至阴，脾也……阴中之太阴，肾也：膈上属阳位，肺属金，居膈上，是阳部的阴脏，所以说是“阳中之少阴”；心属火，居膈上，是阳部的阳脏，所以说是“阳中之太阳”。膈下属阴位，肝属木，居膈下，是阴部的阳脏，所以说是“阴中之少阳”；脾属土而相地，居膈下，是阴部的阴脏，所以说是“阴中之至阴”；肾属水而位居最下，是阴部的阴脏，所以说是“阴中之太阴”。[2]脖胦（bóyāng，音勃殃）：是任脉气海穴的别名，在脐下一寸五分处。

【语译】阳中的少阴是肺，肺脏的原穴出于太渊，左右共二穴。阳中的太阳是心，心脏的原穴出于大陵，左右共二穴。阴中的少阳是肝，肝脏的原穴出于太冲，左右共二穴。阴中的至阴是脾，脾脏的原穴出于太白，左右共二穴。阴中的太阴是肾，肾脏的原穴出于太溪，左右共二穴。膏的原穴出于任脉上的鸠尾，鸠尾只有一穴。肓的原穴，出于脐下的气海，气海只有一穴。所有这十二原穴，主治五脏六腑的疾病。腹胀病应取脚上的三阳经，积食不消化的腹泻病应取脚上的三阴经。

【原文】今夫五藏之有疾也，譬犹刺也，犹污也，犹结也，犹闭也。刺虽久，犹可拔也；污虽久，犹可雪也；结虽久，犹可解也；闭虽久，犹可决也。或言久疾之不可取者，非其说也。夫善用针者，取其疾也，犹拔刺也，犹雪污也，犹解结也，犹决闭也，疾虽久，犹可毕也。言不可治者，未得其术也。

【语译】五脏有了病，就好像身上扎了刺，衣物被污染，绳子打了结，江河遭淤堵。刺虽扎得久，还可以拔除；污染虽久，还可以洗净；结虽打了很久，还可以解开；江河虽然淤堵日久，还可以疏通。有人说病久了就不能治愈，这种观点是不对的。很精通用针的医生治疗疾病就像拔出棘刺、洗净污垢、解开绳结、疏通河淤一样，病的时间虽长，还是可以治好的。说久病不能治，是因为没有掌握相应的技术。

【原文】刺诸热者，如以手探汤；刺寒清者，如人不欲行。阴有阳疾者[1]，取之下陵三里，正往无殆，气下乃止[2]，不下复始也[3]。疾高而内者[4]，取之阴之陵泉；疾高而外者[5]，取之阳之陵泉也。

【注释】[1]阴有阳疾者：阴分有热邪。[2]气下乃止：邪气退却即出针。[3]不下复始：邪气不退，再重新针刺。[4]疾高而内者：指发生在上部而属于脏的病。[5]疾高而外者：指发生在上部而属于腑的病。

【语译】针刺各种热病，应像用手探触沸水，一扎即起。针刺寒凉病证，应像行人逗留不愿离开，须留针候气。阴分有热的，应取阳明经的足三里穴，快速正直进针不要懈怠，邪热消退即出针，如邪热不退还可再刺。病在上部而属于脏的病，应当取足太阴经的阴陵泉；病在上部而属于腑的病，应当取足少阳经的阳陵泉。

【按语】综观全篇，关于取穴的原则，本文提出：“四关主治五藏，五藏有疾，当取之十二原”，“胀取三阳，飧泄取三阴”，“阴有阳疾，取之下陵三里”，“疾高而内者，取之阴之陵泉，疾高而外者，取之阳之陵泉”。关于针刺的原则，本文提出：“通其经脉，调其血气，营其逆顺出入之会”“刺之微，在速迟……上守机……”“虚则实之，满则泄之，宛陈则除之，邪胜则虚之”“徐而

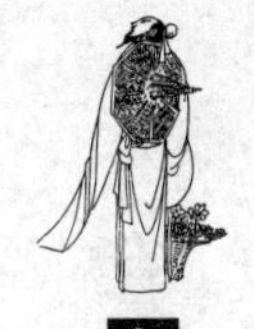

疾则实，疾而徐则虚”“泻曰必持而内之，放而出之，排阳得针”“补曰随之……若妄之……去如弦绝”“持针之道，坚者为宝……神在秋毫……审视血脉者，刺之无殆”“针陷脉则邪气出，针中脉则浊气出，针太深则邪气反沉”“无虚虚，无实实”“针各有所宜，各不同形，各任其所为”“刺之要，气至而有效”“右主推之，左持而御之，气至而去之”“刺诸热者，如以手探汤；刺寒清者，如人不欲行”。这些叙述为后世针刺疗法的丰富和理论的发展奠定了基础，至今在临床上仍有重要的参考价值。

本文更提出了“言不可治者，未得其术也”的精辟认识，这是一个重要的认识观，世上无“不治之症”，今世之“不治之症”皆因吾辈未掌握其规律，“未得其术”，随着认识的深入，后世“必得其术”，“不治”必能“得治”，有这样的认识观，医学才能向前发展。

本输第二

【提要】本篇主要论述了以脏腑精气为基础的十二经脉之气，在肘膝关节以下出入流注的部位，各经井、荥、输、经、合等特定穴的名称与具体的位置，以及脏腑表里相合的关系，特定腧穴的取法和相应的注意事项。由于本篇以论述腧穴为主要内容，所以篇名《本输》。

【原文】黄帝问于岐伯曰：凡刺之道，必通十二经络之所终始，络脉之所别处，五输[1]之所留，六府之所与合，四时之所出入，五藏之所溜处，阔数[2]之度，浅深之状，高下所至。愿闻其解。

【注释】[1]五输:指井、荥、输、经、合五种特殊的腧穴。输,即“腧”。[2]阔数:宽窄的意思。

【语译】黄帝问岐伯道:凡是针刺的道理,必须通晓十二经络循环的起点和终点,络脉别出于经脉的地方,井、荥、输、经、合五腧穴经气出入的位置,六腑与五脏表里相合的关系,人体适应四季阴阳消长而出现的气血盛衰出入的变化,五脏经气所运行的部位,经脉、络脉、孙络的宽窄、深浅、表里以及上下分布的情况。我想听听你对此的见解。

【原文】岐伯曰:请言其次也。肺出于少商,少商者,手大指端内侧也,为井木;溜于鱼际,鱼际者,手鱼[1]也,为荥;注于太渊,太渊,鱼后一寸陷者中也,为输;行于经渠,经渠,寸口中也,动而不居[2],为经;入于尺泽,尺泽,肘中之动脉也,为合。手太阴经也。

【注释】[1]手鱼:解剖部位,在手腕之前,大指关节之间,因该处肥肉隆起而形如鱼,故称为手鱼。[2]动而不居:动而不停。

【语译】岐伯说:请让我依次地谈谈。肺经的经气出于少商穴,少商穴在手大指的内侧端,是井穴,五行中属木;经气尚微而流到鱼际穴,鱼际穴在手鱼处,是荥穴;经气渐盛而注入太渊穴,太渊穴在手鱼后一寸下陷处之中,是输穴;经气旺盛而行于经渠穴,经渠穴在寸口之中,动而不停之处,是经穴;经气壮大而汇注入尺泽穴,尺泽穴在肘中脉搏动之外,是合穴。以上五腧都属于手太阴肺经。

【按语】古人用江河水的流动比拟经气在经脉中的流动,所谓“所出为井,所溜为荥,所注为输,所行为经,所入为合”,是以井为经气之所出,好像水之源头;荥如水源渐聚,而成细微的水

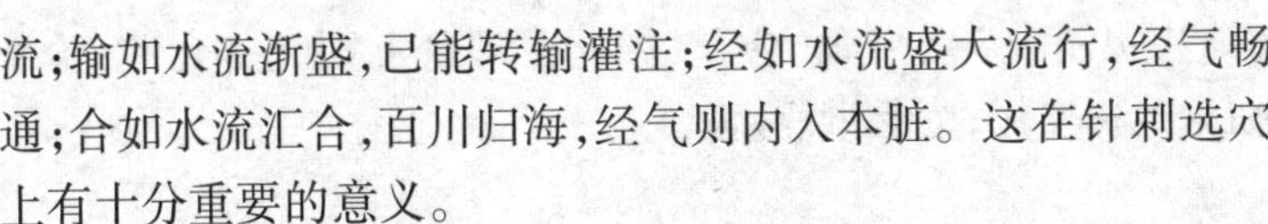

流；输如水流渐盛，已能转输灌注；经如水流盛大流行，经气畅通；合如水流汇合，百川归海，经气则内入本脏。这在针刺选穴上有十分重要的意义。

【原文】心出于中冲，中冲，手中指之端也，为井木；溜于劳宫，劳宫，掌中中指本节之内间也，为荥；注于大陵，大陵，掌后两骨之间方下[1]者也，为输；行于间使，间使之道，两筋之间，三寸之中也，有过则至，无过则止，为经；入于曲泽，曲泽，肘内廉[2]下陷者之中也，屈而得之，为合。手少阴也。

【注释】[1]方下：正当两骨之下。[2]廉：边缘。

【语译】心经的经气出于中冲穴，中冲穴在中指的末端，是井穴，五行中属木；然后流到劳宫穴，劳宫穴在中指本节后手掌的中间，是荥穴；接着注入大陵穴，大陵穴正当掌后两骨之间下陷之处，是输穴；再行于间使穴，间使穴在腕后三寸处的两筋之间，心有病则气行至此出现变化，无病则经气平静，是经穴；再汇注入曲泽穴，曲泽穴在肘内侧缘下陷之中，曲肘即可见到，是合穴。以上五腧都属于手少阴心经。

【按语】本段经文所论诸穴皆属于厥阴心包经脉，根据本书《邪客》篇，心为五脏六腑之大主，“邪弗能客”，故“邪之在于心者，皆在于心之包络”。心与心包本为一体，其气相通，心包代心行令，故有“手少阴之脉独无腧”的说法。但根据本书《经脉》篇的理论，各经都有不同的生理、病理，不可混淆。后世在这方面作了补充和发展，《难经》《甲乙经》将心包络提出，合为六脏六腧，其中心包络的五腧即本节手少阴的五腧，而手少阴心经的五腧则分别选本经的俞穴：少冲（井）、少府（荥）、神门

(输)、灵道(经)、少海(合)。如此于理论上则完备合理,验于临床确切实用,为后世所宗。

【原文】肝出于大敦,大敦者,足大指之端及三毛[1]之中也,为井木;溜于行间,行间,足大指间也,为荥;注于太冲,太冲,行间上二寸陷者之中也,为输;行于中封,中封,内踝之前一寸半,陷者之中,使逆则宛[2],使和则通,摇足而得之,为经;入于曲泉,曲泉,辅骨之下,大筋之上也,屈膝而得之,为合。足厥阴也。

【注释】[1]三毛:足大趾第一节背面处,因该处生有三根毫毛而名,又叫丛毛、聚毛。[2]使逆则宛:逆其经脉之气就会使之郁滞不通。

【语译】肝经的经气出于大敦穴,大敦穴在足大趾末端与三毛的中间,是井穴,五行中属木;然后流到行间穴,行间穴在足大趾与次趾之间,是荥穴;接着注入太冲穴,太冲穴在行间上两寸下陷之中,是输穴;再行于中封穴,中封穴在内踝之前一寸五分下陷之中,用针时如果使气行逆反就会使经气郁滞,如果使气行和顺就能使经气流通,取穴时摇动脚即可看到,此穴是经穴;再汇注入曲泉穴,曲泉穴在膝内侧辅骨之下,大筋之上,取穴时屈膝即可看到,是合穴。以上五腧都属于足厥阴肝经。

【原文】脾出于隐白,隐白者,足大指之端内侧也,为井木;溜于大都,大都,本节之后,下陷者之中也,为荥;注于太白,太白,腕骨[1]之下也,为输;行于商丘,商丘,内踝之下,陷者之中也,为经;入于阴之陵泉,阴之陵泉,辅骨之下,陷者之中也,伸而得之,为合。足太阴也。

【注释】[1]腕骨：部位不对，根据有关文献所载原文当改作"核骨"。核骨，第一跖趾关节内侧的圆形突起。

【语译】脾经的经气出于隐白穴，隐白穴在足大趾末端内侧，是井穴，五行中属木；然后流到大都穴，大都穴在足大趾本节后下陷之中，是荥穴；接着注入太白穴，太白穴在足内侧核骨之下，是输穴；再行于商丘穴，商丘穴在足内踝之下凹陷之中，是经穴；再汇注入阴陵泉穴，阴陵泉穴在膝内侧辅骨下凹陷之中，伸足即可见到，是合穴。以上五腧都属于足太阴脾经。

【原文】肾出于涌泉，涌泉者，足心也，为井木；溜于然谷，然谷，然骨之下者也，为荥；注于太溪，太溪，内踝之后，跟骨之上，陷中者也，为输；行于复溜，复溜，上内踝二寸，动而不休，为经；入于阴谷，阴谷，辅骨之后，大筋之下，小筋之上也，按之应手[1]，屈膝而得之，为合。足少阴经也。

【注释】[1]按之应手：按之有动脉搏动应手之意。

【语译】肾经的经气出于涌泉穴，涌泉穴在足心，是井穴，五行中属木；然后流到然谷穴，然谷穴在足内踝下陷之中，是荥穴；接着注入太溪穴，太溪穴在足内踝之后，跟骨之上的凹陷之中，是输穴；再行于复溜穴，复溜穴在内踝上两寸脉动不停之处，是经穴；再汇注入阴谷穴，阴谷穴在膝内侧辅骨之后，大筋之下，小筋之上，按之觉手下脉动搏手，屈膝即可见到，是合穴。以上五腧都属于足少阴肾经。

【原文】膀胱出于至阴，至阴者，足小指之端也，为井金；溜于通谷，通谷，本节之前外侧也，为荥；注于束骨，束骨，本节之后，陷者中也，为输；过于京骨，京骨，足外侧大骨之下，为原[1]；行于昆仑，昆仑，在外踝之后，跟骨之上，为经；入于委中，委中，腘中央[2]，为合，委而取之。足太阳也。

【注释】[1]原：这里指十二经的原穴。[2]腘中央：指腘窝横纹中央。

【语译】膀胱经的经气出于至阴穴，至阴穴在足小趾末端外侧，是井穴，五行中属金；然后流到通谷穴，通谷穴在足小趾本节前外侧下陷之中，是荥穴；接着注入束骨穴，束骨穴在足小趾本节后赤白肉际下陷之中，是输穴；再行于京骨穴，京骨穴在足外侧大骨下赤白肉际陷中，是原穴；再行于昆仑穴，昆仑穴在外踝之后，跟骨之上，是经穴；然后汇注入委中穴，委中穴在膝后腘窝横纹中央，是合穴，屈膝即可得到。以上六腧都属于足太阳膀胱经。

【原文】胆出于窍阴，窍阴者，足小指次指之端也，为井金；溜于侠溪，侠溪，足小指次指之间也，为荥；注于临泣，临泣，上行一寸半陷者中也，为输；过于丘墟，丘墟，外踝之前下，陷者中也，为原；行于阳辅，阳辅，外踝之上，辅骨[1]之前，及绝骨之端也，为经；入于阳之陵泉，阳之陵泉，在膝外陷者中也，为合，伸而得之。足少阳也。

【注释】[1]辅骨：膝两侧挟膝之骨。

【语译】胆经的经气出于窍阴穴，窍阴穴在足第四趾的末端外侧，是井穴，五行中属金；然后流到侠溪穴，侠溪穴在足小趾

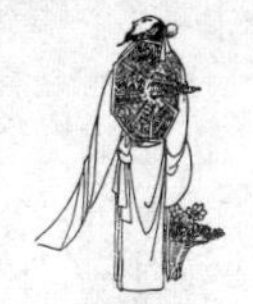

与第四趾的歧骨间，是荥穴；接着注入临泣穴，临泣穴在侠溪穴上行一寸五分下陷之中，是输穴；再行于丘墟穴，丘墟穴在外踝前面下陷之中，是原穴；再行于阳辅穴，阳辅穴在外踝的上面，辅骨的前面，绝骨的末端，是经穴；然后汇注入阳陵泉穴，阳陵泉穴在膝外侧下陷之中，是合穴，伸足即可看到。以上六腧都属于足少阳胆经。

【原文】胃出于厉兑，厉兑者，足大指内次指之端也，为井金；溜于内庭，内庭，次指外间也，为荥；注于陷谷，陷谷者，上中指内间上行二寸陷者中也，为输；过于冲阳，冲阳，足跗[1]上五寸陷者中也，为原，摇足而得之；行于解溪，解溪，上冲阳一寸半陷者中也，为经；入于下陵，下陵，膝下三寸，胻骨外三里也，为合；复下三里三寸为巨虚上廉，复下上廉三寸为巨虚下廉也，大肠属上，小肠属下[2]，足阳明胃脉也，大肠小肠，皆属于胃，是足阳明也。

【注释】[1]跗：即足背。[2]大肠属上，小肠属下：大肠经气在上巨虚即巨虚上廉与阳明胃合，故说“大肠属上”；小肠经气在下巨虚即巨虚下廉与阳明胃合，故说“小肠属下”。

【语译】胃经的经气出于厉兑穴，厉兑穴在足大趾之内侧的次趾末端，是井穴，五行中属金；然后流到内庭穴，内庭穴在足次趾的外间，是荥穴；接着注入陷谷穴，陷谷穴在足中指内侧的内庭上行二寸下陷之中，是输穴；再行于冲阳穴，冲阳穴在足背上行五寸下陷之中，是原穴，摇动足即可看到；再行于解溪穴，解溪穴在冲阳上一寸五分下陷之中，是经穴；然后汇注入下陵穴，下陵穴在膝下三寸，即胻骨外的三里穴，是合穴；返折向下低于三里穴三寸的是巨虚上廉，再向下低于巨虚上廉三寸的是

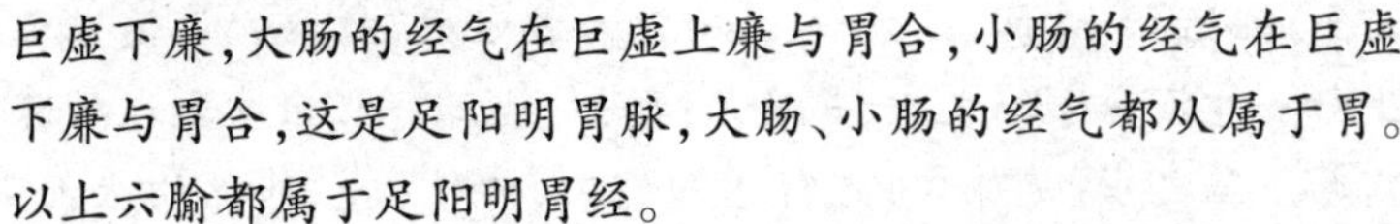

巨虚下廉，大肠的经气在巨虚上廉与胃合，小肠的经气在巨虚下廉与胃合，这是足阳明胃脉，大肠、小肠的经气都从属于胃。以上六腧都属于足阳明胃经。

【原文】三焦者，上合手少阳，出于关冲，关冲者，手小指次指之端也，为井金；溜于液门，液门，小指次指之间也，为荥；注于中渚，中渚，本节之后陷者中也，为输；过于阳池，阳池，在腕上陷者之中也，为原；行于支沟，支沟，上腕三寸，两骨之间陷者中也，为经；入于天井，天井，在肘外大骨之上陷者中也，为合，屈肘乃得之；三焦下腧，在于足大指之前，少阳之后，出于腘中外廉，名曰委阳，是太阳络也，手少阳经也。三焦者，足少阳太阴（一本作阳）[1]之所将，太阳之别也，上踝五寸，别入贯腨肠[2]，出于委阳，并太阳之正，入络膀胱，约下焦，实则闭癃，虚则遗溺，遗溺则补之，闭癃则泻之。

【注释】[1]太阴（一本作阳）：足三阳经同行于足之外侧，足三阴经同行于足之内侧，因此“太阴”当作“太阳”，语译从之。[2]腨（chuǎi 揣）肠：足腹，俗称小腿肚。

【语译】三焦经的经气上与手少阳经相交合，出于关冲穴，关冲穴在手第四指末端的外侧，是井穴，五行中属金；然后流到液门穴，液门穴在手小指与第四指之间，是荥穴；接着注入中渚穴，中渚穴在手小指与第四指本节之后的下陷之中，是输穴；再流经阳池穴，阳池穴在手腕背上凹陷之中，是原穴；再行于支沟穴，支沟穴在手腕后上三寸处，两骨之间的下陷之中，是经穴；然后汇注入天井穴，天井穴在肘外侧大骨之上的下陷之中，是合穴，屈肘即可看到。三焦经经气下行聚合于足太阳经之前，少阳经之后，上行出于腘中外侧的委阳穴，委阳穴是足太阳经的络穴，上通手少阳经。三焦经和足少阳经、足太阳经并行，是足太阳经的别络，从外踝上五寸流入小腿腹，上行出于委阳穴，和足太阳的正经一起入络膀胱以约束下焦。三焦实证则出现小便不畅或不通的癃、闭症，三焦的虚证则出现小便失禁的遗尿症，遗尿宜用补法，癃闭则宜用泻法。

【原文】手太阳小肠者，上合手太阳，出于少泽，少泽，小指之端也，为井金；溜于前谷，前谷，在手外廉本节前陷者中也，为荥；注于后溪，后溪者，在手外侧本节之后也，为输；过于腕骨，腕骨，在手外侧腕骨之前，为原；行于阳谷，阳谷，在锐骨之下陷者中也，为经；入于小海，小海，在肘内大骨之外，去端半寸陷者中也，伸臂而得之，为合。手太阳经也。

【语译】手太阳小肠经的经气，上与手太阳相合，出于少泽穴，少泽穴在手小指末端的外侧，是井穴，五行中属金；然后流到前谷穴，前谷穴在手外侧小指本节前下陷之中，是荥穴；接着注入后溪穴，后溪穴在手外侧小指本节之后，是输穴；再流经腕骨穴，腕骨穴在手外侧腕骨之前，是原穴；再行于阳谷穴，阳谷穴在腕后锐骨的下方凹陷处，是经穴；然后汇注入小海穴，小海穴在肘内侧大骨的外缘，离肘端五分的下陷中，伸直手臂就可看到，是合穴。以上六腧都属于手太阳小肠经。

【原文】大肠上合手阳明，出于商阳，商阳，大指次指之端也，为井金；溜于本节之前二间，为荥；注于本节之后三间，为输；过于合谷，合谷，在大指歧骨之间，为原；行于阳溪，阳溪，在两筋间陷者中也，为经；入于曲池，在肘外辅骨陷者中，屈臂而得之，为合。手阳明也。

是谓五藏六府之腧，五五二十五腧，六六三十六腧也。六府皆出足之三阳，上合于手者也。

【语译】大肠经的经气，上与手阳明相合，出于商阳穴，商阳穴在手食指内侧端，是井穴，五行中属金；然后流到食指本节前的二间穴，是荥穴；接着注入食指本节后的三间穴，是输穴；再流经合谷穴，合谷穴在大指与食指的岐骨中间，是原穴；再行于阳溪穴，阳溪穴在腕上两筋中间的下陷处，是经穴；然后汇注入曲池穴，曲池穴在肘外辅骨的下陷处，屈臂时即可看到，是合穴。以上六腧都属于手阳明大肠经。

以上就是五脏六腑的腧穴，五脏各有井、荥、输、经、合五腧，五五共二十五腧；六腑各有井、荥、输、原、经、合六腧，六六共三十六腧。六腑的经气都分别出于在下足的三阳经与在上手的三阳经，而且上下是相互交合的。

【按语】本篇所论五脏五腧中的"腧"穴，恰好就是"九针十二原"篇中的原穴，该篇把五脏五腧中的"腧"穴左右各一，再加膏、肓各一穴，统称为十二原，但没有提出六腑的原穴，而本篇提出了六腑的原穴。至于后世所通称的十二原，则是按本篇五脏的五腧中的"输"穴(原穴)加六腑的原穴，再加心经的神门，而成十二原。

五腧的五行配属，本篇提到了手足三阴经的井穴都配属木，手足三阳经的井穴都属金。根据《难经》和《甲乙经》的详细配属，其三阴三阳经，都是按五行相生顺序而配属排列。五腧穴与脏腑有密切关系，在针刺的补泻运用中，当考虑五行生克制化的关系，后世形成了"子母补泻取穴法"、"子午流注针法"等。兹将六脏六腑井、荥、输、原、经、合列表于下：

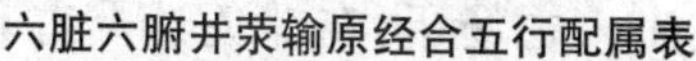

六脏六腑井荥输原经合五行配属表

五腧 / 六脏	井（木）出	荥（火）流	输[原]（土）注	经（金）行	合（水）入
肺	少商	鱼际	太渊	经渠	尺泽
心	少冲	少府	神门	灵道	少海
肝	大敦	行间	太冲	中封	曲泉
脾	隐白	大都	太白	商丘	阴陵泉
肾	涌泉	然谷	太溪	复溜	阴谷
心包	中冲	劳宫	大陵	间使	曲泽

六腧 / 六腑	井（金）出	荥（水）流	输（木）注	原（木）过	经（火）行	合（土）入
大肠	商阳	二间	三间	合谷	阳溪	曲池
小肠	少泽	前谷	后溪	腕骨	阳谷	小海
胆	窍阴	侠溪	临泣	丘墟	阳辅	阳陵泉
胃	厉兑	内庭	陷谷	冲阳	解溪	三里
膀胱	至阴	通谷	束骨	京骨	昆仑	委中
三焦	关冲	液门	中渚	阳池	支沟	天井

关于五腧穴的临床运用，《灵枢·顺气一日分为四时》曰："病在藏者，取之井；病变于色者，取之荥；病时间时甚者，取之输；病变于音者，取之经；经满而血者，病在胃，及以饮食不节得病者，取之合。"《灵枢·寿夭刚柔》曰："病在阴之阴者，刺阴之荥输；病在阳之阳者，刺阳之合；病在阳之阴者，刺阴之经；病在阴之阳者，刺络脉。"《灵枢·邪气脏腑病形》曰："荥输治外经，合治内府。"《难经·六十八难》曰："井主心下满，荥主身热，输主体重节重，经主喘咳寒热，合主逆气而泄。"……总之，五腧穴

是人体气血输注出入之场所，在针灸学上占有极其重要的地位。

【原文】缺盆之中，任脉也，名曰天突；一次任脉侧之动脉，足阳明也，名曰人迎；二次脉手阳明也，名曰扶突；三次脉手太阳也，名曰天窗；四次脉足少阳也，名曰天容；五次脉手少阳也，名曰天牖；六次脉足太阳也，名曰天柱；七次脉颈中央之脉，督脉也，名曰风府。腋内动脉，手太阴也，名曰天府。腋下三寸，手心主也，名曰天池。

【语译】缺盆的正中间是任脉的天突穴，任脉旁边第一行的动脉搏动应手处是足阳明胃经的人迎穴，第二行是手阳明大肠经的扶突穴，第三行是手太阳小肠经的天窗穴，第四行是足少阳胆经的天容穴，第五行是手少阳三焦经的天牖穴，第六行是足太阳膀胱经的天柱穴，第七行是颈后中央督脉上的天府穴。腋内动脉搏动处是手太阴肺经的天府穴。腋下三寸之处是手心主的天池穴。

【原文】刺上关者，呿[1]不能欠[2]；刺下关者，欠不能呿；刺犊鼻者，屈不能伸；刺两关[3]者，伸不能屈。

足阳明，挟喉之动脉[4]也，其腧在膺中[5]；手阳明次在其腧外，不至曲颊一寸；手太阳当曲颊[6]；足少阳在耳下曲颊之后；手少阳出耳后，上加完骨之上[7]；足太阳挟项大筋之中发际[8]。

阴尺动脉在五里，五腧之禁也[9]。

【注释】[1]呿(qū 区)：张口。[2]欠：合口。[3]两关：指内关、外

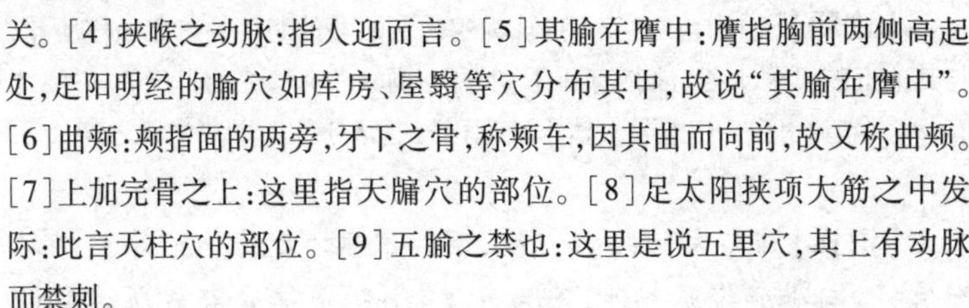
关。[4]挟喉之动脉:指人迎而言。[5]其腧在膺中:膺指胸前两侧高起处,足阳明经的腧穴如库房、屋翳等穴分布其中,故说“其腧在膺中”。[6]曲颊:颊指面的两旁,牙下之骨,称颊车,因其曲而向前,故又称曲颊。[7]上加完骨之上:这里指天牖穴的部位。[8]足太阳挟项大筋之中发际:此言天柱穴的部位。[9]五腧之禁也:这里是说五里穴,其上有动脉而禁刺。

【语译】针刺上关穴时,患者应该张口,不要闭口;针刺下关穴时,患者应该闭口,不要张口;刺犊鼻穴时,患者应该屈膝,不要伸膝;刺内关穴、外关穴时,患者应该伸肘,不要屈肘。

足阳明胃经的人迎穴位于挟喉两旁的动脉搏动处,它的经气行于胸膺,库房、屋翳等腧穴分布在膺胸;手阳明大肠经的扶突穴,在足阳明经人迎穴之外,距离曲颊一寸;手太阳小肠经的天窗穴,正当曲颊部位;足少阳经的天冲穴,在耳下曲颊之后;手少阳经的天牖穴,在耳后完骨之上;足太阳经的天柱穴,在挟项后的大筋外侧陷中的发际处。

手太阴经尺泽穴的动脉连着五里穴,五里穴是禁针刺的。

【按语】五里穴是古今临床上公认的一个禁针穴。所谓禁针穴是古人在医疗实践中总结出来的。对于禁针穴的态度,一方面不可盲目地否定,同时应以科学的态度加以研究,使禁针穴发挥更好的医疗作用,如过去认为禁针的哑门穴现在已被打破了“禁忌”。

【原文】肺合大肠,大肠者,传道之府。心合小肠,小肠者,受盛之府。肝合胆,胆者,中精之府[1]。脾合胃,胃者,五谷之府。肾合膀胱,膀胱者,津液之府也。少阳属肾,肾上连肺,故将两藏。三焦者,中渎之府[2]也,水道出焉,属膀胱,是孤之府也。是六府之所与合者。

【注释】[1]中精之府：古人认为胆内所贮藏的胆汁为肝之精气所化，与其他五腑所藏水谷、浊物有所不同，所以称为“中精之府”。[2]中渎之府：渎，水道、水沟。三焦是人体水液通行的道路，所以称为“中渎之府”。

【语译】肺与大肠经脉相连，互为表里，大肠是传导糟粕的器官；心与小肠经脉相连，互为表里，小肠是接受经胃所腐熟的水谷的器官。肝与胆经脉相连，互为表里，胆是贮蓄精汁的器官。脾和胃经脉相连，互为表里，胃是受纳水谷的器官。肾与膀胱经脉相连，互为表里，膀胱是贮存津液的器官。足少阳经隶属于肾，而肾的经脉又上连着肺，所以它的经气通行于肺肾二脏。三焦是水液通行的器官，人体的水液经此输布排泄，它下与膀胱相连，无脏器与它相配，是孤腑。以上是脏腑经脉表里相合的情况。

【按语】三焦被称为“孤府”，其原因有二：一是因三焦指整个胸腹腔，包罗诸脏于其中，六腑中最大；二是没有与它相合的脏，故称为“孤之府也”。

【原文】春取络脉诸荥大经分肉之间，甚者深取之，间者浅取之；夏取诸腧孙络[1]肌肉皮肤之上；秋取诸合，余如春法；冬取诸井诸腧之分，欲深而留之。此四时之序，气之所处，病之所舍，藏之所宜。转筋者，立而取之，可令遂已。痿厥者，张而刺之，可令立快也。

【注释】[1]孙络：联系于各经间非常细小的支络，是络脉的分支。

【语译】春天针刺应浅，宜取浅表的络脉和荥穴，以及经脉和肌肉的间隙施针，病重的可以深刺，病轻的宜浅刺。夏天针刺应取十二经的腧穴和孙络以及肌肉、皮肤之上的浅表部位施

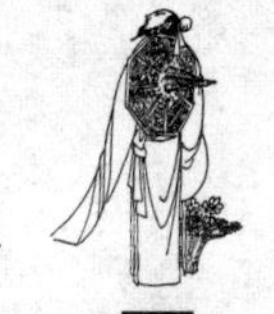

针。秋天针刺应取十二经的合穴施针,其余的和春天针刺的要求一样。冬天针刺,应取十二经的井穴和脏腑的腧穴,还应该深刺而且要留针。这是根据四季气候阴阳变化所采用的针刺方法,因为四季阴阳的消长有一定的规律,而人的气血也随之有着内外盛衰的变化,疾病的发生也就有相应的部位,五脏就相应有各自所适宜的针法。转筋的病人,应让其站立着取穴施针,针刺之后转筋会立即停止;瘫痪、厥逆的病人,要让他舒展地躺着取穴施针,针刺之后会立即获得畅快的感觉。

【按语】本段经文讨论了四时取穴的常规,还举例说明对不同疾病可以采用不同的姿势刺治。因为四时不同,人体阴阳气血有升降浮沉的变化,而气血所在之处,亦是病邪所侵犯的部位。所以应该根据季节的变迁,而选择针刺的部位,故有浅刺、深刺、刺井、刺合的区别。说明针刺治疗也与四时阴阳变化密切相关。

小针解第三

【提要】本篇主要对九针十二原的有关内容进行注解和补充说明,并具体讨论了守神、守机、补泻手法、察色脉、针害等问题。由于本篇主要解释九针十二原中"小针"的用法,所以篇名《小针解》。

【原文】所谓"易陈"者,易言也。"难入"者,难著[1]于人也。"粗守形"者,守刺法也。"上守神"者,守人之血气有余不足,可补泻也。"神客"者,正邪共会[2]也。"神"者,正气也。"客"者,邪气也。"在门"者,邪循正气之所出入也。"未睹其疾"者,先知邪正何经之疾也。"恶知其原"者,先知何经之病,所取之处也。

【注释】[1]著:明示、明白的意思。[2]共会:交错、交争的意思。

【语译】《九针十二原》篇所提到的"易陈",是说针刺的道理说起来很容易。"难入",是说很难使人十分明白和加以运用。"粗守形",是说平庸的医生只能机械地遵循刺法的形式而无变化与创造。"上守神",是说高明的医生则能领会刺法的精髓,能根据病人气血的虚实而灵活地采用补泻方法。"神客",是说正气和邪气互相交错。"神"指正气,"客"指邪气。"在门",是说邪气沿着正气出入的门户而入侵。"未睹其疾",是说事先并不知道邪正交争在哪一条经脉所发生的疾病。"恶知其原",是说事先并不知道疾病发生在哪一经,也就无法知道应取哪些相应的腧穴给予治疗。

【原文】"刺之微在数迟"者,徐疾之意也。"粗守关"者,守四肢而不知血气正邪之往来也。"上守机"者,知守气也。"机之动不离其空中"者,知气之虚实,用针之徐疾也。"空中之机清净以微"者,针以得气,密意[1]守气勿失也。"其来不可逢"者,气盛不可补也。"其往不可追"者,气虚不可泻也。"不可挂以发"者,言气易失也。"扣之不发"者,言不知补泻之意也,血气已尽而气不下也[2]。"知其往来"者,知气之逆顺盛虚也。"要与之期"者,知气之可取之时也。

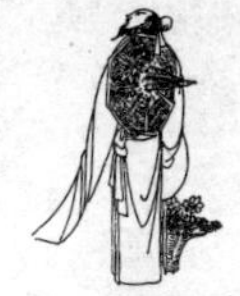

【注释】[1]密意:这里是谨慎的意思。[2]血气已尽而气不下也:这里指因补泻不得其法,血气虽然耗尽但病气依然不去。

【语译】"刺之微在数迟",是说刺法的精微奥妙,关键在于掌握手法的快慢。"粗守关",是说平庸的医生针刺时只能机械地死守四肢关节部位的一些腧穴施治,而不知人体气血盛衰、邪正斗争的变化。"上守机",是说高明的医生能辨别人体气血的盛衰,把握气机的变化。"机之动不离其空中",是说气机的变化可以在腧穴中表现出来,而知道气的虚实情况就可通过针刺的快慢施以补泻。"空中之机清净以微",是说气机变化在腧穴中的表现既有规律而又玄妙,针刺时候气,一定要谨慎静候,才能抓住脉气变化的时机。"其来不可逢",是说邪气正盛时不能施以补法。"其往不可追",是说正气未复时不能施以泻法。"不可挂以发",是说经气变化的时机很容易丧失。"扣之不发",是说不懂得抓住气机来去变化而施以补泻的意义,使得正气虽已经耗散殆尽而邪气仍不能除去。"知其往来",是说知道了气血逆顺盛衰的规律。"要与之期",是说能知道经气变化而及时用针的时机。

【原文】"粗之暗"者,冥冥[1]不知气之微密也。"妙哉工独有之"者,尽知针意也。"往者为逆"者,言气之虚而小,小者逆也。"来者为顺"着,言形气之平,平者顺也。"明知逆顺,正行无问"者,言知所取之处也。"迎而夺之"者,泻也。"追而济之"者,补也。

【注释】[1]冥冥:昏暗不明的意思。

【语译】"粗之暗",是说平庸的医生昏昏然不知道经气的细微变化。"妙哉工独有之",是说只有高明的医生才能领会针刺的精髓奥妙。“往者为逆”是说经气虚衰而脉虚小，属于逆证。“来者为顺”，是说经气平和，正气尚充，属于顺证。“明知逆顺，正行无问”，是说很清楚地懂得了用针的方法和部位而能够正确地取穴施针。“迎而夺之”，是说用泻法。“追而济之”，是说用补法。

【原文】所谓“虚则实之”者，气口[1]虚而当补之也。“满则泄之”者，气口盛而当泻之也。“宛陈则除之”者，去血脉也。“邪胜则虚之”者，言诸经有盛者，皆泻其邪也。“徐而疾则实”者，言徐内而疾出也。“疾而徐则虚”者，言疾内而徐出也。“言实与虚，若有若无”者，言实者有气，虚者无气也。“察后与先，若亡若存”者，言气之虚实，补泻之先后也，察其气之已下与常[2]存也。“为虚与实，若得若失”者，言补者佖然[3]若有得也，泻则怳然[4]若有失也。

【注释】[1]气口：即中医在手腕摸脉的部位，又称脉口、寸口。[2]常：根据有关文献所载原文，应作“尚”，语译从之。[3]佖（bì 必）然：盛满的意思。[4]怳然：恍然的意思，这里引申为轻松愉快。

【语译】所谓“虚则实之”，是说气口脉动虚弱的应该用补法。“满则泄之”，是说气口脉动盛实的应该用泻法。“宛陈则除之”，是说除去经脉中的瘀血。“邪胜则虚之”，是说经脉中邪气太盛的应该排泄邪气。“徐而疾则实”，是说慢进针快出针是补法。“疾而徐则虚”，是说快进针慢出针是泻法。“言实与虚，若有若无”，是说实证针下有气感，虚证针下无气感。“察后与先，若存若亡”，是说要了解经气与邪气的虚实，决定补泻的先后，应考察邪气是否已除去、正气是否还存在。“为虚与实，若得若失”，是说用补法必使病人感到充实而若有所得，用泻法当

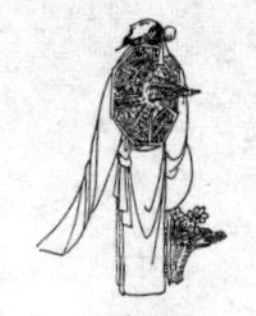

使病人感到轻松而若有所失。

【原文】“夫气之在脉也，邪气在上”者，言邪气之中人也高，故邪气在上也。“浊气在中”者，言水谷皆入于胃，其精气上注于肺，浊溜于肠胃，言寒温不适，饮食不节，而病生于肠胃，故命曰浊气在中也。“清气在下”者，言清湿地气之中人也，必从足始，故曰清气在下也。“针陷脉则邪气出”者，取之上。“针中脉则浊气出”者，取之阳明合也。“针太深则邪气反沉”者，言浅浮之病，不欲深刺也，深则邪气从之入，故曰反沉也。“皮肉筋脉各有所处”者，言经络各有所主也。

【语译】“夫气之在脉，邪气在上”，是说邪气常常侵犯人体上面的部位，所以说邪气在上。“浊气在中”，是说水浆谷物都进入胃，它们的精气向上输注入肺而浊气流入肠胃，如果冷热不保持适度、饮食不加以节制，就会在肠胃发生病证，所以说浊气在中。“清气在下”，是说寒冷阴湿的地气侵犯人体，一定从足下开始，所以说清气在下。“针陷脉则邪气出”，是说取人体上部的腧穴。“针中脉则浊气出”，是说取手足阳明经的合穴。“针太深则邪气反沉”，是说邪气轻浅的疾病，不应该深刺，深刺就会使邪气随之而入，所以说“反沉”。“皮肉筋脉各有所处”，是说不同的部位各有其所属的经络，取不同的经络各有其所主治的疾病。

【原文】“取五脉[1]者死”，言病在中，气不足，但用针尽大泻其诸阴之脉也。“取三阳之脉”者，唯[2]言尽泻三阳之气，令病人恇然不复也。“夺阴者死”，言取尺之五里，五往者也。“夺阳者狂”，正言也。“睹其色，察其目,知其散复,一其形,听其动静"者,言上工知相五色于目,有知调尺寸小大缓急滑涩,以言所病也。"知其邪正"者,知论虚邪与正邪之风也。

【注释】[1]五脉:指五脏的五腧穴。[2]"取三阳之脉"者,唯:根据有关文献所载原文,及本书《九针十二原》原文,当改作"取三脉者恇",语译从之。

【语译】"取五脉者死",是说病在内脏,脏气本就不足,反而用针尽力大泻五脏的经气。"取三脉者恇",是说用针尽力大泻三阳经的经气,使病人形体衰弱而不易恢复。"夺阴者死",是说取尺部的五里穴而泻五次,则脏阴之气尽泄而死。"夺阳者狂",是针对正气而言,是说泻了病人的正气。"睹其色,察其目,知其散复,一其形,听其动静",是说高明的医生能从眼睛审知五种病色,还懂得辨别尺肤与寸口的大小、缓急、滑涩,从而诊断疾病。"知其邪正",是说知道疾病是由虚风还是正风所引起的。

【原文】"右主推之,左持而御之"者,言持针而出入也。"气至而去之"者,言补泻气调而去之也。"调气在于终始一"者,持心也。"节之交三百六十五会"者,络脉之渗灌诸节者也。

【语译】"右主推之,左持而御之",是说持针、进针、出针的方法。"气至而去之",是说无论用补法或泻法,气机一旦调和就要出针。"调气在于终始一",是说针刺时要保持注意力集中。"节之交三百六十五会",是指络脉将气血渗透灌注到全身各部。

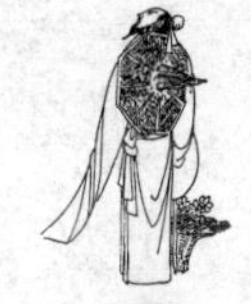

【原文】所谓“五藏之气已绝于内”者，脉口气内绝不至[1]，反取其外之病处与阳经之合，有留针以致阳气，阳气至则内重竭，重竭则死矣，其死也，无气以动，故静。

所谓“五藏之气已绝于外”者，脉口气外绝不至[2]，反取其四末之腧，有留针以致其阴气，阴气至则阳气反入，入则逆，逆则死矣，其死也，阴气有余，故躁。所以察其目者，五藏使五色循明，循明则声章，声章者，则言声与平生异也。

【注释】[1]脉口气内绝不至：指由于五脏之阴气衰竭于内，脉口的脉象虽然表浅外浮，重按却无力甚至消失若无，中医学称此为无根之脉。[2]脉口气外绝不至：指由于五脏之阳气衰竭于外，脉口的脉象深沉微弱，按之若无。

【语译】所谓“五藏之气已绝于内”，是说脉口的气表浅而无根，因五脏阴气内竭而无法充盈于外，反而针刺体表病处与阳经的合穴，并且留针来补阳气，阳气愈盛则阴气更加衰竭，一竭再竭就会死亡。临死时，由于阴竭不能生阳，无阳则不能动，所以死时安静。

所谓“五藏之气已绝于外”，是说脉口的气沉微如无，因五脏阳气外竭而不能推动于外，反而针刺四肢末端的腧穴，又留针以补阴气，阴气愈盛则阳气更虚，不能布散在外，就会内陷而逆乱，逆乱就会死亡。临死时，由于阳气并入于阴，阴气有余，所以烦躁。观察眼神的原理是五脏的精气皆上注于目使两目有神、面部五色明润，表示精气内盛，因此五色明润则声音也一定洪亮，声音洪亮是说声音与平常不同。

【按语】阴在内而主静，阳在外而主动，这是阴阳的对立；但阴阳之间又必须相互滋生和制约，这又是阴阳的统一。本段两例误治致死的根本原因，就在于不明此理。前者阴气衰竭于内，不能制约阳气，阳气外浮，故脉来表浅外浮，但毕竟是阴竭，故重按无力甚至消失；而后者阳气衰竭于外，不能推动气血，故脉来深沉微弱、按之若无。前者本该补阴，后者本该补阳，却反其道而行之，使得虚者更虚、盛者更盛，阴阳不能滋生、制约，岂有不死之理！明阴阳之理，察虚实之本，在诊断治疗中的重要性则可见一斑。

邪气藏府病形第四

【提要】本篇主要论述了邪气中人的不同部位和原因，中阴中阳的区别和相关的症状；其次讨论了五脏病变的脉象变化，六脉微甚不同的病形，六腑病形和有关的取穴、针刺方法；并简述了察色、按脉、问病等诊法在诊断上的重要性，以及色与脉、脉与尺肤的相应关系。由于本篇重点讨论了邪气中人的情况和脏腑的病形，所以篇名《邪气藏府病形》。

【原文】黄帝问于岐伯曰：邪气[1]之中人也奈何？岐伯答曰：邪气之中人高也。黄帝曰：高下有度乎？岐伯曰：身半已上者，邪中之也；身半已下者，湿中之也。故曰：邪之中人也，无有常，中于阴则溜于府；中于阳则溜于经。

【注释】[1]邪气：这里指风、雨、寒、暑等邪气。

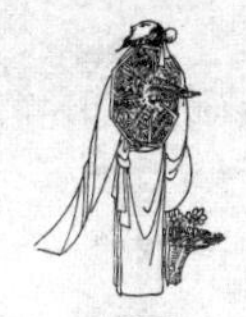

【语译】黄帝问岐伯道：风雨寒暑等邪气侵袭人体的情况怎样？岐伯回答说：风雨寒暑等邪气侵袭人体多在上部。黄帝道：部位的上下有没有衡量的标准？岐伯说：身半以上是受风雨寒暑等邪气的侵袭，身半以下是受湿邪的侵袭。所以说，邪气侵犯人体没有特定的部位，邪气侵袭了属阴的部位就会流传到六腑，侵袭了属阳的部位会沿着经脉流传发病。

【原文】黄帝曰：阴之与阳也，异名同类，上下相会，经络之相贯，如环无端。邪之中人，或中于阴，或中于阳，上下左右，无有恒常，其故何也？岐伯曰：诸阳之会，皆在于面。中人也方乘虚时，及新用力，若饮食汗出腠理开，而中于邪。中于面则下阳明，中于项则下太阳，中于颊则下少阳，其中于膺背两胁亦中其经。

【语译】黄帝道：阴经与阳经，名称有别而同为经脉，它们上下相互交通，相互联贯，循环往复没有尽头。邪气侵犯人体，或者侵犯阴经，或者侵犯阳经，或上或下，或左或右，没有固定的部位，这是什么原因？岐伯说：手足三阳经的交会处都在面部。邪气侵袭人体多乘经脉空虚之时，如刚刚用力过度之时，或者饮食出汗腠理开泄之时而受邪气的侵袭。邪气侵袭面部就会沿阳明经下传，侵袭后项就会沿太阳经下传，侵袭两颊就会沿少阳经下传，如果侵袭到胸部、背部和两胁也会分别沿着相应的经脉传变。

【原文】黄帝曰：其中于阴奈何？岐伯答曰：中于阴者，常从臂胻[1]始。夫臂与胻，其阴皮薄，其肉淖泽[2]，故俱受于风，独伤其阴。黄帝曰：此故伤其藏乎？岐伯答曰：身之中于风也，不必动藏。故邪入于阴经，则其藏气实,邪气入而不能客,故还之于府。故中阳则溜于经,中阴则溜于府。

【注释】[1]胻(háng 杭):足胫部。[2]淖(nào 闹)泽:湿润的意思,这里作柔弱讲。

【语译】黄帝道:邪气侵犯阴经的情况怎样?岐伯回答说:邪气侵犯阴经,一般是从手臂和足胫开始。因为手臂和足胫的皮肤较薄,肌肉也较柔弱,所以容易感受风邪,特别是这些部位的内侧。黄帝道:这会侵害五脏吗?岐伯回答说:身体被风邪所伤,不一定伤害五脏,因为邪气侵入阴经,如果脏气充实,邪气虽侵入却不能向里深入,便回传入六腑之中。所以邪气侵犯了属阳的部位就沿着相应的经脉传变,侵犯了属阴的部位就流传到六腑发病。

【原文】黄帝曰:邪之中人藏奈何?岐伯曰:愁忧恐惧则伤心。形寒寒饮则伤肺,以其两寒相感,中外[1]皆伤,故气逆而上行。有所堕坠,恶血留内,若有所大怒,气上而不下,积于胁下,则伤肝。有所击仆,若醉入房,汗出当风,则伤脾。有所用力举重,若入房过度,汗出浴水,则伤肾。黄帝曰:五藏之中风奈何?岐伯曰:阴阳[2]俱感,邪乃得往。黄帝曰:善哉。

【注释】[1]中外:中,这里指肺脏;外,指皮毛形体。[2]阴阳:阴,这里指五脏;阳,这里指六腑。

【语译】黄帝道:邪气侵犯人体五脏的情况如何?岐伯说:愁忧恐惧等情志过分就会伤害心脏。外受寒邪又饮冷水就会伤害肺脏,其原因是两种寒邪相互结合,肺与皮毛形体都受到

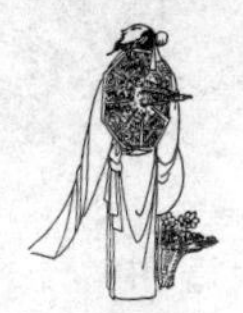

损害，所以肺气失于肃降而向上逆行。如因跌仆堕坠，瘀血积留于内，又有大怒的情况，气上冲而不能下行，气血瘀积于两胁的下面，就会伤害肝脏。如因击打跌仆，又醉后行房，出汗受风就会伤害脾脏。如因用力举重物，又房事过度，出汗后用冷水沐浴就会伤害肾脏。黄帝道：五脏受风邪侵害的情况如何？岐伯说：五脏六腑先有虚弱内伤，再感受外邪，内外俱受伤害，风邪才得以内侵入脏。黄帝说：讲得好。

【按语】以上经文具体阐述了外邪入侵人体有着不同的部位。之所以会如此，一方面决定于邪气本身的性质，如“身半以上者，邪中之也；身半以下者，湿中之也”；另一方面决定于人体何部有虚，所虚之处邪先侵犯，这就确立了“邪之所凑，其气必虚”的论点。外邪侵入，一般是先伤肤表，次入经络，再侵六腑，终犯五脏。从经文所论的邪气来看，包括了外感六淫、内伤七情、饮食劳倦、房劳过度等等，实为后世把病因分为外因（六淫）、内因（七情）、不内外因（饮食劳倦、房劳过度）之三因学说的基础。

【原文】黄帝问于岐伯曰：首面与身形也，属骨连筋，同血合于气耳。天寒则裂地凌冰，其卒寒，或手足懈惰，然而其面不衣，何也？

岐伯答曰：十二经脉，三百六十五络，其血气皆上于面而走空窍，其精阳气上走于目而为睛，其别气走于耳而为听，其宗气[1]上出于鼻而为臭，其浊气出于胃，走唇舌而为味。其气之津液皆上熏于面，而皮又厚，其肉坚，故天气甚寒不能胜之也。

【注释】[1]宗气：中医学“气”的一种，脾胃化生的水谷精气与肺吸入的自然界的清气结合之后，积于胸中者叫宗气，宗气又经肺的发布，贯入血脉，上走咽喉，有行血、司呼吸的作用。

【语译】黄帝问岐伯道：头面和躯体，与全身的骨头肌肉紧密相系，又都是受血气的温煦。然而，当天寒地冻，滴水成冰，或骤遇寒冷之时，人的手足都冻得僵硬麻木，面部却不用衣物盖覆，这是为什么？

岐伯回答说：十二条经脉，三百六十五道络脉，它们的血气都上行到面部而流向窍穴。其中，特别精微的阳气上行到眼窍使之视物，另一部分阳气流入耳窍使之听声，宗气上行到鼻窍使之嗅味，而浓稠的水谷气精气从胃流出，上行到唇舌使之辨别五味。然而这些气所化生的津液都统统上行熏蒸面部，而且面部的皮肤很厚，肌肉也结实，所以天气虽很寒冷也不能够伤害它。

【按语】关于面部有特别的御寒功能，古人认为是面部脉络丰富，血气皆上注于面，且面部皮肤厚的缘故，这与现代医学的认识完全一致。

【原文】黄帝曰：邪之中人，其病形何如？岐伯曰：虚邪[1]之中身也，洒淅动形；正邪[2]之中人也微，先见于色，不知于身，若有若无，若亡若存，有形无形，莫知其情。黄帝曰：善哉。

【注释】[1]虚邪：指四时反常的邪风，即《素问·上古天真论》中所谓的虚邪贼风。[2]正邪：四时正常的风气，因其只有乘人体正气虚衰之时才能侵入人体，所以称为正邪。

【语译】黄帝道：邪气侵犯人体所导致的病态是怎么样的呢？岐伯说：反常的虚邪风气侵害人体，病人会恶寒战抖；而四

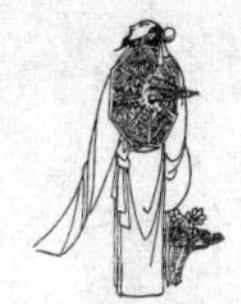

季正常之风气虽可乘虚侵害人体，但病情轻微，最先是面色有些变化，身上并没有感觉，好像有病又好像没病，或有些表现又像没有，感觉并不明显。黄帝道：讲得好啊。

【按语】所谓正邪，是正常的风，属于正常的气候变化，人体的血气完全能够适应，一般不能令人生病，故后世医家一般不提正邪之说。

【原文】黄帝问于岐伯曰：余闻之，见其色，知其病，命曰明；按其脉，知其病，命曰神；问其病，知其处，命曰工。余愿闻见而知之，按而得之，问而极之，为之奈何？岐伯答曰：夫色脉与尺[1]之相应也，如桴鼓[2]影响之相应也，不得相失也，此亦本末根叶之出候也，故根死则叶枯矣。色脉形肉不得相失也，故知一则为工，知二则为神，知三则神且明矣。

黄帝曰：愿卒闻之。岐伯答曰：色青者，其脉弦[3]也；赤者，其脉钩[4]也；黄者，其脉代[5]也；白者，其脉毛[6]；黑者，其脉石[7]。见其色而不得其脉，反得其相胜之脉[8]，则死矣；得其相生之脉[9]，则病已矣。

【注释】[1]尺：这里指尺肤，即手腕到手肘内侧的皮肤，因其长约为古时候的一尺而得名。[2]桴鼓：桴，鼓槌。桴鼓相应，通常用来比喻事物之间的相互呼应，就像槌击而鼓响一样。[3]弦：弦脉，中医的脉象之一，脉来端直而长，如按弓弦，为肝脉。[4]钩：钩脉，中医的脉象之一，脉刚来时盛大，消失时则较弱，为心脉。[5]代：代脉，中医的脉象之一，代脉有很多种，这里指脾脉，其脉来有时较快，有时较慢。[6]毛：毛脉，中医的脉象之一，脉来柔软而表浅，为肺脉。[7]石：石脉，中医的脉象之一，脉来深沉柔软而流畅，为肾脉。[8]相胜之脉：相胜即相克，如肝病本该出现弦脉，却出现肺之毛脉，是金克木，即为相胜之脉。[9]相生之脉：如肝病本该出现弦脉，却出现肾之石脉，是水生木，即为相生之脉。

【语译】黄帝问岐伯道：我听说通过观察病人面部的五种颜色就可以知道病情的，叫做“明”；通过切按病人的脉象就可以知道病情的，叫做“神”；通过询问病人的发病情况就可以知道所生病证部位的，叫做“工”。我希望听到望色就能知道病情、切脉就能知道病情、询问病人就能完全知道病情的道理究竟怎样？岐伯回答说：病人的气色、脉象、尺肤都与疾病有着相互呼应的关系，就像槌击鼓，鼓声随之响应，不会相失；又像树根、树干、树叶之间的关系，树根坏死，树叶就会枯萎。气色、脉象与形体肌肉不会各不相干，所以，望色、摸脉与尺肤、问病，如果只知一种，只能叫做“工”，是一般的医生；若能知道二种，就叫做“神”，是高明的医生；如果三种都知道的医生就又“神”又“明”了，是最高明的医生。

黄帝道：希望听到全部的情况。岐伯回答说：面部出现青色，脉象就应为弦脉；面部出现赤色，脉象就应为钩脉；面部出现黄色，脉象就应为代脉；面部出现白色，脉象就应为毛脉；面部出现黑色，脉象就应为石脉。如果见到了疾病的气色却没有见到相应的脉象，反而得到与之相克的脉象，就会死亡；如果得到的是与之相生的脉象，那病就快好了。

【按语】此段经文虽谓望为“明”，切为“神”，问为“工”，似有高低优劣之差，但主要的精神还是强调四诊合参，才能准确无误，故指出“知三则神且明矣”。这是《内经》论诊法的一贯原则。

望、闻、问、切四诊，是中医检查疾病的基本方法，每一种诊法有着独特的内容与意义，各自针对疾病表现的某一个侧面，因而各有长短，不能相互取代。由于疾病的表现错综复杂、变化纷繁，它绝不只表现在某一个侧面；有时还会出现真假疑似，

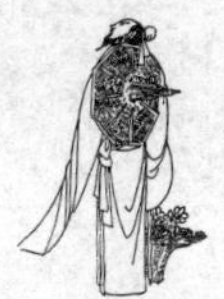

难以明辨,若只采取某一种诊法察病,所得到的病情资料必然是片面的,甚至是错误的,必然会贻误诊断与治疗。社会上那种就诊不说病情,只让医生摸脉断病,或不让病人诉说病情,只凭脉象妄下诊断,无疑都是错误的。作为病人如此,因于无知,应当多加解释;作为医生如此,则是故弄玄虚,沽名钓誉,最终将害人害己。如此陋习,应该绝迹。

【原文】黄帝问于岐伯曰:五藏之所生,变化之病形何如?岐伯答曰:先定其五色五脉之应,其病乃可别也。黄帝曰:色脉已定,别之奈何?岐伯曰:调其脉之缓、急[1]、小、大[2]、滑、涩[3],而病变定矣。

【注释】[1]缓急:指脉来的快慢,较慢者为缓脉,较快者为急脉。[2]小、大:指脉来的幅度,较细者为小脉,较粗者为大脉。[3]滑、涩:指脉来的形态,圆滑流利者为滑脉,艰涩不畅者为涩脉。

【语译】黄帝问岐伯道:五脏发病,其变化的形态怎么样?岐伯回答说:先确定面部五色与脉象相应的情况,那么病就可以分辨清楚了。黄帝道:气色脉象确定后,怎样进一步分辨呢?岐伯说:审察脉象的缓、急、小、大、滑、涩的变化情况,病情就可以确定了。

【原文】黄帝曰:调之奈何?岐伯答曰:脉急者,尺之皮肤亦急;脉缓者,尺之皮肤亦缓;脉小者,尺之皮肤亦减而少气;脉大者,尺之皮肤亦贲而起;脉滑者,尺之皮肤亦滑;脉涩者,尺之皮肤亦涩。凡此变者,有微有甚。故善调尺者,不待于寸,善调脉者,不待于色。能参合而行之者,可以为上工,上工十全九;行二者,为中工,中工十全七;行一者,为下工,下工十全六。

【语译】黄帝道：具体如何审察呢？岐伯回答说：脉来急快的，尺肤也很紧张；脉来缓慢的，尺肤也较松软；脉来细小的，尺肤也较瘦弱，还会出现呼吸气短；脉来粗大的，尺肤也隆起而粗大；脉来圆滑的，尺肤也很润滑；脉来艰涩的，尺肤也很干枯。所察这六种变化，有轻重的不同。所以善于审察尺肤的不必等待诊察寸口脉象之后，才知病情；而善于诊察脉象的，也不必等待观察五色变化之后，才知病情。如果能将三方面相互参照综合运用，就可以成为高明的医师，高明的医师能治好十分之九的病人；如果只能运用两种方法的，只能成为中等的医师，中等的医师只能治好十分之七的病人；若只会运用一种方法的则是下等的医师，下等的医师只能治好十分之六的病人。

【原文】黄帝曰：请问脉之缓、急、小、大、滑、涩之病形何如？岐伯曰：臣请言五藏之病变也。心脉急甚者为瘈疭[1]；微急为心痛引背，食不下。缓甚为狂笑；微缓为伏梁[2]，在心下，上下行，时唾血。大甚为喉吤[3]；微大为心痹引背，善泪出。小甚为善哕；微小为消瘅。滑甚为善渴；微滑为心疝引脐，小腹鸣。涩甚为瘖；微涩为血溢，维厥[4]，耳鸣，颠疾。

【注释】[1]瘈（chì 翅）疭（zòng 纵）：痉挛收缩称瘛，松弛不收称疭。这里的瘈疭，多泛指四肢抽搐。[2]伏梁：古代病名，一种发生在心下部位的积块，属于心的病变。[3]喉吤：指喉间梗阻不畅，如同有物卡住一般。[4]维厥：维，指手足；维厥，手足冰冷的意思。

【语译】黄帝道：请问缓、急、小、大、滑、涩六脉所主疾病的病态是怎样的？岐伯说：请让我谈谈五脏的病变。心脉特别急快的，病人会发生四肢抽搐；比较急快的，多有心痛并牵连到后背痛，吃不下东西。心脉特别缓慢的，病人会发狂多笑；比较缓

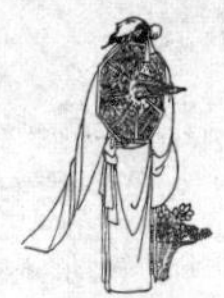

慢的，是得了伏梁病，积在心下，其气上下窜行，时常吐血。心脉特别粗大的，病人会感到喉中如有物梗阻一样；比较粗大的，会发生心脉闭阻，心痛并牵连到背痛，而且经常流泪。心脉特别细小的，病人会经常呃逆；比较细小的，是得了饿得快、吃得多的消瘅病。心脉特别圆滑的，病人易感口渴；比较圆滑的，是得了心疝，牵连到肚脐疼痛、小腹肠鸣。心脉特别涩滞的，病人会声音嘶哑；比较涩滞的，有出血、四肢冰冷、耳鸣、头部疾患等症候。

【原文】肺脉急甚为癫疾；微急为肺寒热，怠惰，咳唾血，引腰背胸，若鼻息肉不通。缓甚为多汗；微缓为痿瘘[1]，偏风，头以下汗出不可止。大甚为胫肿；微大为肺痹引胸背，起恶日光。小甚为泄；微小为消瘅。滑甚为息贲[2]上气；微滑为上下出血。涩甚为呕血；微涩为鼠瘘，在颈支腋之间，下不胜其上，其应善痠矣。

【注释】[1]痿瘘：痿即肺痿、痿躄等证，症见呼吸困难、两足痿软不行；瘘，即下文之鼠瘘病，症见颈项、腋下小硬块，如同串珠一个接一个，可以破溃而形成瘘管，类似于现代的颈淋巴结核。[2]息贲：古代病名，症见喘息气逆，属于肺的病变。

【语译】肺脉特别急快的，病人会出现精神错乱的癫疾；比较急快的，肺有寒热交争，可出现倦怠乏力，咳嗽咯血，咳时牵引到胸部和腰背部痛，以及鼻内生息肉而呼吸不畅。肺脉特别缓慢的，病人会出现多汗；比较缓慢的，会出现四肢痿软、肺痿、鼠瘘、半身不遂、头部以下汗出不止的症状。肺脉特别粗大的，会出现足胫肿大；比较粗大的是肺痹，肺脉闭阻不通，牵引胸背作痛，其人起居怕见日光。肺脉特别细小的，会出现泄泻症状；比较细小的，是得了消瘅病。肺脉特别圆滑的，会出现喘满气逆；比较圆滑的，会出现上部下部出血的症状。肺脉特别涩滞的，会出现呕血症状；比较涩滞的，是得了鼠瘘病，生在颈部和腋下，下肢不能支撑上部的重压，其表现为容易痠软无力。

【原文】肝脉急甚者为恶言；微急为肥气[1]，在胁下若覆杯。缓甚为善呕；微缓为水瘕痹[2]也。大甚为内痈，善呕衄；微大为肝痹，阴缩，咳引小腹。小甚为多饮；微小为消瘅。滑甚为㿗疝[3]；微滑为遗溺。涩甚为溢饮；微涩为瘈挛筋痹。

【注释】[1]肥气：古代病名，一种发生在胁下的积块，属于肝的病变。[2]水瘕痹：瘕，病名，发作时如有包块成形，休止时消散无形，因聚散无常而得名。瘕者，假的意思，非真正的包块。痹，闭阻的意思。水瘕痹指因水积胸胁之下，假聚成形，小便闭阻不通的病。[3]㿗疝：疝气的一种，表现为阴囊肿大。

【语译】肝脉特别急快的，病人就会口出恶言；比较急快的，是得了肥气病，积块生在胁下，形如倒扣着的杯子。肝脉特别缓慢的，时时呕吐；比较缓慢的，是得了水积胸胁之下而小便不利的水瘕痹。肝脉特别粗大的，会有内痈，时时呕吐，牙龈出血；比较粗大的，是得了肝气阻滞不通的肝痹，会出现阴器收缩、咳嗽而牵引小腹作痛。肝脉特别细小的，会有口渴多饮的症状；比较细小的，是得了消瘅病。肝脉特别圆滑的，是得了阴囊肿大的㿗疝病；比较圆滑的，是得了遗尿病。肝脉特别涩滞的，是得了水饮泛溢四肢的溢饮病；比较涩滞的，是得了筋肉抽动痉挛的筋痹病。

【原文】脾脉急甚为瘈疭；微急为膈中，食饮入而还出，后沃沫。缓甚为痿厥；微缓为风痿，四肢不用，心慧

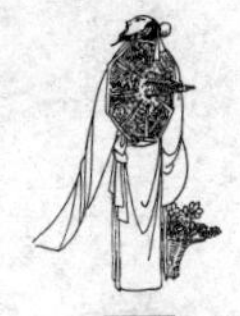

然若无病。大甚为击仆；微大为疝气[1]，腹里[2]大脓血，在肠胃之外。小甚为寒热；微小为消瘅。滑甚为㿉癃；微滑为虫毒蛕蝎[3]腹热。涩甚为肠㿉；微涩为内㿉，多下脓血。

【注释】[1]疝气：据有关文献所载原文当作"痞气"。痞气，古代病名，一种发生在胃脘部位的积块，属于脾的病变。[2]里：据有关文献所载原文当作"裹"。[3]虫毒蛕蝎：蛕同蛔，即蛔虫；木中蠹虫叫蝎。这里泛指肠内的寄生虫。

【语译】脾脉特别急快的，病人会出现四肢抽搐的症状；比较急快的，得了饮食刚吃进去就立即吐出来的膈中病，而且大便稀冷。脾脉特别缓慢的，会出现四肢痿软无力而且冰冷；比较缓慢的，是得了风痿病，表现为四肢痿废不用，心里明白，却像没有病的样子。脾脉特别粗大的，是得了突然仆倒的击仆病；比较粗大的，是得了痞气病，腹内裹着大脓血包，在肠胃之外。脾脉特别细小的，有寒热病；比较细小的，有消瘅病。脾脉特别圆滑的，得了阴囊肿大的㿉疝病，而且小便不利；比较圆滑的，腹内有寄生虫，虫毒会引起腹部发热。脾脉特别涩滞的，病人直肠脱出；比较涩滞的，会出现肠内溃烂，大便脓血很多。

【原文】肾脉急甚为骨癫疾；微急为沉厥奔豚[1]，足不收，不得前后。缓甚为折脊；微缓为洞，洞者，食不化，下嗌还出。大甚为阴痿；微大为石水，起脐已下至小腹腄腄然[2]，上至胃脘，死不治。小甚为洞泄；微小为消瘅。滑甚为癃㿉；微滑为骨痿，坐不能起，起则目无所见。涩甚为大痈；微涩为不月沉痔。

【注释】[1]奔豚：古代病名，属于肾之积病，自觉从少腹上至胸咽，有寒气上冲。[2]小腹腄腄然:腄同垂,沉重下坠的意思。这里形容小腹胀满下垂的样子。

【语译】肾脉特别急快的,病人是得了邪气深入到骨的骨癫疾;比较急快的,是得了下肢沉重冰冷的沉厥病,寒气上逆,两足不能屈收,二便不通。肾脉特别缓慢的,会出现腰脊疼痛如折;比较缓慢的,是得了洞泄病,洞泄就是指食物不能消化,下咽之后立即从大便排出。肾脉特别粗大的,是得了阴器痿软不起的阴痿病;比较粗大的,是得了石水病,从脐以下至小腹积水如石,腹大沉重下垂,并向上延伸至胃脘,是不治之死证。肾脉特别细小的,是得了洞泄病;比较细小的,是得了消瘅病。肾脉特别圆滑的,是得了小便不利的癃病或癀疝;比较圆滑的,是得了骨痿病,骨节痿弱不用,坐下就起不来,站起来两眼就看不清物体。肾脉特别涩滞的,病人多血气壅滞而形成很大的痈疡;比较涩滞的,病人会出现经久不愈的内痔,妇女月经不行。

【按语】经文阐述脉象与五脏病的关系,是以急缓、大小、滑涩为纲,甚微为目来进行论述的,并指出了同一种病证可出现多种脉象,如瘈疭,可出现心脉急甚,也可出现脾脉急甚;而同一种脉象,又可出现多种病证,如缓甚的脉,可出现狂笑、多汗、善呕、痿厥、折脊等。此外,同一类脉象,甚与微所表现的病证也可迥然不同。这就要求我们诊脉时要反复审察辨认,既要了解是什么脉象,又要判定在何部位,还要权衡其强弱,认真审察,才能对疾病作出脉理上准确的判断。此外,还应四诊合参,因为临床上也有证是脉非或脉是证非,故有的从证舍脉,有的从脉舍证,其原因为多由于五脏疾病的病象有的在症状上显现,有的在脉象上显现,故切不可一概而论,更不能拘泥于经文词句,此不可不知。

【原文】黄帝曰:病之六变者,刺之奈何?岐伯答曰:

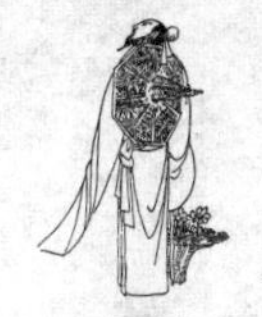

诸急者多寒；缓者多热；大者多气少血；小者血气皆少；滑者阳气盛，微有热；涩者多血少气，微有寒。是故刺急者，深内而久留之；刺缓者，浅内而疾发针，以去其热；刺大者，微泻其气，无出其血；刺滑者，疾发针而浅内之，以泻其阳气而去其热；刺涩者，必中其脉，随其逆顺而久留之，必先按而循之，已发针，疾按其痏[1]，无令其血出，以和其脉。诸小者，阴阳形气俱不足，勿取以针，而调以甘药也。

【注释】[1]痏（wěi 委）：斑痕，这里指针孔。

【语译】黄帝道：疾病的六种变化，针刺的方法怎样？岐伯回答说：凡是脉急快的多有寒邪，脉缓慢的多有热邪；脉粗大的阳气多阴血少，脉细小的阳气阴血都很少；脉圆滑的阳气盛，比较圆滑的有热邪，脉涩滞的阴血多阳气少，比较涩滞的有寒邪。因此，刺脉急快的病变，要深进针、久留针；刺脉缓慢的病变，要浅进针、快拔针，以除去热邪；刺脉粗大的病变，要略微泻去邪气，不能让它出血；刺脉圆滑的病变，要浅进针、快出针，以排泄亢盛的阳气，除去热邪；刺脉涩滞的病变，一定要刺中血脉，再根据血气的逆或顺，决定留针的久暂，还一定要先循经按摩，完了再出针，并迅速按住针孔，不让针孔出血，以使血脉调和。各种病变，凡是脉来细小的，阴血阳气形体都不足，就不能用针刺，而当用甘味滋补的药物进行调补。

【按语】此段经文，简要地概括了五脏病变的共同病机——阴阳气血的多少盛衰，又指出针刺应据脉证虚实而不同，而采用相应的针刺方法与适应证。对于阴阳气血俱虚的病人，经文谓不宜用针刺，对此不能理解成绝对禁针，而是要慎用，可用针刺的补法。

【原文】黄帝曰:余闻五藏六府之气,荥输所入为合,今何道从入,入安连过,愿闻其故?岐伯答曰:此阳脉之别入于内,属于府者也。黄帝曰:荥输与合,各有名乎?岐伯答曰:荥输治外经,合治内府。黄帝曰:治内府奈何?岐伯曰:取之于合。黄帝曰:合各有名乎?岐伯答曰:胃合于三里,大肠合入于巨虚上廉,小肠合入于巨虚下廉,三焦合入于委阳,膀胱合入于委中央,胆合入于阳陵泉。黄帝曰:取之奈何?岐伯答曰:取之三里者,低跗;取之巨虚者,举足;取之委阳者,屈伸而索之;委中者,屈而取之;阳陵泉者,正竖膝予之齐,下至委阳之阳取之;取诸外经者,揄申而从之。

【语译】黄帝道:我听说五脏六腑的气从井穴发出以后,经荥穴、输穴而流入合穴,那么是从哪条脉道进入合穴,然后又流到哪里去了呢?希望听听其中的道理。岐伯回答说:这是三阳经的络脉进入体内,而与六腑相连。黄帝道:荥穴、输穴与合穴,在治疗上各有什么作用呢?岐伯回答说:荥穴、输穴主治外部经脉的病变,合穴主治内部六腑的病变。黄帝道:内部六腑的病怎么治?岐伯回答说:取合穴。黄帝道:合穴各有其名称吗?岐伯回答说:胃经的合穴在足三里,大肠经的合穴在巨虚上廉,小肠经的合穴在巨虚下廉,三焦经的合穴在委阳,膀胱经的合穴在委中,胆经的合穴在阳陵泉。黄帝道:怎么取穴?岐伯回答说:取足三里穴,要放低脚背;取巨虚穴,要抬脚;取委阳穴,下肢或屈或伸,要仔细寻找;取委中穴,要屈膝而取;取阳陵泉,要端正坐直,两膝平齐,向下在委阳穴的外侧取穴。所有治疗外部经脉疾病的腧穴,在取穴时都要或牵拉或伸展四肢,以使经脉舒展,气血流畅,然后再寻找穴位。

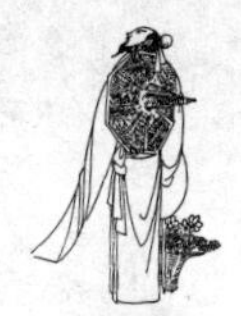

【按语】合穴主要用来治疗胃肠道的疾病，所以多在足阳明胃经取穴。至于取合穴的方法，现在的方法简单而准确，如取足三里，上、下巨虚，都采用正坐位，足三里在外膝眼下三寸处，再下三寸就是上巨虚，再下三寸就是下巨虚。委中、委阳都取俯卧位，委中在腘窝横纹中央，委中外侧旁开一寸处便是委阳。阳陵泉取正坐位，在腓骨小头中点前下方一横指处。

【原文】黄帝曰：愿闻六府之病。岐伯答曰：面热者，足阳明病；鱼络血者，手阳明病；两跗之上脉竖[1]陷者，足阳明病，此胃脉也。

大肠病者，肠中切痛而鸣濯濯[2]，冬日重感于寒即泄，当脐而痛，不能久立，与胃同候，取巨虚上廉。

胃病者，腹䐜胀[3]，胃脘当心而痛，上支两胁，膈咽不通，食饮不下，取之三里也。

小肠病者，小腹痛，腰脊控睾而痛，时窘之后，当耳前热，若寒甚，若独肩上热甚，及手小指次指之间热，若脉陷者，此其候也。手太阳病也，取之巨虚下廉。

三焦病者，腹气满[4]，小腹尤坚，不得小便，窘急，溢则水，留即为胀，候在足太阳之外大络，大络在太阳、少阳之间，亦[5]见于脉，取委阳。

膀胱病者，小腹偏肿而痛，以手按之，即欲小便而不得，肩上热若脉陷，及足小指外廉及胫踝后皆热若脉陷，取委中央。

胆病者，善太息，口苦，呕宿汁，心下淡淡，恐人将捕之，嗌中吤吤然，数唾，在足少阳之本末，亦视其脉之陷下者灸之，其寒热者，取阳陵泉。

【注释】[1]竖:于理不顺,据有关文献所载原文当作“坚”。[2]濯濯(zhuó 浊):形容肠鸣的声音。[3]膜(zhēn 真)胀:膨满胀起。[4]腹气满:于理不通,据有关文献所载原文当作“腹胀气满”。[5]亦:据有关文献所载原文当作“赤”。

【语译】黄帝道:希望听听六腑的病变情况。岐伯回答说:面部发热,是足阳明的病变;手掌大鱼际的络脉瘀血,是手阳明的病变;两脚背上的脉络坚硬或者软弱下陷,是足阳明的病变,因为这个部位属于足阳明胃脉。

大肠病变,肠中剧痛犹如刀割,而且有水声鸣响。冬天再受寒邪,就会腹泻、肚脐正中疼痛、不能长时间站立。由于大肠经气连属于胃,所以刺治可以取属胃经的巨虚上廉穴。

胃的病变,腹部膨满胀大,胃脘及正当心窝处疼痛,甚则连上两胁作胀,膈和咽梗阻不通,饮食不能下咽。刺治取足三里穴。

小肠病变,小腹疼痛,腰脊牵连到睾丸都会疼痛,时时腹内急迫,频频想排大便,耳前发热,或觉寒凉,或觉唯独肩上发热,以及小指和第四指之间发热,或者脉络软弱下陷,这就是小肠病变的症候,手太阳经的病变,刺治取巨虚下廉穴。

三焦病变,腹部胀气膨满,小腹特别坚硬,小便不通而感急迫,水溢皮下发为水肿,水停腹部留发为水胀病,可以观察足太阳外侧大络的变化,该大络在太阳经与少阳经之间,此处脉络会出现赤色,刺治取委阳穴。

膀胱病变,小腹偏肿而且疼痛,用手按摸,便想小便却不能解出。肩上以及足小趾外侧、胫、外踝后发热,或者循行此部的脉络软弱下陷。刺治取委中穴。

胆的病变,常常叹气,口苦,呕吐清水,心跳不宁,恐惧不止,总觉得有人要逮捕他,咽中如有物梗阻,频频吐唾沫。其治疗可以在足少阳经起止循行的通路上取穴,也可在该经脉络的软弱下陷之处施以温灸,有寒热征象的取阳陵泉刺治。

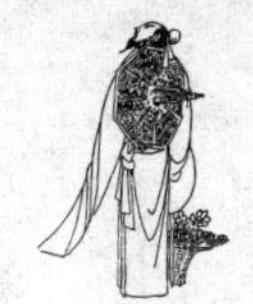

【原文】黄帝曰：刺之有道乎？岐伯答曰：刺此者，必中气穴，无中肉节[1]，中气穴则针染（一本作游）于巷[2]，中肉节即皮肤痛。补泻反则病益笃。中筋则筋缓，邪气不出，与其真相搏，乱而不去，反还内著。用针不审，以顺为逆也。

【注释】[1]肉节：肌肉之间交界处。[2]中气穴则针染于巷：准确刺中穴位之后，酸、麻、胀的针刺感觉就会沿经脉循行的路线传导放射。染，据有关文献所载原文当作"游"，这里指传导放射；巷，这里指经脉循行路线。

【语译】黄帝道：针刺有规律可循吗？岐伯回答说：针刺时一定要准确刺中穴位，不要刺中肉节。准确刺中穴位，针刺的感觉就像在巷中走动那样向前传导，经气也就顺畅。刺中肉节就会使皮肤疼痛。补泻用反了就会加重病情。刺中筋会使筋受伤而松弛，邪气不能排除，与真气纠缠搏斗，气机逆乱，邪气不能离去，还会内陷留滞，使疾病深入发展。这些都是用针时不审慎，当补却泻、当泻却补、刺法错乱所造成的。

【按语】根据临床实践所见，六腑病单针刺合穴，疗效有的并不显著，尚须辅以其他穴位或配合药物，才能增效。

六腑病中的六腑名称，虽与现代医学同名，但并非都是现代医学同名器官之病。如大肠病，大多是慢性肠炎；胃病既指慢性胃炎，也包括食道诸疾；小肠病则完全不是指现代医学的小肠病变，而与生殖系统疾病，如睾丸炎以及前列腺炎相似；三焦病，与尿潴留、腹水相似；膀胱病类似现代医学的膀胱疾病；胆病既指胆道疾病，也包括一些神经官能症。所以并非单取合穴都能治愈。

经文强调针游于巷，即针感要沿经络循行路径传导，这很有实际意义。临床实践证明，针感传导愈远，多数效果愈好！

卷之二

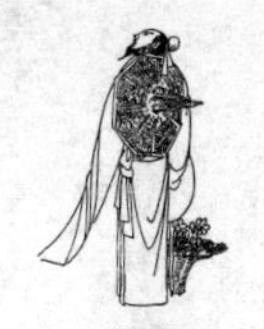

根结第五

【提要】本篇详细讨论了三阴三阳经的根节部位与穴位名称及其与治疗的关系，手足三阳经根、流、注、入的腧穴，三阴三阳开、合、枢的不同作用及其所主病证和治疗作用；并根据经气一昼夜在人体运行五十周的基本原理，论述了从脉来暂停次数的多少而测定脏气盛衰与死期；还强调了运用针刺应因人制宜，体质不同、形气有余或不足，针刺的深浅、徐疾、补泻多少也应不同。由于本篇主要论述经脉根结的相关内容，所以篇名《根结》。

【原文】岐伯曰：天地相感，寒暖相移，阴阳之道，孰少孰多？阴道偶，阳道奇，发于春夏，阴气少，阳气多，阴阳不调，何补何泻？发于秋冬，阳气少，阴气多，阴气盛而阳气衰，故茎叶枯槁，湿雨下归，阴阳相移，何泻何补？奇邪离经[1]，不可胜数，不知根结[2]，五藏六府，折关败枢，开阖而走[3]，阴阳大失，不可复取。九针之玄，要在终始，故能知终始，一言而毕，不知终始，针道咸绝。

【注释】[1]奇邪离经：奇邪，不正之邪；"离"同"罹"，即侵入的意思。全句意指不正之邪侵入人体经脉。[2]根结：经脉之气所起始为根，所归入为结。[3]折关败枢，开阖而走：三阴三阳各有开、合、枢，这里的"关"是指开、合、枢的功能而言。不正之邪气侵入人体，会使开、合、枢的功能失常，以致阴阳之气受到损伤。

【语译】岐伯说：天地之气相互交流，寒暑气候相互更替，阴阳之气相互消长，谁多谁少？阴道为偶数，阳道为奇数。春夏发生的疾病，阴气少而阳气多，阴阳不相协调，怎样运用补法和泻法？秋冬发生的疾病，阳气少而阴气多，阴气多则偏盛而阳气少则偏衰，草木茎叶枯槁，水湿下渗归于根部，这种阴阳相互更替的情况，又怎么运用补法和泻法？不正之邪侵入人体经络，其病理表现千变万化，说不尽、数不完。如果不知道经气所起始的"根"，所归入的"结"，又不知道邪气对五脏六腑的伤害，并破坏了三阴经三阳经开、合、枢的功能，使精气外泄，阴气阳气大量流失，病就再也治不好了。九针的妙用，关键在于知晓经气循行的起止情况，所以说能知道经气循行的起止，针刺的妙用一句话就说清楚了，不知道经气循行的起止，针刺的道理就要消亡了。

【原文】太阳根于至阴，结于命门，命门者目也。阳明根于厉兑，结于颡大，颡大者，钳耳也[1]。少阳根于窍阴，结于窗笼，窗笼者，耳中也。太阳为开，阳明为合，少阳为枢[2]。故开折则肉节渎而暴病起矣[3]，故暴病者取之太阳，视有余不足，渎者皮肉宛膲而弱也。合折则气无所止息而痿疾起矣，故痿疾者取之阳明，视有余不足，无所止息者，真气稽留，邪气居之也。枢折即骨繇[4]而不安于地，故骨繇者取之少阳，视有余不足，骨繇者节缓而不收也，所谓骨繇者摇故也，当穷其本也。

【注释】[1]颡(sǎng 嗓)大者，钳耳也：颡大指额角入发际处的头维穴，因其左右夹于耳上，故又名钳耳。[2]太阳为开，阳明为合，少阳为枢：是说太阳之阳气发于外，是三阳之表；阳明之阳气蓄积于内，是三阳之里；少阳之阳气在表里之间。开者主出，合者主入，枢者可出可入，如枢机

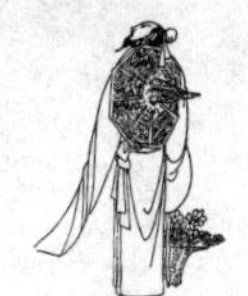

一般。下文三阴的开、合、枢之义相同。[3]暴病起矣：太阳为阳中之表，其气在肌肉，而表主外，邪气最易伤害，多发生暴急之病。[4]骨繇（yáo摇）：骨节软弱而不能收屈，抖动摇晃的样子。

【语译】足太阳经的经气根起于足小趾外侧的至阴穴，归结于命门穴，所谓命门，就是在内眼角处的睛明穴。足阳明经的经气根起于足大趾次趾端的厉兑穴，归结于颡大穴，所谓颡大，就是钳夹在耳上方额角部位处的头维穴。足少阳经的经气根起于足小趾次趾端的窍阴穴，归结于窗笼穴，所谓窗笼，就是在耳内侧中点处的听宫穴。太阳是开，阳明是合，少阳是枢。所以太阳开的功能受损就会使肉节"渎"而发生暴急之病，所以治疗暴急之病应取足太阳经的穴位，根据病情泻有余、补不足。所谓"渎"，是指皮肉干枯而软弱无力。阳明合的功能受损就会使阳气"无所止息"而发生形体四肢干枯、痿废不用的痿疾，所以治疗痿疾应取足阳明经的穴位，根据病情泻有余、补不足。所谓"无所止息"，是指真气滞留不行，邪气入侵不去。少阳枢的功能受损就会发生"骨繇"而不能立、行走于地，所以治疗"骨繇"应取足少阳经的穴位，根据病情泻有余、补不足。所谓"骨繇"，就是指骨节软弱不能屈收，抖动摇晃。所有的病证，都应该审察出疾病的根本原因。

【原文】太阴根于隐白，结于太仓。少阴根于涌泉，结于廉泉。厥阴根于大敦，结于玉英，络于膻中。太阴为开，厥阴为合，少阴为枢[1]。故开折则仓廪无所输膈洞，膈洞者取之太阴，视有余不足，故开折者气不足而生病也。合折即气绝[2]而喜悲，悲者取之厥阴，视有余不足。枢折则脉有所结而不通，不通者取之少阴，视有余不足，有结者皆取之不足[3]。

【注释】[1]太阴为开,厥阴为合,少阴为枢:是说太阴居阴分之表,厥阴居阴分之里,少阴居阴分表里之间。[2]绝:据有关文献所载原文改作“弛”,义理更顺。[3]不足:于上下文义不合,据有关文献所载原文当删。

【语译】足太阴经的经气根起于足大趾末端内侧的隐白穴,归结于腹部的太仓穴,也就是中脘穴。足少阴经的经气根起于足心的涌泉穴,归结于喉部的廉泉穴。足厥阴经的经气根起于足大趾外侧的大敦穴,归结于胸部的玉英穴,也就是玉堂穴,联络于膻中穴。太阴是开,厥阴是合,少阴是枢。所以太阴开的功能受损就会使脾胃所化生的水谷之气不能转输,以致上则膈气痞塞,下则泄泻不止。治疗膈证、洞泄应取足太阴经的穴位,根据病情泻有余、补不足,所以太阴开的功能受损就会使脾气不足而生病。厥阴合的功能受损就会使肝气弛缓而时时悲哀。治疗悲哀应取足厥阴经的穴位,根据病情泻有余、补不足。少阴枢的功能受损就会使脉气结滞而不通畅,治疗脉气不通应取足少阴的穴位,根据病情泻有余、补不足。凡是经脉有结滞不通的都应采取这种方法。

【原文】足太阳根于至阴,溜于京骨,注于昆仑,入于天柱、飞扬也。足少阳根于窍阴,溜于丘墟,注于阳辅,入于天容、光明也。足阳明根于厉兑,溜于冲阳,注入下陵,入于人迎、丰隆也。手太阳根于少泽,溜于阳谷,注于少海[1],入于天窗、支正也。手少阳根于关冲,溜于阳池,注于支沟,入于天牖、外关也。手阳明根于商阳,溜于合谷,注于阳溪,入于扶突、偏历也。此所谓十二经者,盛络皆当取之。

【注释】[1]少海:手少阴经的穴位,本句经文所说的是手太阳经,而手太阳经的穴位应是小海,据有关文献所载原文应改为“小海”,语译从之。

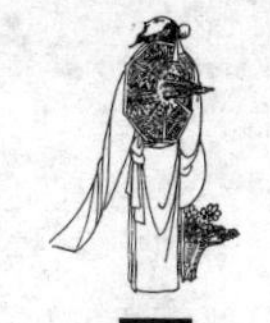

【语译】足太阳经的经气根起于井穴至阴，流到原穴京骨，注入经穴昆仑，上入到上部的天柱穴，下入到络穴飞扬。足少阳经的经气根起于井穴窍阴，流到原穴丘墟，注入经穴阳辅，上入到颈部的天容穴，下入到络穴光明。足阳明经的经气根起于井穴厉兑，流到原穴冲阳，注入合穴足三里，上入到颈侧部的人迎穴，下入到络穴丰隆。手太阳经的经气根起于井穴少泽，流到经穴阳谷，注入合穴小海，上入到颈部的天窗穴，下入到络穴支正。手少阳经的经气根起于井穴关冲，流到原穴阳池，注入经穴支沟，上入到头部的天牖穴，下入到络穴外关。手阳明经的经气根起于井穴商阳，流到原穴合谷，注入经穴阳溪，上入到颈部的扶突穴，下入到络穴偏历。这就是所谓手三阳、足三阳左右共十二经脉根、溜、注、入穴位的情况，各条经脉凡是邪气充盛的，都应该取这些穴位刺治。

【原文】一日一夜五十营，以营五藏之精，不应数者，名曰狂生[1]。所谓五十营者，五藏皆受气。持其脉口，数其至也。五十动而不一代[2]者，五藏皆受气；四十动一代者，一藏无气；三十动一代者，二藏无气；二十动一代者，三藏无气；十动一代者，四藏无气；不满十动一代者，五藏无气。予之短期，要在终始。所谓五十动而不一代者，以为常也，以知五藏之期。予之短期者，乍数乍疏也。

【注释】[1]狂生：即"妄生"，枉生于世之义，是说虽然生存，但不会久长。[2]代：这里指更代，即停止的意思。是说脉来软弱无力而忽有停止。

【语译】脉气在人体内一昼夜运行五十周次，以运输五脏的精气，凡是与此数不相符合的，叫做"狂生"。所谓"五十营"，是说气行五十周五脏都受纳到精气，按摸寸口脉，这个次数就可以得知。脉搏跳动五十次而无一次停止,是五脏都受纳到精气;脉搏跳动四十次有一次停止,是肾脏的脏气衰败;脉搏跳动三十次有一次停止,是肾、肝二脏的脏气衰败;脉搏跳动二十次有一次停止,是肾、肝、脾三脏的脏气衰败;脉搏跳动十次有一次停止,是肾、肝、脾、心四脏的脏气衰败;脉搏跳动不满十次就有一次停止,是肾、肝、脾、心、肺五脏的脏气都衰败。据此可以预测死期,主要是根据血气起止运行的整个变化。所谓跳五十次而无一次停止,这是正常的状况,以此可知脉气运行五脏的周期,而预测死期的根据就是脉搏忽快忽慢而又有停止,不合五十之数。

【原文】黄帝曰:逆顺五体[1]者,言人骨节之小大,肉之坚脆,皮之厚薄,血之清浊,气之滑涩,脉之长短,血之多少,经络之数,余已知之矣,此皆布衣匹夫之士也。夫王公大人,血食之君,身体柔脆,肌肉软弱,血气慓悍[2]滑利,其刺之徐疾浅深多少,可得同之乎?岐伯答曰:膏粱菽藿[3]之味,何可同也。气滑即出疾,其气涩则出迟,气悍则针小而入浅,气涩则针大而入深,深则欲留,浅则欲疾。以此观之,刺布衣者深以留之,刺大人者微以徐之,此皆因气慓悍滑利也。

【注释】[1]逆顺五体:异常的叫逆,正常的叫顺;五体指人有五大类体形。逆顺五体指五类形体的人,其正常与异常的情况。[3]慓(piāo飘)悍(hàn汉):慓,疾速滑利;悍,勇猛刚强。这里形容气血运行疾快流利。[3]膏粱菽藿:膏,肥肉;粱,细粮;菽,豆类的总称;藿,豆叶。

【语译】黄帝道:人的形体有正常和异常,通常所说的五种体型,是说人体骨节的或大或小,肌肉的或坚或脆,皮肤的或厚或薄,血液的或清或浊,脏气运行的或滑或涩,经脉的或长或

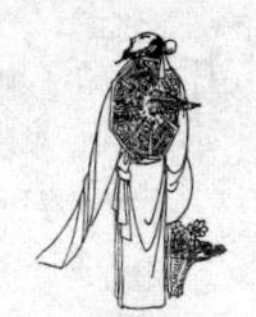

短，血液的或多或少，经络的数量，我已经知道了，这些说的都是平民百姓。至于王公大人，那些饮食精美、养尊处优的人，他们的身体、肌肉都很虚弱，气血运行却非常疾速流利，对这些人用针快慢、深浅的程度是否与平民百姓相同呢？岐伯回答说：吃肥肉、细粮精食的与吃豆类、豆叶粗食的怎么可能相同呢？气行滑利的针刺时要快速出针，气行涩滞的就要缓慢出针；气行疾快的要用小针浅刺，气行涩滞的要用大针深刺；深刺要留针，浅刺要快速出针。由此看来，针刺平民百姓要深刺留针，针刺王公大人要小针轻刺慢刺，这都是因为这些人血气运行疾速流利的缘故。

【原文】黄帝曰：形气之逆顺奈何？岐伯曰：形气不足，病气有余，是邪胜也，急泻之。形气有余，病气不足，急补之。形气不足，病气不足，此阴阳气俱不足也，不可刺之，刺之则重不足，重不足则阴阳俱竭，血气皆尽，五藏空虚，筋骨髓枯，老者绝灭，壮者不复矣。形气有余，病气有余，此谓阴阳俱有余也，急泻其邪，调其虚实。故曰：有余者泻之，不足者补之，此之谓也。

故曰：刺不知逆顺，真邪相搏。满而补之，则阴阳四溢，肠胃充郭，肝肺内䐜，阴阳相错。虚而泻之，则经脉空虚，血气竭枯，肠胃㒨辟[1]，皮肤薄著，毛腠夭膲，予之死期。故曰用针之要，在于知调阴与阳，调阴与阳，精气乃光，合形与气，使神内藏。故曰上工平气，中工乱脉[2]，下工绝气危生。故曰下工不可不慎也。必审五藏变化之病，五脉之应，经络之实虚，皮之柔粗，而后取之也。

【注释】[1]㒨（niè 聂）辟：㒨，畏怯的意思；辟，不正的意思。㒨辟，这里指虚弱无力，邪气充斥。[2]脉：据有关文献所载原文当改作"经"为是，语译从之。

【语译】黄帝道：形体神气正常与异常的情况怎么样？岐伯说：形体神气不足，病气有余，是邪气猖盛，应赶快泻除邪气。形体神气有余，病气不足，应赶快补益正气。形体神气不足，病气也不足，是阴气阳气都不足，不可以用针刺，针刺后就会更加不足，更加不足就会使阴气阳气都枯竭，血气都耗尽，五脏空虚，筋骨骨髓枯槁，老年人就会死亡，壮年人也很难康复。形体神气有余，病气也有余，这叫做阴气阳气都有余，表示邪气猖盛，应赶快泻除邪气，调理虚实。所以说：邪气猖盛而有余的要泻除邪气，正气不足的要补益正气，就是这个道理。

所以说，用针不知道逆顺，会使正气、邪气互相搏击。邪气猖盛的却用补法，就会阴阳气血外溢，邪气充斥胃肠，肝肺发生胀满，阴气阳气出现逆乱。正气虚弱的却用泻法，就会使经脉空虚，气血枯竭，胃肠虚弱传化无力，邪气充斥其内，肌肉消瘦，皮包骨头，腠理干枯，毫毛折落，就可以预知死亡为期不远了。所以说针刺的要领，关键在于掌握一个"调"字，调理阴气与阳气，使其平衡，精气才会充沛；调理形体与神气，使其互相维系，就使神气内藏不泄。所以说高明的医生能使气血调和，一般的医生会使经气混乱，低劣的医生则使精气耗绝而危及生命。所以说低劣的医生在针刺施治时不可不谨慎啊！一定要审察清楚五脏的病理变化，五脏脉象是否与病情相符，经络的虚实，皮肤的柔硬粗细，然后再取穴用针。

【按语】所谓根、结、开、合、枢，是指经脉的循行起、止、外出、内入等运行规律与生理功能，均属于经络学说中的重要理论，在针刺治疗中有十分重要的指导意义。这虽是本篇的主要内容，然而以下两点尤值得重视：

其一，脉搏的间歇停止与死生的预测。本文指出脉搏之所

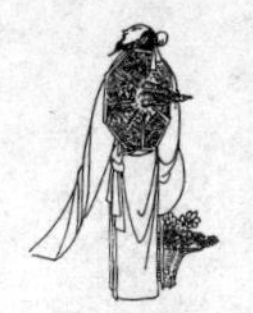

以出现间歇停止，关键是“无气”，而五脏各自的“无气”，间歇停止的表现又不同。因此，临证切脉诊病必须认真对待，每次切脉必须候满“五十动”以上，才能知晓究竟何脏无气。这就是古代切脉必候“五十动”的原因。即使现代医学，在面对心律失常的病人时，心脏听诊或摸脉搏也要求在一分钟以上。那种只听或摸五至十秒钟，再乘以十二或六的简单做法，注定是要误诊误治的。

其二，由于先后天、地域环境、生活习俗、社会地位等不同，使得人体的体质也有所不同，因而疾病种类的发生及治疗方法等也不尽一致，必须因人而异，《内经》所论颇多，请详参各篇。

寿夭刚柔第六

【提要】本篇运用阴阳学说分析了人体形体脏腑的阴阳属性和相应病变的刺治方法，并从形与气平衡的角度讨论了形体缓急、元气盛衰、皮肤、肌肉、骨骼、脉搏等体质因素与生命长短的关系，列举了形气不相平衡所产生的疾病情况，还介绍了“刺有三变”和寒痹病的具体治疗方法。由于本篇主要讨论了长寿夭折与体质强弱的相关性，所以篇名《寿夭刚柔》。

【原文】黄帝问于少师曰：余闻人之生也，有刚有柔，有弱有强，有短有长，有阴有阳，愿闻其方。少师答曰：阴中有阴，阳中有阳，审知阴阳，刺之有方[1]，得病所始，刺之有理，谨度病端，与时相应[2]，内合于五藏六府，外合于筋骨皮肤。是故内有阴阳，外亦有阴阳。在内者，五藏为阴，六府为阳；在外者，筋骨为阴，皮肤为阳。故曰病在阴之阴[3]者,刺阴之荥输;病在阳之阳[4]者,刺阳之合;病在阳之阴[5]者,刺阴之经;病在阴之阳[6]者,刺络脉。故曰病在阳者命曰风,病在阴者命曰痹,阴阳俱病命曰风痹。病有形而不痛者,阳之类也;无形而痛者,阴之类也。无形而痛者,其阳完而阴伤之也,急治其阴,无攻其阳;有形而不痛者,其阴完而阳伤之也,急治其阳,无攻其阴。阴阳俱动,乍有形,乍无形,加以烦心,命曰阴胜其阳,此谓不表不里,其形不久。

【注释】[1]方:方即道,这里作规律、法则讲。[2]与时相应:指六淫外邪各与四季的时令变化相应,如风邪与春天相应、火邪与夏天相应、湿邪与长夏相应、燥邪与秋天相应、寒邪与冬天相应。[3]阴之阴:体内属阴,五脏属阴,故叫阴之阴。[4]阳之阳:此似应作"阴之阳"为妥,因体内属阴,六腑属阳,故应为"阴之阳"。[5]阳之阴:体外属阳,筋骨属阴,故叫"阳之阴"。[6]"阴之阳":此似应作"阳之阳"为妥,因体外属阳,皮肤属阳,故应为"阳之阳"。

【语译】黄帝问少师道:我听说人生下来,有刚有柔,有弱有强,有矮有高,有阴有阳,先天体质各不相同,希望听听其中的道理。少师回答说:阴中有阳,阳中有阴,只有审察明知阴阳的情况,针刺才会得法;只有掌握疾病的发生情况,针刺才会合乎法度;还要谨慎地揣摩观察致病的病因是否与四季变化相对应。邪气在内可侵入五脏六腑,在外可侵入筋骨皮肤,而人体内有阴阳属性的不同,体外也有阴阳属性的不同。在体内,五脏属阴,六腑属阳;在体外,筋骨属阴,皮肤属阳。所以说病在体内的五脏,应该刺阴经的荥穴和输穴;病在体内的六腑,应该刺阳经的合穴;病在体外的筋骨,应该刺阴经的经穴;病在体外的皮肤,应该刺阳经的络脉。所以说,病在体外阳分的叫做

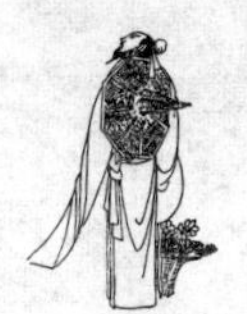

"风",病在体内阴分的叫做"痹",阴分和阳分都病的叫做"风痹"。疾病有明显的症状表现而不觉疼痛的,属于阳的一类;疾病没有明显的症状表现却觉疼痛的,属于阴的一类。疾病无明显的症状表现却觉疼痛的,其阳分完好而阴分受伤,应尽快治疗阴分,不要攻治阳分。疾病有明显的症状表现却不觉疼痛的,其阴分完好而阳分受伤,应尽快治疗阳分,不要攻治阴分。阴分阳分都有病变,时而有明显的症状表现,时而没有明显的症状表现,若再出现心烦意乱,就叫做"阴胜其阳",这是既不在表又不在里的病,是会不久于人世的。

【原文】黄帝问于伯高曰:余闻形气病之先后,外内之应[1]奈何?伯高答曰:风寒伤形,忧恐忿怒伤气。气伤藏,乃病藏;寒伤形,乃应[2]形;风伤筋脉,筋脉乃应[2]。此形气外内之相应也。黄帝曰:刺之奈何?伯高答曰:病九日者,三刺而已。病一月者,十刺而已。多少远近,以此衰[3]之。久痹不去身者,视其血络,尽出其血。黄帝曰:外内之病,难易之治奈何?伯高答曰:形先病而未入藏者,刺之半其日;藏先病而形乃应者,刺之倍其日。此月[4]内难易之应也。

【注释】[1]外内之应:形体见于外,元气行于内,得病之后,形体与元气皆有所伤,而且相互影响关联。[2]应:根据上下文义与体例,似应作"病"字为妥。[3]衰:等差的意思。这里作为衡量的标准讲。[4]月:据上下文义及有关文献所载原文当改作"外"。

【语译】黄帝问伯高道:我听说外部形体和内部元气的发病有一定的先后次序,那么,形体与元气内外有何相应的关系?伯高回答说:风寒之邪伤人形体,忧愁、恐惧、忿恨、发怒损伤人的元气。元气受伤波及五脏就会使五脏发生病变;寒邪损伤形体就会使形体发生病变；风邪损伤筋脉，就会使筋脉发生病变。这就是形体与元气内外相应的关系。黄帝道：怎样刺治呢？伯高回答说：生病九天的，针刺三次可以治愈；生病一月的，刺十次可以治愈。生病时日的长短久暂所需要针刺的次数，就可以用这个标准来衡量。长期的痹证不易除去的，要观察患处的血络，彻底除去病处的瘀血。黄帝道：身体内部和外部的疾病，治疗的难易程度又如何？伯高回答说：形体先生病还没有传入内脏的，按其得病的时日，针刺的次数减半；内脏先病又波及形体的，按其得病的时日，针刺次数加倍。这就是内部疾病和外部疾病治疗难易的相应情况。

【原文】黄帝问于伯高曰：余闻形有缓急，气有盛衰，骨有大小，肉有坚脆，皮有厚薄，其以立寿夭奈何？伯高答曰：形与气相任则寿，不相任则夭。皮与肉相果则寿，不相果则夭。血气经络胜形则寿，不胜形则夭。黄帝曰：何谓形之缓急？伯高答曰：形充而皮肤缓者则寿，形充而皮肤急者则夭。形充而脉坚大者顺也，形充而脉小以弱者气衰，衰则危矣。若形充而颧不起者骨小，骨小则夭矣。形充而大肉䐃[1]坚而有分者肉坚，肉坚则寿矣；形充而大肉无分理不坚者肉脆，肉脆则夭矣。此天之生命，所以立形定气而视寿夭者。必明乎此立形定气，而后以临病人，决死生。黄帝曰：余闻寿夭，无以度之。伯高答曰：墙基卑，高不及其地者，不满三十而死；其有因加疾者，不及二十而死也。黄帝曰：形气之相胜，以立寿夭奈何？伯高答曰：平人而气胜形者寿；病而形肉脱，气胜形者死；形胜气者危矣。

【注释】[1]大肉䐃（jùn 俊）：大肉，指臀、臂、腿等处的肌肉，因其丰

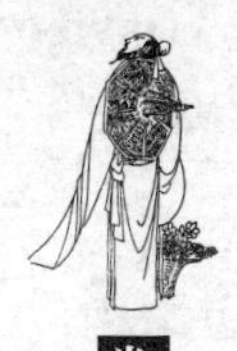

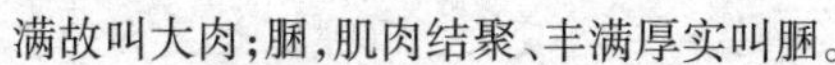
满故叫大肉;䐃,肌肉结聚、丰满厚实叫䐃。

【语译】黄帝问伯高道:我听说形体有缓有急,元气有盛有衰,骨骼有大有小,肌肉有坚有脆,皮肤有厚有薄,这与人寿命的长短有什么关系?伯高回答说:形体与元气相称就长寿,不相称就短寿。皮肤与肌肉匀称的就长寿,不匀称的就短寿。血气经络强盛胜过形体的就长寿,不能胜过形体的就短寿。黄帝道:什么叫形体的缓急?伯高回答说:形体结实而皮肤柔软就长寿,形体结实而皮肤紧张就短寿;形体结实而脉象粗大有力就是顺,形体结实而脉象细小无力是元气虚衰,元气虚衰就危险了。如果形体结实而颧骨不突起的是骨骼小,骨骼小就短寿;形体结实而臀、腿、臂等处的肌肉丰满厚实并且纹理分明的是肌肉结实,肌肉结实就长寿;形体结实而臀、腿、臂等处的肌肉纹理不明又不丰满厚实的是肌肉虚弱,肌肉虚弱就短寿。这些都是先天禀赋所决定的,以形体元气强弱来判断寿命长短的原理也就在于此。医生必须明白这些,先确定形体元气的强弱,然后据此以面对病人,判定生死。黄帝道:我听说寿命的长短,是无法预料的。伯高回答说:面部四旁骨骼低凹,高度达不到与面部肌肉平的病人,不满三十岁就会死,如果再加上其他疾病,不满二十岁就会死。黄帝道:怎样根据形体与元气间相胜与否确定寿命的长短?伯高回答说:正常人元气胜过形体的就长寿,病后形肉消瘦、元气胜过形体的肯定死亡,形体胜过元气的很危险。

【原文】黄帝曰:余闻刺有三变,何谓三变?伯高答曰:有刺营者,有刺卫者,有刺寒痹之留经者。黄帝曰:刺三变者奈何?伯高答曰:刺营者出血,刺卫者出气,刺寒痹者内热。

【语译】黄帝道：我听说刺法有三种变化，三种变化是什么？伯高回答说：有刺营分的，有刺卫分的，有刺寒痹停留经脉的。黄帝道：怎样运用这三种刺法？伯高回答说：刺营分消除恶血，刺卫分驱出邪气，刺寒痹要留针温其经脉以除其痹。

【原文】黄帝曰：营卫寒痹之为病奈何？伯高答曰：营之生病也，寒热少气，血上下行。卫之生病也，气痛时来时去，怫忾贲响[1]，风寒客于肠胃之中。寒痹之为病也，留而不去，时痛而皮不仁。

【注释】[1]怫(fú 服)忾(kài)贲响：怫忾，忿怒不舒的样子；贲，胀满；响：肠鸣。

【语译】黄帝道：营、卫、寒痹的病情怎么样？伯高回答说：营的病变，有寒热往来，呼吸少气，邪随营血上下传变。卫的病变，气滞而痛，时发时止，忿怒不舒，肠鸣腹胀，风寒邪气滞留于肠胃之中。寒痹的病变，邪气久留体内而不离去，时有疼痛而皮肤麻木无知觉。

【原文】黄帝曰：刺寒痹内热奈何？伯高答曰：刺布衣者，以火焠之；刺大人者，以药熨之。

黄帝曰：药熨奈何？伯高曰：用淳酒二十升，蜀椒一升，干姜一斤，桂心一斤，凡四种，皆㕮咀[1]，渍酒中。用绵絮一斤，细白布四丈，并内酒中。置酒马矢煴中，盖封涂，勿使泄，五日五夜，出布绵絮，曝干之，干复渍，以尽其汁。每渍必晬[2]其日，乃出干。干，并用滓与绵絮，复布为复巾，长六七尺，为六七巾，则用之生桑炭炙巾，以熨寒痹所刺之处，令热入至于病所，寒，复炙巾以

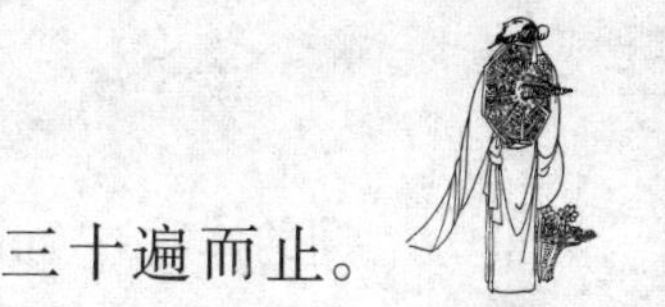

熨之，三十遍而止。汗出，以巾拭身，亦三十遍而止。起步内中，无见风。每刺必熨，如此病已矣，此所谓内热也。

【注释】[1]㕮(fǔ 父)咀：用口把药嚼碎。[2]晬(zuì 醉)：一昼夜的时间。

【语译】黄帝道：刺寒痹怎样留针温其经脉？伯高回答说：刺平民百姓，用艾火熏灸；刺王公大人，用药物熨敷。

黄帝道：怎样用药物熨敷？伯高回答说：用醇酒二十升，蜀地的花椒一升，干姜一斤，桂心一斤，一共四种药物，都用口嚼碎，浸在酒中，再用棉絮一斤，细白布四丈，一起放进酒里，用泥将酒具的盖口密封严实，不让漏气，然后放入燃烧着的干马粪中煨焙，五天五夜之后，取出白布、棉絮，晒干。晒干后再浸入酒中，把药汁全部吸尽，每次浸泡一昼夜的时间，取出晒干。晒干后，把药渣混合在棉絮里，把布叠成双层，长六七尺，做成六、七个布袋，装入药渣和棉絮。然后用生桑树烧成的木炭烧火来烤药袋，药袋烤热后就用来熨敷寒痹针刺的部位，要使热气进入病位的深处，冷却后再烤热药袋继续熨敷寒痹针刺的部位，要熨敷三十次才能停止。身上汗出以后，就用药袋擦身，同样擦三十次。熨敷完毕后，起身在室内慢步，慎勿受风。每次针刺后一定要熨敷，这样，寒痹之病就会痊愈。这就是所谓的“温经”。

【按语】本篇主要论述了人有盛衰刚柔的不同，因此其寿夭、治法均不相同，属于体质学说的范畴。所谓体质，是指不同人群中的个体，在先天禀赋和后天生长发育过程中，受遗传、地理环境、生活习俗等影响，个体的阴阳气血、脏腑经络所表现出来的功能和形态上相对稳定的固有特性。不同的个体有着不同的体质,从而决定着个体在形态、功能、对外环境的适应以及对致病因子的反应等方面的个体差异,也就是说,不同的个体,其脏腑阴阳气血的质、量、形态均不同,其发病种类及病理反应与症候表现均有所不同,进而个体的寿夭也不同。因此,治疗必须因人而异,根据不同的体质特征,施以相适宜的治疗,才能取得最佳疗效。对此,《内经》在许多篇章中有着精辟的论述和丰富的内容,实为中医体质学说的鼻祖。

官针第七

【提要】本篇介绍了古代九种针具的适应证和各自的性能,并详细介绍了九种病情变化的九种刺法——输刺、远道刺、经刺、络刺、分刺、大泻刺、毛刺、巨刺、焠刺,十二经脉病变的"十二节"刺法——偶刺、报刺、恢刺、齐刺、扬刺、直针刺、输刺、短刺、浮刺、阴刺、傍针刺、赞刺,邪气深浅程度的三刺法和五脏疾病的五种刺法——半刺、豹文刺、关刺、合谷刺、输刺。由于本篇所介绍的是当时公认的针具和刺法,所以篇名《官针》。

【原文】凡刺之要,官针最妙。九针之宜,各有所为,长短大小,各有所施,不得其用,病弗能移。疾[1]浅针深,内伤良肉,皮肤为痈;病深针浅,病气不泻,支[2]为大脓。病小针大,气泻太甚,疾必为害;病大针小,气不泄泻,亦复为败。失针之宜,大者泻[3],小者不移。已言其过,请言其所施。

【注释】[1]疾:根据下文体例及有关文献所载原文改当作"病"字

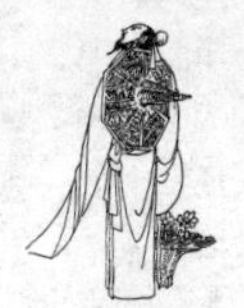

为是。[2]支:文义不顺,据有关文献所载原文当作"反"字为是。[3]大者泻:文义不顺,据有关文献所载原文当作"大者大泻"为是。

【语译】所有针刺的要点,也就是公认的针具、针法是最精妙的。九种针具各有自己的作用,也就各有其适用的范围。针具的长、短、大、小,各有各的用处,用得不对,就不能治愈疾病。病在表浅而刺得太深,就会损伤里面的好肉,反而使皮肤发生痈肿;病在深部而刺得太浅,病邪就不能排除,反而会形成大的脓肿;疾病轻微而用大针刺治,元气被泄太过,疾病必然会加重而危害人体;疾病深重而用小针刺治,邪气得不到外泄,也会造成不良后果。背离了用针的正确方法,针用大了会使元气外泄过度,针用小了病邪又得不到袪除。已经谈了错用针具的危害,让我再谈谈用针的正确方法。

【原文】病在皮肤无常处者,取以镵针于病所,肤白勿取。病在分肉间,取以员针于病所。病在经络痼痹者,取以锋针。病在脉,气少当补之者,取以鍉针于井荥分输。病为大脓者,取以铍针。病痹气暴发者,取以员利针。病痹气痛而不去者,取以毫针。病在中者,取以长针。病水肿不能通关节者,取以大针。病在五藏固居者,取以锋针,泻于井荥分输,取以四时。

【语译】病在皮肤,但没有固定部位的,用镵针刺病变的部位,如果皮肤颜色发白,表明病邪已经移走,则不能用镵针取穴刺治。病在白肉红肉之间的,用员针摩擦病变的部位。病在经络顽固日久的痹证,用锋针治疗。病在经脉,气虚不足而应该用补法的,用鍉针取井穴、荥穴等腧穴治疗。病发而形成大脓肿的,用铍针排脓。痹证新起急发的,用员利针治疗。痹证疼痛日久而不愈的,用毫针治疗。病邪深入体内的,用长针治疗。

病发水肿而关节不能屈伸的，用大针治疗。病在五脏而固定不移的，用锋针治疗，并根据各脏经脉的井、荥等腧穴与四季阴阳消长对应的关系，用泻法进行刺治。

【原文】凡刺有九，以应九变。一曰输刺，输刺者，刺诸经荥输藏腧也。二曰远道刺，远道刺者，病在上，取之下，刺府腧也。三曰经刺，经刺者，刺大经之结络经分也。四曰络刺，络刺者，刺小络之血脉也。五曰分刺，分刺者，刺分肉之间也。六曰大泻刺，大泻刺者，刺大脓以铍针也。七曰毛刺，毛刺者，刺浮痹皮肤也。八曰巨刺，巨刺者，左取右，右取左。九曰焠刺，焠刺者，刺燔针则取痹也。

【语译】针刺之法有九种，以适应九种不同的病变。第一种叫输刺，所谓输刺，就是刺各经的荥穴、输穴和五脏的腧穴。第二种叫远道刺，所谓远道刺，就是病在身体上部而取身体下部的穴位刺治，即针刺足太阳经、足阳明经、足少阳经的腧穴。第三种叫经刺，所谓经刺，就是针刺大经的结络部分。第四种叫络刺，所谓络刺，就是刺小络的血脉。第五种叫分刺，所谓分刺，就是刺红肉白肉之间的缝隙。第六种叫大泻刺，所谓大泻刺，就是用铍针排泄脓液。第七种叫毛刺，所谓毛刺，就是针刺皮肤表浅的痹证。第八种叫巨刺，所谓巨刺，就是左侧的病刺右侧的腧穴，右侧的病刺左侧的腧穴。第九种叫焠刺，所谓焠刺，就是用火针刺治痹证。

【原文】凡刺有十二节，以应十二经。一曰偶刺，偶刺者，以手直心若背，直痛所，一刺前，一刺后，以治心痹，刺此者，傍针之也。二曰报刺，报刺者，刺痛无常处

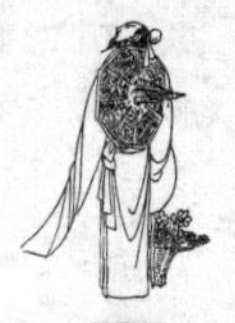

也,上下行者,直内无拔针,以左手随病所按之,乃出针复刺之也。三曰恢刺,恢刺者,直刺傍之,举之前后,恢筋急[1],以治筋痹也。四曰齐刺,齐刺者,直入一,傍入二,以治寒气小深者;或曰三刺,三刺者,治痹气小深者也。五曰扬刺,扬刺者,正内一,傍内四,而浮之,以治寒气之博大者也。六曰直针刺,直针刺者,引皮乃刺之,以治寒气之浅者也。七曰输刺,输刺者,直入直出,稀发针而深之,以治气盛而热者也。八曰短刺,短刺者,刺骨痹,稍摇而深之,致针骨所,以上下摩骨也。九曰浮刺,浮刺者,傍入而浮之,以治肌急而寒者也。十曰阴刺,阴刺者,左右率[2]刺之,以治寒厥,中寒厥,足踝后少阴也。十一曰傍针刺,傍针刺者,直刺傍刺各一,以治留痹久居者也。十二曰赞刺,赞刺者,直入直出,数发针而浅之出血,是谓治痈肿也。

【注释】[1]恢筋急:恢,宽阔之意;恢筋急,这里指舒缓、宽缓筋脉之拘急。[2]率:据有关文献所载原文当作"卒"字为是。

【语译】针刺之法有十二节,以适应十二经不同的病变。第一种叫偶刺,所谓偶刺,就是用手直对在前胸和后背,正对痛处下针,前面一针,后面一针,治疗心痹,刺这种病,针尖要斜向一旁,以免刺伤内脏。第二种叫报刺,所谓报刺,就是刺治疼痛无固定部位的疾病,疼痛上下行走的,垂直进针而不拔针,用左手随疼痛行走的部位按摩,出针后再刺。第三种叫恢刺,所谓恢刺,就是直刺筋脉拘急处的旁边,用提插手法向前向后刺,以舒缓筋脉的拘急,用来治疗筋痹。第四种叫齐刺,所谓齐刺,就是正对痛处刺一针,两旁各刺一针,用来治疗寒邪虽细微但深入的疾病;这种针法又称为"三刺",所谓三刺,专门用来治疗痹病轻微但很深入的疾病。第五种叫扬刺,所谓扬刺,就是正对痛处刺一针,在旁边刺四针,用浅刺法,用来治疗寒邪范围非常广泛的疾病。第六种叫直针刺,所谓直针刺,就是用手提捏起皮肤而进针刺治,用来治疗寒邪较表浅的疾病。第七种叫输刺,所谓输刺,就是将针直入直出,进针次数少但刺得很深,用来治疗邪气盛而发热的疾病。第八种叫短刺,所谓短制,就是刺治骨痹的针法,要轻轻摇动针具使针深深刺入,直达骨病之处,并上下提插使针具触摩到病骨。第九种叫浮刺,所谓浮刺,就是在疾病部位的旁边进针,斜针刺入并向上浮起,用来治疗肌肉拘挛而属寒的疾病。第十种叫阴刺,所谓阴刺,就是在患病部位的左右两侧突然直刺,用来治疗寒厥,刺治寒厥,取足踝后少阴经的太溪穴。第十一种叫傍针刺,所谓傍针刺,就是在病处正中与旁边各刺一针,用来治疗久留不去的顽固痹证。第十二种叫赞刺,所谓赞刺,就是直入直出,多次进针但刺得很浅,要针刺出血,用来治疗痈肿。

【原文】脉之所居深不见者刺之,微内针而久留之,以致其空脉气也。脉浅者勿刺,按绝其脉乃刺之,无令精出,独出其邪气耳。所谓三刺则谷气出者,先浅刺绝皮[1],以出阳邪;再刺则阴邪出者,少益深,绝皮致肌肉,未入分肉间也;已入分肉之间,则谷气出。故《刺法》曰:始刺浅之,以逐邪气而来血气;后刺深之,以致阴气之邪;最后刺极深之,以下谷气。此之谓也。故用针者,不知年之所加[2],气之盛衰,虚实之所起,不可以为工也。

【注释】[1]绝皮:“绝”与“过”相通。绝皮即穿过皮肤。[2]年之所加:指五运六气中的客气加临,每年中均各有风、寒、暑、湿、燥、火六气的加临之期,是构成当年气候变化的重要因素。

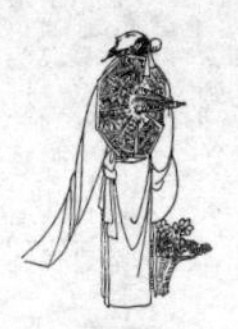

【语译】经脉所在的部位很深不易发现的，针刺应轻轻进针而久久留针，以导引其经气。经脉所在部位很浅的，就不要径直针刺，应按断血脉然后才刺，不要使精气外泄，唯独泄出邪气而已。所谓“三刺则谷气出”，就是先浅刺刚刚穿过皮肤，以排泄阳分的邪气；再稍微深刺，阴分的邪气则被排出，再深刺穿过皮肤直达肌肉，但没有到达白肉与红肉之处；深刺进入白肉与红白之间，谷气即正气就流通了。所以《刺法》说：开始浅刺，以祛除邪气而流通血气；随后深刺，以引出阴分之邪；最后刺得极深，以通导谷气，说的就是这个意思。所以说用针治病，不知道年岁的运气情况、人体气血的盛衰、虚实的起因，是不可以当医生的。

【原文】凡刺有五，以应五藏。一曰半刺，半刺者，浅内而疾发针，无针伤肉，如拔毛状，以取皮气，此肺之应也。二曰豹文刺，豹文刺者，左右前后针之，中脉为故，以取经络之血者，此心之应也。三曰关刺，关刺者，直刺左右，尽筋上，以取筋痹，慎无出血，此肝之应也，或曰渊刺，一曰岂刺。四曰合谷刺，合谷刺者，左右鸡足，针于分肉之间，以取肌痹，此脾之应也。五曰输刺，输刺者，直入直出，深内之至骨，以取骨痹，此肾之应也。

【语译】刺法有五种，以适应五脏不同的病变。第一种叫半刺，所谓半刺，就是浅进针而快出针，不要刺伤肌肉，像拔毛的样子，用来祛除皮毛的邪气，这种刺法与肺主皮毛相符合。第二种叫豹文刺，所谓豹文刺，就是在疾病部位的左右前后进针，以刺中经脉为标准，用来疏通经络的瘀血，这种刺法与心主血脉相符合。第三种叫关刺，所谓关刺，就是直刺左右两侧四肢关节部位、筋的尽端，用来治疗筋的痹证，注意不要出血，这种刺法与肝主筋爪相符合，这种刺法又称为“渊刺”，也叫“岂刺”。第四种叫合谷刺，所谓合谷刺，就是在病变部位的左右各斜刺一针，如鸡足的形状，进针要深刺到白肉与红肉之间，用来治疗肌肉的痹证，这种刺法与脾主肌肉相符合。第五种叫输刺，所谓输刺，就是直入直出，深刺到骨部，用来治疗骨的痹证，这种刺法与肾主骨相符合。

【按语】针刺是古代治疗疾病的主要手段，有关针具与手法就极为重要。由于针具有长短、大小、宽窄的不同，手法有快慢、浅深、轻重的差异，而各种针具与手法又有着不同的效用与适应证，只有正确地选择使用，才能针到病除。如果每个医生各行其事，则既不利于疾病的治疗，也不利于医学的发展。因此，对各种针具与手法作正确的统一规定是势在必行、极为重要的。所谓“官”，既指当时的“公认”，也含有“官方”之义。如此一来，针具的制造与使用、手法的选择均有章可循、有法可依，将大大减少不必要的针刺事故，大大提高针刺的疗效，从而推动针刺治疗医学的发展，这就是本篇，亦即“官针”的意义所在。有关九种针具的规定，详见本书的《九针十二原》。

本神第八

【提要】本篇阐述了精、神、魂、魄、意、志、思、虑、智等精神活动的产生、含义，及与五脏、养生的关系，并叙述了情志变化对五脏的影响和危害。强调必须了解病人的精神状态，以此决定是否施以针刺治疗。由于本篇提出一切针刺治疗，首先也必须从“神”根本上着手，所以篇名《本神》。

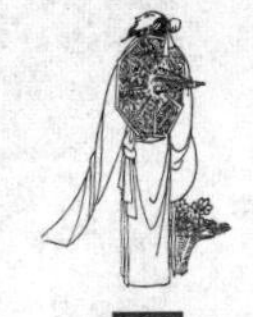

【原文】黄帝问于岐伯曰：凡刺之法，先必本于神。血、脉、营、气、精、神，此五藏之所藏也，至其淫泆[1]离脏则精失，魂魄飞扬，志意恍乱，智虑去身者，何因而然乎？天之罪与？人之过乎？何谓德、气、生、精、神、魂、魄、心、意、志、思、智、虑？请问其故。

岐伯答曰：天之在我者德[2]也，地之在我者气[3]也，德流气薄而生者也，故生之来谓之精，两精相搏[4]谓之神，随神往来者谓之魂，并精而出入者谓之魄，所以任物[5]者谓之心，心有所忆谓之意，意之所存谓之志，因志而存变谓之思，因思而远慕谓之虑，因虑而处物谓之智。故智者之养生也，必顺四时而适寒暑，和喜怒而安居处，节阴阳而调刚柔，如是则僻邪[6]不至，长生久视[7]。

【注释】[1]淫泆：淫，溢也；泆，与“溢”相通。二者作为同义复词，形容太过。[2]德：指天之阳气，包括阳光、雨露等。[3]气：指地之阴气，包括水、谷等。[4]两精相搏：两精，指男女双方的生殖之精；搏，搏结、结合。[5]任物：任，接受、担任的意思；物即外界的客观事物。[6]僻邪：这里泛指外界各种致病的邪气。[7]长生久视：视，活的意思。全句指寿命很长。

【语译】黄帝问岐伯道：凡是使用针刺治法，首先必须从“神”这个根本上着手。血、脉、营、气、精、神都是由五脏所内藏，如果恣情纵欲太过，就会使五脏精气外泄，以致魂魄动荡，意志迷乱，智虑丧失，这是什么原因引起的？是上天的惩罚？还是人本身的过失？什么叫德、气、生、精、神、魂、魄、心、意、志、思、智、虑？请说说其中的道理。

岐伯回答说：上天赋予人的是阳气，大地赋予人的是阴气，阴阳上下相交结合而万物化生；构成生命的原始物质叫“精”，男女两精互相结合而形成新的生命力叫“神”，随着神的变动而变动的叫“魂”，与精一起出入形体内外的叫做“魄”，能够承受外界客观事物刺激的叫“心”，心中有所追忆叫“意”，“意”在心中的久久保存叫“志”，根据“志”而心中变化、反复思考叫“思”，根据“思”而估计将来叫“虑”，根据“虑”而正确处理事物叫“智”。所以聪明睿智的人奉行养生之道，必定顺应四时的交替和寒暑的变化，调和喜怒的情绪，安心所处的环境，节制男女房事，调和性情的刚强与温柔。这样邪气就不会侵犯人体而能长命百岁。

【按语】生命的本原是什么？本篇提出“天之在我者德也，地之在我者气也，德流气薄而生者也”，这里连用三个“也”字句，十分肯定地回答了生命的本原是天地阴阳之气，即自然界的物质，而精神则是生命的产物。所谓“生之来谓之精，两精相搏谓之神”，进一步明确先有精，而后有神，神是精的产物，精是神的基础，这种认识丝毫没有迷信的思想，其对中医学理论的建设和健康发展起到了重要的作用。古人同时指明了精神与物质之间相互作用的关系，如“凡刺之法，必先本于神”，这里讲了精神的反作用，而这反作用又是建立在“精”这个物质基础上的。所有这些精辟的认识包含着深刻的唯物辩证法思想。

关于“神”的认识，神的含义有广义与狭义之分。广义的神，包括自然界物质运动变化的表现及内在规律，如《素问·天元纪大论》所说“物生谓之化，物极谓之变，阴阳不测谓之神”，《荀子·天论》所说“万物各得其和以生，各得其养以成，不见其事而见其功，夫是之谓神”；神也是人体内一切生命活动的主宰，如《素问·灵兰秘典论》所说“心者，君主之官，神明出焉”；神还是一切生物生命力的综合体现，如《素问·移精变气论》所说“得神者昌，失神者亡”。狭义的神是指人的精神思维意识活动。

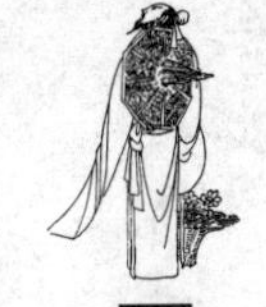

本文所谓"生之来者谓之精，两精相搏谓之神"的神，乃指广义之神，此神赖后天以滋养，所以《灵枢·平人绝谷》说"故神者，水谷之精气也"，水谷精气充足，五脏和调，神乃旺盛。此神的重要性，即如《素问·汤液醪醴论》所说："神去之而病不愈也"；又如《灵枢·天年》所说："神气皆去，形骸独居而终矣。"显然，神充则强，神衰则弱，神存则生，神去则死。

狭义的神，根据本文可分为两个方面：精神活动，包括魂与魄；思维意识过程，即意、志、思、虑、智。本文对这些活动的相关定义，总的来说是正确的，合乎精神思维活动的逻辑过程，并无丝毫神秘主义的东西。

魂，属于精神活动的范畴，是精神活动中比较活跃的部分，其发生病变就会出现梦幻、梦游、梦语。

魄，也属于精神活动的范畴，是精神活动中敏锐、果断、刚毅的部分，与运动、感觉有关。人们常说一个人魄力如何，说明魄与人办事刚毅、果断、敏锐有关，所以有人认为机体器官的活动本能叫魄，即所谓"形之灵曰魄"，精是魄的物质基础，故经文曰"并精而出入者谓之魄"。

意，指意识、回忆、主意。志，是意识和经验的存记，也可作志向、志愿解。意和志的活动是人类特有的功能，是出生以后不断发展的，是大脑分析综合思维的结果。这一功能与肾精的强弱有关，因祖国医学认为肾主骨，骨生髓，脑为髓之海。如果年老肾衰必致健忘，病理性健忘也与肾有关，而进行补肾治疗则见疗效。

对思、虑、智的定义，经文的内容比较好理解，故从略。

关于调摄精神意志与养生防病的关系，本篇所谓"故智者之养生也，必顺四时而适寒暑，和喜怒而安居处，节阴阳而调刚柔，如是则僻邪不至，长生久视"，其精神在于意志是人类特有的主观能动性，养生防病，要自我控制调摄精神情志，发挥主观能动性才能做好。

【原文】是故怵惕思虑者则伤神，神伤则恐惧流淫而不止；因悲哀动中者，竭绝而失生；喜乐者，神惮散而不藏；愁忧者，气闭塞而不行；盛怒者，迷惑而不治；恐惧者，神荡惮而不收。

【语译】因此，恐惧思虑太过就会伤神，神受伤反过来又使恐骇惧怕之情外露不止；因悲哀太过而扰动内藏之神气，神气内消耗竭就会丧失生命；喜乐太过，会使神气四散而不能内藏；忧愁过度，会使气机闭塞而不畅通；愤怒太过，会使神志昏乱而不能理事；恐惧太过，会使神气动荡耗散而不能收敛。

【原文】心怵惕思虑则伤神，神伤则恐惧自失，破䐃脱肉[1]，毛悴色夭，死于冬。脾愁忧而不解则伤意，意伤则悗乱[2]，四肢不举，毛悴色夭，死于春。肝悲哀动中则伤魂，魂伤则狂忘不精[3]，不精则不正[4]，当人阴缩而挛筋，两胁骨不举，毛悴色夭，死于秋。肺喜乐无极则伤魄，魄伤则狂，狂者意不存人，皮革焦，毛悴色夭，死于夏。肾盛怒而不止则伤志，志伤则喜忘其前言，腰脊不可以俯仰屈伸，毛悴色夭，死于季夏[5]。

【注释】[1]破䐃脱肉：结聚丰满之肌肉称为䐃肉，破䐃脱肉指肌肉消失，消瘦犹如皮包骨头。[2]悗（mèn 闷）乱：心中烦闷，意乱神迷。[3]不精：指神的精明丧失，不能理事。[4]不正：指神志狂乱，言行妄为，超越常理。[5]季夏：农历的六月。

【语译】心藏神，恐惧思虑太过就会伤神，神受伤更会恐惧不止而不能自控，肌肉瘦削，毛发憔悴，颜色枯槁，心病死于冬季。脾藏意，忧愁太过而不得解脱就会伤意，意受伤就会心烦意乱，四肢不能举动，毛发憔悴，颜色枯槁，脾病死于春季。肝藏魂，悲哀太过就会伤魂，魂受伤就会发狂，好忘事而不精明，不精明就会行为狂乱，超越常理，该患者的阴囊收缩，筋脉痉挛，两胁骨不能举动，毛发憔悴，颜色枯槁，肝病死于秋季。肺藏魄，喜乐太过而无止境就会伤魄，魄受伤就会发狂，发狂时我行我素旁若无人，皮肤干枯，毛发憔悴，颜色枯槁，肺病死于夏季。肾藏志，大怒不止就会伤志，志受伤就容易忘记自己说过的话，腰脊不能俯仰屈伸，毛发憔悴，颜色枯槁，肾病死于夏季。

【原文】恐惧而不解则伤精，精伤则骨痠痿厥，精时自下。是故五藏主藏精者也，不可伤，伤则失守而阴虚，阴虚则无气，无气则死矣。是故用针者，察观病人之态，以知精神魂魄之存亡得失之意，五者以伤，针不可以治之也。

【语译】恐惧太过而不能解除就会伤精，精受伤就会骨头酸痛，四肢枯萎软弱又冰冷，精液时常不自主地流下。五脏是贮藏精气的，不能损伤。五脏受伤就不能贮藏精气以致阴虚，阴虚就不能化生阳气，阳气不能化生就要死亡。所以用针时，要观察病人的神态，从而了解精神魂魄的盛衰有无，如果五脏已经受到损伤，针刺是无法治好的。

【按语】以上经文论述了七情太过，伤害五脏神志所出现的主要病证，给篇首提出的“何因而然乎？天之罪与？人之过乎？”作出了具体的回答，都是人不善调摄情志的恶果。一方面，情志活动过极会影响人体正常的生理活动，伤及五脏精气，引起五脏病变，甚至造成阴虚无气以致死亡的严重后果；另一方面，脏腑气血功能紊乱，又可引起精神情志的异常活动（本篇下文即作此论),从而反映出五脏的变化。明确了这两方面的辩证关系,为祖国医学把精神异常作为重要的病因,重视精神治疗提供了理论依据。所以,在养生中要注意调和情志,避免七情过极;在诊法上,应注意病人情志的变动;在治法上应注意情志的治疗。现代“医学心理学”,对社会心理因素引起情绪变动而造成的病理变化进行了深入研究,在许多方面与本文所论确有相似之处。

关于疾病发展至“破䐃脱肉”、“毛悴色夭”的阶段,这又与现代医学所说的“恶病质”多有相似,因病沉重往往不适应季节气候的变化,在季节交替之际,病情就会加重,甚至死亡,临床也确有所见,但并非如经文所说的那样完全按五行生克、乘侮关系来定死期,一切当从实际出发,不可拘泥。

【原文】肝藏血,血舍魂,肝气虚则恐,实则怒。脾藏营,营舍意,脾气虚则四肢不用,五藏不安,实则腹胀,经溲不利。心藏脉,脉舍神,心气虚则悲,实则笑不休。肺藏气,气舍魄,肺气虚则鼻塞不利少气,实则喘喝胸盈仰息。肾藏精,精舍志,肾气虚则厥,实则胀,五藏不安。必审五藏之病形,以知其气之虚实,谨而调之也。

【语译】肝贮藏血,魂寄寓于血之中,肝气虚衰就会发生恐惧,肝气壅实就易发忿怒。脾贮藏营气,意寄寓于营之中,脾气虚衰就会四肢不能运动,五脏也不能安宁;脾气壅实就会腹部胀满,二便不畅,女子月经失调。心贮藏脉,神寄寓于脉之中,心气虚衰就容易悲伤,心气壅实就会大笑不止。肺贮藏气,魄寄寓于气之中,肺气虚衰就会鼻塞不通,呼吸不利而气短;肺气壅实就会喘咳胸满,仰面呼吸。肾贮藏精,志寄寓于精之中,肾气虚衰就会手足冰冷,肾气壅实就会腹部胀满,五脏也不得安宁。一定要审察五脏疾病的表现，从而知道脏气的虚实，谨慎地加以调理。

【按语】本段所提出“心藏神”“肺藏魄”“肝藏魂”“脾藏意”“肾藏志”等所谓“五神藏”的理论，将精神情志活动分属五脏，说明人的精神活动与人体五脏有密切的联系。这种归属方法，同样反映出《内经》以五脏为中心，把各种生理现象、心理现象以及病理表现，统统分为五个功能活动系统的特点。

终始第九

【提要】本篇提出进行针刺治疗，要掌握脏腑阴阳和经脉气血运行的起始终止，并根据脉象变化与症状表现，拟定虚实补泻的治法；指出了循经近刺和远道刺的原则，要求针刺的深浅先后要根据体质、季节、发病先后、针刺部位等具体情况灵活运用；还指出了针刺十二种禁刺的情况和各经气血竭绝时的症状。由于本篇重点介绍针刺的终始理论，所以篇名《终始》。

【原文】凡刺之道，毕于终始，明知终始，五藏为纪，阴阳定矣。阴者主藏，阳者主府，阳受气于四末，阴受气于五藏。故泻者迎之，补者随之，知迎知随，气可令和。和气之方，必通阴阳，五藏为阴，六府为阳。传之后世，以血为盟[1]，敬之者昌，慢之者亡，无道行私，必得夭殃。

【注释】[1]以血为盟:歃(shà 厦)血为盟的意思。将牲畜的血涂在口唇上,对天盟誓,决不违背,是古代一种极为郑重的盟誓仪式。

【语译】所有针法的道理,尽都包括在古经《终始》篇里。要清楚地懂得经气运行起止来去的道理,就应以五脏为纲纪,阴阳各经的关系就可以确定了。手足三阴经属于五脏,手足三阳经属于六腑。阳经运行开始于四肢末端,阴经运行开始于五脏。所以用泻法要迎着经气的来路,用补法要随着经气的去路,知道迎泻随补的方法,就可使经气调和。要懂得调和经气的方法,必须通晓阴阳所属,五脏属阴,六腑属阳。将这种理论传授给后代时要慎重,必须歃血为盟,只有高度重视并遵从这种理论才能发扬光大,如果轻视这种理论就会散失消亡,如果违背这种理论自行其事更会带来灾难。

【原文】谨奉天道,请言终始。终始者,经脉为纪。持其脉口人迎[1],以知阴阳有余不足,平与不平,天道毕矣。所谓平人者不病,不病者,脉口人迎应四时也,上下相应而俱往来也,六经之脉不结动也,本末[2]之寒温之相守司也,形肉血气必相称也,是谓平人。

【注释】[1]脉口人迎:脉口,即手腕桡侧的动脉搏动处,又叫寸口、气口;人迎,喉结两旁的动脉搏动处。[2]本末:内在脏气为本,外在形体为末。

【语译】要懂得终始理论,就要遵守自然界的变化规律,先还是让我谈谈终始的道理。所谓终始,要以经脉运行为纲纪。按摸寸口脉和人迎脉,可以知道阴阳有余不足、平和与否,这就把自然规律把握完了。所谓平人,就是没病的人。不生病的人,脉口人迎脉动与四季阴阳寒暑变化相符合,人迎脉口上下一致同来同去，三阴三阳经脉并无滞涩盛衰，脏气与形体随四季寒温变化而能保持正常协调的功能，形肉与血气协调相称，这就是无病的人。

【原文】少气者，脉口、人迎俱少而不称尺寸也。如是者，则阴阳俱不足，补阳则阴竭，泻阴则阳脱。如是者，可将以甘药，不[1]，可饮以至剂。如此者弗灸，不已者，因而泻之，则五藏气坏矣。

【注释】[1]不：应为“不愈”，原文脱落，据有关文献所载原文补。

【语译】气虚的人，脉口与人迎脉都虚弱无力，与两手的尺脉、寸脉不相称，这是阴气阳气都不足。单补阳气会使阴气衰竭，单泻阴气会使阳气虚脱。这样的病可以用甘味药物治疗，如果不痊愈，可以再服用最好的药剂。这样的病不能用艾灸，即使暂时治不好，也不能因此而乱用泻法，以致五脏的精气衰败。

【原文】人迎一盛，病在足少阳，一盛而躁，病在手少阳；人迎二盛，病在足太阳，二盛而躁，病在手太阳；人迎三盛，病在足阳明，三盛而躁，病在手阳明；人迎四盛，且大且数，名曰溢阳[1]，溢阳为外格。

【注释】[1]溢阳：阳气盛极，满溢在外，而阴气被阻格在内不能外出，所以下文又称为“外格”。

【语译】人迎脉大于寸口脉一倍的，病在足少阳经，大一倍且躁动明显的，病在手少阳经；人迎脉大于寸口脉两倍的，病在足太阳经，大两倍且躁动明显的，病在手太阳经；人迎脉大于寸口脉三倍的，病在足阳明经，大三倍且躁动明显的，病在手阳明经；人迎脉大于寸口脉四倍而且粗大疾快的，名叫“溢阳”，溢阳又叫“外格”。

【原文】脉口一盛，病在足厥阴，厥阴[1]一盛而躁，在手心主；脉口二盛，病在足少阴，二盛而躁，在手少阴；脉口三盛，病在足太阴，三盛而躁，在手太阴；脉口四盛，且大且数者，名曰溢阴[2]，溢阴为内关，内关不通死不治。人迎与太阴脉口俱盛四倍以上，命曰关格[3]，关格者与[4]之短期。

【注释】[1]厥阴：与上下文例不符，据有关文献所载原文删。[2]溢阴：阴气盛极，满溢在内，而阳气被阻格在外不能内入，所以下文又称为“内关”。[3]关格，阴气盛极于内，阳气盛极于外，相互阻格而不相交。[4]与：作“预”字讲，即预测。

【语译】寸口脉大于人迎脉一倍的，病在足厥阴经，大一倍且躁动明显的，病在手厥阴经；寸口脉大于人迎脉两倍的，病在足少阴经，大两倍且躁动明显的，病在手少阴经；寸口脉大于人迎脉三倍的，病在足太阴经，大三倍且躁动明显的，病在手太阴经；寸口脉大于人迎脉四倍而且粗大疾快的，名叫“溢阴”，溢阴又叫“内关”，“内关”因阴阳内外不通，是不治之死证。如果人迎脉与寸口脉都大于正常脉四倍以上的，名叫关格，关格病的预后不佳，死期不远。

【原文】人迎一盛，泻足少阳而补足厥阴，二泻一补，日一取之，必切而验之，踈[1]取之上，气和乃止。人迎二盛，泻足太阳，补足少阴，二泻一补，二日一取之，必切而验之，踈[1]取之上，气和乃止。人迎三盛，泻足阳明而补足太阴，二泻一补，日二取之，必切而验之，疏[1]取之上，气和乃止。

【注释】[1]疏：义不通，据有关文献所载原文当改作"躁"。

【语译】人迎脉大于寸口脉一倍的，泻足少阳经，补足厥阴经，二次泻法，一次补法，一天针一次，针时必须切诊人迎寸口脉以验证，如果脉来躁动明显的，取上部的手少阳经和手厥阴经，等到脉气调和才能停针。人迎脉大于寸口脉两倍的，泻足太阳经，补足少阴经，二次泻法，一次补法，两天针一次，针时必须切诊人迎寸口脉以验证，如果脉来躁动明显的，取上部的手太阳经与手少阴经，等到脉气调和才能停针。人迎脉大于寸口脉三倍的，泻足阳明经，补足太阴经，二次泻法，一次补法，一天针两次，针时必须切诊人迎寸口脉以验证，如果脉来躁动明显的，取上部的手阳明经与手太阴经，等到气调和才能停针。

【原文】脉口一盛，泻足厥阴而补足少阳，二补一泻，日一取之，必切而验之，疏[1]而取之上，气和乃止。脉口二盛，泻足少阴而补足太阳，二补一泻，二日一取之，必切而验之，疏[1]取之上，气和乃止。脉口三盛，泻足太阴而补足阳明，二补一泻，日二取之，必切而验之，疏[1]而取之上，气和乃止。所以日二取之者，太阳[2]主胃，大富于谷气，故可日二取之也。人迎与脉口俱盛三倍以上，命曰阴阳俱溢，如是者不开，则血脉闭塞，气无所行，流淫于中，五藏内伤。如此者，因而灸之，则变易而为他病矣。

【注释】[1]疏：义不通，据有关文献所载原文当改作"躁"。[2]阳：

义不通，据有关文献所载原文当改作“阴”。

【语译】寸口脉大于人迎脉一倍的，泻足厥阴经，补足少阳经，二次补法，一次泻法，一天针一次，针时必须切诊人迎寸口脉以验证，如果脉来躁动明显的，取上部的手厥阴经与手少阳经，等到脉气调和才能停针。寸口脉大于人迎脉两倍的，泻足少阴经，补足太阳经，二次补法，一次泻法，两天针一次，针时必须切诊人迎寸口脉以验证，如果脉来躁动明显的，取上部的手少阴经与手太阳经，等到脉气调和才能停针。寸口脉比人迎脉大三倍的，泻足太阴经，补足阳明经，二次补法，一次泻法，一天针两次，针时必须切诊人迎寸口脉以验证，如果脉来躁动明显的，取上部的手太阴经与手阳明经，等到脉气调和才能停针。所以要一天针两次的原因，是因为太阴属脾，与胃互为表里，而胃中水谷之气十分丰富，所以要一天针两次。人迎脉与寸口脉都大于正常脉三倍以上的，叫做“阴阳俱溢”，即阴气阳气都盈满淫溢，像这样的病因其内外阻格不通，以致血脉闭塞不畅，经气不能运行，邪在体内淫溢播散，内伤五脏。像这样的病，反而用灸法治疗，就会演变成其他的疾病。

【原文】凡刺之道，气调而止，补阴泻阳[1]，音气益彰[2]，耳目聪明，反此者血气不行，所谓气至而有效者。泻则益虚，虚者脉大如其故而不坚也，坚如其故者，适虽言故，病未去也。补则益实，实者脉大如其故而益坚也，夫如其故而不坚者，适虽言快，病未去也。故补则实，泻则虚，痛虽不随针减，病必衰去。必先通十二经脉之所生病，而后可得传于终始矣。故阴阳不相移，虚实不相倾，取之其经。

【注释】[1]补阴泻阳：这里的阴，指五脏虚衰之正气；这里的阳，指侵

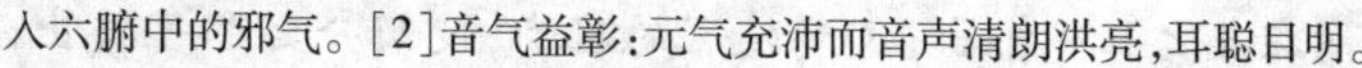
入六腑中的邪气。[2]音气益彰:元气充沛而音声清朗洪亮,耳聪目明。

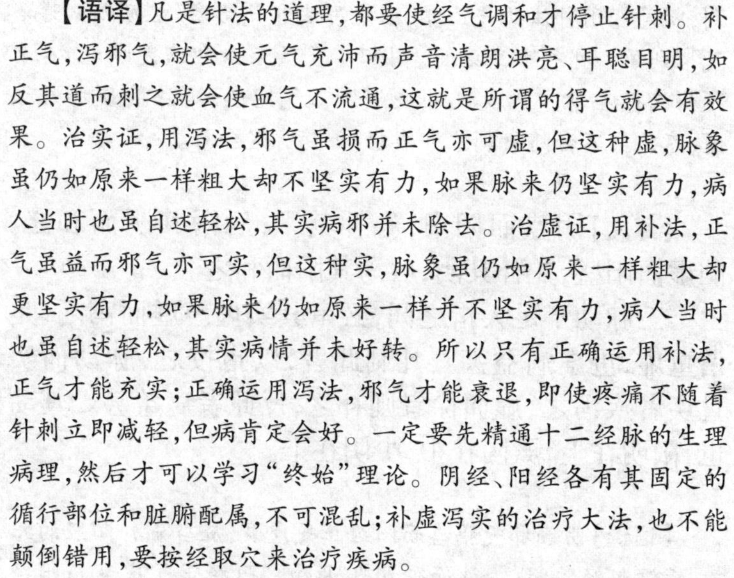
【语译】凡是针法的道理,都要使经气调和才停止针刺。补正气,泻邪气,就会使元气充沛而声音清朗洪亮、耳聪目明,如反其道而刺之就会使血气不流通,这就是所谓的得气就会有效果。治实证,用泻法,邪气虽损而正气亦可虚,但这种虚,脉象虽仍如原来一样粗大却不坚实有力,如果脉来仍坚实有力,病人当时也虽自述轻松,其实病邪并未除去。治虚证,用补法,正气虽益而邪气亦可实,但这种实,脉象虽仍如原来一样粗大却更坚实有力,如果脉来仍如原来一样并不坚实有力,病人当时也虽自述轻松,其实病情并未好转。所以只有正确运用补法,正气才能充实;正确运用泻法,邪气才能衰退,即使疼痛不随着针刺立即减轻,但病肯定会好。一定要先精通十二经脉的生理病理,然后才可以学习"终始"理论。阴经、阳经各有其固定的循行部位和脏腑配属,不可混乱;补虚泻实的治疗大法,也不能颠倒错用,要按经取穴来治疗疾病。

【原文】凡刺之属,三刺至谷气,邪僻妄合,阴阳易居,逆顺相反,沉浮异处,四时不得,稽留淫泆,须针而去。故一刺则阳邪出,再刺则阴邪出,三刺则谷气至,谷气至而止。所谓谷气至者,已补而实,已泻而虚,故以知谷气至也。邪气独去者,阴与阳未能调,而病知愈也。故曰补则实,泻则虚,痛虽不随针,病必衰去矣。

【语译】凡是用针刺,由浅至深分为刺皮肤、刺肌肉、刺分肉三种,要等到有谷气来到的得气感觉。由于邪气侵入与正气相互纠缠,以致阴阳二气的分布错乱,气血运行的顺逆规律变反,脉象的浮沉部位发生变异,与四时气候变化也不相符合,邪气滞留体内猖獗播散,这些病证都可用针刺消除。先刺表浅的皮肤，使在表之邪气排出；再刺较深的肌肉，使阴分之邪气排出；三刺更深的白肉红肉之间，等候谷气来到才出针。所谓谷气来到，就是经用补法正气已盛，经用泻法邪气已衰，就可以知道谷气来到了。邪气一旦衰退，阴阳二气虽未立即恢复调和，也可预知病将痊愈。所以说补法能使正气充盛，泻法能使邪气衰退，疼痛虽不会随针刺立即减轻，但病肯定会好。

【原文】阴盛而阳虚，先补其阳，后泻其阴而和之。阴虚而阳盛，先补其阴，后泻其阳而和之。

三脉动于足大指之间，必审其实虚。虚而泻之，是谓重虚，重虚病益甚。凡刺此者，以指按之，脉动而实且疾者疾泻之，虚而徐者则补之，反此者病益甚。其动也，阳明在上，厥阴在中，少阴在下。

【语译】阴经邪气猖盛而阳经正气虚衰，应当先补阳经的正气，后泻阴经的邪气，从而使阴阳调和。阴经正气虚衰而阳经邪气猖盛，应当先补阴经的正气，后泻阳经的邪气，从而阴阳调和。

足阳明、足厥阴、足少阴三条经脉，都搏动于足大趾次趾之间，针刺时，一定要审察三经的虚实。虚证用了泻法，以致虚而又虚，叫做“重虚”，重虚会使疾病加重。凡是针刺三脉的病，要用手按摸，脉搏跳动坚实有力而又很快的，应迅速泻其邪气；虚弱无力而又缓慢的，就补其正气，针法与此相反，疾病就会加重。三脉的跳动，足阳明在足背之上，足厥阴在足背之中，足少阴在足心。

【原文】膺腧[1]中膺，背腧[2]中背，肩膊[3]虚者，取之上。重舌[4]，刺舌柱以铍针也。手屈而不伸者，其病在筋；伸而不屈者，其病在骨，在骨守骨，在筋守筋。

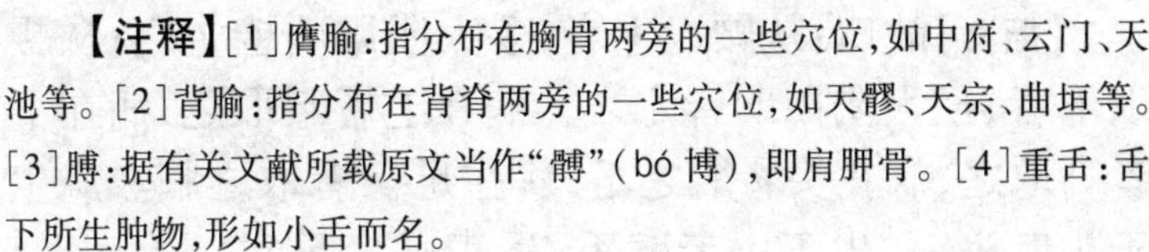

【注释】[1]膺腧：指分布在胸骨两旁的一些穴位，如中府、云门、天池等。[2]背腧：指分布在背脊两旁的一些穴位，如天髎、天宗、曲垣等。[3]膊：据有关文献所载原文当作“髆”（bó 博），即肩胛骨。[4]重舌：舌下所生肿物，形如小舌而名。

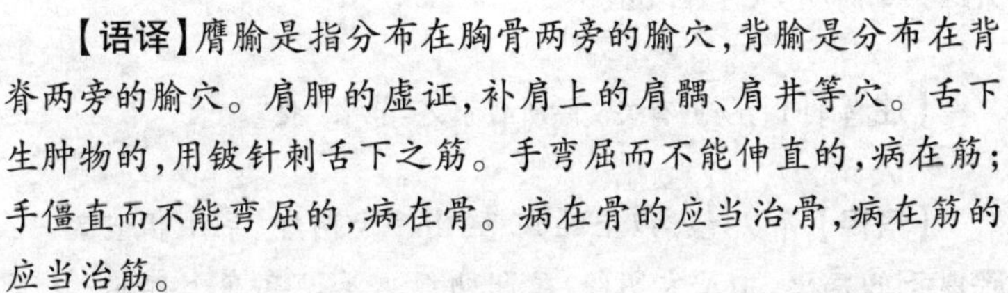

【语译】膺腧是指分布在胸骨两旁的腧穴，背腧是分布在背脊两旁的腧穴。肩胛的虚证，补肩上的肩髃、肩井等穴。舌下生肿物的，用铍针刺舌下之筋。手弯屈而不能伸直的，病在筋；手僵直而不能弯屈的，病在骨。病在骨的应当治骨，病在筋的应当治筋。

【原文】补[1]须一方实，深取之，稀按其痏，以极出其邪气；一方虚，浅刺之，以养其脉，疾按其痏，无使邪气得入。邪气来也紧而疾，谷气来也徐而和。脉实者，深刺之，以泄其气；脉虚者，浅刺之，使精气无得出，以养其脉，独出其邪气。刺诸痛者，其脉皆实。

【注释】[1]补：据有关文献与上下文义，“补”字后面应有一“泻”字，并与“须一方实”断句。

【语译】补泻方法：用泻法，要泻之处正是实证，应深刺穴位，少按针孔，使邪气得以完全排出；用补法，要补之处正是虚证，应浅刺穴位，养护所取经脉，快速按住针孔，不让邪气乘虚而入。邪气来时的表现，针下感觉紧张而迅速；谷气来时的表现，针下感觉缓慢而柔和。脉象坚实有力的，应深刺穴位，以排出邪气；脉象虚弱无力的，应浅刺穴位，使正气不得外泄，用这种方法以保养所取经脉，只排除邪气。针刺各种疼痛的病，都应深刺，因其脉象都是坚实有力的。

【原文】故曰:从腰以上者,手太阴阳明皆主之;从腰以下者,足太阴阳明皆主之。病在上者下取之,病在下者高取之,病在头者取之足,病在足[1]者取之腘。病生于头者头重,生于手者臂重,生于足者足重。治病者,先刺其病所从生者也。

【注释】[1]足:据有关文献所载原文当改作“腰”。

【语译】所以说腰以上的病患,由手太阴经、手阳明经主治;腰以下的病患,由足太阴经、足阳明经主治。病在上部的,取下部的穴位;病在下部的,取上部的穴位;病在头部的,取足部的穴位;病在腰部的,取腘部的穴位。病生在头部的,感觉头沉重;病生在手部的,感觉手臂沉重;病生在足部的,感觉足沉重。治病,要先针刺疾病所发生的部位。

【原文】春气在毛[1],夏气在皮肤,秋气在分肉[2],冬气在筋骨,刺此病者各以其时为齐[3]。故刺肥人者,以秋冬之齐;刺瘦人者,以春夏之齐。病痛者阴也,痛而以手按之不得者阴也,深刺之;病在上者阳也,病在下者阴也。痒者阳也,浅刺之[4]。

【注释】[1]毛:据有关文献所载原文当为“毫毛”。[2]分肉:红肉白肉交界处。[3]齐:这里是标准、准则的意思,也有方法的意思。[4]痒者阳也,浅刺之:据有关文献所载原文当移至“深刺之”后。

【语译】春天,阳气在毫毛;夏天,阳气在皮肤;秋天,阳气在分肉;冬天,阳气在筋骨。针刺不同季节的疾病,要以四季中阳气所在的不同部位为准。另外,刺肥胖的人,要用秋冬的刺法,深刺筋骨;刺消瘦的人,要用春夏的刺法,浅刺皮肤。疼痛是阴

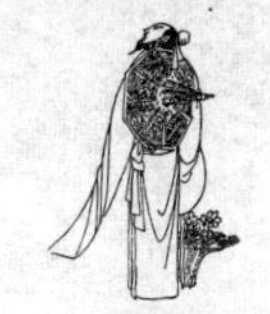

证，疼痛而用手按不到痛处的更是阴证，要深刺；痒是阳证，要浅刺。病在上部的是阳证，病在下部的是阴证。

【原文】病先起阴者，先治其阴而后治其阳；病先起阳者，先治其阳而后治其阴。刺热厥[1]者，留针反为寒；刺寒厥[2]者，留针反为热。刺热厥者，二阴一阳；刺寒厥者，二阳一阴。所谓二阴者，二刺阴也；一阳者，一刺阳也。久病者，邪气入深，刺此病者，深内而久留之，间日而复刺之，必先调其左右，去其血脉，刺道毕矣。

【注释】[1]热厥：阴气衰于下所致下肢、足心发热的病证。[2]寒厥：阳气衰于下所致下肢、足心冰冷的病证。

【语译】疾病先从阴经开始发生的，先针刺阴经，然后针刺阳经；疾病先从阳经开始发生的，先针刺阳经，然后针刺阴经。针刺热厥，要留针直到病人感觉有寒意时再出针；针刺寒厥，要留针直到病人感觉温热时再出针。刺热厥，要二阴一阳；刺寒厥，要二阳一阴。所谓二阴，是指针刺阴经两次；所谓一阳，是指针刺阳经一次，至于二阳一阴同理。患病很久的，邪气入侵也很深，针刺这类疾病，要深深刺入，并长时间留针，隔一天还要再刺一次。针刺前一定先察清病变是在经还是在络，在经直刺其经，在络直刺其络，要排除经络的瘀血。针法的道理就是这些了。

【原文】凡刺之法，必察其形气。形肉未脱，少气而脉又躁，躁厥者，必为缪刺之，散气可收，聚气可布。深居静处，占神往来，闭户塞牖，魂魄不散，专意一神，精气之[1]分，毋闻人声，以收其精，必一其神，令志在针，浅而留之，微而浮之，以移其神，气至乃休。男[2]内女[2]外，坚拒勿出，谨守勿内，是谓得气。

【注释】[1]之：据有关献所载原文当作“不”。[2]男、女：这里指阳气、阴气。

【语译】凡是用针法：一定要审察病人的形体与元气。病人形体肌肉还不瘦削，但气短而脉象躁动的，必须用缪刺，即左病刺右、右病刺左的针法，这样耗散的元气可以收敛，积聚的邪气可以发散。施针时，要在幽谧宁静之室，闭门关窗，精神集中，专心致志，不能分心，也莫受外界干扰，务必把注意力集中在针刺上，或浅刺而留针，或轻微地浮刺，以转移患者的注意力，直到针下得气才停止。总之，通过针刺，要使阳气内入，阴气外出，阴阳融通而调和，元气充盛而内守，邪气不得深入，这就是得气。

【原文】凡刺之禁：新内勿刺，新刺勿内。已醉勿刺，已刺勿醉。新怒勿刺，已刺勿怒。新劳勿刺，已刺勿劳。已饱勿刺，已刺勿饱。已饥勿刺，已刺勿饥。已渴勿刺，已刺勿渴。大惊大恐，必定其气，乃刺之。乘车来者，卧而休之，如食顷乃刺之。步行来者，坐而休之，如行十里顷乃刺之。凡此十二禁者，其脉乱气散，逆其营卫，经气不次，因而刺之，则阳病入于阴，阴病出为阳，则邪气复生，粗工勿[1]察，是谓伐身，形体淫泆[2]，乃消脑髓，津液不化，脱其五味，是谓失气也。

【注释】[1]勿：据文义及有关文献所载原文当作“不”。[2]泆：据有关文献所载原文当作“泺”。淫泺，酸痛无力之谓。

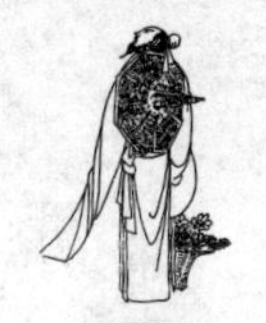

【语译】以下是用针的禁忌:刚同过房不能用针刺,刚针刺过不能同房。醉酒后不能用针刺,刚针刺过不能醉酒。刚发过怒不能用针刺,刚针刺过不能发怒。刚劳累后不能用针刺,刚针刺过不能劳累。刚饱食后不能用针刺,刚针刺过不能饱食。饥饿时不能用针刺;刚针刺后不要受饿。口渴时不能用针刺,刚针刺后不能口渴。大惊大恐后,一定要使其心神平定后才针刺。乘车来的,要卧床休息,等到大约一顿饭的时间后才用针刺。步行来的,要坐下休息,等到大约走十里路的时间后才用针刺。凡是这十二禁忌,皆因其经脉逆乱、气血耗散,营气卫气流行不顺,经气流动无序。如果在这种状态下用针刺,就会使在阳分的疾病深入到阴分,使在阴分的疾病窜到阳分,邪气再次发生变化,表里俱病。平庸的医生不审察这点,乱施针刺,其实是在摧残病人的身体,反使其全身酸痛无力,脑髓消耗,津液不得化生,就如同断绝了饮食五味精气的滋养,这就叫做“失气”。

【按语】关于针刺的禁忌,《内经》所论不少,一般不外乎两种情况:一指某些穴位离内脏、大血管、脑组织太近,倘若针刺过深,或提插捻转幅度过大,易引起严重后果,故有相应的“禁忌”;二指病人精神紧张,或针刺时机体状况不佳,也易引起某些不良后果,临床最常见的是“晕针”,即在针刺过程中,突然出现头晕目眩、心慌气短、恶心呕吐、面色苍白、冷汗,严重时可出现四肢冰冷、血压下降、不省人事等。本节所论之禁忌则属后一种情况。因为,在新内、新怒、新劳、已醉、已饱、已饥、已渴、大惊大怒等之后,机体所处的状况不是正气已虚,就是营卫失调,气血运行极不稳定,所以都不宜针刺,否则,就容易出现“晕针”等反应,临床应予充分注意。

【原文】太阳之脉，其终也，戴眼，反折，瘛疭[1]，其色白，绝皮乃绝汗[2]，绝汗则终矣。少阳终者，耳聋，百节尽纵，目系[3]绝，目系绝一日半则死矣，其死也，色青白乃死。阳明终者，口目动作，喜惊，妄言，色黄，其上下之经盛而不行则终矣。少阴终者，面黑齿长[4]而垢，腹胀闭塞，上下不通而终矣。厥阴终者，中热嗌干，喜溺，心烦，甚则舌卷卵上缩而终矣。太阴终者，腹胀闭，不得息，气噫善呕，呕则逆，逆则面赤，不逆则上下不通，上下不通则面黑皮毛燋而终矣。

【注释】[1]瘛(chì 赤)疭(zòng 纵)：收缩为瘈，伸弛为疭，瘈疭则指手足时缩时伸，抽动不止，与抽搐同义，俗称抽风。[2]绝汗：将死之前所出之汗，汗出如油，黏滞不流。[3]目系：又叫眼系、目本，眼球内连于脑的脉络。[4]齿长：因牙龈萎缩而牙齿暴露，好像变长。

【语译】手足太阳二经的经气即将竭绝之时，病现两眼上视不能转动、角弓反张、四肢抽动、面色苍白、皮肤枯槁、绝汗外出等症状，而绝汗一出，就会死亡。手足少阳二经的经气即将竭绝之时，病现耳聋，全身骨节都松弛无力，目系经气断绝以致眼珠不能转动，而目系断绝一天半就会死亡，病人临死时面色青白。手足阳明二经的经气即将竭绝之时，病现口眼抽动而牵引歪斜、时时惊惕、胡言乱语、脸色发黄、手足阳明经脉粗大躁动、经气阻滞等症状，如此就会死亡。手足少阴二经的经气即将竭绝之时，病现面色发黑、牙齿变长并有污垢、腹部胀满、升降闭塞、上下不通等症状，如此而死亡。手足厥阴二经的经气即将竭绝之时，病现胸中发热、咽喉干燥、频频小便、心中烦乱，甚至舌体卷缩、阴囊上缩等症状，如此而死亡。手足太阴二经的经气即将竭绝之时，病现腹胀闭塞、呼吸不能接续，频频嗳气呕吐，呕吐便使气上逆，气上逆就会面色红赤，而气不上逆就会出

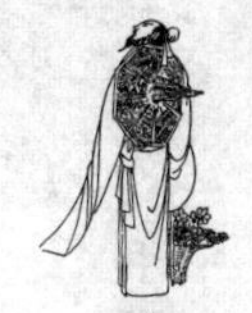

现上下不通，上下不通就会出现面色发黑，皮肤毛发焦枯等症状，如此而死亡。

【按语】经脉在体内运行的起始终止都有一定的规律（详见本书的《经脉》《经别》等篇），只有掌握这些规律，才能根据它的常异变化，察出虚实所在，疾病所生，从而决定正确的治疗，这就是本篇之所以名为《终始》的意义所在。

关于人迎寸口的诊脉法，《内经》所论颇多，一般言之，人迎脉动主要诊察阳经、六腑的病变，寸口脉动主要诊察阴经、五脏的病变，而二者的协调与否，又是区别脏腑阴阳盛衰的关键。

至于三阴三阳经脉气竭的临终表现，仍与该经脉循行所过的部位与所属脏腑的功能有关，这些构成了后世经脉辨证的具体内容，可详参下篇。

卷之三

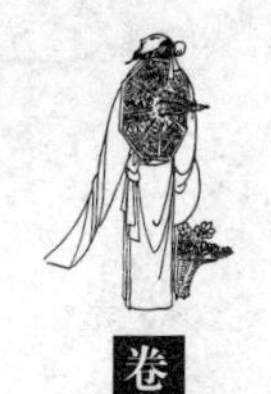

经脉第十

【提要】本篇详细叙述了十二经脉、十五络脉的起止部位、循行路径、发病证候和治疗原则，还简要地说明了经脉与络脉的区别和观察络脉颜色变化以诊断疾病的方法，并列举了五阴经气绝的特征和预后，更强调了经脉在疾病诊断和治疗上的重要作用。由于本篇主要讨论的是经脉相关的内容，所以篇名《经脉》。

【原文】雷公问于黄帝曰：禁脉[1]之言，凡刺之理，经脉为始，营其所行，制[2]其度量，内次五藏，外别六府，愿尽闻其道。黄帝曰：人始生，先成精，精成而脑髓生，骨为干，脉为营[3]，筋为刚[4]，肉为墙[5]，皮肤坚而毛发长，谷入于胃，脉道以通，血气乃行。雷公曰：愿卒闻经脉之始生。黄帝曰：经脉者，所以能决死生，处百病，调虚实，不可不通。

【注释】[1]禁脉：据本书《禁服》及有关文献当改作“禁服”。[2]制：据本书《禁服》及有关文献所载原文当改作“知”。[3]营：营养与流通之义。[4]刚：据有关文献，似应作“纲”，纲者，网络维系之意。筋，相当于今说之肌腱，具有联系关节、维持关节之功能，故叫“纲”。[5]肉为墙：指皮肉在外，好似墙壁一样保护着内在的脏腑。

【语译】雷公问黄帝说：《禁服》篇说，凡是针刺的道理，经脉是根本，掌握经脉循行的线路，知道它的长短，内与五脏相连,外与六腑相通,希望听听全部的道理。黄帝道:人体形成之初,先由父母之精构合而成形体的原始之精,然后随着精发育而生成脑髓,骨是支撑形体的主干,脉是血气运行营养全身的通道,筋是网络关节的纽带,肉是保护内脏的墙壁,皮肤结实,毛发生长,而发育成熟。出生之后,食物进入胃中,精气沿脉道贯通全身,气血就充盈畅行。雷公说:希望听到经脉起始循行的全部情况。黄帝道:掌握了经脉,就能够判断生死,医治百病,调理虚实,这其中的道理不可不精通。

【原文】肺手太阴之脉,起于中焦,下络[1]大肠,还循[2]胃口,上膈属[3]肺,从肺系[4]横出腋下,下循臑[5]内,行少阴心主之前,下肘中,循臂内上骨下廉[6],入寸口,上鱼,循鱼际,出大指之端;其支者,从腕后直出次指内廉,出其端。是动则病[7]肺胀满,膨膨而喘咳,缺盆中痛,甚则交两手而瞀[8],此为臂厥。是主肺所生病[7]者,咳,上气喘渴[9],烦心胸满,臑臂内前廉痛厥,掌中热。气盛有余,则肩背痛风寒[10],汗出中风[11],小便数而欠[12]。气虚则肩背痛寒,少气不足以息,溺色变。为此诸病,盛则泻之,虚则补之,热则疾之,寒则留之,陷下则灸之,不盛不虚,以经取之。盛者寸口大三倍于人迎,虚者则寸口反小于人迎也。

【注释】[1]络:联络、网络的意思,经脉凡与本经相表里的脏腑相连者叫络。[2]循:沿着、循走意思。[3]属:本属、属于的意思,凡属于、连接本经的脏腑叫属。如手太阴经属于肺,络于大肠,而手阳明经属于大肠,络于肺。[4]肺系:指与肺相连的气管、喉咙等组织。[5]臑(nào闹):指上臂肩至肘处。[6]廉:边缘、边侧。[7]是动则病、所生病:历代看法很多,各说不一。综观《内经》原文所论各经是动病、所生病的证候表现,大体指沿经脉循行部位所过的病证,及其由此而影响到该经所属脏

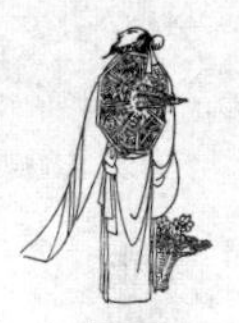

腑的病证，即由经传至脏腑者，叫是动病；而脏腑本身所发的病证，及由此而影响到该脏腑所属经脉循行部位的病证，即由脏腑传至经者，叫所生病。[8]瞀（mào 茂）：视物模糊不明，神志昏乱不清。[9]渴：据有关文献所载原文当作"喝"。喝，形容呼吸喘促的声音。[10]寒：文义不通，据有关文献所载原文宜删。[11]中风：文义不通，据有关文献所载原文宜删。[12]欠：在《内经》有呵欠、缺乏等义，此处指后者，即小便量少。

【语译】肺的经脉叫手太阴经，它的循行从中焦开始，向下联络大肠，然后向上环绕胃的上、下口，再上穿膈膜，入属肺脏，再从肺系中横行出走腋下，沿上臂内侧前缘直下，行走在手少阴经和手厥阴经的前面，下到肘中，再沿着前臂内侧上骨的下缘，进入到寸口动脉搏动处，再前行到手大鱼际，并沿手大鱼际边侧，出行到拇指的尖端；它的支脉，从手腕后直走到食指尖端的内侧，与手阳明大肠经相连接。本经的是动病发生，证见肺部胀满，咳嗽气喘，锁骨上窝中疼痛，严重时病人就会两手交叉按着胸部，而且视物不明，神志不清，这叫"臂厥"病。肺的所生病发生，证见咳嗽，气息上涌，喘促喝喝有声，心烦意乱，胸部胀满，臑臂内侧前缘疼痛发冷，而掌心发热。本经邪盛有余的，就会发生肩背疼痛游走，汗出，小便次数虽多而量很少。本经正气不足的，就会发生肩背疼痛寒冷，气息细微，呼吸难以接续，小便颜色改变。治疗这些病证，属邪盛的就用泻法，属正虚的就用补法，属热证的就用速刺法，属寒证的就用留针法，因阳气虚衰而脉虚下陷的就用灸法，邪不盛正不虚的从本经取穴治疗。邪气猖盛的，寸口脉粗大，是人迎脉的三倍；正气虚衰的，寸口脉反而比人迎脉细小。

【原文】大肠手阳明之脉，起于大指次指[1]之端，循指上廉，出合谷两骨之间[2]，上入两筋之中[3]，循臂上廉，入肘外廉，上臑外前廉，上肩，出髃骨[4]之前廉，上出于柱骨之会上[5]，下入缺盆络肺，下膈属大肠；其支者,从缺盆上颈贯颊,入下齿中,还出挟口,交人中,左之右,右之左,上挟鼻孔。是动则病齿痛颈肿。是主津液所生病[6]者,目黄口干,鼽衄[7],喉痹,肩前臑痛,大指次指痛不用。气有余则当脉所过者热肿,虚则寒栗不复[9]。为此诸病,盛则泻之,虚则补之,热则疾之,寒则留之,陷下则灸之,不盛不虚,以经取之。盛者人迎大三倍于寸口,虚者人迎反小于寸口也。

【注释】[1]大指次指:大指,拇指;次指,食指。[2]两骨之间:第一、二掌骨之间,俗称虎口。[3]两筋之中:腕骨桡侧两筋之间的凹陷中。[4]髃骨:肩胛骨与锁骨连接之处。[5]柱骨之会上:柱骨,肩胛骨上颈骨隆起之处,即第七颈椎棘突。该处下凹处是大椎穴,故又有指此者。会上,因诸阳脉皆会于此,故名。[6]是主津液所生病:肺主通调水道,敷布津液,与大肠相表里,故大肠的所生病与津液有关。[7]鼽(qiú 求)衄:鼽,鼻塞;衄,鼻出血。[9]寒栗不复:寒栗,寒冷战抖;不复,感觉不到温暖。

【语译】大肠的经脉叫手阳明经,它的循行从食指的尖端开始,沿着食指桡侧的上缘经过拇指、食指两骨间的合谷穴,然后向上进入到腕上两筋的凹陷处,再沿着前臂上缘到肘的外缘,再向上从臂外侧前缘上到肩,再从肩峰前缘向上出到柱骨,与所有的阳经会合,然后向前向下进入锁骨上窝联络肺,再向下过膈入属大肠;它的支脉,从锁骨上窝向上走颈部穿过颊部,进入下齿龈,再返出而挟着口唇两侧向上,交会在人中沟,然后左脉走右,右脉走左,挟着鼻孔两侧上行,与足阳明胃经相连接。本经的是动病发生,证见牙齿疼痛,颈部肿大。大肠的所生病发生,主要是津液的病变,证见眼睛发黄,口中发干,鼻塞或鼻腔出血,咽喉肿痛,肩前及臑内疼痛,食指疼痛不能随意运动。本经邪盛有余的,所循行的部位就会发热肿大。本经正气不足

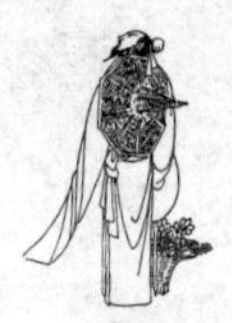

的，就会恶寒战抖，很难感到温暖。治疗这些病证，属邪盛的就用泻法，属正虚的就用补法，属热证的就用速刺法，属寒证的就用留针法，因阳气虚衰而脉虚下陷的就用灸法，邪不盛正不虚的从本经取穴治疗。邪气猖盛的，人迎脉粗大，是寸口脉的三倍；正气虚衰的，人迎脉反而比寸口脉细小。

【原文】胃足阳明之脉，起于鼻之[1]交頞中[2]，旁纳（一本作约字）太阳之脉，下循鼻外，入上齿中，还出挟口环唇，下交承浆，却循颐后下廉，出大迎，循颊车，上耳前，过客主人，循发际，至额颅；其支者，从大迎前下人迎，循喉咙，入缺盆，下膈属胃络脾；其直者，从缺盆下乳内廉，下挟脐，入气街[3]中；其支者，起于胃口，下循腹里，下至气街中而合，以下髀关[4]，抵伏兔，下[5]膝膑中，下循胫外廉，下足跗，入中指内间；其支者，下廉[6]三寸而别，下入中指外间；其支者，别跗上，入大指间，出其端。是动则病洒洒振寒，善呻[7]数欠颜黑，病至则恶人与火，闻木声则惕然而惊，心欲动[8]，独闭户塞牖而处，甚则欲上高而歌，弃衣而走，贲响腹胀，是为骭厥[9]。是主血所生病者[10]，狂疟温淫[11]汗出，鼽衄，口㖞唇胗，颈肿喉痹，大腹水肿，膝膑肿痛，循膺、乳、气街、股、伏兔、骭外廉、足附上皆痛，中指不用。气盛则身以前皆热，其有余于胃，则消谷善饥，溺色黄。气不足则身以前皆寒栗，胃中寒则胀满。为此诸病，盛则泻之，虚则补之，热则疾之，寒则留之，陷下则灸之，不盛不虚，以经取之。盛者人迎大三倍于寸口，虚者人迎反小于寸口也。

【注释】[1]之:据有关文献所载原文,当删。[2]頞(è 遏)中:頞,鼻梁;頞中,鼻梁上端的凹陷处。[3]气街:这里指腹股沟下方的动脉搏动处,又叫气冲。[4]髀(bì 必)关:大腿前外侧、与会阴平行之处。[5]下:据有关文献所载原文加,“下”字后面宜加一“入”字。[6]廉:据有关文献所载原文当改作“膝”。[7]呻:据有关文献所载原文当改作“伸”。[8]心欲动:据有关文献所载原文当改作“心动”,“欲”字当与下文联句。[9]骭(gān 甘)厥:骭,胫骨;胫部之气上逆,称骭厥。[10]是主血所生病者:胃为水谷之海,营血化生之源,多气多血之经,故胃的所生病与血有关。[11]狂疟温淫:狂,狂病,表现为言行狂乱失常;疟,这里指病情严重,肆虐之义,非指疟疾病;温淫,严重的温病。

【语译】胃的经脉叫足阳明经,它的循行从鼻的两旁开始,然后上行,左右相交在鼻梁上端的凹陷中,并缠束两旁的足太阳经脉,再沿着鼻外侧下行,进入到上齿龈,再返回外出挟口两边并环绕口唇,相交在任脉的承浆穴,再沿着腮部后方下缘出到大迎穴,然后沿着耳下颊车上行到耳前,经过足少阳经的客主人穴,再沿发际到前额骨;它的支脉,从大迎穴前方下到人迎穴,再沿喉咙进入锁骨上窝,再下膈膜,入属胃腑,联络脾脏。它的直行经脉,从锁骨上窝下走到乳头内缘,再向下从脐两旁,下入到气街;另一支脉,从胃口起行,向下到腹内,再下到气街与直行到此的经脉会合,然后下到髀关,直达大腿前外侧中下部的伏兔穴,再下进入膝盖中,再沿胫骨前外侧下到足背上,进入足中趾内侧;再有一支脉,从膝下三寸处分出,然后下行进入足中趾外侧;还有一支脉,从足背上分出,进入足大趾,直达尖端,与足太阴脾经相连接。本经的是动病发生,证见身体发冷战抖,好像被冷水淋洒一般,时时伸肢挺腰,频频呵欠,额部发黑,病发时讨厌见人与火光,听到木的音响更是惊恐无比,心跳不宁,只想关门闭窗独居室内,严重时就想登上高处放声唱歌,或脱去衣服到处乱跑,还伴有肠鸣腹胀,这叫“骭厥”。胃的所生病发生,主要是血的病变,证见神志失常,言行狂乱,温病严

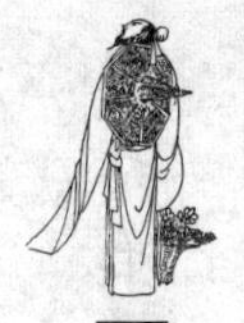

重,汗水自出,鼻塞或鼻腔出血,口角歪斜,唇生疮疹,脖颈肿大,咽喉肿痛,腹部水肿,膝盖肿痛,并沿着胸侧、乳部、腹肌沟、大腿、伏兔、足胫外缘、足背上等处均有疼痛,足中趾不能屈伸运动。本经邪盛有余的,就会身前、胸腹部都发热,如果胃热炽盛就会吃得很多,饿得很快,小便颜色改变。本经正气不足的,就会身前、胸腹部都发冷,如果胃中有寒就会胀满。治疗这些病证,属邪盛的就用泻法,属正虚的就用补法,属热证的就用速刺法,属寒证的就用留针法,因阳气虚衰而脉虚下陷的就用灸法,邪不盛正不虚的从本经取穴治疗。邪气猖盛的,人迎脉粗大,是寸口脉的三倍;正气虚衰的,人迎脉反而比寸口脉细小。

【原文】脾足太阴之脉,起于大指之端,循指内侧白肉际[1],过核骨[2]后,上内踝前廉,上踹[3]内,循胫骨后,交出厥阴之前,上[4]膝股内前廉,入腹属脾络胃,上膈,挟咽,连舌本,散舌下;其支者,复从胃,别上膈,注心中。是动则病舌本强,食则呕,胃脘痛,腹胀善噫,得后与气[5]则快然如衰,身体皆重。是主脾所生病者,舌本痛,体不能动摇,食不下,烦心,心下急痛,溏,瘕泄[6],水闭,黄疸,不能卧,强立股膝内肿厥,足大指不用。为此诸病,盛则泻之,虚则补之,热则疾之,寒则留之,陷下则灸之,不盛不虚,以经取之。盛者寸口大三倍于人迎,虚者寸口反小于人迎也。

【注释】[1]白肉际:又称赤白肉际,即手足掌的边缘,是手足掌心与掌背的分界处,掌背为赤肉,掌心白肉。[2]核骨:足大趾本节后内侧凸出的高骨,形圆如核故名。[3]踹(chuǎi 揣):据有关文献所载原文当改作“腨”。腨,腓肠肌,俗称小腿肚。[4]上:据有关文献所载原文“上”字后面当加一“循”字。[5]后与气:后,大便;气,矢气,俗称放屁。[6]溏,瘕泄:溏,大便稀软如溏泥;瘕泄,痢疾。

【语译】脾的经脉叫足太阴经，它的循行从足大趾尖端开始，沿着大趾内侧赤白肉的分界处，经过核骨，上行到内踝的前缘，再上行进入小腿肚内，再沿着胫骨的后方，穿出到足厥阴之前，再向上沿着膝盖、大腿内侧的前缘，进入腹内，入属脾脏，联络胃腑，再上过膈膜，挟咽喉两旁，上连舌根，布散舌下；它的支脉，再从胃腑分出上过膈膜，灌入心中，与手少阴经相连接。本经的是动病发生，证见舌根僵硬，饮食后立即呕吐，胃脘疼痛，腹部胀满，时时嗳气，解了大便或矢气之后，就觉得轻松病减，却觉全身沉重。脾的所生病发生，证见舌根疼痛，身体不能转动摇晃，吃不下食物，心烦意乱，心下部位痉挛作痛，大便稀软或下痢，水液闭聚于内，面目皮肤发黄，不能安卧，勉强站立大腿膝盖内侧就会肿痛发冷，足大趾不能活动。治疗这些病证，属邪盛的就用泻法，属正虚的就用补法，属热证的就用速刺法，属寒证的就用留针法，因阳气虚衰而脉虚下陷的就用灸法，邪不盛正不虚的从本经取穴治疗。邪气猖盛的，寸口脉粗大，是人迎脉的三倍；正气虚衰的，寸口脉反而比人迎脉细小。

【原文】心手少阴之脉，起于心中，出属心系[1]，下膈络小肠；其支者，从心系上挟咽，系目系；其直者，复从心系却上肺，下[2]出腋下，下循臑内后廉，行太阴心主之后，下肘内，循臂内后廉，抵掌后锐骨之端，入掌内后[3]廉，循小指之内出其端。是动则病嗌干心痛，渴而欲饮，是为臂厥。是主心所生病者，目黄胁痛，臑臂内后廉痛厥，掌中热痛。为此诸病，盛则泻之，虚则补之，热则疾之，寒则留之，陷下则灸之，不盛不虚，以经取之。盛者寸口大再倍于人迎，虚者寸口反小于人迎也。

【注释】[1]心系：指心与其他脏器相联系的脉络。[2]下：据有关文献所载原文当删。[3]后：据有关文献所载原文当删。

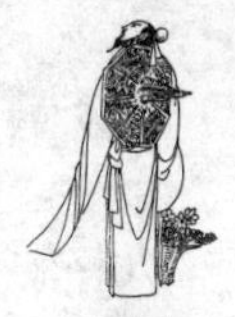

【语译】心的经脉叫手少阴经,它的循行从心中开始,属于心系并从它发出,向下穿过膈膜,联络小肠;它的支脉,从心系上行挟着咽喉两侧,上与眼及其脉络相联;直行的经脉,再从心系上行到肺,横出腋下,沿着上臂内侧的后缘下行,走在手太阴经和手厥阴经的后面,下到肘的内侧,再沿着臂内侧的后缘,直达手腕内侧掌骨高突的尖端,进入手掌内侧缘,沿着小指内侧出到尖端,与手太阳经相连接。本经的是动病发生,证见咽喉干燥,心中疼痛,渴欲饮水,这叫臂厥。心的所生病发生,证见眼睛发黄,胁肋疼痛,手臂内侧后缘疼痛发冷,掌心热痛。治疗这些病证,属邪盛的就用泻法,属正虚的就用补法,属热证的就用速刺法,属寒证的就用留针法,因阳气虚衰而脉虚下陷的就用灸法,邪不盛正不虚的从本经取穴治疗。邪气猖盛的,寸口脉粗大,是人迎脉的两倍;正气虚衰的,寸口脉反而比人迎脉细小。

【原文】小肠手太阳之脉,起于小指之端,循手外侧上腕,出踝[1]中,直上循臂骨下廉,出肘内侧两筋[2]之间,上循臑外后廉,出肩解,绕肩胛,交肩上,入缺盆络心,循咽下膈,抵胃属小肠;其支者,从缺盆循颈上颊,至目锐眦,却入耳中;其支者,别颊上䪼[3]抵鼻,至目内眦,斜络于颧。是动则病嗌痛颔肿,不可以顾,肩似拔,臑似折。是主液所生病者[4],耳聋目黄颊肿,颈颔肩臑肘臂外后廉痛。为此诸病,盛则泻之,虚则补之,热则疾之,寒则留之,陷下则灸之,不盛不虚,以经取之。盛者人迎大再倍于寸口,虚者人迎反小于寸口也。

【注释】[1]踝:这里指手腕后方尺侧的高骨。[2]筋:据有关文献所载原文当改作“骨”。[3]䪼(zhuō 拙):眼眶下方,颧骨内连及上牙床的部位。[4]是主液所生病者:小肠主泌别清浊,水谷之精气上输于脾,糟粕下走大肠,水液归于膀胱,因此小肠的所生病与水液有关。

【语译】小肠的经脉叫手太阳经，它的循行从小指外侧的尖端开始，沿着手掌外侧到手腕，出到腕后尺侧的高骨，一直向上沿着前臂尺骨的下缘，出到肘后内侧两骨的中间，再向上沿着臑外侧后缘，出到肩后骨缝，环绕肩胛，相交在两肩之上，进入锁骨上窝，联络心脏，再沿着咽喉下过膈膜抵达胃腑，再向下入属小肠；它的支脉，从锁骨上窝沿颈上颊，直到眼外角，再转入耳内；又一支脉，从颊部分出上到眼眶下方直达鼻部，再到眼内角，并斜出网络颧骨，与足太阳经相连接。本经的是动病发生，证见咽喉疼痛，下颊发肿，头项不能左右转动回顾，肩痛如同被扯拔，臂痛如同被折断。小肠的所生病发生，主要是水液的病变，证见耳聋，眼睛发黄，颊肿，从颈到颊、肩、臑、肘、臂等部外侧后缘疼痛。治疗这些病证，属邪盛的就用泻法，属正虚的就用补法，属热证的就用速刺法，属寒证的就用留针法，因阳气虚衰而脉虚下陷的就用灸法，邪不盛正不虚的从本经取穴治疗。邪气猖盛的，人迎脉粗大，是寸口脉的两倍；正气虚衰的，人迎脉反而比寸口脉细小。

【原文】膀胱足太阳之脉，起于目内眦，上额交巅；其支者，从巅至耳上角；其直者，从巅入络脑，还出别下项，循肩髆内，挟脊抵腰中，入循膂[1]，络肾属膀胱；其支者，从腰中下挟脊贯臀，入腘中；其支者，从髆内左右，别下贯胛，挟脊内，过髀枢[2]，循髀外从[3]后廉下合腘中，以下贯踹[4]内，出外踝之后，循京骨[5]，至小指[6]外侧。是动则病冲头痛，目似脱，项如拔，脊痛腰似折，髀不可以曲，腘如结，踹如裂，是为踝厥[7]。是主筋所生病者[8]，痔疟狂癫疾，头囟项痛，目黄泪出鼽衄，项背腰尻[9]腘踹脚皆痛，小指不用。为此诸病，盛则泻之，虚则补之，热则疾之，寒则留之，陷下则灸之，不盛不

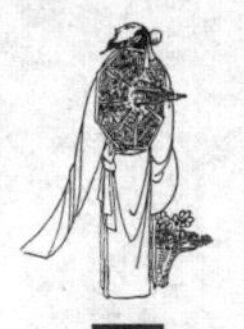

虚，以经取之。盛者人迎大再倍于寸口，虚者人迎反小于寸口也。

【注释】[1]膂（lǚ旅）：脊柱两旁的肌肉。[2]髀（bì必）枢：股骨上端的关节，因髀骨所嵌入，有转枢的作用，故名。[3]从：据有关文献所载原文当删。[4]踹：即"腨"。[5]京骨：足小趾外侧本节后高突的半圆骨，又是穴位的名称。[6]小指：据有关文献所载原文此后当加"之端"二字。[7]踝厥：因本经经气从踝部上逆而名。[8]是主筋所生病者：太阳属水，水亏致使筋失濡养，所以膀胱的所生病与筋有关。[9]尻（kāo）：尾骶骨。

【语译】膀胱的经脉叫足太阳经，它的循行从眼内角开始，然后上行额部交会在头顶；它的支脉，又从头顶下到耳壳上部；而直行的经脉从头顶进入颅内网络脑，再返回外出下行到后项，沿着肩胛骨的内侧，挟着脊柱两旁下行直达腰部，进入并沿着脊旁肌肉下行，联络肾脏，入属膀胱；又一支脉，从腰部下行挟脊两旁穿过臀部，进入腘窝之中；还有一支脉，从肩胛左右穿过分出，挟脊两旁下行，穿过髀枢，沿着大腿外侧后缘向下行，与前一支脉在腘窝中会合，然后再向下行，穿过小腿肚，出在外踝骨的后方，再沿京骨到小趾外侧的尖端，与足少阴经相连接。本经的是动病发生，证见气上冲而头痛，眼睛好像要脱出，颈项好像被扯拔，脊背疼痛，腰痛如同被折断，大腿不能弯曲，腘窝部筋肉如同被捆绑而不能随意运动，小腿肚剧痛如同被撕裂，这叫踝厥病。膀胱的所生病发生，证见痔疮，疟疾，狂病，癫病，头顶、囟门及后项疼痛，眼睛发黄，流泪，鼻塞或出血，项、背、腰、尻、腘、腨及脚都疼痛，足小趾不能活动。治疗这些病证，属邪盛的就用泻法，属正虚的就用补法，属热证的就用速刺法，属寒证的就用留针法，因阳气虚衰而脉虚下陷的就用灸法，邪不盛正不虚的从本经取穴治疗。邪气猖盛的，人迎脉粗大，是寸口脉的两倍；正气虚衰的，人迎脉反而比寸口脉细小。

【原文】肾足少阴之脉，起于小指之下，邪[1]走足心，出于然谷[2]之下，循内踝之后，别入跟中，以上踹内，出腘内廉，上股内后廉，贯脊属肾络膀胱；其直者，从肾上贯肝膈，入肺中，循喉咙，挟舌本；其支者，从肺出络心，注胸中。是动则病饥不欲食，面如漆柴，咳唾则有血，喝喝而喘，坐而欲起，目𥆧𥆧[3]如无所见，心如悬若饥状，气不足则善恐，心惕惕如人将捕之，是为骨厥[4]。是主肾所生病者，口热舌干，咽肿上气，嗌干及痛，烦心心痛，黄疸肠澼，脊股内后廉痛，痿厥嗜卧，足下热而痛。为此诸病，盛则泻之，虚则补之，热则疾之，寒则留之，陷下则灸之，不盛不虚，以经取之。灸则强食生肉，缓带披发，大杖重履而步。盛者寸口大再倍于人迎，虚者寸口反小于人迎也。

【注释】[1]邪：与“斜”字相通。[2]然谷：又名“然骨”，穴名，在内踝下前方凹陷处。[3]𥆧（huāng 荒）𥆧：视物不明。[4]骨厥：肾主骨，因本经经气上逆所致之病叫骨厥。

【语译】肾的经脉叫足少阴经，它的循行从足小趾下开始，向内斜走足心，出走到内踝前然谷穴的下方，再沿着内踝的后面分出进入足跟，由此上行到小腿肚内侧，再出走腘窝内侧，再沿大腿内侧的后缘，穿过脊柱，进到体内入属肾脏，联络膀胱；直行的经脉，从肾上行，穿过肝脏与膈膜，进入肺脏，再沿着喉咙，上挟舌根两边；它的支脉，又从肺发出，与心联络，并注于胸中，与手厥阴经相连接。本经的是动病发生，证见能觉饥饿却不想进食，面色像漆柴一样暗黑无泽，咳吐带血，呼吸喘促，喝喝有声，刚刚坐下就想起身，两目不明，视物不清，心像悬吊空中而不安，有如饥饿之感；精气不足就会时时恐惧，心中怦怦跳

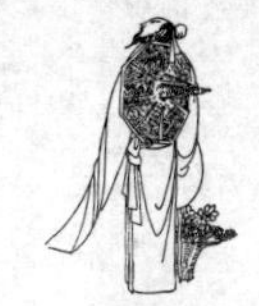

动，就像有人要逮捕他一样，这叫做“骨厥”。肾的所生病发生，证见口中觉热，舌头干燥，咽部肿大，有气上冲，喉咙发干又有疼痛，心中烦躁而疼痛，皮肤面目发黄，下痢，脊柱、大腿内侧后缘疼痛，双足软弱而冰冷，嗜睡，足心发热而痛。治疗这些病证，属邪盛的就用泻法，属正虚的就用补法，属热证的就用速刺法，属寒证的就用留针法，因阳气虚衰而脉虚下陷的就用灸法，邪不盛正不虚的从本经取穴治疗。使用灸法的，更多吃肉类，宽松衣带，散披头发，拄着粗大的拐杖，穿着沉重的鞋子，然后缓步行走，以使气血畅通，筋骨舒展。邪气猖盛的，寸口脉粗大，是人迎脉的两倍；正气虚衰的，寸口脉反而比人迎脉细小。

【原文】心主手厥阴心包络之脉，起于胸中，出属心包络，下膈，历络三焦；其支者，循胸出胁，下腋三寸，上抵腋，下循臑内，行太阴少阴之间，入肘中，下臂行两筋之间，入掌中，循中指出其端；其支者，别掌中，循小指次指出其端。是动则病手心热，臂肘挛急，腋肿，甚则胸胁支满，心中憺憺大动，面赤目黄，喜笑不休。是主脉所生病者[1]，烦心心痛，掌中热。为此诸病，盛则泻之，虚则补之，热则疾之，寒则留之，陷下则灸之，不盛不虚，以经取之。盛者寸口大一倍于人迎，虚者寸口反小于人迎也。

【注释】[1]是主脉所生病者：心主身之血脉，而心包络是心的外卫，代心受邪而病，因此心包络的所生病与脉有关。

【语译】心主的经脉叫手厥阴心包经，它的循行从胸中开始，出属于心包络并从其发出，然后下过膈膜，依次联络上、中、下三焦；它的支脉，沿着胸部出走胁部，在腋下三寸处再上行到腋窝，再向下沿着上臂内侧，行走在手太阴经和手少阴经的中间，进入肘中，再向下沿着前臂两筋之间，进入掌中，沿着中指直达尖端；又一支脉，从掌中分出，沿无名指直达尖端，与手少阳经相连接。本经的是动病发生，证见手心发热，臂肘痉挛，腋下肿大，病重时就会胸胁胀满，如有物支撑，心跳不宁，面部发赤，眼睛发黄，喜笑不止。心包络的所生病发生，主要与脉有关，证见心中烦躁，心痛，掌心发热。治疗这些病证，属邪盛的就用泻法，属正虚的就用补法，属热证的就用速刺法，属寒证的就用留针法，因阳气虚衰而脉虚下陷的就用灸法，邪不盛正不虚的从本经取穴治疗。邪气猖盛的，寸口脉粗大，是人迎脉的一倍；正气虚衰的，寸口脉反而比人迎脉细小。

【原文】三焦手少阳之脉，起于小指次指之端，上出两指之间，循手表腕，出臂外两骨之间，上贯肘，循臑外上肩，而交出足少阳之后，入缺盆，布膻中，散落[1]心包，下膈，循[2]属三焦；其支者，从膻中上出缺盆，上项，系[3]耳后直上，出耳上角，以屈下颊至䪼；其支者，从耳后入耳中，出走耳前，过客主人前，交颊，至目锐眦。是动则病耳聋浑浑焞焞[4]，嗌肿喉痹。是主气所生病者[5]，汗出，目锐眦痛，颊痛，耳后肩臑肘臂外皆痛，小指次指不用。为此诸病，盛则泻之，虚则补之，热则疾之，寒则留之，陷下则灸之，不盛不虚，以经取之。盛者人迎大一倍于寸口，虚者人迎反小于寸口也。

【注释】[1]落：据有关文献所载原文当改作“络”。[2]循：据有关文献所载原文当改作“遍”。[3]系：据有关文献所载原文当改作“挟”。[4]浑浑焞焞：自觉耳内有轰轰响声，以致听觉模糊不清。[5]是主气所生病者：三焦是水液运行的通道，而水液的运行有赖于气化，水液病变则多由气化失常所致，故所生病与气有关。

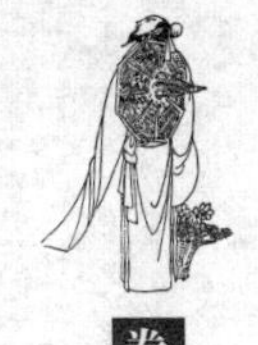

【语译】三焦的经脉叫手少阳经，它的循行从无名指的尖端开始，然后上行从小指与无名指中间发出，沿着手背上到腕部，再从前臂外侧两骨之间发出，上行穿过肘部，再沿上臂外侧上到肩部，与足少阳经相交，并出在它的后面，然后进入锁骨上窝，分布在两乳之间的膻中，入内与心包络连络，然后下过膈膜，依次入属于上、中、下三焦；它的支脉，从膻中上到并穿出锁骨上窝，再上走后项，挟着耳后，上出耳上角，在此环绕行走，先下到颊部，然后又绕到眼眶下；又一支脉，从耳后进入耳中，再出到耳前，经过足少阳经客主人穴的前方，与前一支脉交会于颊部，再上行到眼外角，与足少阳经相连接。本经的是动病发生，证见耳聋轰轰作响，听不清声音，咽喉肿痛，发生喉痹。三焦的所生病发生，与气化有关，证见汗出，外眼角痛，颊痛，耳后、肩、臑、肘、臂外侧等处都有疼痛，无名指不能运动。治疗这些病证，属邪盛的就用泻法，属正虚的就用补法，属热证的就用速刺法，属寒证的就用留针法，因阳气虚衰而脉虚下陷的就用灸法，邪不盛正不虚的从本经取穴治疗。邪气猖盛的，人迎脉粗大，是寸口脉的一倍；正气虚衰的，人迎脉反而比寸口脉细小。

【原文】胆足少阳之脉，起于目锐眦，上抵头角，下耳后，循颈行手少阳之前，至肩上，却交出手少阳之后，入缺盆；其支者，从耳后入耳中，出走耳前，至目锐眦后；其支者，别锐眦，下大迎，合于手少阳，抵于䪼，下加颊车，下颈合缺盆以下胸中，贯膈络肝属胆，循胁里，出气街，绕毛际，横入髀厌[1]中；其直者，从缺盆下腋，循胸过季胁，下合髀厌中，以下循髀阳[2]，出膝外廉，下外辅骨之前，直下抵绝骨[3]之端，下出外踝之前，循足跗上，入[4]小指次指之间[4]；其支者，别跗上，入大指之间，循大指歧骨内出其端,还贯爪甲,出三毛[5]。是动则病口苦,善太息,心胁痛不能转侧,甚则面微有尘,体无膏泽,足外反热,是为阳厥[6]。是主骨所生病者[7],头痛颔痛,目锐眦痛,缺盆中肿痛,腋下肿,马刀侠瘿[8],汗出振寒,疟,胸胁肋髀膝外至胫绝骨外踝前及诸节皆痛,小指次指不用。为此诸病,盛则泻之,虚则补之,热则疾之,寒则留之,陷下则灸之,不盛不虚,以经取之。盛者人迎大一倍于寸口,虚者人迎反小于寸口也。

【注释】[1]髀厌:就是髀枢。[2]髀阳:大腿的外侧。[3]绝骨:外踝直上三寸许腓骨的凹陷处。[4]入、间:据有关文献所载原文当分别改作"出"、"端"。[5]三毛:指足大趾背面第一节皮肤处,因长有毫毛数根而名,又叫丛毛、聚毛。[6]阳厥:足少阳之气厥逆为病。[7]是主骨所生病者:胆藏胆汁,其味苦,苦走骨,故所生病与骨有关。[8]马刀侠瘿:马刀,指瘰疬,生于颈项,类似于今之颈淋巴结核;侠瘿,生于喉结两旁的瘿瘤,类似于今之甲状腺肿大。

【语译】胆的经脉叫足少阳经,它的循行从眼外角开始,然后上行到额角,再向下转到耳后,沿颈走在手少阳经的前面,直到肩上,再交叉到手少阳经的后面,进入锁骨上窝;它的支脉,从耳后进入耳内,再出到耳前至眼外角的后方;又一支脉,从眼外角分出,下走到大迎穴,与手少阳经会合后,再走到眼眶的下方,再下到颊车,再下行到颈部与本经前入锁骨上窝之脉相会合,然后下行到胸中,穿过膈膜,联络肝脏,入属胆腑,再由胆沿着胁内下行,出到气街,环绕阴毛,横入髀枢;直行的经脉,由锁骨上窝下到腋窝,再沿胸部穿过软肋,向下与前一支脉会合于髀枢,再由此沿着大腿的外侧下行出到膝的外缘,再下到外辅骨之前,再直行向下直到绝骨,再下出到外踝的前方,又沿足背出到足小趾与第四趾的尖端;又一支脉,从足背分出,进入足大

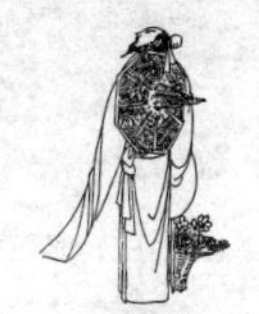

趾，再沿着足大趾次指之间的骨缝，出到大趾的尖端，又返回穿过爪甲，出到爪甲后的三毛处，与足厥阴经相连接。本经的是动病发生，证见口苦，时时叹气，胸胁作痛，不能转动，病重的，面部就像有灰尘蒙罩晦暗无光，全身皮肤也失去柔润光泽，足外侧发热，这叫做"阳厥"。胆的所生病发生，多与骨有关，证见头部、下颌及眼外角疼痛、锁骨上窝肿痛，腋下肿大，颈项两侧或生瘰疬、瘿瘤，汗出发冷，疟疾，胸、胁、肋、髀、膝等部位的外侧直至胫骨、绝骨、外踝前以及诸关节都痛，足第四趾不能运动。治疗这些病证，属邪盛的就用泻法，属正虚的就用补法，属热证的就用速刺法，属寒证的就用留针法，因阳气虚衰而脉虚下陷的就用灸法，邪不盛正不虚的从本经取穴治疗。邪气猖盛的，人迎脉粗大，是寸口脉的一倍；正气虚衰的，人迎脉反而比寸口脉细小。

【原文】肝足厥阴之脉，起于大指丛毛[1]之际，上循足跗上廉，去内踝一寸，上踝八寸，交出太阴之后，上腘内廉，循股阴入毛中，过[2]阴器，抵小[3]腹，挟胃属肝络胆，上贯膈，布胁肋，循喉咙之后，上入颃颡[4]，连目系，上出额，与督脉会于巅；其支者，从目系下颊里，环唇内；其支者，复从肝别贯膈，上注肺。是动则病腰痛不可以俯仰，丈夫㿉疝[5]，妇人少腹肿，甚则嗌干，面尘脱色。是主肝所生病者，胸满呕逆飧泄[5]，狐疝[7]遗溺闭癃。为此诸病，盛则泻之，虚则补之，热则疾之，寒则留之，陷下则灸之，不盛不虚，以经取之。盛者寸口大一倍于人迎，虚者寸口反小于人迎也。

【注释】[1]丛毛：即三毛。[2]过：据有关文献所载原文当改作"环"。[3]小：据有关文献所载原文当改作"少"。少腹，小腹两侧，即腹股沟部。[4]颃(háng 杭)颡(sǎng 嗓):喉咙上口。[5]瘖(tuí 颓)疝:疝气的一种,发病时阴囊肿痛下坠。[6]飧(sūn 孙)泄:大便清稀,夹有未被消化的食物残渣。[7]狐疝:疝气的一种,因其阴囊时上时下,有如狐狸出入无常而名。

【语译】肝的经脉叫足厥阴经,它的循行从足大趾丛毛的边缘开始,然后沿着足背上缘上至内踝前一寸,再上到内踝之上的八寸,交会足太阴经之后再出到足太阴经的后面,再上到腘窝的内缘,再沿大腿内侧进入阴毛之中,环绕阴器,再向上直到少腹,挟着胃经的两旁,进入腹内入属肝脏,联络胆腑,然后向上穿过膈膜,布散胁肋,再沿喉咙后面,上行进到喉咙的上孔,连接目系,上出额部,与督脉相会在头顶;它的支脉,从目系下走颊内,环绕唇内;又一支脉,再从肝分出穿过膈膜,上行灌入肺中,与手太阴经相连接。本经的是动病发生,证见腰部疼痛不能屈伸俯仰,男子患瘖疝,妇女患少腹肿胀,病重的就会咽喉干燥,面部就像蒙上灰尘晦暗无光。肝的所生病发生,证见胸中胀满、呕吐呃逆、飧泄、狐疝、遗尿或小便不通。治疗这些病证,属邪盛的就用泻法,属正虚的就用补法,属热证的就用速刺法,属寒证的就用留针法,因阳气虚衰而脉虚下陷的就用灸法,邪不盛正不虚的从本经取穴治疗。邪气猖盛的,寸口脉粗大,是人迎脉的一倍,正气虚衰的,寸口脉反而比人迎脉细小。

【按语】十二经脉分为手三阴经、手三阳经、足三阴经、足三阳经四组,根据各经所属内在脏腑的阴阳属性及其循行肢体的位置而分别以手足阴阳命名。阳经属腑,行于四肢外侧,阴经属脏,行于四肢内侧;手经行手,足经行足。而三阴、三阳的具体名称,则主要是依据古代阴阳演绎之理,认为阴阳既是万物发生变化的动力,也是万物成长、毁灭的根源,因而将阴阳演变的过程,划分为三个阶段:阴气初升时叫做少阴,大盛时叫做太

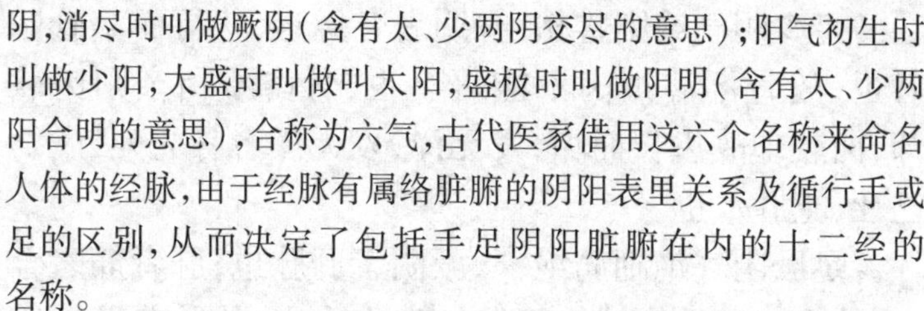

阴,消尽时叫做厥阴(含有太、少两阴交尽的意思);阳气初生时叫做少阳,大盛时叫做叫太阳,盛极时叫做阳明(含有太、少两阳合明的意思),合称为六气,古代医家借用这六个名称来命名人体的经脉,由于经脉有属络脏腑的阴阳表里关系及循行手或足的区别,从而决定了包括手足阴阳脏腑在内的十二经的名称。

有关十二经脉的循行,本篇不仅系统、详细地叙述了各条经脉具体的路线、部位,还阐述了从手太阴到手阳明、足阳明、足太阴、手少阴、手太阳、足太阳、足少阴、手厥阴、手少阳、足少阳、足厥阴,再到手太阴,十二经流注交接的顺序。就基本规律而言,有如本书的《逆顺肥瘦》所说"手之三阴,从脏走手;手之三阳,从手走头;足之三阳,从头走足;足之三阴,从足走腹"。可见,十二经脉皆由阳入阴,由阴出阳,从表入里,从里出表,自上而下,自下而上,升降出入,循环不休。而各经既顺着一定的方向循行,又按次序相互连接,同时又分别网络联系着身体的各部分,从而使全身上下表里紧密相系,成为一个有机的整体。这正是经脉的重要作用所在。

【原文】手太阴气绝则皮毛焦,太阴者行气温于皮毛者也,故气不荣则皮毛焦,皮毛焦则津液去皮节[1],津液去皮节者[2]则爪[3]枯毛折,毛折者则毛[4]先死,丙笃丁死,火胜金也。

手少阴气绝则脉不通[5],脉不通则血不流,血不流则髦色不泽,故其面黑如漆柴者,血先死,壬笃癸死,水胜火也。

足太阴气绝者则脉不荣肌肉[6],唇舌[7]者肌肉之本也,脉不荣则肌肉软,肌肉软则舌萎人中满,人中满则唇反,唇反者肉先死,甲笃乙死,木胜土也。

足少阴气绝则骨枯，少阴者冬脉也，伏行而濡骨髓者也，故骨不濡则肉不能著[8]也，骨肉不相亲则肉软却，肉软却故齿长而垢，发无泽，发无泽者骨先死，戊笃己死，土胜水也。

足厥阴气绝则筋绝[9]，厥阴者肝脉也，肝者筋之合也，筋者聚于阴气[10]，而脉络于舌本也，故脉弗荣则筋急，筋急则引舌与卵，故唇青舌卷卵缩则筋先死，庚笃辛死，金胜木也。

【注释】[1]皮节：文义不顺，据有关文献所载原文当删。[2]者：据有关文献所载原文当改作“伤”。[3]爪：据有关文献所载原文当改作“皮”。[4]毛：据有关文献所载原文当改作“气”。[5]不通：据上下文例及有关文献所载原文，此之下宜补“少阴者心脉也，心者脉之合也”字句。[6]肌肉：据有关文献所载原文当改作“口唇”。[7]唇舌：据有关文献所载原文当改作“口唇”。[8]著：据有关文献所载原文此之后当补“骨”字。[9]筋绝：据有关文献所载原文当改作“筋缩引卵与舌”。[10]气：据有关文献所载原文当改作“器”。

【语译】手太阴肺经的经气枯竭，皮毛就会枯焦。因为太阴经运行阳气以温煦润泽皮毛，所以气不营运濡养，皮毛就会枯焦。皮毛枯焦是由于津液丧失，津液丧失皮肤肌肉就会受损伤，皮肤肌肉受伤就会皮肤枯焦、毛发断落，毛发断落是由于气首先枯竭了。这种病在丙日危重，在丁日死亡，因为肺在五行属金，而丙丁属火，火能胜金。

手少阴心经的经气枯竭，血脉就不通。因为少阴经是心的经脉，而心与血脉相连，血脉不通血就不流畅，血不流畅面色就失去润泽，所以病人面色发黑，好像漆色的柴木，是由于血首先枯竭了。这种病在壬日危重，在癸日死亡，因为心在五行属火，而壬癸属水，水能胜火。

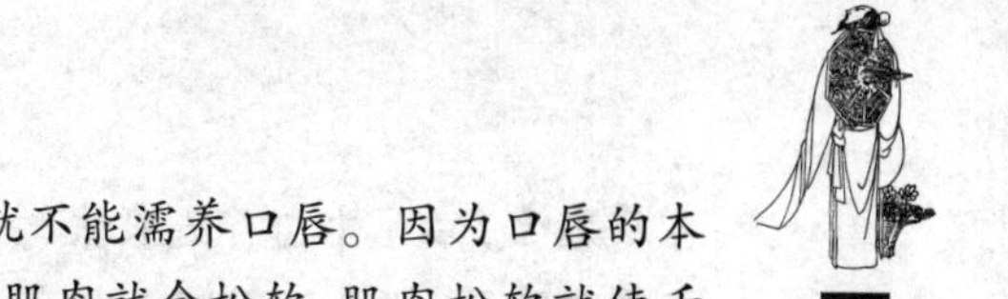

足太阴脾经的经气枯竭，就不能濡养口唇。因为口唇的本质是肌肉，血脉不能运行濡养，肌肉就会松软，肌肉松软就使舌体萎缩，人中部松弛肿满，人中松弛肿满就会口唇外翻，口唇外翻是由于肌肉首先枯萎了。这种病在甲日危重，在乙日死亡，因为脾在五行属土，而甲乙属木，木能胜土。

足少阴肾经的经气枯竭，骨骼就会干枯。因为少阴经是应于冬季的肾的经脉，其循行隐伏深处而濡养骨髓，所以骨骼得不到濡养，肌肉就不能依附在骨骼上，骨与肉不相依附，肌肉就松软萎缩，肌肉松软萎缩牙齿也因此而显得长且沾满污垢，毛发失去光泽，毛发失去光泽是由于骨首先枯萎了。这种病在戊日危重，在己日死亡，因为肾在五行属水，而戊己属土，土能胜水。

足厥阴肝经的经气枯竭，筋就会萎缩，从而牵引阴囊收缩，舌头卷屈。因为足厥阴经是肝的经脉，肝脉外与筋相合，而筋聚集在阴器，肝脉又连络到舌根，所以肝脉不能营运濡养筋，筋就会拘急，筋拘急就会牵引舌头与阴囊，所以嘴唇发青，舌头卷屈，阴囊收缩，是由于筋首先萎缩了。这种病在庚日危重，在辛日死亡，因为肝在五行属木，而庚辛属金，金能胜木。

【原文】五阴气俱绝则目系转，转则目运，目运者为志先死，志先死则远一日半死矣。六阳气绝，则阴与阳相离，离则腠理发泄，绝汗乃出[1]，故旦占[2]夕死，夕占旦死[3]。

【注释】[1]乃出：据有关文献所载原文此之后当补“大如贯珠，转出不流，即气先死”字句。[2]占：这里作预测、预示讲。[3]死：据有关文献所载原文此之后当补“此十二经之败也”字句。

【语译】五脏的精气都枯竭了，就会使眼球及其内连到脑的脉络旋转，脉络旋转就会使眼目昏花晕眩，眼目昏眩是表示神志首先已丧失，神志首先丧失的，最多一天半就会死。六腑的阳气败绝了，就会使阴阳二气分离，阴阳分离就会使腠理开张，精气外泄，于是绝汗大出，大如串珠，挂在脸上凝滞不流，这是由于六腑之阳气已先枯竭，所以清晨出现此危象，傍晚就会死亡，傍晚出现此危象，清晨就会死亡。这就是十二经脉衰败的情况。

【按语】人是以五脏为中心的有机整体。五脏虽深藏于内，但通过经脉、气血外连、濡养形体。肺外合皮毛，心合脉、外荣于面，脾主肌肉，外荣口唇，上连舌头，肾主骨，齿为骨之余，外荣头发，肝主筋，其经循阴器而连舌头，五脏之精气皆上注于目。五脏气血旺盛，经脉运行畅通，形体得以濡养，自然无异象；反之，五脏气血虚衰，甚至枯竭，经脉运行阻滞，形体不得濡养，就必然出现病象甚至危象。因此，根据外在形体表现的常异轻重，就可以分析内在脏腑经脉气血变化的常异轻重，这就是中医学的精华——整体观在生理、病理上的具体表现与运用。

至于各脏腑经脉病变危重与死亡的日期，除了含有古人的实践观察所得的经验外，主要是依据五行生克规律加以推衍，也含有主观、机械的成分，这在《黄帝内经》全书中所论颇多。学习时应着重理解它的精神，即已病之脏在遭遇加倍克伐时，病情易于恶化，而不可死守具体的日期。

【原文】经脉十二者，伏行分肉之间，深而不见；其常见者，足太阴过于外[1]踝之上，无所隐故也。诸脉之浮而常见者，皆络脉也。六经络手阳明少阳之大络，起于五指间，上合肘中。饮酒者，卫气先行皮肤，先充络脉，络脉先盛，故卫气已平，营气乃满，而经脉大盛。脉之卒然动者，皆邪气居之，留于本末；不动则热，不坚则陷且空，不与众同，是以知其何脉之动[2]也。

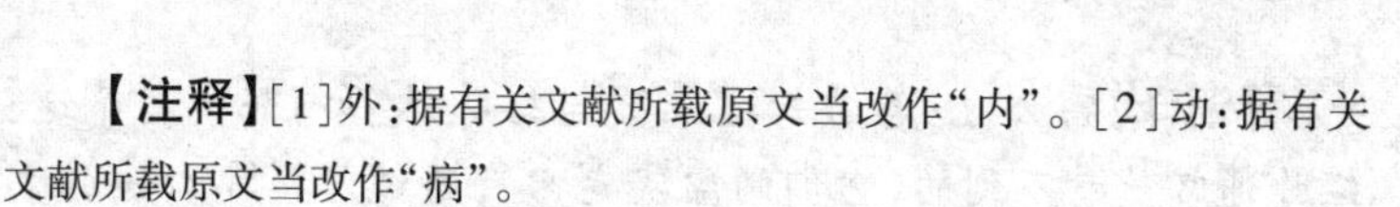
【注释】[1]外：据有关文献所载原文当改作“内”。[2]动：据有关文献所载原文当改作“病”。

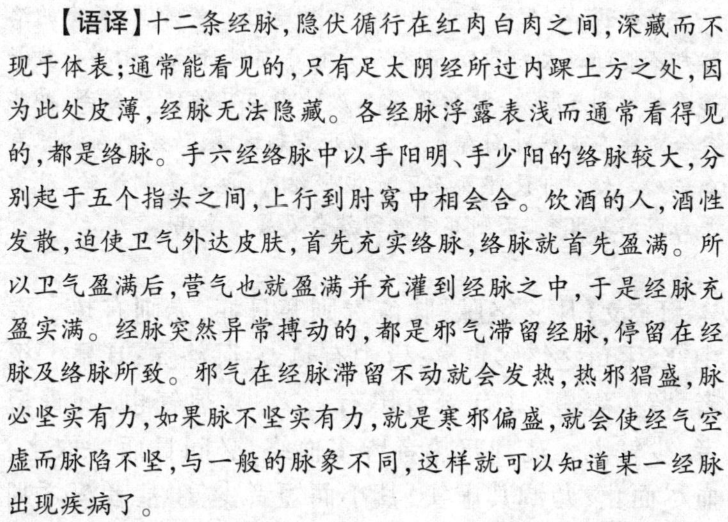
【语译】十二条经脉，隐伏循行在红肉白肉之间，深藏而不现于体表；通常能看见的，只有足太阴经所过内踝上方之处，因为此处皮薄，经脉无法隐藏。各经脉浮露表浅而通常看得见的，都是络脉。手六经络脉中以手阳明、手少阳的络脉较大，分别起于五个指头之间，上行到肘窝中相会合。饮酒的人，酒性发散，迫使卫气外达皮肤，首先充实络脉，络脉就首先盈满。所以卫气盈满后，营气也就盈满并充灌到经脉之中，于是经脉充盈实满。经脉突然异常搏动的，都是邪气滞留经脉，停留在经脉及络脉所致。邪气在经脉滞留不动就会发热，热邪猖盛，脉必坚实有力，如果脉不坚实有力，就是寒邪偏盛，就会使经气空虚而脉陷不坚，与一般的脉象不同，这样就可以知道某一经脉出现疾病了。

【原文】雷公曰：何以知经脉之与络脉异也？黄帝曰：经脉者常不可见也，其虚实也以气口知之，脉之见者皆络脉也。

雷公曰：细子[1]无以明其然也。黄帝曰：诸络脉皆不能经大节之间，必行绝道[2]而出，入复合于皮中，其会皆见于外。故诸刺络脉者，必刺其结上[3]，甚血者虽无结，急取之以泻其邪而出其血，留之发为痹也。

【注释】[1]细子：自谦语，“小人”之意。黄帝为君，雷公为臣，故自称“小人”。[2]绝道：与纵行经脉相横行截断的路径。[3]结上：络脉上有血聚结之处。

【语译】雷公说：怎么知道经脉与络脉的不同呢？黄帝道：经脉通常是看不到的，它们的虚实也只有通过诊察寸口脉的表现才能知道。能够看见的都是络脉。

雷公说：小人还是不明白其中的道理。黄帝道：所有的络脉都不能经过大的骨节，而必须走行于与纵行经脉相横行截断的路径出到皮肤外，然后再进入皮肤内与其他络脉会合，这些会合都能在皮肤外面看见。所以凡是刺络脉，必须刺在络脉有血聚结之处。即使邪甚而无血液聚结的，也应急刺络脉，放出恶血以泻其邪气，否则邪气停留就会发展为痹病。

【原文】凡诊络脉，脉色青则寒且痛，赤则有热。胃中寒，手鱼之络多青矣；胃中有热，鱼际络赤；其暴[1]黑者，留久痹也；其有赤有黑有青者，寒热气也；其青短者，少气也。凡刺寒热者皆多血络，必间日而一取之，血尽而止，乃调其虚实；其小而短者少气，甚者泻之则闷，闷甚则仆不得言，闷则急坐之也。

【注释】[1]暴：据有关文献所载原文当改作“鱼”字。

【语译】凡是诊察络脉，络脉色青的是有寒邪而且疼痛；络脉色赤的是有热邪。胃中有寒邪，手鱼际的络脉多呈青色；胃中有热邪，手鱼际的络脉呈赤色；手鱼际的络脉呈黑色，是邪气久留的痹病；手鱼际的络脉赤色、黑色、青色错杂的，是寒热错杂的病变；若手鱼际的络脉色青又细又短的是气虚。凡是刺治发冷发热的病证，都应多刺浅表血络，还必须隔日刺一次，恶血除尽后才停针，然后调和虚实。手鱼际络脉色青而又短又细的是气虚，气虚严重的若用泻法，就会使病人昏闷烦乱，严重的就会向前跌倒不省人事，也不能说话。出现昏闷烦乱，应赶快让病人坐下休息。

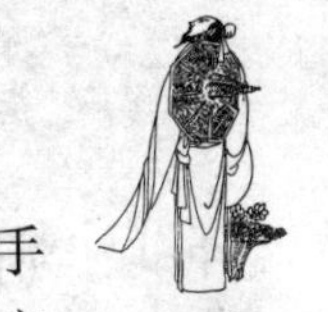

【按语】诊络脉，即根据肌表络脉的颜色来判断疾病。诊手鱼络脉，则是根据手掌大鱼际络脉的颜色、粗细、长短来判断疾病。后世医家受此启迪，并根据小儿的生理、病理特点，创造出了“小儿指纹”诊察法，即观察三岁以下小儿食指内侧络脉的颜色、形状、动态等变化，借以分析小儿病理，以弥补小儿脉诊之不足。此法初见于唐代，盛行于明清，虽有着丰富的、独特的内容，但究其原理与方法，仍以本节所论为其渊源。

【原文】手太阴之别[1]，名曰列缺，起于腕上分间[2]，并太阴之经直入掌中，散入于鱼际。其病实则手锐[3]掌热，虚则欠故[4]，小便遗数，取之去腕半寸[5]，别走阳明也。

手少阴之别，名曰通里，去腕一寸半[6]，别而上行，循经入于心中，系舌本，属目系。其实则支膈，虚则不能言，取之掌[7]后一寸，别走太阳也。

手心主之别，名曰内关，去腕二寸，出于两筋之间[8]，循经以上，系于心包，络心系。实则心痛，虚则为头强[9]，取之两筋间也。

手太阳之别，名曰支正，上[10]腕五寸，内注少阴；其别者，上走肘，络肩髃。实则节弛肘废，虚则生肬[11]，小者如指痂疥，取之所别也。

手阳明之别，名曰偏历，去腕三寸，别入[12]太阴；其别者，上循臂，乘肩髃，上曲颊偏[13]齿；其别者，入耳合于宗脉[14]。实则龋聋，虚则齿寒痹隔，取之所别也。

手少阳之别，名曰外关，去腕二寸，外绕臂，注胸中，合心主。病实则肘挛，虚则不收，取之所别也。

足太阳之别，名曰飞阳，去踝七寸，别走少阴。实则鼽窒头背痛，虚则鼽衄，取之所别也。

足少阳之别，名曰光明，去踝五寸，别走厥阴[15]，下络足跗。实则厥，虚则痿躄，坐不能起，取之所别也。

足阳明之别，名曰丰隆，去踝八寸，别走太阴；其别者，循胫骨外廉，上络头项，合诸经之气，下络喉嗌。其病气逆则喉痹瘁瘖[16]，实则狂巅[17]，虚则足不收，胫枯，取之所别也。

足太阴之别，名曰公孙，去本节之后一寸，别走阳明；其别者，入络肠胃。厥气上逆则霍乱[18]，实则肠[19]中切痛，虚则鼓胀，取之所别也。

足少阴之别，名曰大钟，当踝后绕跟，别走太阳；其别者，并经上走于心包，下外贯腰脊。其病气逆则烦闷，实则闭癃，虚则腰痛，取之所别者也。

足厥阴之别，名曰蠡沟，去内踝五寸，别走少阳；其别者，径胫[20]上睾，结于茎。其病气逆则睾肿卒疝，实则挺长，虚则暴痒，取之所别也。

任脉之别，名曰尾翳，下鸠尾，散于腹。实则腹皮痛，虚则痒搔，取之所别也。

督脉之别，名曰长强，挟膂上项，散头上，下当肩胛左右，别走太阳，入贯膂。实则脊强，虚则头重，高摇之，挟脊之有过者，取之所别也。

脾之大络，名曰大包，出渊腋下三寸，布胸胁。实则身尽痛，虚则百节尽皆纵，此脉若罗络之血者，皆取之脾之大络脉也。

凡此十五络者，实则必见，虚则必下，视之不见，求之上下，人经不同，络脉异所别也。

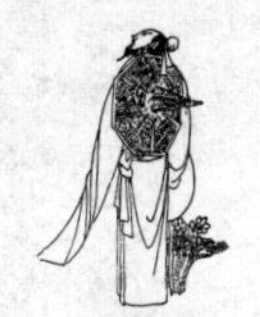

【注释】[1]别:指由本经分出之支络而别走邻经,与“络”义同。[2]分间:即分肉之间,也就是红肉白肉之间。[3]手锐:手掌后小指侧的高骨。[4]欯(qū 区):同“呿”,张口。[5]半寸:据有关文献所载原文当改作“一寸半”。[6]一寸半:据有关文献所载原文当改作“一寸”。[7]掌:据有关文献所载原文当改作“腕”。[8]两筋之间:据有关文献所载原文,以下当补“别走少阳”字句。[9]头强:据有关文献所载原文当改作“烦心”。[10]上:据有关文献所载原文当改作“去”。[11]肬(yóu 由):同“疣”,赘生肉,即瘤子之类。[12]入:据有关文献所载原文当改作“走”。[13]偏:即“遍”字。[14]宗脉:宗,众之义。宗脉,这里指分布在眼、耳部很多经脉所汇聚而成的主脉或大脉。[15]厥阴:据有关文献所载原文,此之后当补“并经”二字。[16]瘁瘖(yīn 因):瘁,这里作“猝、卒(cù 促)”,突然;瘖,失音、嘶哑。[17]巅:这里作“癫”,病名,指精神失常一类病证,详见本书《癫狂》。[18]霍乱:中医病名,以病起突然、大吐大泻、烦闷不舒为特征,因其“挥霍之间,便致缭乱”而得名,与西医之同名疾病的表现有相似之处。[19]肠:据有关文献所载原文当改作“腹”。[20]径胫:据有关文献所载原文当改作“循经”。

【语译】手太阴经分出的络脉,叫做列缺,它的循行从腕后上侧的红肉白肉之间开始,与本经经脉平行并走,一直进入到手掌内侧,布散进入到鱼际。该络脉发生的病证,邪气猖盛的就会腕后高骨及手掌发热,正气虚衰的就会张口呵欠,小便不禁或频数。治疗取腕后一寸半处的列缺穴。本络由此分出,联络手阳明经。

手少阴经分出的络脉,叫做通里,它的循行从腕后内侧的一寸处开始,分出后循本经上行,进入到心中,然后再上行联系舌根,入属目系。该络脉发生的病证,邪气猖盛的就会胸膈不舒如同有物支撑一样,正气虚衰的就不能言语。治疗取腕后内侧一寸处的通里穴。本络由此分出,联络手太阳经。

手厥阴心包经分出的络脉,叫做内关,它的循行从掌后腕上二寸处开始,由两筋之间走出,由此分出走到手少阳经,循本经上行,入系心包,联络心系。该络脉发生的病证,邪气猖盛的就会心痛,正气虚衰的就会心中烦乱。治疗取腕内侧上两寸两筋之间的内关穴。

手太阳经分出的络脉,叫做支正,它的循行从腕外侧上五寸处开始,向内侧注入到手少阴心经;它分出的别支上行过肘,联络在肩髃穴。该络脉发生的病证,邪气猖盛的就会骨节松弛,肘关节不能运动,正气虚衰的皮上就会出现赘肉疙瘩,粒小而多,如同手指间生疮疥后结的痂。治疗取本经分出的络穴支正。

手阳明经分出的络脉,叫做偏历,它的循行从腕外侧上三寸处开始,分出后走入手太阴经,然后又分出上行,沿着臂直上肩髃,再上到曲颊,遍络牙齿;另一分出的络脉,向上进入耳中,合于该处的大脉。该络脉发生的病证,邪气猖盛的就会龋齿耳聋,正气虚衰的就会感到牙齿寒冷,膈间闭塞不畅。治疗取本经分出的络穴偏历。

手少阳经分出的络脉,叫做外关,它的循行从腕上两寸处开始,向外绕行手臂,然后向上注入胸中,与手厥阴心包经会合。该络脉发生的病证,邪气猖盛的就会肘关节痉挛,正气虚衰的就会肘部松弛不收。治疗取本经分出的络穴外关。

足太阳经分出的络脉,叫做飞扬,它的循行从外踝上七寸处开始,分出后行走入足少阴经。该络脉发生的病证,邪气猖盛的就会鼻塞不通,头部背部疼痛,正气虚衰的就会鼻塞流涕或鼻腔出血。治疗取本经分出的络穴飞扬。

足少阳经分出的络脉,叫做光明,它的循行从外踝上五寸处开始,分出后走入足厥阴经,与本经平行向下络于足背上。该络脉发生的病证,邪气猖盛的就会四肢冰冷,正气虚衰的就会下肢痿软无力不能行走,只能坐而不能站立。治疗取本经分出的络穴光明。

足阳明经分出的络脉,叫做丰隆,它的循行从外踝上八寸处开始,分出后走入足太阴经,然后又分出上行,沿着胫骨的外

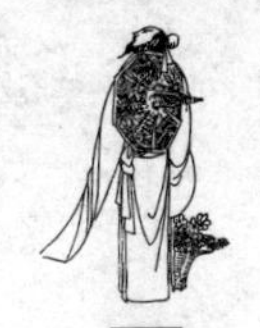

侧，向上联络到头项，与该处其他各经的经气相会合，然后向下联络喉咽。该络脉发生的病证，如果病气上逆就会出现咽喉肿痛梗塞，突然失音，邪气猖盛的就会神志失常发生狂病、癫病，正气虚衰的就会两足松弛软弱不能收屈，足胫部肌肉枯萎。治疗取本经分出的络穴丰隆。

足太阴经分出的络脉，叫做公孙，它的循行从足大趾本节后一寸处开始，分出后走入足阳明经，然后又分出上行，进入腹中联络肠胃。该络脉发生的病证，邪气逆乱上冲就会发为霍乱，邪气猖盛的就会腹中剧痛如同刀切，正气虚衰的就会腹胀如鼓。治疗取本经分出的络穴公孙。

足少阴经分出的络脉，叫做大钟，它的循行从足内踝的后面开始，环绕足跟分出走入足太阳经，然后又分出与本经并行向上，走入心包络，然后向下外出贯穿腰脊。该络脉发生的病证，如果病气上逆就会发生心烦闷乱，邪气猖盛的就会二便不通，正气虚衰的就会腰痛。治疗取本经分出的络穴大钟。

足厥阴经分出的络脉，叫做蠡沟，它的循行从内踝上五寸处开始，分出后走入足少阳经，然后又分出而上行，沿着本经循行的路径上到睾丸，会聚在阴茎。该络脉发生的病证，如果病气上逆就会睾丸肿痛、突发疝病，邪气猖盛的就会阴茎勃起坚挺而长，正气虚衰的就会阴部突然剧烈瘙痒。治疗取本经分出的络穴蠡沟。

任脉分出的络脉，叫做尾翳，它的循行从鸠尾之上开始，然后下到鸠尾，布散联络腹部。该络脉发生的病证，邪气猖盛的就会腹部皮肤痛，正气虚衰的就会腹部皮肤发痒。治疗取本经分出的络穴尾翳。

督脉分出的络脉，叫做长强，它的循行从此分出向上，挟着脊背两旁的肌肉上到项部，布散在头上，然后又下行到肩胛部的左右，分出走入足太阳膀胱经，并进入到深部贯穿脊膂。该络脉发生的病证，邪气猖盛的就会脊柱僵硬，不能俯仰，正气虚衰的就会头部感觉沉重，头摇动不止，脊柱两侧似觉有物上下窜动。治疗取本经分出的络穴长强。

脾的大络叫做大包，它的循行从渊腋下三寸开始，布散在胸胁。该络脉发生的病证，邪气猖盛的就会全身疼痛，正气虚衰的就会周身骨节松弛软弱无力。这一条大络包罗了各条络脉的血，因此治疗各条络脉的血瘀证都可以针刺脾的大络大包穴。

以上十五络脉，邪气猖盛时就可明显看到盈盛的络脉，正气虚衰时就会脉络下陷而看不见，但可在络脉循行的部位上下寻求。由于每个人的形体、禀赋不同，其络脉的虚实盛衰也有一定的差异，治疗上也应有所区别。

【按语】以上十五络，即十二经脉与任督二脉各自分出一络，加上脾之大络，共计十五条。由于它们与一般的络脉不同，有专门的循行部位和特殊的作用，所以本篇将之专名定出，重点叙述，指出它们的循行部位、传注交接等生理功能和主治证候。就十五络共同的生理意义而言，主要作用是沟通各组表里的经脉，加强十二经脉的循环传注，因而是经络内容的重要组成部分。

值得指出的是，经络学说是《内经》也是整个中医学理论的重要组成部分，有关它的具体组成、生理作用、循行路线、病理表现、穴位分布与治疗运用，本书有着详尽的论述，本篇所论只是冰山之一角。那么，经络的实质究竟是什么，时至今日，国内外众多学者从解剖学、组织学、生物电以及针刺感应和治疗效果等多方面作了大量的研究，虽尚无定论，但是都肯定了它的客观存在，尤其是根据经络理论治疗疾病所显示的神奇效果，更是令人叹为观止，这不能不说是人类医学史上的一个极为奇特的现象。

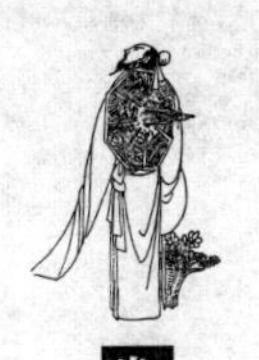

经别第十一

【提要】本篇首先举五脏六腑为例，说明“天人相应”的情况，指出十二经脉在医学上的重要作用，接着详细叙述了十二经别的循行路径以及与表里相应的阴经、阳经离、合、出、入的配合关系。由于本篇主要讲述经别的相关内容，所以篇名《经别》。

【原文】黄帝问于岐伯曰：余闻人之合于天道也，内有五藏，以应五音[1]、五色[2]、五时[3]、五味[4]、五位[5]也；外有六府，以应六律[6]，六律建阴阳诸经而合之十二月、十二辰[7]、十二节[8]、十二经水、十二时[9]、十二经脉者，此五藏六府之所以应天道。夫十二经脉者，人之所以生，病之所以成，人之所以治，病之所以起，学之所始，工之所止也，粗之所易，上之所难也。请问其离合出入奈何？岐伯稽首再拜曰：明乎哉问也！此粗之所过，上之所息也，请卒言之。

【注释】[1]五音：古代音乐中的五个音阶，即角、徵、宫、商、羽。[2]五色：指青、赤、黄、白、黑五种颜色。[3]五时：一年有四季，为合“五”行，古人把夏季末月即农历六月定为“长夏”，故有五季，也就是五时，即春、夏、长夏、秋、冬。[4]五味：酸、苦、甘、辛、咸五种味道。[5]五位：东、南、中央、西、北五个方位。[6]六律：古代音乐的律制，相传黄帝时代，把竹子截为十二个竹筒，因其长短不同，故声音有清浊高下之分，用来校定乐器的音调。其中阳律六：黄钟、太簇、姑洗、蕤宾、夷则、无射，又称六律；

阴律六:林钟、南吕、应钟、大吕、夹钟、仲吕,又称六吕,阴阳共合十二律,又简称为律吕。本处只提“六律”,是因其为阳律,合之六腑,六腑为阳之故。[7]十二辰:指子、丑、寅、卯、辰、巳、午、未、申、酉、戌、亥十二个时辰,每个时辰相当于现在两个小时,23 时至次日 1 时为子时,依次类推。此处亦指十二地支。[8]十二节:指立春、惊蛰、清明、立夏、芒种、小暑、立秋、白露、寒露、立冬、大雪、小寒十二个农事节气。[9]十二时:把一日分十二个时段:即夜半、鸡鸣、平旦、日出、食时、隅中、日中、日昳、日晡、日入、黄昏、人定,与“十二辰”的时间大体相当。

【语译】黄帝问岐伯道:我听说人与天地间的事物以及变化规律是相对应的。人体内有五脏,以对应五音、五色、五季、五味、五位;外有六腑,以对应六律,而六律又分为六阴六阳合于人体十二经脉,以对应十二月、十二辰、十二节、十二经水、十二时、十二经脉。这就是五脏六腑与自然界事物以及变化规律相对应的情况。十二经脉,人因它而得以生存,疾病又因它而得以形成,人因它而得以健康,疾病又因它而得以痊愈;初学医者从它开始学习,一般医生对它的深奥叹为观止,平庸的医生认为它简单易知,高明的医生认为它难以精通。请问十二经的离、合、出、入情况是怎样的?岐伯叩头再三下拜说:问得很高明啊!这正是平庸的医生容易忽视,高明的医生才会深入钻研的问题,请让我谈谈它的全部内容。

【原文】足太阳之正,别[1]入于腘中,其一道下尻五寸,别入于肛,属于膀胱,散之肾,循膂当心入散;直者,从膂上出于项,复属于太阳,此为一经也。足少阴之正,至腘中,别走太阳而合,上至肾,当十四顀[2],出属带脉;直者,系舌本,复出于项,合于太阳,此为一合。成以诸阴之别,皆为正也。

足少阳之正,绕髀入毛际,合于厥阴;别者,入季胁

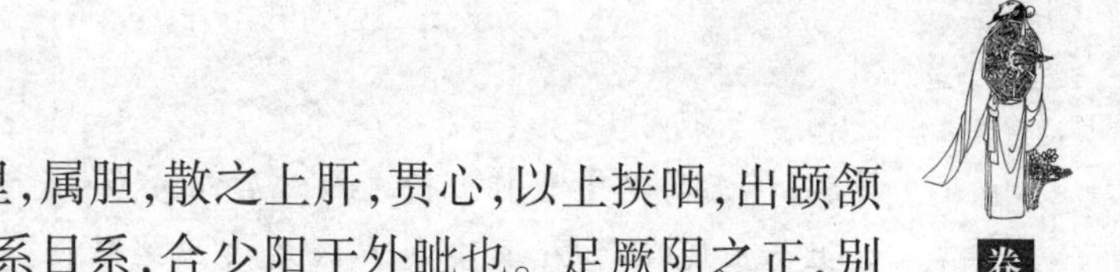

之间，循胸里，属胆，散之上肝，贯心，以上挟咽，出颐颔中，散于面，系目系，合少阳于外眦也。足厥阴之正，别跗上，上至毛际，合于少阳，与别俱行，此为二合也。

足阳明之正，上至髀，入于腹里，属胃，散之脾，上通于心，上循咽出于口，上頞䪼[3]，还系目系，合于阳明也。足太阴之正，上至髀，合于阳明，与别俱行，上结于咽，贯舌中，此为三合也。

手太阳之正，指地，别于肩解，入腋走心，系小肠也。手少阴之正，别入于渊腋两筋之间，属于心，上走喉咙，出于面，合目内眦，此为四合也。

手少阳之正，指天，别于巅，入缺盆，下走三焦，散于胸中也。手心主之正，别下渊腋三寸，入胸中，别属三焦，出循喉咙，出耳后，合少阳完骨之下，此为五合也。

手阳明之正，从手循膺乳，别于肩髃，入柱骨下，走大肠，属于肺，上循喉咙，出缺盆，合于阳明也。手太阴之正，别入渊腋少阴之前，入走肺，散之太阳[4]，上出缺盆，循喉咙，复合阳明，此为六合[5]也。

【注释】[1]正，别：指十二经脉正道循行路径以外另道而行的部分，其虽与本经正道循行的路径不同，但仍属于正经而非支络。正，指正经、本经；别，另道而行，与其他篇的“别”，即分出的支络不同。[2]顀(zhuī 追)：即“椎”字。[3]頞(è 饿)䪼(zhuó 浊)：頞，鼻梁；䪼，颧上目下处。[4]太阳：据有关文献所载原文当改作“大肠”。[5]六合：十二经别因属正经，故同样存在着互为表里的脏腑经别相合，一共六对，故称六合。

【语译】足太阳经另道而行的正经，一支进入到膝后腘窝中，另一支上行到尾骶骨下五寸处，进入肛门，入属膀胱，布散肾脏,然后再顺着脊膂上行进入心后而分散;直行的一支,从脊膂上行出现在后项,再会属本经足太阳经脉,这是足太阳另道而行的一条正经。足少阴经另道而行的正经,行到腘窝中,再另道走入太阳经相合并,然后上行到肾,在第十四椎处外出会合带脉;直行的一支,上行联系舌根,再出现在项部,与足太阳经相合。这是阴阳表里相配的第一合。这种以诸阳经的正经与诸阴经的经别相互配合,都是另道而行的为正经。

足少阳经另道而行的正经,上行绕过大腿外侧,进入阴毛处,与足厥阴经合并;另一支,进入第十一、十二软肋处,再沿胸中入属本经胆腑,布散络到肝,再向上贯穿心脏,再上行至咽喉两旁,出现在腮部及颌中,布散在面部,联系目系,与足少阳本经会合于外眼角。足厥阴经另道而行的正经,从足背上另行,向上行到阴毛处,与足少阳另道而行的正经相合,并向上同行。这是阴阳表里相配的第二合。

足阳明经另道而行的正经,上行到大腿外侧,进入腹中,入属胃腑,布散到脾,上通到心,再上行顺着咽喉出到口,再上行到鼻梁及眼眶下方,联系目系,与足阳明本经相合。足太阴经另道而行的正经,向上行到大腿外侧,与足阳明经另道而行的正经相合,并向上同行,上行联络咽喉,贯穿舌头。这是阴明表里相配的第三合。

手太阳经另道而行的正经,从下而向上行,从肩后骨缝另道行出,进入腋窝,下走到心,联系小肠。手少阴经另道而行的正经,另行进入在渊腋穴处的两筋之间,入属心脏,再向上走到喉咙,出现在面部,与手太阳经的一条支脉会合于内眼角。这是阴阳表里相配的第四合。

手少阳经另道而行的正经,从上而向下行,从头顶另道行出,下行进入锁骨上窝,再向下行走上、中、下三焦,并散布在胸中。手厥阴心包经另道而行的正经,另行到渊腋穴下三寸,进入胸中,另行联络三焦,再出而上行沿着喉咙,出现在耳后,与

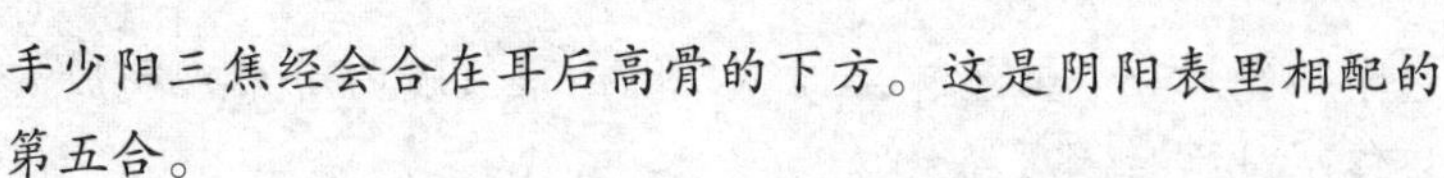

手少阳三焦经会合在耳后高骨的下方。这是阴阳表里相配的第五合。

手阳明经另道而行的正经，从手上行到胸侧、乳部再另行到肩髃穴，进入大椎骨之下，然后向下走到大肠，向上联络到肺，再向上沿着喉咙，出现在锁骨上窝，与手阳明本经相合。手太阴经另道而行的正经，另行进入渊腋穴处手少阴经之前，入属于肺，向下散络大肠，再向上行出现在锁骨上窝，再沿喉咙与手阳明经相会合。这是阴阳表里相配的第六合。

【按语】十二经别，是十二正经离合出入另道而行的部分，故称经别，仍属于正经的范围。就其总的分布特点而言，其所行路径，都从肘、膝以上的正经分出另道而行，经过躯干，深入内脏，上至头、项，并于头项之处，其阴经合于阳经，阳经合于本经而上抵头面。由于十二经别按其阴阳表里两经相互配合，共分六组，故称“六合”。

十二经别的作用，主要是对十二正经起着离、合、出、入于表里之间，加强内外的联系，也起着濡养内外的作用。

经水第十二

【提要】本篇主要以自然界十二经水的大小、深浅、广狭、远近等来比喻，说明人体十二经脉气血多少、循环内外、营运灌溉全身的情况，具体体现了“天人相应”的理论。此外，还指出可以通过对人体皮肉的度量以及尸体解剖来研究人体的结构功能，度量人体应以平均身材为标准，十二经脉的针刺深度、留针久暂必须结合人体长短、肥瘦的不同而灵活处理。由于本篇通过十二经水与十二经脉、五脏六腑的相应，强调了天人相应的整体观，所以篇名《经水》。

【原文】黄帝问于岐伯曰：经脉十二者，外合于十二经水[1]，而内属于五藏六府。夫十二经水者，其有大小、深浅、广狭、远近各不同，五藏六府之高下、大小、受谷之多少亦不等，相应奈何？夫经水者，受水而行之；五藏者，合神气魂魄而藏之；六府者，受谷而行之，受气而扬之；经脉者，受血而营之。合而以治奈何？刺之深浅，灸之壮数，可得闻乎？岐伯答曰：善哉问也！天至高，不可度，地至广，不可量，此之谓也。且夫人生于天地之间，六合[2]之内，此天之高、地之广也，非人力之所能度量而至也。若夫八尺之士[3]，皮肉在此，外可度量切循而得之，其死可解剖而视之，其藏之坚脆，府之大小，谷之多少，脉之长短，血之清浊，气之多少，十二经之多血少气，与其少血多气，与其皆多血气，与其皆少血气，皆有大数。其治以针艾，各调其经气，固其常有合乎？

【注释】[1]十二经水：指清、渭、海、湖、汝、渑、淮、漯、江、河、济、漳十二条河流。[2]六合：上、下、前、后、左、右六方，或说东、南、西、北、上、下六方，这里泛指整个空间。[3]八尺之士：八尺指人体长度，八尺之士这里泛指人体的一般长度。注意：古今长度相差甚大，此八尺非今日之八尺，不可等同。

【语译】黄帝问岐伯道：人体的十二条经脉，外合于地面的十二条河流，内连属于五脏六腑。而十二条河流的大小、深浅、宽窄、长短各不相同，五脏六腑也有位置高低、形体大小、容纳

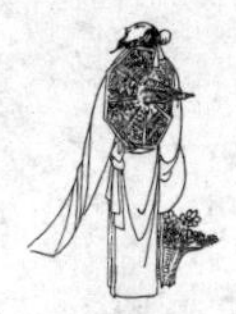

水谷多少的不同，这其中相对应的情况是怎样的呢？河流收纳地面的水而流行；五脏聚合神气魂魄而贮藏；六腑受纳谷物而传化，汲取水谷精气而布散全身内外；经脉受纳血液而流行濡养全身。把这些配合起来运用到治疗的情况又是怎样的？针刺的深浅、施灸壮数的多少，可以说给我听吗？岐伯回答说：问得好啊！天最高，高得不能用尺寸来测量；地最宽，宽得也不能用尺寸来测量，说的就是这个。而人生存在天地之间，六合之内，这天的高度、地的广度，不是用人力能够测量准确的。对于人体来说就不同了，八尺之躯，形体皮肉就摆在这里，从外部可以通过测量、切按、触摸而得以了解；如果死了，也可以通过解剖进行观察，五脏的坚脆、六腑的大小、纳谷的多少、脉道的长短、血液的清浊、精气的多少，十二经是多血少气、少血多气、血气都多还是血气都少，都有一定的数据。因此运用针刺和艾灸进行治疗，调理各经的气血，也就有一定的规律。

【按语】众所周知，中医学理论极为重视人体的功能和征象，因而一般人就认为它没有形态解剖的认识，其实这是一个莫大的误解。既然医学研究和治疗的对象是人体，那么对人体形态和构造的掌握就必不可少。如果不把人体解剖开来进行观察，就不可能把握复杂的生理与病理变化。本节所论不仅明确指出，有关人体形态、构造的解剖，中医学早在战国时期就曾有过，而且连“解剖”一词也出自于中医。更何况在《内经》全书中有着很多有关形态、构造的数据，并与今日解剖学的许多数据非常接近，充分说明远在两千多年前，中医学就在人体解剖上做了相当深入的研究，并取得了非凡的成就。其根本原因，就在于解剖学是探索人体奥秘与基础医学中最基本的手段和学科，西医如是，中医同样如是。

【原文】黄帝曰：余闻之，快于耳，不解于心，愿卒闻之。岐伯答曰:此人之所以参天地而应阴阳也,不可不察。足太阳外合清水,内属膀胱,而通水道焉。足少阳外合于渭水,内属于胆。足阳明外合于海水,内属于胃。足太阴外合于湖水,内属于脾。足少阴外合于汝水,内属于肾。足厥阴外合于渑水,内属于肝。手太阳外合于淮水,内属小肠,而水道出焉。手少阳外合于漯水,内属于三焦。手阳明外合于江水,内属于大肠。手太阴外合于河水,内属于肺。手少阴外合于济水,内属于心。手心主外合于漳水,内属于心包。凡此五藏六府十二经水者,外有源泉而内有所禀,此皆内外相贯,如环无端,人经亦然。故天为阳,地为阴,腰以上为天,腰以下为地。故海以北者为阴,湖以北者为阴中之阴,漳以南者为阳,河以北至漳者为阳中之阴,漯以南至江者为阳中之太阳,此一隅之阴阳也,所以人与天地相参也。

【语译】黄帝道:你所说的,我听起来很觉清楚,心里却不理解,希望全部讲来听听。岐伯回答说:这是人所以能够与天地现象相对应、与阴阳变化相一致的道理,不可以不知道。足太阳经外与清水相合,内属于膀胱,与全身运行水液的道路相通。足少阳经外与渭水相合,内属于胆。足阳明经外与海水相合,内属于胃。足太阴经外与湖水相合,内属于脾。足少阴经外与汝水相合,内属于肾。足厥阴经外与渑水相合,内属于肝。手太阳经外与淮水相合,内属于小肠,水道得以流畅通调。手少阳经外与漯水相合,内属于三焦。手阳明经外与江水相合,内属于大肠。手太阴经外与河水相合,内属于肺。手少阴经外与济水相合,内属于心。手厥阴经外与漳水相合,内属于心包。所有这五脏、六腑、十二经水,在外的经水有水流的源泉,在内

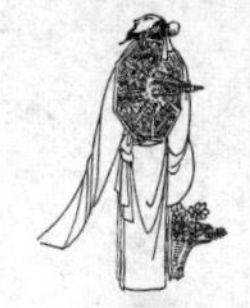

的脏腑有经脉的联属,其运行都是内外贯通、循环无端的,人的经脉也是这样。所以天为阳,地为阴,人腰部以上象天属阳,腰部以下象地属阴。所以海水以北为阴,湖水以北为阴中之阴;漳水以南为阳,河水以北至漳水为阳中之阴,漯水以南至江水为阳中之太阳。这仅是列举一隅的阴阳来说明人与天地相对应的道理。

【原文】黄帝曰:夫经水之应经脉也,其远近浅深,水血之多少各不同,合而以刺之奈何?岐伯答曰:足阳明,五藏六府之海也,其脉大血多,气盛热壮,刺此者不深弗散,不留不泻也。足阳明刺深六分,留十呼[1]。足太阳深五分,留七呼。足少阳深四分,留五呼。足太阴深三分,留四呼。足少阴深二分,留三呼。足厥阴深一分,留二呼。手之阴阳,其受气之道近,其气之来疾,其刺深者皆无过二分,其留皆无过一呼。其少长大小肥瘦,以心撩之[2],命曰法天之常。灸之亦然。灸而过此者得恶火,则骨枯脉涩;刺而过此者,则脱气。

【注释】[1]呼:呼吸,这里指一呼一吸,也就是呼吸一次所需的时间。[2]以心撩之:"撩"通"料",料度的意思;以心撩之,指医者在进行针刺时应心中有数,根据不同体质的人作不同的治疗。

【语译】黄帝道:十二经水对应于十二经脉,然而,经水与经脉的长短、深浅,以及水与血的多少都有不同,要把两者结合起来,运用于针刺又怎么样的呢?岐伯回答说:足阳明胃经,是五脏六腑精气的源泉,它的脉大血多,如果邪气猖盛发热必甚,针刺这条经脉,不深刺邪气就不能发散,不留针邪气就不得排泄。针刺足阳明经脉,要深刺六分,留针十次呼吸的时间。针刺足太阳经脉,要深刺五分,留针七次呼吸的时间。针刺足少阳经脉,要深刺四分,留针五次呼吸的时间。针刺足太阴经脉,要深刺三分,留针四次呼吸的时间。针刺足少阴经脉,要深刺二分,留针三次呼吸的时间。针刺足厥阴经脉,要深刺一分,留针两次呼吸的时间。手三阴、手三阳经脉,它们接受血气的脉道很短,血气的到来很快,针刺的深度都不要超过二分,留针时间都不要超过一次呼吸的时间。病人有年龄少长、身材高矮、体型肥瘦等不同,因此要做到心中有数,区别对待,这就是顺其自然之法则。灸法也是这样。灸一旦超过限度,就会得火毒入身的"恶火"病,而出现骨髓干枯,血脉凝涩;而针刺一旦超过限度,就会使元气外脱外泄。

【原文】黄帝曰:夫经脉之大小,血之多少,肤之厚薄,肉之坚脆,及腘[1]之大小,可为量度乎?岐伯答曰:其可为度量者,取其中度也,不甚脱肉而血气不衰也。若失度之人,消瘦而形肉脱者,恶[2]可以度量刺乎?审切循扪按,视其寒温盛衰而调之,是谓因适而为之真也。

【注释】[1]腘:据有关文献所载原文当改作"䐃"。[2]恶:这里作疑问词,怎么的意思。

【语译】黄帝道:经脉的大小,营血的多少,皮肤的厚薄,肌肉的坚脆,以及肉块的大小,可否定出一个数量的标准呢?岐伯回答说:如果要定出数量的标准,就要取中等度的身材,肌肉不太消瘦,血气不甚衰弱的人为标准。如果是形体消瘦、肌肉脱陷的人,又怎么可以用一般的标准度量而针刺呢?只有审慎地运用切、循、扪、按等检查方法,观察病人寒、热、盛、衰的具体情况,加以适当的调理,这才是根据不同的情况施以适宜治疗的正确方法。

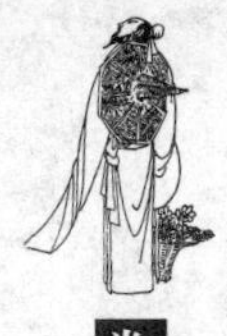

【**按语**】俗话说"人上一百，形形色色"，由于先后天因素、地理环境、风俗习惯以及个人嗜好等的不同，因而人有高矮、胖瘦、强弱等不同的体质情况，加上男女、老少的差异，其发病的种类、性质、邪正盛衰都明显有别，即使同一个病证，其内在病机与外在表现也不尽一致。因此，无论是针灸治疗，还是药物治疗，都必须因人而异，根据具体的情况来确定治疗的原则以及具体的针刺补泻手法、进针的深度、留针的时间、艾灸的壮数、方剂的选择、药味的多少、用量的轻重等等，只有这样才能避免医疗事故，并收到良好的疗效。这是《内经》治疗学思想的基本原则之一，本篇所论也仅仅是《内经》全书极为丰富的论述中的一个缩影，如同九牛之一毛。

卷之四

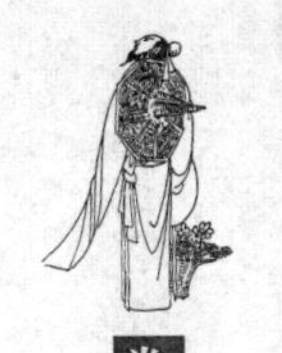

经筋第十三

【提要】本篇专门论述了十二经筋具体的循行所过、所发病证和针刺治法，所以篇名《经筋》。

【原文】足太阳之筋，起于足小指上，结[1]于踝，邪[2]上结于膝，其下循足外踝，结于踵，上循跟，结于腘[3]；其别者，结于踹[4]外，上腘中内廉[5]，与腘中并上结于臀，上挟脊上项；其支者，别入结于舌本；其直者，结于枕骨，上头下颜，结于鼻；其支者，为目上网[6]，下结于頄[7]；其支者，从腋后外廉，结于肩髃[8]；其支者，入腋下，上出缺盆[9]，上结于完骨[10]；其支者，出缺盆，邪上出于頄。其病小指支[11]，跟肿痛，腘挛，脊反折，项筋急，肩不举，腋支，缺盆中纽痛，不可左右摇。治在燔针[12]劫刺[13]，以知[14]为数，以痛为输[15]，名曰仲春痹[16]也。

【注释】[1]结：结聚、汇聚。[2]邪：这里作“斜”字。[3]腘(guó国)：膝部后面的凹陷处，又叫腘窝。[4]踹：就是“腨”(chuài)字，小腿肚。[5]廉：边缘、侧边。[6]网：网络、围绕。[7]頄(qiú求)：眼眶下外侧的高骨，即颧骨。[8]肩髃(yú愚)：这里泛指肩关节的上方。[9]缺盆：锁骨上窝。[10]完骨：耳后的高骨，又名寿台骨，即颞骨的乳突。[11]支：这里是牵引、牵扯的意思，下句“腋支”同义。[12]燔针：将针烧红后，再刺入相应部位的治疗方法，又叫火针。[13]劫刺：快速进针后立即出针的针刺手法。[14]知：知觉，这里指疾病的缓解。[15]输：即

“腧”。腧穴，泛指针刺的穴位。以痛为输，在痛处取穴，即所谓的“阿是穴”、“天应穴”。[16]仲春痹：仲春，古人把每个季节的三个月分别以孟、仲、季命名，即农历的一月为孟春，二月为仲春，三月为季春，其他季节类推；痹，病名，以形体肢节长期疼痛、功能障碍、反复发作为主症的一类病证，详见《素问·痹论》。

【语译】足太阳经筋，它的循行从足小趾的上面开始，向上结聚在外踝，再斜行向上结聚到膝部；向足背下的循行就沿着足的外踝，结聚在足后跟，并沿着足后跟上行结聚到腘窝；从外踝分出的一支，结聚在小腿肚的外侧，上行到腘窝的内缘，与从足后跟上行到腘窝的筋并排上行，结聚到臀部，再向上行挟着脊柱，从两边一直上行到项部；由此分出一支，另行入内结聚到舌根；从项部直行的一支，向上结聚到枕骨，再上到头顶，并从头的前方下行到额部，结聚在鼻；再由此分出一支，围绕上眼睑之后，下行结聚在颧骨处；它下行的分支，从腋的外缘，结聚到肩关节的上方；另一条分支，进入到腋窝下方，再上行从锁骨上窝穿出，一直上行结聚在耳后的高骨；还有一条分支，从锁骨上窝穿出后，斜行上到颧骨，与从额、睑下行到颧骨的分支相合。足太阳经筋发病，可见足小趾与足后跟牵引疼痛、肿胀，腘窝痉挛抽筋，脊柱向后反曲，项筋拘急痉挛，肩不能抬举，腋部与锁骨上窝相互牵引好像扭折一样疼痛，不能左右转摇。治疗当用火针，快速进针后立即出针，针刺的次数以病情缓解为准，以痛处为针刺的穴位。这种病证名叫仲春痹。

【原文】足少阳之筋，起于小指次指，上结外踝，上循胫外廉，结于膝外廉；其支者，别起外辅骨[1]，上走髀[2]，前者结于伏兔[3]之上，后者结于尻[4]；其直者，上乘胁[5]季胁[6]，上走腋前廉，系于膺[7]乳，结于缺盆；直者，上出腋，贯缺盆，出太阳之前，循耳后，上额角，交巅

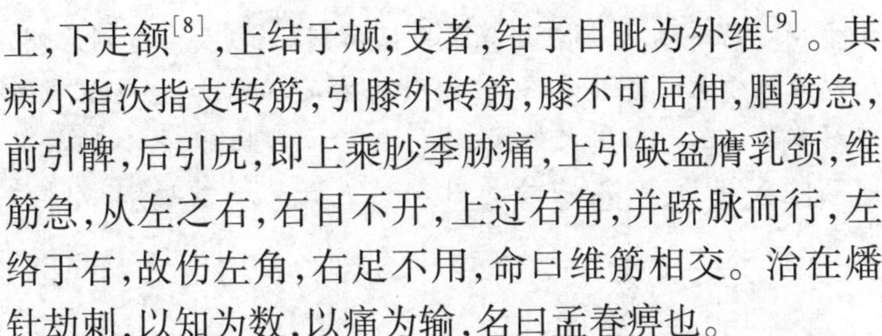

上,下走颔[8],上结于頄;支者,结于目眦为外维[9]。其病小指次指支转筋,引膝外转筋,膝不可屈伸,腘筋急,前引髀,后引尻,即上乘眇季胁痛,上引缺盆膺乳颈,维筋急,从左之右,右目不开,上过右角,并跻脉而行,左络于右,故伤左角,右足不用,命曰维筋相交。治在燔针劫刺,以知为数,以痛为输,名曰孟春痹也。

【注释】[1]辅骨:膝旁边,由股骨下端与胫骨上端所组成的骨突。[2]髀(bì 必):大腿外侧。[3]伏兔:穴名,位于大腿前外侧,髂前上棘与髌底外侧端连线上,由下向上六寸处。[4]尻(kāo):尾骶骨、屁股。[5]眇(miǎo 秒):季肋之下的空软处。[6]季胁:又叫季肋,相当于侧胸第十一、十二肋软骨部分。[7]膺(yīng 英):胸膛中间为胸,两侧为膺。[8]颔(hàn 汗):下巴。[9]外维:维系目外眦的筋。

【语译】足少阳经筋,它的循行从足第四趾靠近小趾的一侧开始,向上结聚在外踝,沿着胫骨的外缘上行,结聚到膝部的外缘;它的分支,另从外辅骨开始,上行到大腿外侧之后,分为两支,行在前面的结聚到伏兔之上,行在后面的结聚到尾骶骨;它的直行的一支,上行到肋下的空软处和软骨处,再上行到腋部的前缘,穿过胸旁、乳部,结聚到锁骨上窝;而直行的,上出腋部,然后穿过锁骨上窝,出现在足太阳经筋的前面,沿着耳后上行额角,交会在头顶上,再从头顶侧面下行到下巴,又向上结聚在颧骨;由此分出一支,结聚到眼的外角,成为眼的外维。足少阳经筋发病,可见足的第四趾牵引转筋,并牵引到膝的外侧也转筋,膝部就不能随意弯曲伸直;而腘窝部的经筋痉挛,前面要牵引到大腿的外侧,后面要牵引到尾骶骨,向上要影响到肋下的空软处和软骨处,再向上要牵引到锁骨上窝、胸侧、乳部、项部等所维系的经筋痉挛;如果从左侧向右侧维系的经筋挛急,右眼就不能张开,因为此筋上行绕过右额角,与跻脉并排而行;

由于左右的跻脉、经筋在这里交叉，左侧的经筋要网络到右侧，所以左侧额角的经筋受伤，就会引起右足不能活动，这就叫做维筋相交。治疗当用火针，快速进针后立即出针，针刺的次数以病情缓解为准，以痛处为针刺的穴位。这种病证名叫孟春痹。

【原文】足阳明之筋，起于中三指，结于跗上，邪外上加于辅骨，上结于膝外廉，直上结于髀枢[1]，上循胁，属脊；其直者，上循骭[2]，结于膝；其支者，结于外辅骨，合少阳；其直者，上循伏兔，上结于髀，聚于阴器，上腹而布，至缺盆而结，上颈，上挟口，合于頄，下结于鼻，上合于太阳，太阳为目上网，阳明为目下网；其支者，从颊结于耳前。其病足中指支胫转筋，脚跳坚，伏兔转筋，髀前肿，㿗疝[3]，腹筋急，引缺盆及颊，卒口僻[4]，急者目不合，热则筋纵，目不开。颊筋有寒，则急引颊移口；有热，则筋弛[5]纵缓，不胜收故僻。治之以马膏，膏其急者，以白酒和桂，以涂其缓者，以桑钩钩之，即以生桑灰[6]置之坎中，高下以坐等，以膏熨急颊，且饮美酒，噉[7]美炙肉[8]，不饮酒者，自强也，为之三拊[9]而已。治在燔针劫刺，以知为数，以痛为输，名曰季春痹也。

【注释】[1]髀枢：髋关节。[2]骭（gāo 竿）：胫骨。[3]㿗（tuí 颓）疝：㿗，与“癞”音、义相同。㿗疝，指少腹疼痛，痛时有包块出现，男子牵引阴囊肿痛，女子外阴有物突出。[4]卒（cù 促）口僻：突然发生口角歪斜。[5]弛：就是“弛”字，松弛。[6]灰：据有关文献所载原文，作“炭”字，文义更顺，语译从之。[7]噉（dàn 淡）：就是“啖”字，吃。[8]炙（zhì 治）肉：经烟熏火烤过的干肉。[9]三拊：拊，就是“抚”字，抚摸。三拊，再三、反复抚摸。

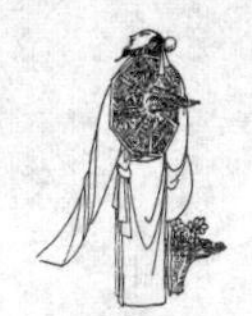

【语译】足阳明经筋，它的循行从足的中趾开始，结聚在足背上，斜行的要上到辅骨，并上行结聚到膝部的外缘，然后直行向上结聚到髋关节，又继续向上沿着胁部，联属脊柱；直行的，从足背向上沿着胫骨，结聚到膝部；由此分出一支，结聚到外辅骨，与足少阳经之筋相合；而直行的，上行沿着伏兔部，向上结聚到大腿的外侧，并聚会到阴器，再向上布散在腹部，然后一直向上到锁骨上窝而结聚，再上行到颈部，向上挟着口唇，会合在颧骨，然后向下结聚在鼻，向上与足太阳经之筋相合，因此足太阳经筋网络在上眼睑，足阳明经筋网络在下眼睑；从颧部分出的另一分支，通过颊部结聚到耳前。足阳明经筋发病，可见足的中趾牵引到胫部转筋，脚部有跳动及强硬不舒的感觉；伏兔部转筋，大腿的外侧前面肿大；少腹前阴牵引疼痛并有包块；腹部经筋痉挛，并向上牵引到锁骨上窝及颊部；突然出现口角歪斜，在经筋痉挛的一侧眼睑不能闭合，如果有热经筋就会松弛而眼睑不能睁开。颊部的筋有寒的，就会发生痉挛，牵引颊部，导致口角移动；有热的，就会发生经筋松弛、收缩无力，而出现口角歪斜。治疗口角歪斜的方法是，把马脂油涂在痉挛一侧的颊上；用白酒调和桂末，把它涂在松弛一侧的面颊上；再用带钩的桑枝，钩住口角左右调整；另外，用桑木炭生火，把它放在地坑中，坑的深浅以患者坐着能烤到颊部为准，并用烤热的马脂油温熨痉挛一侧的面颊部；同时，让患者喝些美酒，吃些美味的烤肉，不能喝酒的也要勉强喝一些，并用手掌反复抚摸患处。对于这种病证的治疗，当用火针，快速进针后立即出针，针刺的次数以病情缓解为准，以痛处为针刺的穴位。这种病证名叫季春痹。

【原文】足太阴之筋，起于大指之端内侧，上结于内踝；其直者，络于膝内辅骨，上循阴股[1]，结于髀，聚于阴器，上腹，结于脐，循腹里，结于肋，散于胸中；其内者,著[2]于脊。其病足大指支,内踝痛,转筋痛,膝内辅骨痛,阴股引髀而痛,阴器纽痛,下[3]引脐两胁痛,引膺中脊内痛。治在燔针劫刺,以知为数,以痛为输,命曰孟秋[4]痹也。

【注释】[1]阴股:大腿内侧。[2]著:就是"着"字,附着。[3]下:根据有关文献所载原文及上下文义,应改为"上"字。语译作"上"。[4]孟秋:据有关文献所载原文及前人意见,应作"仲秋",语译作"仲秋"。

【语译】足太阴经筋,它的循行从足大趾尖端的内侧开始,上行结聚到内踝;它的直行支,向上网络到膝部与内辅骨,再向上沿着大腿的内侧,结聚在大腿的外侧,会聚到阴器,再上行到腹部,结聚在脐部,然后沿着腹内上行,结聚到胁肋,向上而散到胸中;循行在内的一支,附着到脊柱。足太阴经筋发病,可见足大趾牵引到内踝疼痛,转筋;膝部与内辅骨疼痛;大腿的内侧牵引到外侧疼痛,阴器有扭转样疼痛,同时向上牵引到脐部及两侧胁肋疼痛,并牵引到胸侧及胸内、脊内也疼痛。治疗当用火针,快速进针后立即出针,针刺的次数以病情缓解为准,以痛处为针刺的穴位。这种病证名叫仲秋痹。

【原文】足少阴之筋,起于小指之下,并足太阴之筋邪走内踝之下,结于踵,与太阳之筋合而上结于内辅之下,并太阴之筋而上循阴股,结于阴器,循脊内挟膂[1],上至项,结于枕骨,与足太阳之筋合。其病足下转筋,及所过而结者皆痛及转筋。病在此者主痫瘛及痉[2],在外者不能俯,在内者不能仰。故阳病者腰反折不能俯,阴病者不能仰。治在燔针劫刺,以知为数,以痛为输,在内者熨引饮药。此筋折纽,纽发数甚者,死不治,

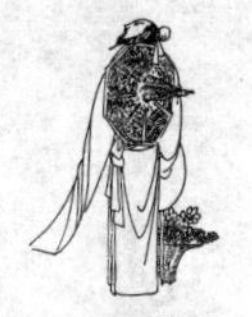

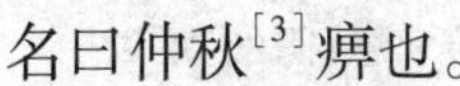

名曰仲秋[3]痹也。

【注释】[1]膂(lǚ 吕):也作"肥"字,脊梁骨。[2]痫瘛及痉:痫,也作"癎"字,癫痫;瘛,痉挛抽搐;痉,僵硬强直。[3]仲秋:据有关文献所载原文及前人意见,应作"孟秋",语译作"孟秋"。

【语译】足少阴经筋,它的循行从足小指的下面开始,与足太阴经之筋并排斜行到内踝之下,结聚在足后跟,与足太阳经之筋相合之后,向上结聚到内辅骨之下,然后与足太阴经之筋并排上行,沿着大腿的内侧,结聚到阴器,再沿着脊柱的深部,挟着脊梁骨,上行到项部,结聚在枕骨,与足太阳经之筋相合。足少阴经筋发病,可见足下转筋,凡是所经过和结聚的部位,都会发生疼痛和转筋。病在足少阴经筋,主要有癫痫、肢体痉挛抽搐或僵硬强直等证。病在背部的不能前俯,病在胸腹的不能后仰。背属阳,腹属阴,所以阳病的,腰部向后反折,不能前俯;阴病的,身体不能后仰。治疗当用火针,快速进针后立即出针,针刺的次数以病情缓解为准,以痛处为针刺的穴位。病在胸腹的,宜用温熨、按摩导引、饮用汤药。如果足少阴经筋发生反折扭曲,而且扭曲发作的次数频繁,症状又很重的,属于不能治愈的死证。这种病证名叫孟秋痹。

【原文】足厥阴之筋,起于大指之上,上结于内踝之前,上循胫,上结内辅之下,上循阴股,结于阴器,络诸筋。其病足大指支,内踝之前痛,内辅痛,阴股痛转筋,阴器不用,伤于内[1]则不起,伤于寒则阴缩入,伤于热则纵挺不收。治在行水清阴气[2]。其[3]病转筋者,治在燔针劫刺,以知为数,以痛为输,命曰季秋痹也。

【注释】[1]内:这里指房事。[2]行水清阴气:行,调理;水,这里指肾,五行中水(肾)滋生木(肝);清,这里是治理的意思;阴气,足厥阴之气。全句意为调理肾脏,足厥阴肝之气就能得到治理而恢复正常。[3]其:如果。

【语译】足厥阴经筋,它的循行从足大趾的上面开始,上行结聚在内踝的前面,然后向上沿着胫骨,上行结聚在内辅骨的下面,再上行沿着大腿的内侧,结聚到阴器,并与从足上行的所有的经筋相联络。足厥阴经筋发病,可见足大趾牵引到内踝的前面疼痛,内辅骨处疼痛,大腿内侧疼痛转筋,阴器不能使用。因于房事过度而受伤的,阴器就会痿软不举;因于寒邪而受伤的,阴器就会收缩不伸;因于热邪而受伤的,阴器就会软长不收。治疗阴器不能使用,应当调理肾脏,而使足厥阴肝之气恢复。如果是转筋疼痛之类的病证,治疗当用火针,快速进针后立即出针,针刺的次数以病情缓解为准,以痛处为针刺的穴位。这种病证名叫季秋痹。

【原文】手太阳之筋,起于小指之上,结于腕,上循臂内廉,结于肘内锐骨[1]之后,弹之应小指之上,入结于腋下;其支者,后走腋后廉,上绕肩胛,循胫[2]出走[3]太阳之前,结于耳后完骨;其支者,入耳中;直者,出耳上,下结于颔,上属目外眦。其病小指支,肘内锐骨后廉痛,循臂阴入腋下,腋下痛,腋后廉痛,绕肩胛引颈而痛,应耳中鸣痛,引颔目瞑,良久乃得视,颈筋急则为筋瘘颈肿[4]。寒热在颈者,治在燔针劫刺之,以知为数,以痛为输,其为肿者,复而锐之。本支者,上曲牙[5],循耳前,属目外眦,上颔,结于角。其痛当所过者支转筋。治在燔针劫刺,以知为数,以痛为输,名曰仲夏痹也。

【注释】[1]锐骨:这里与"高骨"意义相同,指肘内侧高耸之骨突。

[2]胫:据有关文献所载原文当改作“颈”。[3]走:据有关文献所载原文当改作“足”。[4]筋瘘颈肿:这里指瘰疬瘘管之类。发生在颈、腋之间,结块如豆如珠,累累连串,推之不移,破溃后可形成瘘管,久不收口,又名鼠瘘。相当于西医淋巴结结核、慢性淋巴结炎。[5]曲牙:指下牙骨的根部。

【语译】手太阳经筋,它的循行从手小指的上面开始,结聚在手腕,然后向上沿着手臂的内缘,结聚到肘内高骨的后面,如用手指弹击此处的筋,痠麻的感觉就能反应到手小指的上面,再上行内入并结聚到腋下;它的分支,向后行走到腋的后缘,再上行环绕肩胛部,沿着颈部出走到足太阳经筋的前面,结聚在耳后的高骨;由此再分出一支,进入到耳中;它直行的一支,出到耳的上面,然后下行结聚到下巴,再上行连属到外眼角。手太阳经筋发病,可见手小指牵引到肘内高骨后缘疼痛,沿着臂的内侧到腋下、腋的后缘都会疼痛;环绕肩胛牵引到颈部疼痛,并感觉到耳内鸣响、疼痛,还牵引到下巴疼痛,并使眼睛闭合不睁,过了很长的时间才能看清东西;颈部经筋发生痉挛,就会发生瘰疬瘘管。寒热发生在颈部的,治疗当用火针,快速进针后立即出针,针刺的次数以病情缓解为准,以痛处为针刺的穴位,如果仍然肿胀的,再用锐利的针刺治。本经筋的分支,上走到下牙骨的根部,沿着耳朵的前面,连属到外眼角,另从下巴上行,结聚在额角。手太阳经筋发病,疼痛都发生在本经筋循行所过的部位,并有相互的牵引、转筋。治疗当用火针,快速进针后立即出针,针刺的次数以病情缓解为准,以痛处为针刺的穴位。这种病证名叫仲夏痹。

【原文】手少阳之筋,起于小指次指之端,结于腕,中循臂结于肘,上绕臑[1]外廉,上肩走颈,合手太阳;其支者,当曲颊[2]入系舌本;其支者,上曲牙,循耳前,属目外眦,上乘颔,结于角。其病当所过者即支转筋,舌卷。治在燔针劫刺,以知为数,以痛为输,名曰季夏痹也。

【注释】[1]臑(nào 闹):上臂内侧隆起的肌肉。[2]曲颊:指上牙骨的根部。

【语译】手少阳经筋,它的循行从手无名指靠近小指一侧的尖端开始,结聚在手腕,然后沿着手臂的中间上行,结聚到肘部,再上绕臂内侧肌肉的外缘,一直上行过肩走到颈部,与手太阳经筋相合;从颈部发出的分支,从上牙骨的根部内入,联系到舌根;另一条分支,上走到下牙骨的根部,沿着耳的前面,连属到外眼角,又从下巴上行,结聚在额角。手少阳经筋发病,可见本经筋循行所过的部位相互牵引、转筋,舌体卷缩。治疗当用火针,快速进针后立即出针,针刺的次数以病情缓解为准,以痛处为针刺的穴位。这种病证名叫季夏痹。

【原文】手阳明之筋,起于大指次指之端,结于腕,上循臂,上结于肘外,上臑,结于髃;其支者,绕肩胛,挟脊;直者,从肩髃上颈,其支者,上頄,结于頄;直者,上出手太阳之前,上左角,络头,下右颔[1]。其病当所过者支痛及转筋,肩不举,颈不可左右视。治在燔针劫刺,以知为数,以痛为输,名曰孟夏痹也。

【注释】[1]上左角,络头,下右颔:这里是说手阳明经筋左侧的循行,从左手上左额角,再交叉下到右下巴。经文举左侧为例,右侧的循行自当与左侧相反。

【语译】手阳明经筋,它的循行从手食指靠近大指一侧的尖端开始,结聚在手腕,然后向上沿着手臂,上行结聚到肘部的外

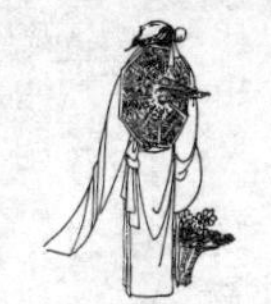

侧，再上行到上臂内侧的肌肉，结聚到肩关节的上方；由此分出的分支，绕过肩胛，挟着脊柱的两侧；直行的，从肩关节的上方上行到颈部；由此分出的分支，上行到颊部，结聚在颧骨处；直行的，向上出到手太阳经筋的前面，再上左侧额角，联络头部之后，下行到右侧下巴。手阳明经筋发病，可见本经筋循行所过的部位相互牵引、疼痛、转筋，肩部不能抬举，颈部不能左右转动而环视。治疗当用火针，快速进针后立即出针，针刺的次数以病情缓解为准，以痛处为针刺的穴位。这种病证名叫孟夏痹。

【原文】手太阴之筋，起于大指之上，循指上行，结于鱼后，行寸口[1]外侧，上循臂，结肘中，上臑内廉，入腋下，出缺盆，结肩前髃，上结缺盆，下结胸里，散贯贲[2]，合贲下，抵季胁。其病当所过者支转筋痛，甚成息贲[3]，胁急吐血。治在燔针劫刺，以知为数，以痛为输，名曰仲冬痹也。

【注释】[1]寸口：手腕上面桡侧处的动脉搏动处，是《内经》脉诊的主要部位，详见《素问·五藏别论》。[2]贲：胸膈。[3]息贲：病名，五脏积病之一，因肺气积于胁下，气逆上奔（贲），呼吸气促而得名。症见呼吸急迫，右胁下有块如覆杯状，疼痛，发热恶寒，胸闷呕逆，咳吐脓血，久病可发肺痈。

【语译】手太阴经筋，它的循行从手大指的上面开始，沿着大指向上行，结聚在手大鱼际的后面，行走在寸口的外侧，向上沿着手臂，结聚到肘的中间，再上行臂内肌肉的内缘，进入到腋下，穿出锁骨上窝，结聚在肩关节上方的前面，再向上结聚在锁骨上窝，向下结聚在胸内，布散贯穿到的胸膈，与手厥阴经筋相合在胸膈下面，再抵达胁肋的软骨处。手太阴经筋发病，可见本经筋循行所过的部位相互牵引、转筋、疼痛，严重的可成为息贲病，或胁下痉挛、吐血。治疗当用火针，快速进针后立即出针，针刺的次数以病情缓解为准，以痛处为针刺的穴位。这种病证名叫仲冬痹。

【原文】手心主之筋，起于中指，与太阴之筋并行，结于肘内廉，上臂阴，结腋下，下散前后挟胁；其支者，入腋，散胸中，结于臂[1]。其病当所过者支转筋，前及胸痛息贲。治在燔针劫刺，以知为数，以痛为输，名曰孟冬痹也。

【注释】[1]臂：根据上下文义和有关文献所载原文及前人意见，应改作"贲"字。语译作"贲"。

【语译】手厥阴心包经之筋，它的循行从手的中指开始，穿过手掌以后，与手太阴经筋并排上行，结聚在肘的内缘，再上行到臂的内侧，结聚到腋下，然后布散在腋下的前后挟着胁部；它的分支，入到腋内，布散到胸中，结聚在胸膈。手厥阴经筋发病，可见本经筋循行所过的部位相互牵引、转筋，以及前胸疼痛，或者发生息贲病。治疗当用火针，快速进针后立即出针，针刺的次数以病情缓解为准，以痛处为针刺的穴位。这种病证名叫孟冬痹。

【原文】手少阴之筋，起于小指之内侧，结于锐骨，上结肘内廉，上入腋，交太阴，挟乳里，结于胸中，循臂[1]，下系于脐。其病内急，心承伏梁[2]，下为肘网。其病当所过者支转筋，筋痛。治在燔针劫刺，以知为数，以痛为输。其成伏梁唾脓血者，死不治。经筋之病，寒则反

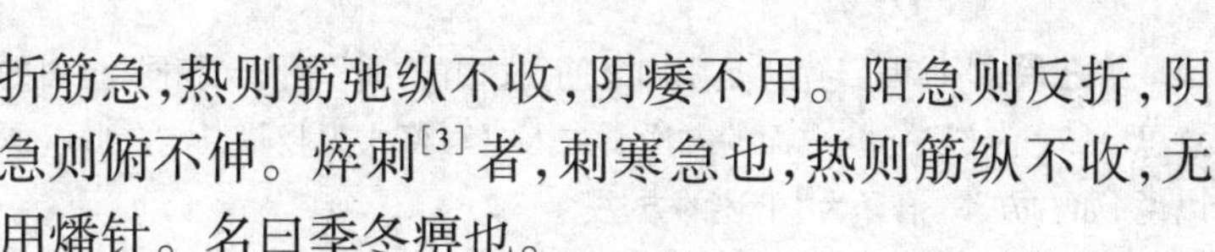
折筋急，热则筋弛纵不收，阴痿不用。阳急则反折，阴急则俯不伸。焠刺[3]者，刺寒急也，热则筋纵不收，无用燔针。名曰季冬痹也。

【注释】[1]臂：根据上下文义和有关文献所载原文及前人意见，应改作"贲"字。语译作"贲"。[2]心承伏梁：心承，意指经筋痉挛坚硬，积伏在心下；伏梁，病名，五脏积病之一，因心经气血瘀滞，结块大如手臂在脐旁或脐上，伏而不动，如屋之梁而得名。[3]焠（cuì 翠）刺：焠，烧，加热；把针烧红后再进行针刺，就是燔针、火针的方法。

【语译】手少阴经筋，它的循行从手小指的内侧开始，结聚在掌后小指一侧的高骨，然后上行结聚到肘的内缘，再上行入到腋内，与手太阴经筋相互交叉，挟着乳部的两边，行到乳内，结聚在胸中，沿着胸膈下行，联系到脐部。手少阴经筋发病，可见胸内痉挛、形成坚硬块物、积伏在心下而不动的伏梁病，并从胸部下到肘部，都感到如同罗网缠绕一般的拘急不舒。手少阴经筋发病，可见本经筋循行所过的部位相互牵引、转筋、经筋疼痛。治疗当用火针，快速进针后立即出针，针刺的次数以病情缓解为准，以痛处为针刺的穴位。如果已经成为伏梁病，并咳吐脓血的，属于死证、不可救药。凡是经筋的病证，遇寒就会使经筋痉挛拘急、向后反折，遇热就会使经筋松弛痿软、不能收缩，阴茎痿软不举。背属阳，腹属阴，背部的经筋痉挛，脊背就会向后反折，不能前俯；腹部的经筋痉挛，身体就会向前弯曲，不能伸直。火针的治法，是用来治疗感受寒邪而经筋痉挛的；而感受了热邪，就会发生经筋松弛痿软，不能收缩，就不能用火针治疗。这种病证名叫季冬痹。

【原文】足之阳明，手之太阳，筋急则口目为噼[1]，眦急不能卒视，治皆如右方[2]也。

【注释】[1]噼:与前“足阳明之筋”文中的“僻”字意义相同,歪斜的意思。[2]右方:右边、右面的方法。古人书写格式为竖写,从右到左,所以说“如右方”。语译为“上述的方法”。

【语译】足阳明经筋和手太阳经筋,发生痉挛拘急,就会出现口眼歪斜,眼角痉挛而突然不能看东西,治疗都应采取上述的方法。

【按语】所谓经筋,是指十二经脉之气结聚散络在筋(相当于解剖学中联结关节的肌腱)肉的循行系统,因隶属于十二经脉,所以叫十二经筋。十二经筋的循行虽然各不相同,但总的特点是开始于四肢末端,联络于各个关节,终止于头部面颊,只行体表,不入内脏。因此,经筋的主要作用是联结筋肉、骨胳,保持肌肉、关节的运动功能。经筋一旦发病,形体的肌肉、肌腱、关节就会发生功能障碍,从而出现相互的牵引、疼痛、痉挛、转筋等证候。当然,由于各经筋具体的循行所过不同,牵引、疼痛、转筋的部位也就不同,诊察时必须“审证定位”,治疗时必须循筋所治,仍然贯穿了《内经》“辨证论治”的原则。

骨度第十四

【提要】本篇专门论述了常人各个部位骨骼、骨节的长短、大小、宽窄等的标准长度,所以篇名《骨度》。

【原文】黄帝问于伯高[1]曰:脉度[2]言经脉之长短,何以立之?伯高曰:先度[3]其骨节之大小广狭长短,而

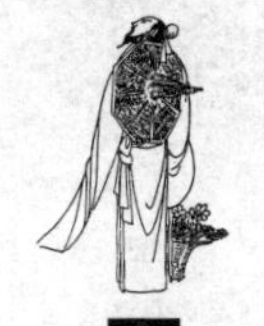

脉度定矣。黄帝曰:愿闻众人[4]之度,人长七尺五寸者,其骨节之大小长短各几何?伯高曰:头之大骨围[5]二尺六寸,胸围[6]四尺五寸,腰围[7]四尺二寸。发所复者[8],颅至项尺二寸,发以下至颐长一尺,君子终折[9]。结喉[10]以下至缺盆中长四寸,缺盆以下至𩩲骬[11]长九寸,过则肺大,不满则肺小。𩩲骬以下至天枢[12]长八寸,过则胃大,不及则胃小。天枢以下至横骨[13]长六寸半,过则回肠广长,不满则狭短。横骨长六寸半,横骨上廉以下至内辅之上廉长一尺八寸,内辅之上廉以下至下廉长三寸半,内辅下廉下至内踝长一尺三寸,内踝以下至地长三寸。膝腘以下至跗属[14]长一尺六寸,跗属以下至地长三寸,故骨围大则太过,小则不及。角以下至柱骨[15]长一尺,行腋中不见者[16]长四寸,腋以下至季胁长一尺二寸,季胁以下至髀枢[17]长六寸,髀枢以下至膝中长一尺九寸,膝以下至外踝长一尺六寸,外踝以下至京骨[18]长三寸,京骨以下至地长一寸。耳后当完骨者广九寸,耳前当耳门者广一尺三寸,两颧之间相去七寸,两乳之间广九寸半,两髀[19]之间广六寸半。足长一尺二寸,广四寸半。肩至肘长一尺七寸,肘至腕长一尺二寸半,腕至中指本节[20]长四寸,本节至其末长四寸半。项发以下至背骨[21]长二寸半,膂骨以下至尾骶二十一节长三尺,上节长一寸四分分之一,奇分在下[22],故上七节至于膂骨九寸八分分之七,此众人骨之度也,所以立经脉之长短也。是故视其经脉之在于身也,其见浮而坚,其见明而大者,多血;细而沉者,多气也。

【注释】[1]伯高:历史传说中黄帝的臣子,精通医理。[2]脉度:意指经脉的标准长度。[3]度:度量、测量。[4]众人:大多数人,这里是正常人、一般人的意思。[5]头之大骨围:头盖骨的周长,前额与眉毛平齐,后面与枕骨平齐,为计量的标准。[6]胸围:与乳头平齐,绕胸背一周的长度。[7]腰围:与脐平齐,绕腹腰一周的长度。[8]发所复者:从前额的发际中线,向后度量到后发际中线,头发所覆盖的长度。[9]君子终折:君子,这里指五官端正、匀称的人;终,据有关文献所载原文,作"参"字,文义更顺,语译作"参";参折,三折,把面部分为三折,也就是三份,前发际到眉中为一份,眉中到鼻尖为一份,鼻尖到下巴尖为一份,三份长度相等,才称得上五官匀称、端正。[10]结喉:前颈中部喉头突起处。[11]髑(hé 合)骬(yú 于):有的误写作髑骭,前胸正中的胸骨。[12]天枢:穴位名,位在脐中两旁二寸处,属足阳明胃经。这里当指脐中。[13]横骨:穴位名,位在耻骨联合上缘中点两旁0.5寸处,属足少阴肾经。这里当指耻骨联合上缘的中点。[14]跗属:跟骨结节的连属组织,也就是跟腱下端。[15]柱骨:第七颈椎棘突。[16]行腋中不见者:指从柱骨测量到腋横纹头隐伏不见的地方。[17]髀枢:髋关节,这里指髋臼,即髋关节外面之凹陷处。[18]京骨:穴位名,位在足外侧缘,第五跖骨粗隆前下方的凹陷处,属足太阳膀胱经。这里指第五跖骨的粗隆。[19]髀:这里指股骨。[20]本节:手的掌指关节或足的跖趾关节,都称为本节。[21]背骨:这里指脊骨,也就是大椎,即第一胸椎。下句的"膂骨"也是指此。[22]奇分在下:奇,剩余的数;分,分配,平均计算;在下,第七胸椎以下。膂骨(大椎)至尾骶骨共21节,古人分为上、中、下三个七节、第一到第七胸椎为上七节,每节长一寸四分一厘,七节共长九寸八分七厘。21节总长三尺,减去上七节的九寸八分七厘,所余长度为二尺零一分三厘,由中、下十四节平分,所以说奇分在下。

【语译】黄帝向伯高问道:经脉的标准长度,确定了各条经脉的长短,它是依照什么标准来确定的呢?伯高说:首先测量出人体各个骨节的大小、宽窄和长短,经脉的长度就可以确定了。黄帝道:很想听听一般人的标准,比如以身长七尺五寸的人为准,它各个骨节的大小、长短是多少?伯高说:头围长二尺六寸,胸围长四尺五寸,腰围长四尺二寸。头发所覆盖的部位,

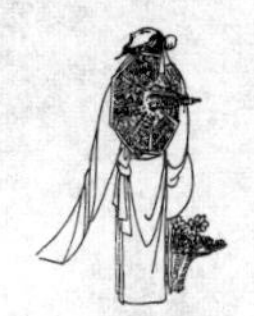

从头颅的前发际到后项发际长一尺二寸，从前发际到下巴中点长一尺，五官匀称、端正的人，面部上、中、下三段的长度相等。从喉结隆起处下到锁骨上窝的中点长四寸，从锁骨上窝的中点下到胸骨下端剑突处长九寸，超过九寸的肺脏就大，不满九寸的肺脏就小。从胸骨下端剑突处下到脐中长八寸，超过八寸的胃腑就大，不满八寸的胃腑就小。从脐中下到耻骨联合长六寸半，超过六寸半的大肠就粗而长，不满六寸半的大肠就细而短。耻骨联合长六寸半，从耻骨联合的上缘下到内辅骨的上缘长一尺八寸，从内辅骨的上缘下到内辅骨的下缘长三寸半，从内辅骨的下缘下到内踝骨长一尺三寸，从内踝骨下到地长三寸。从膝腘之间下到足跟腱的下端长一尺六寸，从足跟腱下端下到地长三寸。所以骨围大的骨节也大，骨围小的骨节也小。从额角下到第七颈椎的棘突长一尺，再从第七颈椎的棘突下到腋窝横纹头隐伏之处长四寸，从腋窝下到第十一、十二肋软骨处长一尺二寸，从第十一、十二肋软骨处下到髋关节外侧凹陷处长六寸，从髋关节外侧凹陷处下到膝的中点长一尺九寸，从膝下到外踝骨长一尺六寸，从外踝骨下到第五跖骨的粗隆处长三寸，从第五跖骨的粗隆处下到地长一寸。从一侧耳后的高骨经后枕到另一侧耳后的高骨之间宽九寸，从一侧耳前的耳门经面部到另一侧耳前的耳门之间宽一尺三寸，两颧骨之间相距七寸，两乳头之间宽九寸半，两股骨之间宽六寸半。足的长度是一尺二寸，宽四寸半。从肩到肘长一尺七寸，从肘到腕长一尺二寸半，从腕到中指的掌指关节长四寸，从中指的掌指关节到中指尖长四寸半。从项后发际下到第一胸椎长二寸半，从第一胸椎下到尾骶骨共二十一节长三尺，上部七个胸椎每节长一寸四分一厘，所以上七节共长九寸八分七厘，其余的长度可由以下各节平均计算。这就是一般常人周身骨节的标准长度，所以可根据这个标准，来确定经脉的长短。同时也可观察经脉在身体的变化，如果出现浅浮在表而坚实或明显粗大的，属于多血之经；

细小而深伏在里的，属于多气之经。

【按语】本文所论常人的标准骨度，遍及头面、颈项、胸腹、脊背、四肢等上下前后、正面侧面，不仅说明远在两千多年以前，古人就已经从事了人体体表的度量工作，而且非常地具体、全面。更有人考证指出，它与今天骨骼系统的解剖数据基本一致，其惊人的成就，令人叹为观止。而运用骨度，结合内脏大小，从体表投视以测定内脏位置，来指导针灸的取穴与定位、针刺的方向与深浅以避免刺伤内脏等，从古至今都有着重要的实用意义。应指出的是，由于古今度、量、衡的差异，因此在作古今数据对照时，必须经过换算。

五十营第十五

【提要】本篇专门论述了经脉中的气血，昼夜之间在体内营运流行五十周遍的情况，所以篇名《五十营》。

【原文】黄帝曰：余愿闻五十营奈何？岐伯答曰：天周二十八宿[1]，宿三十六分，人气行一周[2]，千八分[3]，日行[4]二十八宿。人经脉上下、左右、前后二十八脉[5]，周身十六丈二尺，以应二十八宿，漏水下百刻[6]，以分昼夜。故人一呼，脉再动，气行三寸，一吸，脉亦再动，气行三寸，呼吸定息[7]，气行六寸。十息气行六尺，日行二分。二百七十息，气行十六丈二尺，气行交通于中，一周于身，下水二刻，日行二十五分[8]。五百四十息，气行再周于身，下水四刻，日行四十分。二千七百

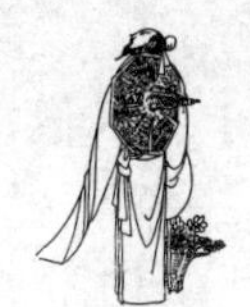

息，气行十周于身，下水二十刻，日行五宿二十分[9]。一万三千五百息，气行五十营于身，水下百刻，日行二十八宿，漏水皆尽，脉终矣。所谓交通者，并行一数也，故五十营备，得尽天地之寿矣，凡行八百一十丈也。

【注释】[1]天周二十八宿：天周，应作“周天”，眼睛所能看到的天空大圆周，叫做周天。二十八宿，古人为了观测星空天象，在天空中选取了二十八个“星官”（若干颗恒星为一组，每组用地上的某一事物命名，称为一个星官）作为观测时的标志，称为二十八宿。它分为四组，每组七宿，与四方、四象相配。以“北斗”斗柄所指的“角宿”为起点，由西向东排列，具体名称顺序是：东方苍龙：角、亢、氐（dī 低）、房、心、尾、箕，北方玄武（乌龟）：斗、牛、女、虚、危、室、壁，西方白虎：奎、娄、胃、昴（mǎo 卯）、毕、觜（zī 姿）、参（shēn 申），南方朱雀（形状跟麻雀相似的一种鸟儿，雄为红色，雌为褐色）：井、鬼、柳、星、张、翼、轸（zhěn 诊）。二十八宿与“三垣”（太微垣、紫微垣、天市垣，既是星官名称，也是天区名称），同是我国古代划分天区（共31个）的标准。[2]一周：这里指经脉中的气血一昼夜运行周身五十遍，与下文的“一周于身”、“再周一身”、“十周于身”之义不同，而与“五十营于身”同义。[3]千八分：每宿相距三十六分，二十八宿共距一千零八分。[4]日行：古时为“地心说”，即太阳绕着地球转，所以叫日行，也就是太阳在周天的运行。[5]二十八脉：手足三阴三阳十二条经脉，左右两侧相加则为二十四条，再加上阴跻、阳跻、任脉、督脉各一，一共二十八脉。[6]漏水下百刻：漏刻，古代计时的仪器，历代的构造不尽相同，但原理、计算方法一致。多数用铜壶装满清水，壶中立一箭牌，箭牌上刻有度数，总为一百刻，每刻六十分。壶底穿一孔，根据清水向下滴漏逐渐减少，箭牌上的刻度依次显露，来表示时间。整壶水向下滴漏完毕，一百刻度全部显露，为一个昼夜，所以叫漏水下百刻。[7]定息：一呼一吸为一息，一息已尽，下一息还没有开始之际，也就是两次呼吸之间的间歇，叫定息。[8]二十五分：根据上下文意、五十周与一千零八分的关系计算以及有关文献所载原文、前人意见，应改为“二十分有奇”，即二十分有余（二十分一厘六毫）。语译从之。[9]五宿二十分：每宿三十六分，五宿共一百八十分，再加二十分有余，一共二百分有余。

【语译】黄帝道：我很想听听经脉中的气血在人体运行五十周的情况怎么样？岐伯回答说：周天有二十八宿，每宿的距离是三十六分，一共是一千零八分，昼夜之间太阳运行二十八宿一遍，而人经脉中的气血运行周身五十遍。人的经脉分布在上下、左右、前后，一共二十八条，气血运行周身一遍共十六丈二尺，以此与周天的二十八宿相对应，当铜壶漏水下注完毕一百刻，刚好是一个昼夜。所以人一呼气，脉搏跳动两次，气血在脉中运行三寸；人一吸气，脉搏也跳动两次，气血在脉中又运行三寸，一呼一吸叫做一息，气血在脉中共运行六寸。人呼吸十息，气血在脉中运行六尺；人呼吸二十七息，气血在脉中运行一丈六尺二寸，太阳在周天运行二分有余。人呼吸二百七十息，气血在脉中运行十六丈二尺，于是气血运行上下内外交流贯通，在全身运行一遍，铜壶漏水下注二刻，太阳在周天运行二十分有余。人呼吸五百四十息，气血运行全身的经脉两遍，铜壶漏水下注四刻，太阳在周天运行四十分有余。人呼吸二千七百息，气血运行全身的经脉十遍，铜壶漏水下注二十刻，太阳在周天运行五宿零二十分有余。人呼吸一万三千五百息，气血运行全身的经脉五十遍，铜壶漏水下注一百刻，太阳在周天运行二十八宿完毕，铜壶中的水也滴干漏尽，气血运行全身的经脉五十遍结束。前面所说的气血运行上下内外交流贯通的意思，是指气血在二十八脉中运行每一遍的总数。一个昼夜之中，人体的气血能够运行五十遍，他的生命就能活到自然所应该活到的高寿。气血运行全身经脉五十遍的总长度是八百一十丈。

【按语】气血在经脉中的运行，周流不息，一昼一夜遍行全身二十八脉共五十周。它说明，《内经》不仅对血液循环的生理现象早已有所发现，而且形成了自己独特的理论体系。其中呼吸与脉搏的频率是一与四之比，和现代生理学所说的一致，而且当时已经有了血液循环速度的概念。当然，在两千多年前的

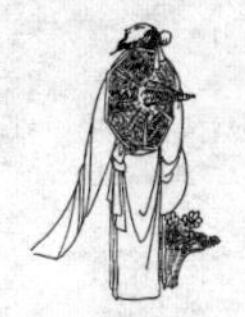

科技水平和物质条件下,要真正测定血液循环的速度,是不可能的,因而它的具体数据并不精确,与实际有很大的出入,但这种概念的产生是值得重视的,至少说明了先人们在认识上的细微、超前和实际中的探索、努力。

营气第十六

【提要】本篇专门论述了营气的来源、性质,尤其是营气在全身循环的途径和规律,所以篇名《营气》。

【原文】黄帝曰:营气之道,内[1]谷为宝。谷入于胃,乃传之肺,流溢于中,布散于外,精专者行于经隧[2],常营无已,终而复始,是谓天地之纪。故气从太阴出,注手阳明;上行注足阳明;下行至跗上,注大指间,与太阴合;上行抵髀[3];从脾注心中;循手少阴出腋下臂,注小指,合手太阳;上行乘腋出䪼[4]内,注目内眦,上巅下项,合足太阳;循脊下尻,下行注小指之端,循足心注足少阴;上行注肾,从肾注心,外散于胸中;循心主脉出腋下臂,出两筋之间,入掌中,出中指之端,还注小指次指之端,合手少阳;上行注膻中,散于三焦,从三焦注胆;出胁注足少阳,下行至跗上,复从跗注大指间,合足厥阴;上行至肝,从肝上注肺;上循喉咙,入颃颡[5]之窍,究于畜门[6]。其支别者,上额循巅下项中,循脊入骶,是督脉也;络阴器,上过毛中,入脐中,上循腹里,入缺盆,下注肺中,复出太阴。此营气之所行也,逆顺之常也。

【注释】[1]内:就是“纳”字,受纳的意思。[2]经隧:气血运行的道路,即经脉,因位置较深,伏而不见,所以叫经隧。[3]髀(bì 必):大腿外侧。文中所述,营气循行已从足阳明胃经交注给足太阴脾经,而足太阴脾经的循行在大腿的内侧,不在外侧,因此,根据有关文献所载原文,应改作“脾”字。语译作“脾”。[4]顓(zhuō 浊):颧上目下之处。[5]颃(háng 杭)颡(sǎng 嗓):鼻内的上窍,也就是咽后壁上面的后鼻道,相当于鼻咽部。[6]究于畜门:究,终止的意思;畜,作“嗅”字讲;畜门,这里指鼻的外孔道。

【语译】黄帝道:营气的化生,来源于水谷的精气,因此人能受纳水谷,对于营气的化生最为重要。水谷进入到胃,精微之气才能传送到肺,从而流溢到内在的五脏六腑,布散到外在的四肢百骸。而水谷精微中最精纯柔和的部分,输注到经脉之中,每时每刻运行营养全身,终而复始,没有止境,它与天地日月不停地运转是同一个道理,这就是营气。营气在全身具体的循行是:首先从手太阴肺经发出,沿着手臂内侧循行到手,交会注入到手阳明大肠经;然后沿着手臂外侧,上行到面部,交会注入到足阳明胃经;然后经过胸腹、下肢外侧,下行到足背上,流注到足大趾间,与足太阴脾经相合交会;然后沿着下肢内侧上行到腹部,抵达脾脏,从脾脏注入交会到心中;然后沿着手少阴心经,出到腋下,经过手臂内侧,下行到手的小指,与手太阳小肠经相交会;然后沿着手臂外侧上行,穿过腋部,向上出现在眼眶下,流注到内眼角,并上达头顶,从后面下到项部,与足太阳膀胱经相合交会;然后沿着脊柱两旁,下行到尾骶骨,再沿着下肢外侧下行流注到足小趾的尖端,再沿着足心交会注入到足少阴肾经;然后沿着下肢内侧上行到腹部,抵达并注入肾脏,从肾脏注入交会到心包络之内,并布散到心包络之外的胸中;然后沿着手厥阴心包经出到腋下,经过手臂内侧,下到腕部,出到两筋之间,进入手掌之中,出到中指的尖端,再回转注入到无名指的尖端,与手少阳三焦经相合交会;

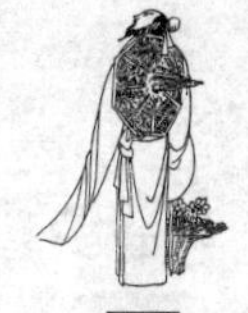

然后沿着手臂的外侧上行，注入到两乳之间的膻中，布散到上、中、下三焦，再从三焦注入交会到胆；然后出到胁部，注入足少阳胆经，沿着下肢外侧下行到足背上，再从足背流注到足的大趾间，与足厥阴肝经相合交会；然后沿着下肢的内侧上行到腹中，抵达肝脏，再从肝脏上行注入到肺脏；然后向上，沿着喉咙，进入后鼻道的上窍，终止在鼻的外孔道。此外，从肝的分支而行的，上行到额部，沿着头顶向后下到项部中间，再沿着脊柱下行进入到尾骶骨，这是督脉的循行道路；然后向前面循行，网络阴器，再向上行经过阴毛中间，进入脐中，再向上行沿着腹部正中的深部，上入到锁骨上窝，这是任脉的循行道路；然后向下注入到肺中，再从手太阴肺经发出，进行新的一周循行。这就是营气循行的路径，上下交会、内外出入的正常规律。

【按语】所谓营气，因其特别富于营养而得名，属于中医"气"的一种，由脾胃所化生的水谷精微所产生。它的成分特别精纯，性质特别柔和，所以在众多的"气"之中，只有它能够运行在经脉之中，并沿着十二经脉以及督脉、任脉的途径与顺序周流全身内外，营养五脏六腑、四肢百骸。因此，营气的盈虚与否、运行通滞与否，将直接影响到脏腑形体的盛衰、经脉气机的通滞，这在中医生理病理中都具有相当重要的意义。

脉度第十七

【提要】本篇首先论述了二十八脉的标准长度，所以篇名《脉度》。其次论述了内在五脏与外在七窍生理、病理上的密切关系，以及阴阳偏盛所形成的关格病变。最后论述了跻脉的循行、作用，及计算标准长度时所存在的男女之间的差异。

【原文】黄帝曰：愿闻脉度。岐伯答曰：手之六阳，从手至头，长五尺，五六三丈。手之六阴，从手至胸中，三尺五寸，三六一丈八尺，五六三尺，合二丈一尺。足之六阳，从足上至头，八尺，六八四丈八尺。足之六阴，从足至胸中，六尺五寸，六六三丈六尺，五六三尺，合三丈九尺。跻脉从足至目，七尺五寸，二七一丈四尺，二五一尺，合一丈五尺。督脉任脉各四尺五寸，二四八尺，二五一尺，合九尺。凡都合一十六丈二尺，此气之大经遂也。经脉为里，支而横者为络，络之别者为孙。盛而血者疾诛之，盛者泻之，虚者饮药以补之。

【语译】黄帝道：很想听听经脉的标准长度。岐伯回答说：左右两手共六条阳经，从手到头，每条长五尺，六个五尺一共是三丈。左右两手共六条阴经，从手到胸中，每条长三尺五寸，六个三尺是一丈八尺，六个五寸是三尺，一共是二丈一尺。左右两足共六条阳经，从足到头，每条长八尺，六个八尺一共是四丈八尺。左右两足共六条阴经，从足到胸中，每条长六尺五寸，六个六尺是三丈六尺，六个五寸是三尺，一共是三丈九尺。左右两条跻脉，从足到眼睛，每条长七尺五寸，二个七尺是一丈四，二个五寸是一尺，一共是一丈五尺。督脉与任脉，每条各长四尺五寸，二个四尺是八尺，二个五寸是一尺，一共是九尺。以上二十八条经脉的总长度，一共是一十六丈二尺，这都是气血循行的大经脉。大经脉隐伏上下直行人体的深部，它的分支而横行的是络脉，络脉又另外分出的细支是孙络。孙络充盈而有瘀血的，要立即用放血法除去瘀血，邪气盛的用泻法，正气虚的要内服汤药进行补益。

【按语】经络的实质究竟是什么，迄今尚无定论。但大量的现代科学研究表明，经络感应的点（穴位）、线（分布）、传导（循行）等现象却是客观存在的，而且与《内经》的描述基本一致。其实先人们也就是根据他们所发现的这些现象，加上治疗后的验证，才逐渐确立了经络学说的全部内容。本节所谓经脉的标准长度，正是通过对这些现象进行分类，并加以测量而得到的，它表明在经络的实质形态和精确量化上，古人作过不懈的努力和探索。

【原文】五藏常内阅[1]于上七窍也，故肺气通于鼻，肺和则鼻能知臭香矣；心气通于舌，心和则舌能知五味[2]矣；肝气通于目，肝和则目能辨五色[3]矣；脾气通于口，脾和则口能知五谷[4]矣；肾气通于耳，肾和则耳能闻五音[5]矣。五藏不和则七窍不通，六府不和则留为痈。故邪在府则阳脉不和，阳脉不和则气留之，气留之则阳气盛矣。阳气太盛则阴不利，阴脉不利则血留之，血留之则阴气盛矣。阴气太盛，则阳气不能荣也，故曰关[6]。阳气太盛，则阴气弗能荣也，故曰格[7]。阴阳俱盛，不得相荣，故曰关格[8]。关格者，不得尽期而死也。

【注释】[1]阅：这里是通达、布散的意思，与下文的“通”字意义相同。[2]五味：酸、苦、甘、辛、咸五种味道，这里泛指各种味道。[3]五色：青、赤、黄、白、黑五种颜色，这里泛指各种颜色。[4]五谷：秔米（粳米）、麻（芝麻）、大豆、小麦、黄黍（玉米）五种粮食，这里泛指各种粮食。[5]五音：古代乐理中的五个音阶，即角、徵、宫、商、羽，这里泛指各种声音。[6]

关:阴气盛极,阳气不能入内与阴气相交。关,闭塞的意思。[7]格:阳气亢极,阴气不能外达与阳气相交。格,阻隔的意思。[8]关格:阴气阳气都亢盛之极,互不相交。

【语译】五脏的精气,时时刻刻都要由内外达上通到头面的七个窍道。所以,肺气通达到鼻,肺气调和,鼻就能辨别气味的香臭;心气通达到舌,心气调和,舌就能辨别各种味道;肝气通达到目,肝气调和,目就能辨别各种颜色;脾气通达到口,脾气调和,口就能辨别各种谷物;肾气通达到耳,肾气调和,耳就能辨别各种声音。五脏之气失去调和,就会造成七窍的阻塞不通;六腑之气失去调和,就会使邪气留阻、气血凝滞,发生痈疮。所以,邪气停留在六腑,就会使属于阳的经脉失去调和通畅,阳脉失去调和通畅就会使邪气停留阻滞,邪气停留阻滞就会使阳气偏盛。阳气过分偏盛就会使属于阴的经脉失去调和通利,阴脉失去调和通利就会使血行阻滞瘀积,血行阻滞瘀积就会阴气偏盛。阴气过分偏盛,阳气就不能入内与它相交,所以叫做"关";阳气过分偏盛,阴气就不能外出与它相交,所以叫做"格";阴气阳气同时都过于偏盛,彼此都不能相交,所以叫做"关格"。凡是出现"关格"的,就不能活到应该活到的寿限而早早死亡。

【按语】五脏居于内,七窍位于外,它们之间并不是孤立不相干,而有着密切的关系。五脏的精气充足、调和,并外达七窍,七窍才能发挥正常的功能作用;五脏的精气虚衰、阻滞,不能外达七窍,七窍的功能作用就会异常甚至丧失。因此,从外在七窍的色泽形态、功能作用的异常变化,就可以了解内在五脏精气的盈虚、和调与否。这就是中医诊断学"由外知内"、"由局部知全身"的方法和依据,也构成了"诊察苗窍"具体的诊法内容。

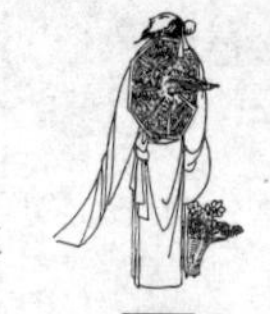

【原文】黄帝曰：跻脉安起安止？何气荣水？岐伯答曰：跻脉[1]者，少阴之别，起于然谷之后[2]，上内踝之上，直上循阴股入阴，上循胸里入缺盆，上出人迎[3]之前，入烦属目内眦，合于太阳、阳跻而上行，气并相还则为濡目，气不荣则目不合。黄帝曰：气独行五藏，不荣六府，何也？岐伯答曰：气之不得无行也，如水之流，如日月之行不休，故阴脉荣其藏，阳脉荣其府，如环之无端，莫知其纪，终而复始。其流溢之气，内溉藏府、外濡腠理。黄帝曰：跻脉有阴阳，何脉当其数？岐伯答曰：男子数其阳，女子数其阴，当数者为经，其不当数者为络也。

【注释】[1]跻脉：有阴跻、阳跻之分，从文中所叙看，这里当指阴跻脉。[2]然谷之后：然谷，穴位名，属于足少阴肾经，位在足内侧缘、内踝前下方、舟骨结节下方的凹陷处。然骨之后，指照海穴，属于足少阴肾经，位在足跟内侧、内踝尖直下一寸处。[3]人迎：穴位名，属于足阳明胃经，位在颈部喉结两旁一寸半处。

【语译】黄帝道：跻脉的循行，从哪里开始？到哪里终止？又是哪一经的经气使它像流水一般地营运不止呢？岐伯回答说：阴跻脉是足少阴经脉分出的支脉，它的循行从然骨穴后面的照海穴开始，上行到内踝的上面，然后直行向上沿着大腿内侧进入前阴，再向上沿着胸部的深处进入锁骨上窝，再向上出在人迎穴的前面，进入颧部，连属眼睛的内角，并与足太阳经脉、阳跻脉会合而上行，阴跻与阳跻的经气并行往来而濡润眼睛，如果阴跻脉的经气不能濡养，眼睛就不能闭合。黄帝道：阴跻的经气只运行到五脏，不营运到六腑，为什么？岐伯回答说：经气的运行是没有停息的，就像江水的流行，又像日月的运转，永无休止。所以，阴跻脉营运到五脏，阳跻脉营运到六腑，它们的运行如同圆环没有尽头，一周完毕又重新开始，无法知道它流转的次数。而往来周流满溢的经气，流到内就灌溉五脏六腑，溢到外就濡润皮肉腠理。黄帝道：跻脉有阴跻与阳跻，究竟哪一条脉的长度，才应当计算在二十八脉共一十六丈二尺的总数之内呢？岐伯回答说：男子属阳，所以只计算他的阳跻脉长度；女子属阴，所以只计算她的阴跻脉长度。应当计算的，作为经脉看待；不应当计算的，就作为络脉来看待。

【按语】跻脉，又可写作“跷脉”，分为阴跻脉与阳跻脉。它们总的循行特点是：阴跻脉起于足跟内侧，随足少阴肾经上行，阳跻脉起于足跟外侧，伴足太阳膀胱经上行。它们分别循行，交会于目内眦，总的功能是共同调节肢体的运动和眼睑的开合功能。阴跻脉、阳跻脉，与冲脉、任脉、督脉、带脉、阴维脉、阳维脉，合称奇经八脉，奇经八脉与手足三阴三阳即十二正经不同，既不直属脏腑，又无表里阴阳配合，其生理功能主要是对十二正经的经气、气血起调节作用，属于经络学说中的重要内容。

营卫生会第十八

【提要】本篇主要论述了营气、卫气的来源、生成与运行、会合，所以篇名《营卫生会》。其中还论述了营气与卫气的生理作用、某些生理现象、营卫津血的相互关系及异常变化所出现的某些病证，以及三焦的部位划分和功能特征。

【原文】黄帝问于岐伯曰：人焉受气？阴阳焉会？何气为营？何气为卫？营安从生？卫于焉会？老壮不同

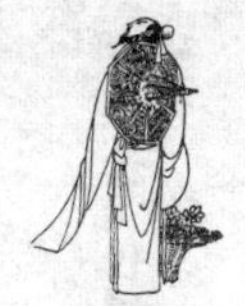

气,阴阳异位,愿闻其会。岐伯答曰:人受气于谷,谷入于胃,以传与肺,五藏六府,皆以受气,其清者为营,浊者为卫,营在脉中,卫在脉外,营周不休,五十而复大会,阴阳相贯,如环无端。卫气行于阴二十五度,行于阳二十五度,分为昼夜,故气至阳而起,至阴而止。故曰:日中而阳陇[1]为重阳,夜半而阴陇为重阴。故太阴主内,太阳主外,各行二十五度,分为昼夜。夜半为阴陇,夜半后而为阴衰,平旦阴尽而阳受气矣。日中为阳陇,日西而阳衰,日入阳尽而阴受气矣。夜半而大会,万民皆卧,命曰合阴,平旦阴尽而阳受气,如是无已,与天地同纪。

【注释】[1]陇:作"隆"字讲,强盛的意思。

【语译】黄帝问岐伯道:人的精气是从哪里得到的?阴阳二气怎么样交会?什么气是营气?什么气是卫气?营气从哪里产生?卫气在哪里交会?老年人与壮年人气的盛衰不同,阴气阳气白天黑夜运行的部位不同,很想听听它们是怎样交会的。岐伯回答说:人的精气是从水谷精微中得到的,水谷进入到胃以后,所化生的精微由脾转输到肺,经过肺的敷布,五脏六腑都得到了精气。其中特别精纯、柔和的气是营气,相对驳杂、慓悍的气是卫气,营气运行在血脉的里面,卫气运行在血脉的外面,营运周流全身而不停止,各自循环周身五十遍后,再交流会合一次,如此表里内外相互贯通,循环运行,如同圆环没有尽头。卫气夜间在体内运行二十五遍,昼间在体表运行二十五遍,刚好昼夜各半,所以卫气运行到体表人就睡起而活动,卫气运行到体内人的活动停止而安卧。所以说,白昼属阳,中午阳气最强盛,称为重阳;夜晚属阴,半夜阴气最强盛,称为重阴。营气运行在血脉之中，开始于手太阴经又终止于手太阴经，所以叫太阴主内；卫气运行在血脉之外，开始于足太阳经又终止于足太阳经，所以叫太阳主外。营卫二气各自在白天与夜晚运行周身二十五遍，刚好分为一个昼夜。夜半是阴气最强盛的时候，夜半以后阴气渐渐衰减，到了黎明阴气衰尽而阳气渐盛。太阳当顶是阳气最强盛的时候，太阳偏西阳气渐渐衰减，太阳落山阳气衰尽而阴气渐盛。夜半之时，营气卫气都在阴经，是相互会合的时候，正好人们都已入睡，这就叫做合阴。到了太阳升起的时候，阴气又已衰尽，阳气又渐渐旺盛。营气卫气的运行，就这样日夜循环永无停止，并与天地的阴阳消长盛衰保持着一致。

【按语】营气与卫气都属于《内经》“气”的范畴，是组成和温养形体、维持生命活动的基本物质之一。它们都来源于水谷精微，由中焦脾胃所化生，由上焦肺敷布而通达全身。气是无形的，性质温热而好动，所以与精血相对而言，属于阳。但是，由于营气成分精纯，性质柔和，运行在血脉之中，具有化生血液、营养周身的作用；而卫气成分驳杂，性质强悍、迅疾滑利，难受血脉的约束，所以运行在血脉之外，具有温养脏腑尤其是肌腠皮毛、保卫肌表、抗御外邪的作用。因此，营气卫气虽然同属于阳气，但又有营阴与卫阳的区别。这是阴阳概念阴中有阳、阳中有阴、阴阳之中又有阴阳的具体体现，充分说明阴阳的划分是相对的，而不是绝对的。

关于营气、卫气的运行规律，本节指出营气的循行开始于手太阴经，终止于手太阴经，沿着十二经脉流注的顺序，白天循环周身二十五遍，夜晚循环周身二十五遍；而卫气的循行开始于足太阳经，终止于足太阳经，白天循环在体表二十五遍，夜晚循环在体内二十五遍。两者虽各行其道，但在夜半子时却要交流会合在手太阴经，使得阴阳相互贯通，保持动态的平衡，从而

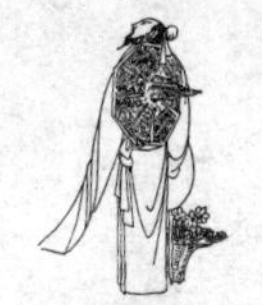

揭示出了营气、卫气在循环营运中的生理节律。

所谓节律，就是指物体运动所表现出的节奏和规律。关于人体生命运动的节律，《内经》有着深刻的认识和丰富的论述：如有营气卫气循环分为昼夜的日节律（见《灵枢·营卫生会》《灵枢·营气》《灵枢·卫气行》、《灵枢·大惑论》等），阴阳消长而一日分为四时的日节律（见《灵枢·顺气一日分为四时》《灵枢·营卫生会》《素问·生气通天论》等），有十二经脉经气盛衰的月节律（见《灵枢·阴阳系日月》等）、气血盈虚消长的月圆月缺节律（见《灵枢·岁露》《素问·八正神明论》等），有真气聚集在脏的双月节律（见《素问·诊要经终论》等），有五脏主时的季节律、年节律（见《素问·藏气法时论》《素问·金匮真言论》以及七篇“运气”专篇等），还有生、长、壮、老、已的女子七年、男子八年以及十年等的周期节律、女子月经的月节律（见《素问·上古天真论》《灵枢·天年》等），等等。

自然界的阴阳二气不停地相互消长，而呈现出规律性的变化。如一年之中，春天阳升阴降，夏天阳盛阴敛，秋天阴升阳降，冬天阴盛阳藏；一日之中，平旦阳升阴降，白昼阳盛阴敛，黄昏阴升阳降，夜晚阴盛阳藏。正是阴阳消长所出现的年、季、日等节律性变化，从而发生着春夏秋冬的寒暑更迭和白天黑夜的交替循环。而人类为保障生存，在长期的进化中获得了各种适应性和自我调节的能力，从而与自然界保持着息息相通的一致性，呈现出相应的各种生理节律。这种生物的生命活动，通过感受外界环境的各种周期性变化，来调节本身生理活动的步伐、时间，所呈现出的内在节奏性，就是现代科学中所谓的“生物钟”学说，而《内经》时代就能观察得如此仔细并有如此惊人的发现，实在令人叹为观止。就其医学意义而言，根据这些节律及其被破坏后的异常表现，诊断上依时定位，辨证上根据盈虚通滞、升降出入的应该与否而确定病机变化，从而给予相应的调理，使之重建正常的节律，在治疗与养生上有着重要的指导意义，尤其根据脏腑经脉、气血阴阳的盈虚、循环所在的时间性来给药、针刺取穴与当今的新兴科学——时间医学又有许多不谋而合处。

【原文】黄帝曰：老人之不夜瞑[1]者，何气使然？少壮之人不昼瞑者，何气使然？岐伯答曰：壮者之气血盛，其肌肉滑，气道通，荣卫之行，不失其常，故昼精[2]而夜瞑。老者之气血衰，其肌肉枯，气道涩，五藏之气相搏，其营气衰少而卫气内伐，故昼不精，夜不瞑。

【注释】[1]瞑：这里是睡觉的意思。[2]精：这里是精力充沛的意思。

【语译】黄帝道：老年人在夜间不能入睡的，是什么气造成的？少壮的人在白天不能入睡的，又是什么气造成的？岐伯回答说：壮年人的气血旺盛，肌肉滑利，气血运行的道路通畅，营气卫气运行正常，所以白天精力充沛、夜晚熟睡难醒。老年人的气血衰弱，肌肉干枯，气血运行的道路涩滞不畅，五脏之气相互搏结不行，营气衰少，卫气内扰，所以白天精力不充沛，夜晚不能入睡。

【按语】少壮人气血旺盛，营卫运行通利，五脏、神明得养得安，所以张弛有度，白天精神饱满，夜晚睡眠安宁。老年人气血衰弱，营卫运行涩滞，五脏、神明失养难安，所以张弛失度，白天精力不足，夜晚睡眠难安。说明不同的年龄有着不同的体质状况，具体的生理特点与病理变化也就不相同，治疗上也必须“因人而异”，才能提高疗效。这就是《内经》“因人制宜”的原则，与当今“体质学说”的基本观点有着惊人的相似之处。

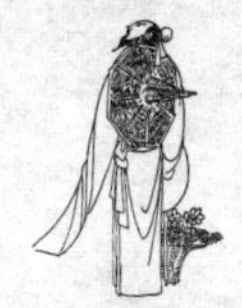

【原文】黄帝曰:愿闻营卫之所行,皆何道从来?岐伯答曰:营出于中焦,卫出于下焦。黄帝曰:愿闻三焦之所出。岐伯答曰:上焦出于胃上口,并咽[1]以上,贯膈而布胸中,走腋,循太阴之分而行,还至阳明,上至舌,下足阳明,常与营俱行[2]于阳二十五度,行于阴亦二十五度,一周也,故五十度而复大会于手太阴矣。

黄帝曰:人有热饮食下胃,其气未定,汗则出,或出于面,或出于背,或出于身半,其不循卫气之道而出何也?岐伯曰:此外伤于风,内开腠理,毛蒸理泄,卫气走之,固不得循其道,此气慓悍滑疾,见开而出,故不得从其道,故命曰漏泄[3]。

【注释】[1]咽:这里指整个食道。[2]常与营俱行:上焦产生并发布宗气,宗气源于胃中的水谷精气,由肺所生成并发布,聚积在胸,贯入血脉,推动营气运行全身,所以说“常与营俱行”。[3]漏泄:皮毛腠理被风邪所伤,卫气不能固护体表,汗水大量外泄如同漏水。

【语译】黄帝道:很想听听营气卫气的运行,都是从什么地方发出来的?岐伯回答说:营气是从中焦发出来的,卫气是从下焦发出来的。黄帝道:很想听听上、中、下三焦所产生的功能作用。岐伯回答说:上焦的功能作用主要是产生并发布宗气,宗气来源于胃中的水谷精微,从胃的上口出发,与食道并排上行,穿过横膈膜,经肺的化生和宣散,布散在胸中,再横行走到腋下,沿着手太阴肺的经脉下行到手,再返入手阳明大肠经脉,上行到舌,又向下行注入足阳明胃经,按着十二经脉的顺序,推动着营气同时运行,白昼运行周身二十五遍,夜间也运行周身二十五遍,昼夜五十遍为一周,而运行周身五十遍以后,又会合在手太阴肺经。

黄帝道:人在吃了很热的饮食下到胃以后,饮食还没有化为精气，汗水就出来了，或者出在面部，或者出在背部，或者出在半身，汗水并不沿着卫气循行的道路而出，是什么缘故？岐伯说：这是因为体表被风邪所伤，体内又因热饮食之气所熏蒸，致使腠理开放、毛孔蒸发，汗水随之外泄，卫气也往开泄之处运行，也就不能沿着它通常的道路行走，卫气的性质强悍，运行滑利迅速，只要见有开泄的间隙，就会从此而出，所以就不能按照原来的途径运行了，这种现象叫做漏泄。

【原文】黄帝曰：愿闻中焦之所出。岐伯答曰：中焦亦并胃中，出上焦之后[1]，此所受气者，泌糟粕，蒸津液，化其精微，上注于肺脉，乃化而为血，以奉生身，莫贵于此，故独得行于经遂，命曰营气。

黄帝曰：夫血之与气，异名同类，何谓也？岐伯答曰：营卫者精气也，血者神气[2]也，故血之与气，异名同类焉。故夺血者无汗，夺汗者无血，故人生有两死而无两生[3]。

【注释】[1]后：这里作“下”字讲，下面。[2]神气：水谷精微必须经过心的作用，才能赤化而成为血，因心主神，所以说血是神气。[3]有两死而无两生：既夺血，又夺汗，两证同时出现，难免死亡，所以叫两死；只夺血而不夺汗，只夺汗而不夺血，两证不同时出现，就还有生机，如今，这两种情况都不见，所以叫无两生。夺，严重的亏虚。

【语译】黄帝道：很想听听中焦所产生的功能作用。岐伯回答说：中焦的功能作用主要是化生精气。精气也来源于胃中的水谷精微，从胃出发后出现在上焦部位的下面，从这里所得到的水谷之气，必须经过过滤糟粕、蒸化津液等化生过程，才能化生出精微物质，再向上注入肺脉，才能经心的赤化变为血液，用来滋养形体，维持生命，没有哪种物质比它更宝贵，所以只有它

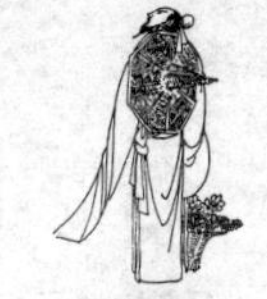

能够运行在经脉之内，这就叫做“营气”。

黄帝道：血与气，名称虽然不同，却是同一类的物质，为什么这样说？岐伯回答说：营气、卫气都是由水谷精气所化生的，血也是由水谷精气经心赤化而化生的，所以血与气名称虽然不同，从来源上讲是同属一类的物质。因此严重血亏的，汗源衰少；大量出汗的，血液衰少。严重血亏又大量出汗，两种同见的，就难免死亡；只血亏而不出汗，只出汗而不血亏的，就还有生机，这两种情况都不见的，也就断绝了两种生还的可能。

【原文】黄帝曰：愿闻下焦之所出。岐伯答曰：下焦者，别回肠[1]，注于膀胱而渗入焉。故水谷者，常并居于胃中，成糟粕，而俱下于大肠，而成下焦，渗而俱下，济泌别汁[2]，循下焦而渗入膀胱焉。

黄帝曰：人饮酒，酒亦入胃，谷未熟而小便独先下何也？岐伯答曰：酒者熟谷之液也，其气悍以清，故后谷而入，先谷而液出焉。

黄帝曰：善。余闻上焦如雾，中焦如沤，下焦如渎，此之谓也。

【注释】[1]回肠：大肠的上段。[2]济泌别汁：济泌，过滤的意思；别汁，使水之清者与浊者分别开来。

【语译】黄帝道：很想听听下焦所产生的功能作用。岐伯回答说：下焦的功能，主要是分别把糟粕输送到大肠，把废水渗注到膀胱。所以，水谷进入人体，总是先贮存在胃，经过消化、吸收精微以后，所形成的糟粕，都要向下输送到大肠，而成为下焦的主要功能之一。而水液在经过分清别浊的过滤之后，秽浊的废水也同时向下渗注，沿着下焦的道路而渗入到膀胱。

黄帝道：人喝了酒，酒也进入到胃，食物还没有消化腐熟，小便却单独先排了出来，这是为什么？岐伯回答说：酒是水谷经过腐熟发酵以后、所酿成的液体，它的气味猛烈，滑利迅疾，所以虽然比食物后进入到胃，却反在食物消化以前就先从小便排了出来。

黄帝说：好！我曾听说过，上焦的功能作用是宣散敷布精微，就像雾露一样弥漫、灌溉到全身；中焦的功能作用是消化腐熟水谷，就像用水浸泡食物，使它变化一样；下焦的功能作用是疏通排泄糟粕，就像沟渠排水一样。看来就是你所说的这些情况了。

【按语】关于“三焦”，本文主要从部位划分和功能特点上作了说明。上焦的部位从胃上口上至咽部，它的功能是敷布精微，宣散营卫气血。中焦的部位从胃上口下至回肠，它的功能是腐熟水谷，化生精微，是营卫气血的源泉。下焦的部位在回肠以下，它的功能是分清别浊，排泄二便。显而易见，所谓“上焦如雾”、“中焦如沤”、“下焦如渎”，实际上反映了心肺的布散功能、脾胃的运化功能、肾大小肠膀胱的排泄功能。因此本文“三焦”的实际意义是概括了上、中、下三个部位所在脏腑的主要生理功能，与后世“三焦”概念中的某些含义不完全相同。

营气、卫气、血液、津液各自的成分、性质、分布、功能虽不相同，但都是由水谷精微所化生，而且营气与津液入于经脉即成为血液的组成部分，因而“异名同类”，即名称虽然不同，却同是一类的基本物质，所以生理上相互滋生与补充，病理上相互影响与耗损。本文所谓“夺血者无汗，夺汗者无血”，就揭示出了它们之间的密切关系。因为汗属津液之外泄，汗多必耗津液，津液亏损必伤及血液；失血过多必致津液耗伤而无汗源。正因如此，对于失血过多的病人，就不能采用发汗法，即使血虚又感受外邪、非发汗不可的，也当用养血发汗之法；对于大量出汗而津亏者，就不能采用破血之法。否则血虚又伤津，津亏又

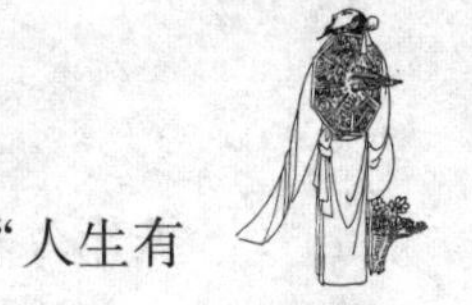

耗血,津血两伤,脏腑形体失养,生命危在旦夕,这就是"人生有两死而无两生"的意义。

四时气第十九

【提要】本篇首先论述了四季气候变化对人体及其发病的影响,所应该选用的穴位和针刺的方法,所以篇名《四时气》。其次论述了温疟、水肿、飧泄、着痹,以及邪在大肠、小肠、胆、胃、膀胱的病理变化和针刺治疗。最后强调了四诊合参的方法和意义。

【原文】黄帝问于岐伯曰:夫四时之气,各不同形,百病之起,皆有所生,灸刺之道,何者为定?岐伯答曰:四时之气,各有所在,灸刺之道,得气穴为定。故春取经血脉分肉[1]之间,甚者深刺之,间者浅刺之;夏取盛经孙络[2],取分间绝皮肤[3];秋取经输[4],邪在府,取之合[4];冬取井荥[4],必深以留之。

【注释】[1]分肉:红肉(肌肉)与白肉(脂肪)相交之处。[2]盛经孙络:盛经,这里指手足三阳经脉,因夏天阳气充盛在阳,所以叫盛经;孙络,各条经脉所分出最细小的支络。[3]绝皮肤:这里指针刚刚透过皮肤,就不再深进的浅刺法。[4]经、输、合、井、荥:十二经脉分布在肘、膝以下的五个特定穴位,叫"五腧穴",详见《灵枢·九针十二原》《灵枢·本输》。

【语译】黄帝问岐伯道:四季气候的变化,各有不同的性质,各种疾病的发生,都与气候有一定的关系,艾灸针刺的方法,根据什么来决定？岐伯回答说：四季气候影响人体，各有各的发病部位，艾灸针刺的方法，应当根据不同的发病季节来确定有关的穴位。所以，春天针刺，选用大经脉在分肉之间的缝隙，病重的深刺，病轻的浅刺；夏天针刺，选用阳经的细小支络，或选用分肉之间的缝隙，但必须针过皮肤就不再深刺；秋天针刺，选用各条经脉的“经穴”“输穴”，邪气在六腑选用“合穴”；冬天针刺，选用各条经脉的“井穴”“荥穴”，必须深刺，而且留针的时间较长。

【按语】春温夏热秋凉冬寒，四季气候变化不同，人体阴阳气血的消长盛衰、在表在里也随之不同，发病的部位也各不相同，治疗就必须根据四季气候的变化、人体阴阳气血的消长和所在，结合具体的发病部位，来选用相应的穴位，确定相应的手法，才能达到保护正气、驱逐邪气、治病救人的目的，否则，疾病不但不能治愈，反而会带来不应该出现的恶果。这就是本节内容的精神实质，也是《内经》“天人相应”思想在治疗上的具体体现。相似的论述，《内经》有很多，可参见《素问·诊要经终论》《素问·四时刺逆从论》《灵枢·寒热病》等篇。

【原文】温疟[1]汗不出，为五十九痏[2]。风㽷[3]肤胀，为五十七痏，取皮肤之血者，尽取之。飧泄[4]，补三阴之上[5]，补阴陵泉[6]，皆久留之，热行乃止。转筋于阳治其阳，转筋于阴治其阴，皆卒刺[7]之。徒㽷，先取环谷下三寸[8]，以铍针[9]针之，已刺而筩[10]之，而内之，入而复之，以尽其㽷，必坚，来缓则烦悗，来急则安静，间日一刺之，㽷尽乃止。饮闭药，方刺之时徒饮之，方饮无食，方食无饮，无食他食，百三十五日。著痹[11]不去，久寒不已，卒取其三里[12]。骨为干[13]。肠中不

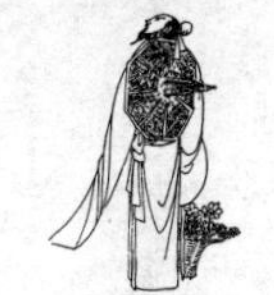

便，取三里，盛泻之，虚补之。疠风[14]者，素刺其肿上，已刺，以锐针针其处，按出其恶气，肿尽乃止，常食方食，无食他食。

【注释】[1]温疟：疟疾的一种，以先热后寒为特征，详见《素问·疟论》。[2]痏(wěi 委)：瘢痕，这里指穴位。五十九痏，治疗热病的五十九个穴位，详见《素问·水热穴论》《灵枢·热病》。[3]㳄：就是"水"字。[4]飧(sūn 孙)：泄泻的一种，以泄下夹有不消化的食物残渣为特征。[5]三阴之上：指三阴交穴，位在内踝尖上三寸处，属足太阴脾经。[6]阴陵泉：穴位名，位在小腿内侧、胫骨内髁下缘与腓肠肌上端之间的凹陷处，属足太阴脾经。[7]卒刺：此处当作"焠刺"，即火针刺法。[8]环谷下三寸：各经均无"环谷"穴，"环谷下三寸"在何处，无法考证，存疑。[9]铍(pī 披)针：古代九种针具之一，详见《九针十二原》。[10]筩：就是"筒"字，这里指中空如筒的针，也就是空心针。[11]著痹：又写作"着痹"，痹症的一种，以肢体关节酸痛沉重、固定不移为特征，详见《素问·痹论》。[12]三里：指足三里穴，位在外膝眼下三寸，胫骨外缘处，属足阳明胃经。[13]骨为干：此三字与上下文义不衔接，疑为他处文字窜衍在此。有关文献所载原文，有无此三字的，也有作"骨为骭"(胫骨)的，多数前人不置可否。语译不译。[14]疠风：病名，又名大风、癞风、大麻风等，病久以皮肤溃烂、鼻柱塌陷、眉毛脱落等为特征，详见《素问·风论》，与西医的麻风病类似。

【语译】患温疟病而汗水不出的，可以针刺五十九个治疗热病的穴位。患风水病皮肤肿胀的，可以针刺五十七个治疗水病的穴位，并在皮肤上瘀滞的血络全部放血。患飧泄病的，补三阴交穴，补阴陵泉穴，都要长时间地留针，一直到病人感觉有热气流行，才能停针。转筋的部位在外侧的，针刺阳经的穴位；转筋的部位在内侧的，针刺阴经的穴位，都用火针针刺。只是水肿为病不兼风邪的，首先在环谷下三寸的部位，用铍针针刺，然后再用空心针刺入该处，放出内里的水，要反复刺入，把水放尽，肌肉就必然恢复坚实。放水缓慢，病人就会烦躁满闷；放水急快,病人就会舒适安静。隔一日针治一次,直到水肿消尽才停止治疗。同时要内服行水利尿的汤药,一般在刚开始针刺的时候服药,刚服过药不要吃食物,刚吃过食物不要吃药,还要禁吃其他伤脾生湿的食物一百三十五天。患着痹经久不愈的,是寒湿久留不去所致,用火针针刺足三里穴。大小肠功能异常的,针刺足三里穴,邪气盛的用泻法,正气虚的用补法。患疠风病的,要经常针刺其肿胀的部位,刺过之后,再用非常尖锐锋利的针刺患处,并用手按压出毒气恶血,直到肿消才停止。同时经常吃些有利于康复的食物,不要吃不利于康复的食物。

【原文】腹中常鸣,气上冲胸,喘不能久立,邪在大肠,刺肓之原[1]、巨虚上廉[2]、三里。小腹控睾、引腰脊,上冲心,邪在小肠者,连睾系,属于脊,贯肝肺,络心系。气盛则厥逆,上冲肠胃,熏肝,散于肓[3],结于脐。故取之肓原以散之,刺太阴以予之,取厥阴以下之,取巨虚下廉[4]以去之,按其所过之经以调之。善呕,呕有苦,长太息,心中憺憺[5],恐人将捕之,邪在胆,逆在胃,胆液泄则口苦,胃气逆则呕苦,故曰呕胆。取三里以下胃气逆,则刺少阳血络以闭胆逆,却调其虚实以去其邪。饮食不要,膈塞不通,邪在胃脘[6],在上脘则刺抑而下之,在下脘则散而去之。小腹痛肿,不得小便,邪在三焦约[7],取之太阳大络[8],视其络脉与厥阴小络结而血者,肿上及胃脘,取三里。

【注释】[1]肓(huāng 荒)之原:就是"气海穴",位在脐下一寸半处,属于任脉。[2]巨虚上廉:就是"上巨虚"穴,位在足三里穴下三寸处,属于足阳明胃经。[3]肓:肓膜,心下膈上的脂膜。[4]巨虚下廉:就是"下巨虚"穴,位在足三里穴下六寸处,属于足阳明胃经。[5]心中憺(dàn

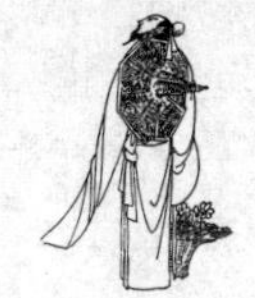

淡)憺:心中恐惧不安。[6]胃脘:指胃腔内,上口贲门部为上脘,中部为中脘,下口幽门部为下脘。另有“上脘穴”位在脐上五寸处,“下脘穴”位在脐上二寸处,均属于任脉。[7]三焦约:三焦,根据上下文义及前人有关意见,这里应指下焦的膀胱,而非整个上中下三焦,语译从之。约,阻塞不通。[8]太阳大络:这里指委阳穴,位在腘横纹外端、股二头肌腱内侧缘处,属于足太阳膀胱经,又是手少阳三焦经的下合穴。

【语译】腹中经常鸣响、觉有气向上冲到胸、呼吸喘促、不能长久站立,这是邪气在大肠,应针刺气海穴、上巨虚穴、足三里穴。小腹部牵引睾丸疼痛,并牵引到腰部脊柱,上冲心胸作痛,这是邪气在小肠,由于小肠下连睾系,后附脊柱,经脉上穿肝肺,联络心系,所以小肠邪气盛实,就会逆乱上冲肠胃,熏扰肝脏,布散到肓膜,结聚在脐部。因此治疗要选用气海穴消散脐部的结聚,针刺手太阴经补肺的虚衰,选用足厥阴经泻肝的盛实,选用下巨虚穴消除小肠的邪气,总之按邪气所过的经脉进行调理。经常呕吐而且呕吐物夹有苦味苦水,并长长地叹大气,心中恐惧不安,总害怕有人即将逮捕他,这是邪气在胆,逼迫胃气上逆,胆汁外泄就会感觉口中发苦,胃气上逆就会呕出苦水,所以叫做呕胆病。治疗选用足三里穴来通降胃气的上逆,针刺足少阳胆经的血络来抑制胆气的上逆,然后根据虚实情况进行调理,祛除病邪。饮食不能咽下,或觉胸膈阻塞不通,这是邪在胃脘。邪在上脘的,就要针刺上脘穴,来抑降上逆的胃气,使它下行;邪在下脘的,就要针刺下脘穴,来疏散阻塞,驱除邪气。小腹部肿痛、小便不利的,这是邪气在下焦的膀胱,以致阻滞不通,当选用足太阳膀胱经的委阳穴,如果看到足太阳经的络脉与足厥阴经的细小支络有瘀血结聚,而且肿痛又向上连及到胃脘,当选用足三里穴。

【按语】不同的病种、发病的不同部位,它们的病理变化必然不同,治疗就应当选用不同的穴位,采取不同的针刺方法,这就是中医的辨证论治。

至于本篇所提到的用空心针在某处直接放水治疗水肿，则是古代的一种治法。仅就它的方法和器械而言，其设计的巧妙，与现代西医所使用空针抽放腹水的治法颇为相似，说明了人类在治疗史上所作过的探索和努力，然而从时间上讲，中医的历史更悠久得多。

【原文】覩[1]其色，察其以[2]，知其散复者，视其目色，以知病之存亡也。一[3]其形，听其动静者，持气口人迎以视其脉，坚且盛且滑者病日近，脉软者病将下，诸经实者病三日已。气口候阴，人迎候阳也。

【注释】[1]覩：就是"睹"字，看见的意思。[2]以：文义难明，根据《九针十二原》《小针解》以及有关文献所载原文，均为"目"字，文义皆顺，故语译作"目"。[3]一：这里是一心一意的意思。

【语译】针刺时，要看病人的面色，观察病人的眼神，从而推知病人正气的散失或恢复；望病人眼睛颜色的变化，还可以推知病邪的存在或消失。用心观察病人的身形姿态、举止动静，再诊气口、人迎，了解脉象的变化。脉象坚实而又粗大、滑利的，表示病情一天天在发展恶化；脉象软弱柔和的，表示病势即将消退缓解；各条经脉的脉象都充实有力的，疾病再过三天就可以好了。气口专门诊察五脏、阴经的病变，人迎专门诊察六腑、阳经的病变。

【按语】由于疾病内在变化的复杂性和外在表现的多样性，而望、闻、问、切方法不同的针对性和局限性，决定了四诊必须合参的重要性和必要性，这是《内经》贯穿诊断学始终的一个基本原则。详细讨论参见《素问·脉要精微论》。

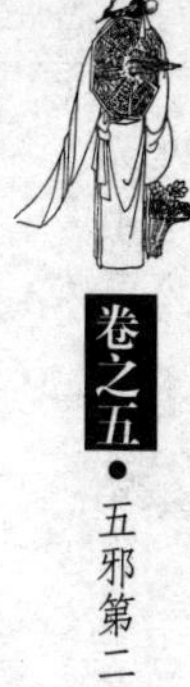

卷之五

五邪第二十

【提要】本篇论述了邪气侵入五脏所引起的病证及针刺治疗，因邪在五脏而立论，所以篇名《五邪》。

【原文】邪在肺，则病皮肤痛，寒热，上气喘，汗出，咳动肩背。取之膺中外腧，背三节五藏之傍，以手疾按之，快然，乃刺之；取之缺盆中以越之。

邪在肝，则两胁中痛，寒中，恶血在内，行善掣，节时脚肿。取之行间[1]以引胁下，补三里以温胃中，取血脉以散恶血；取耳间青脉，以去其掣。

邪在脾胃，则病肌肉痛。阳气有余，阴气不足，则热中善肌；阳气不足，阴气有余，则寒中肠鸣腹痛；阴阳俱有余，若俱不足，则有寒有热。皆调于三里。

邪在肾，则病骨痛阴痹。阴痹者，按之而不得，腹胀腰痛，大便难，肩背颈项痛，时眩，取之涌泉、昆仑[2]，视有血者尽取之。

邪在心，则病心痛喜悲，时眩仆。视有余不足而调之其输也。

【注释】[1]行间：穴位名，位在足背第一趾蹼缘中点上半寸处，属于足厥阴肝经。[2]涌泉、昆仑：穴位名。涌泉位在足掌心，当第二跖骨间隙的中点凹陷处，属于足少阴肾经。昆仑位在外踝尖与跟腱水平连线之中点凹陷处，属于足太阳膀胱经。

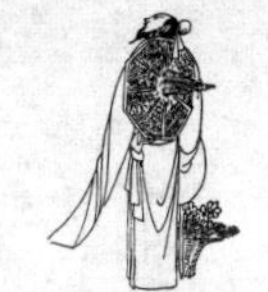

【语译】邪气停留在肺,就会病发皮肤疼痛,恶寒发热,气上逆而喘促,汗水自出,咳嗽引动肩背疼痛。治疗应针刺胸部两侧的有关穴位,以及背部第三椎两旁的脏腑腧穴,针刺前先用手快速按压穴位,当病人有舒畅的感觉时,再进行针刺;然后选用锁骨上窝中的穴位,用来散发肺中的邪气。

邪气停留在肝,就会发生两胁部里面疼痛和中焦脾胃的寒证;如果瘀血留滞在体内,行动时容易抽掣转筋,关节及脚部时有肿痛。治疗应针刺行间穴,用来引气下行缓解胁痛;补足三里穴,用来温暖脾胃;并针刺本经的血络,用来行散瘀血;再针刺耳根处的青络,用来缓解抽掣。

邪气停留在脾胃,就会病发肌肉疼痛。如果阳气有余、阴气不足,就会出现中焦内热,容易饥饿;如果阳气不足、阴气有余,就会出现中焦内寒,肠中鸣响,腹中疼痛;如果阴气阳气都有余或都不足,就会又有内寒又有内热。治疗都可以针刺足三里穴进行调理。

邪气停留在肾,就会病发骨节疼痛、阴痹。所谓阴痹,它的疼痛没有固定的部位,用手按摸也不能确定具体的痛处,同时会有腹部胀满,腰部疼痛,解大便困难,肩、背、颈、项疼痛,时常头晕眼花。治疗应针刺涌泉穴、昆仑穴,如果发现血络郁滞的,全部都要针破出血。

邪气停留在心,就会病发心痛,时时悲伤,时常头晕眼花,甚至昏倒在地。治疗应审察病证是有余的实证,还是不足的虚证,然后再调理本经的腧穴。

【按语】五脏各有着不同的功能作用,其经脉的循行部位也各不相同,当邪气停留在不同的脏腑,所发生的病理改变与证候表现自然不相同。根据不同的证候去辨别邪气所在的脏腑,进行五脏归类,这是中医五脏辨证的雏形,为后世的发展奠定了基础。治疗上根据具体的邪气所在和虚实变化,选择针刺的穴位和手法,这就是辨证论治的原则和运用。

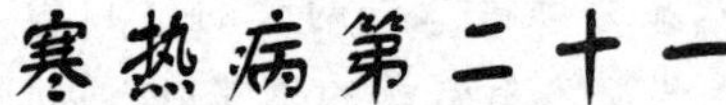

寒热病第二十一

【提要】本篇首先论述了皮肤、肌肉、骨发生寒热病以及骨痹、体惰、厥痹等的证候与针刺治疗，所以篇名《寒热病》。其次论述了天牖五部的主治病证、人身五部的重要意义，以及有关经脉的循行、病证与治疗，指出了针刺治疗补虚泻实正确手法的操作与错误手法的危害，以及四时发病的常规取穴。

【原文】皮寒热者，不可附席，毛发焦，鼻槁腊[1]，不得汗，取三阳之络，以补手太阴。肌寒热者，肌痛，毛发焦而唇槁腊，不得汗，取三阳于下以去其血者，补足太阴以出其汗。骨寒热者，病无所安，汗注不休，齿未槁，取其少阴于阴股之络；齿已槁，死不治。骨厥亦然。骨痹，举节不用而痛，汗注烦心，取三阴之经，补之。身有所伤出血多，及中风寒，若有所堕坠，四支懈惰不收，名曰体惰，取其小腹脐下三结交。三结交者，阳明、太阴，脐下三寸关元也。厥痹者，厥气上及腹，取阴阳之络，视主病也，泻阳补阴经也。

【注释】[1]腊(xī 西)：干肉，这里是干的意思，与“槁”是意义相同的复合词，都是焦干、干燥的意思。

【语译】皮肤发生寒热病的，皮肤疼痛不能贴着睡席，毛发枯焦，鼻腔干燥，汗水出不来，治疗应针刺足太阳经的络穴，再

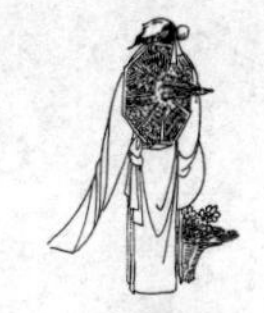

用补法针刺手太阴经。肌肉发生寒热病的，肌肉疼痛，毛发枯焦，口唇干燥，汗水出不来，治疗应针刺足太阳经在下部的穴位出血，再用补法针刺足太阴经让其出汗。骨发生寒热病的，病人烦躁不能安宁，汗出如同灌水而不止，如果牙齿还没有干燥，治疗应针刺足少阴经在大腿内侧的穴位；如果牙齿已经干燥，就是死证，不可救药。骨厥病的诊断治疗也同样如此。骨痹病，全身关节不能自主活动而且疼痛，汗出如同灌水，心中烦躁，治疗应针刺足三条阴经的有关穴位，用补法。身体有所破伤，出血很多，又受了风寒的侵袭，就像从高处往下堕坠跌伤一样，四肢倦怠无力，不能收缩弯曲，名叫体惰病，治疗应针刺脐下小腹部的三结交。所谓三结交，就是足阳明经、足太阴经、任脉三经相交之处，也就是脐下三寸的关元穴。厥痹病，病人自觉气向上冲逆，由下肢上冲到腹部，治疗应针刺阴经、阳经的络穴，审察发病的经脉所在，阳经发病用泻法，阴经发病用补法。

【按语】同是寒热病，所发生的部位不同，具体的证候表现也不完全相同，这与不同的部位有着不同的脏腑所主和经脉所过有关，而不同的脏腑经脉又有着不同的生理功能和特性，因此治疗选穴和针刺手法当因证而异，这是中医同病异治原则运用的一个方面，也贯穿了辨证论治的基本法则。

【原文】颈侧之动脉人迎。人迎，足阳明也，在婴筋[1]之前，婴筋之后，手阳明也，名曰扶突。次脉，足[2]少阳脉也，名曰天牖。次脉，足太阳也，名曰天柱。腋下动脉，臂太阴也，名曰天府。阳迎[3]头痛，胸满不得息，取之人迎。暴瘖气痞[4]，取扶突与舌本出血。暴聋气蒙，耳目不明，取天牖。暴挛痫眩，足不任身，取天柱。暴瘅内逆，肝肺相搏，血溢鼻口，取天府。以为天牖五部。

【注释】[1]婴筋：婴，就是“缨”字。古时候的帽带叫缨，帽带常系于颔下或垂于颈之两侧，所以颈侧之筋名叫缨筋，相当于胸锁乳突肌之前缘部。[2]足：天牖（yǒu 友）穴应属于手少阳经脉，根据《灵枢·本输》所论和有关文献所载原文，应为“手”字，故语译作“手”。[3]迎：文义不通，根据众多文献所载原文均作“逆”字，文义通顺，故语译改作“逆”。[4]鞕（yìng 硬）、瘖（yīn 因）：鞕，就是“硬”字，这里指咽喉部与舌头强（jiàng 匠）硬不舒。瘖，嗓子嘶哑，不能发音。

【语译】颈部结喉两侧的动脉搏动处，穴名叫人迎，人迎属于足阳明经，循行在缨筋的前面。循行在缨筋后面的，是手阳明经，穴名叫扶突。再向后的经脉，是手少阳经，穴名叫天牖。再向后的经脉，是足太阳经，穴名叫天柱。腋下的动脉搏动处，属于手太阴经，穴名叫天府。阳气上逆而发生的头痛、胸中气塞满闷、不能正常呼吸的，治疗应针刺人迎穴。突然发生喉舌强硬、失音声哑的，治疗应针刺扶突穴，并针刺舌根出血。突然发生耳聋、经气蒙蔽不通、耳不能听、目不能视的，治疗应针刺天牖穴。突然发生痉挛转筋、癫痫、眩晕、两足痿软不能支撑身体的，治疗应针刺天柱穴。突然发生内热炽盛，气上冲逆，肝肺二经邪热相争，导致血液妄行外溢鼻腔、口腔的，治疗应针刺天府穴。这就是颈部的五大腧穴及其治疗运用，因天牖居中，其余四穴分布两旁，所以称做天牖五部。

【原文】臂阳明有入頄遍齿者，名曰大迎，下齿龋[1]取之。臂恶寒补之，不恶寒泻之。足太阳有入頄遍齿者，名曰角孙，上齿龋取之，在鼻与頄前。方病之时其脉盛，盛则泻之，虚则补之。一曰取之出鼻外。足阳明有挟鼻入于面者，名曰悬颅，属口，对入系目本，视有过者取之，损有余，益不足，反者益其[2]。足太阳有通项入于脑者，正属目本，名曰眼系，头目苦痛取之，在项中

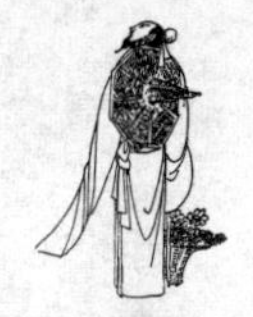

两筋间。入脑乃别，阴跻、阳跻，阴阳相交，阳入阴，阴出阳，交于目锐眦，阳气盛则瞋目，阴气盛则瞑目。热厥取足太阴、少阳，皆留之。寒厥取足阳明、少阴于足，皆留之。舌纵涎下，烦悗[3]，取足少阴。振寒洒洒，鼓颔，不得汗出，腹胀烦悗，取手太阴。

【注释】[1]齿龋（qǔ 取）：牙齿有病而残缺，又名蛀牙，俗称虫牙。[2]其：文义不通，根据众多文献所载原文均作"甚"字，文义通顺，语译改作"甚"。[3]悗：就是"闷"字。

【语译】手阳明经有分支进入到颧部并网络全部牙齿的，穴名叫大迎，下牙齿有龋齿疼痛的，就应针刺大迎穴，手臂怕冷的用补法，手臂不怕冷的用泻法。足太阳经有分支进入到颧部、并网络全部牙齿的，穴名叫角孙，上牙齿有龋齿疼痛的，就应针刺角孙穴，它在鼻与颧部的前方，在刚发病的时候，脉气充盛的就用泻法，脉气虚弱的就用补法。另有一种说法，可以针刺鼻子外侧的穴位。足阳明经有分支挟着鼻子两旁进入到面部的，穴名叫悬颅，它的经脉下行的联属到口，上行的分成两支分别进入联系到目的后面，察出该部有病的，就应针刺该穴，基本原则是泻其有余的邪气，补其不足的精气，如果治疗相反而误，就要加重病情。足太阳经有分支通过后项进入到脑的，并直接联属到目的后面，名叫眼系，头目疼痛、痛苦不堪，就应针刺本经有关的穴位，具体在后项中央、两筋之间。此经由后项进入脑后，就分别联属到阴跻、阳跻，而阴跻、阳跻两脉互相交会，阳气由外入内，阴气由内出外，阴阳之气出入交会在两目的外眼角，当阳气充盛在外双眼就张开，而阴气充盛在内双眼就闭合。热厥病，应针刺足太阴、足少阳经的有关穴位，都要久久留针。寒厥病，应针刺足阳明经、足少阴经在足部的穴位，都要久久留针。舌体软弱不收，口角流涎不止，心中烦躁满闷，应针刺足少阴经的有关穴位。身体寒冷战抖，两颌上下相击，汗水出不来，腹部胀满，心中烦躁满闷，应针刺手太阴经的有关穴位。

【原文】刺虚者，刺其去也；刺实者，刺其来也。春取络脉，夏取分腠，秋取气口，冬取经输，凡此四时，各以时为齐[1]。络脉治皮肤，分腠治肌肉，气口治经脉，经输治骨髓、五藏。身有五部：伏兔[2]一；腓[3]二，腓者腨[4]也；背三；五藏之腧四；项五。此五部有痈疽者死。

【注释】[1]齐：作“剂”字，调剂的意思。各以时为齐，意思是针刺的穴位和手法，应各自随四季气候的变化而加以调整。[2]伏兔：穴位名，位在大腿的前外侧，髌骨底外侧端上六寸处，属于足阳明胃经。这里指伏兔所在的部位。[3]腓（féi 肥）：小腿肚。[4]腨（shàn 善）：就是腓部。腨，也有读作 chuǎi（揣）的。

【语译】针刺治疗精气不足的虚证，针刺时应顺着经气循行去的方向，这叫补法；针刺治疗邪气盛实的实证，针刺时应迎着经气循行来的方向，这叫泻法。春天发病应针刺浅浮的络脉，夏天发病应针刺较深的分肉腠理，秋天发病应针刺气口部的穴位，冬天发病应针刺经脉的经穴、输穴。正因为人体的气血随四季气候变化而有浅深外内的不同，所以四季发病的治疗应随不同季节的气候来加以调整。针刺浅浮的络脉可治皮肤的疾病，针刺较深的分肉腠理可治肌肉的疾病，针刺气口部的穴位可治经脉的疾病，针刺经穴、输穴可治骨髓、五脏的疾病。身体有五处重要的部位：一是伏兔部，二是腓部，腓部也就是腨部；三是背部，四是五脏在脊骨两旁的腧穴；五是后项部。这五个部位发生痈疽的，都是死证。

【原文】病始手臂者，先取手阳明、太阴而汗出。病

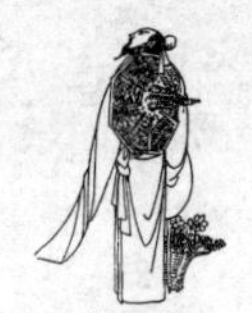

始头首者，先取项太阳而汗出。病始足胫者，先取足阳明而汗出。臂太阴可出汗，足阳明可出汗。故取阴而汗出甚者，止之于阳；取阳而汗出甚者，止之于阴。凡刺之害，中而不去则精泄，不中而去则致气；精泄则病甚而恇[1]，致气则生为痈疽也。

【注释】[1]恇(kuāng 匡)：这里是虚弱、衰残的意思。

【语译】疾病开始发生在手臂部的，应先针刺手阳明经、手太阴经的有关穴位，并使其出汗。疾病开始发生在头部的，应先针刺足太阳经的有关穴位，并使其出汗。疾病开始发生在足胫部的，应先针刺足阳明经的有关穴位，并使其出汗。针刺手太阴经可以使其出汗，针刺足阳明经可以使其出汗。所以针刺阴经而使汗出太多的，就要针刺阳经来止汗；针刺阳经而使汗出太多的，就要针刺阴经来止汗。凡属错误针刺的危害是，疾病已经衰减仍然留针不出的，就会使精气耗泄不收；疾病尚未衰减而过早出针的，就会使邪气壅滞不散。精气耗泄不收的，就会使病情加重，形体正气衰弱；邪气壅滞不散的，就会发生痈疽。

【按语】不同的经脉有着各自的循行部位，因此不同的经脉发病，就存在着部位上的特异性，根据这种特异性，就可以确定相应发病的经脉，并选用相应的穴位治疗，这就是中医经络辨证的依据和雏形，为后世针灸的发展与完善奠定了基础。相应的论述，可参见本书的《经脉》《经筋》等篇。

泻有余的邪气，补不足的精气，后世“迎而夺之”“追而济之”的针刺泻补手法，正是在本篇“刺来”“刺去”的基础上发展而成。至于四时针刺，当取不同的部位，仍是“天人相应”思想的体现，可参见《素问·诊要经终论》《素问·四时刺逆从论》《灵枢·四时气》。

癫狂第二十二

【提要】本篇集中论述了“癫疾”与“狂病”的发病病因、各种证候及其针刺与艾灸的治疗方法，是论述“癫疾”与“狂病”的专篇，所以篇名《癫狂》。

【原文】目眦外决于面者，为锐眦；在内近鼻者为内眦；上为外眦，下为内眦。

【语译】眼角向外开裂在面颊一侧的，称做锐眦；向内开裂靠近鼻侧的，称做内眦；上眼睑属于外眦，下眼睑属于内眦。

【按语】本节文字与全篇内容不相关，前人有疑为书简错乱的，有将它移置到他处的，亦有认为不属衍文的等等，众说纷纭，各执一端，实难定论，存疑待考。

【原文】癫疾始生，先不乐，头重痛，视举目赤，甚作极已而烦心，候之于颜，取手太阳、阳明、太阴，血变而止。癫疾始作，而引口啼呼喘悸者，候之手阳明、太阳，左强[1]者攻其右，右强者攻其左，血变而止。癫疾始作，先反僵，因而脊痛，候之足太阳、阳明、太阴、手太阳，血变而止。治癫疾者，常与之居，察其所当取之处。病至，视之有过者泻之，置其备于瓠壶[2]之中，至其发时，血独动矣，不动，灸穷骨二十壮[3]。穷骨者，骶骨也。

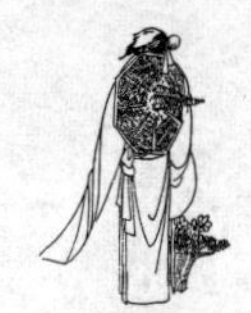

【注释】[1]强(jiàng 匠):僵硬、强直,这里有向某一侧牵引的意思。[2]瓠(hù 互)壶:瓠就是葫芦,把它剖开作为容器,称为瓠壶。[3]壮:用艾火施灸的计数单位,每灸一个艾炷,称为一壮。

【语译】癫疾即将发作时,病人首先出现精神抑郁、闷闷不乐、头部沉重头痛、两目上视、眼睛发红,当这些症状越加严重时就会大发作,大发作之后,心中极度烦躁不安,诊断时应察看额部的色泽变化,治疗应选取手太阳经、手阳明经、手太阴经的穴位,并针刺放血,要等到血色由暗红转变为鲜红才停止针刺放血。癫疾开始发作时,出现口角牵引而歪斜、啼哭呼叫、呼吸喘促、心悸不宁的,治疗应选用手阳明经、手太阳经的穴位。如果向左侧牵引、僵硬的,针刺右边的穴位;向右侧牵引、僵硬的,针刺左边的穴位,都要针刺放血,等到血色由暗红转变为鲜红才停止针刺放血。癫疾开始发作时,先出现身体僵硬、向后反弓倒地,因而脊柱疼痛的,治疗应选用足太阳经、足阳明经、足太阴经和手太阳经的穴位,并针刺放血,要等到血色由暗红转变为鲜红才停止针刺放血。治疗癫疾患者,医生应该常和患者一起居住,以便于观察癫疾发作时的情况和变化,从而确定针刺应该选用的经脉穴位。当癫疾即将发作时,通过观察在有病的经脉针刺放血,然后把放出的血,盛在葫芦瓢里,等到癫疾发作时,瓢中的血就会自己动荡,如果不动的,就要在穷骨处用艾火灸二十壮。所谓穷骨,就是脊柱最下面的一节,又叫尾骶骨。

【原文】骨癫疾者,顑[1]齿诸腧分肉皆满,而骨居[2],汗出烦悗;呕多沃沫,气下泄,不治。筋癫疾者,身倦[3]挛急大,刺项,大经之大杼脉[4];呕多沃沫,气下泄,不治。脉癫疾者,暴仆,四肢之脉皆胀而纵,脉满,尽刺之出血;不满,灸之挟项太阳,灸带脉[5]于腰相去三寸,诸分肉本腧;呕多沃沫,气下泄,不治。癫疾者,疾发如狂者,死不治。

【注释】[1]顑(kǎn 坎):指口外、颊前、颐上的部位,相当于腮部。[2]居:根据有关文献所载原文,均作“倨”,倨者,僵硬强直的意思,文义较顺,语译作“倨”。[3]倦:根据本篇文义及有关文献所载原文,应作“卷”字,屈曲的意思。[4]大杼脉:这里指大杼穴,位在背部第一胸椎棘突下两旁1.5寸处,属足太阳膀胱经。[5]带脉:这里是穴位名,位在腰侧当第十一浮肋前端直下、与脐相平处,属于足少阳胆经。

【语译】癫疾病深入骨的,叫骨癫疾,它的证候是在腮部、齿部的各个腧穴、分肉之处都会出现胀满,全身关节僵硬强直,汗水自出,心中烦闷;如果出现呕吐很多涎沫,又感到气往下坠的,属于不治之证。癫疾病在筋的叫筋癫疾,它的证候是全身痉挛而屈曲,脉来紧急粗大,治疗应选用足太阳经的大杼穴;如果出现呕吐很多涎沫,又感到气往下坠的,属于不治之证。癫疾病在脉的,叫脉癫疾,它的证候是突然向前倒地,四肢的经脉都曲张胀满,不能收缩;凡是经脉曲张胀满的,治疗时都要全部针刺出血;如果经脉不曲张胀满的,治疗就应用艾火灸足太阳经的穴位和足少阳经的带脉穴,带脉穴在腰外侧三寸左右的地方,还要选用各条经脉在分肉之间和四肢的腧穴;如果出现呕吐很多涎沫,又感到气往下坠的,属于不治之证。患癫疾病的,凡是发作时如同“狂病”的,都是死证,无可救药。

【按语】本节所论述的“癫疾”,在《素问·通评虚实论》《素问·大奇论》等篇中又叫做“痫”证,从其发作前的先兆表现和大发作时的典型证候看,实属于当今所统称为“癫痫”的疾病,与现代西医的“癫痫”病也颇为相似,而与后世中医文献所载的“癫”“狂”之中的“癫”不同。

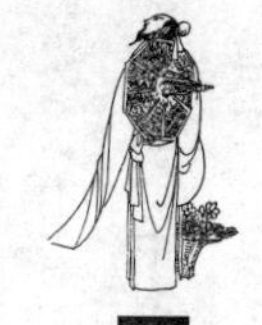

本论指出,癫疾大发作前常有闷闷不乐、头重疼痛等先兆表现,而两目窜视、口角抽掣歪斜、呕吐涎沫、口中呼叫、身体痉挛僵硬、突然倒地等则是癫疾大发作时的典型证候;发作之后,往往感到心烦不宁。如此全面细微的描述,足以说明《内经》时代对癫痫病已有了何等深入的研究,其成就是多么的了不起,即使较之现代西医的描述也毫不逊色。

至于"骨癫疾""筋癫疾""脉癫疾"之分,则是以癫疾始发与发作的主证为基础,进一步根据诸多证候来细辨部位、再定虚实,以便于为循经选穴、针刺泻实、艾灸补虚提供依据。因为任何疾病的变化与表现都是复杂和纷繁的,即使是同一疾病也有部位、虚实的不同,绝不可能千篇一律,所以必须因病位、因病理甚至因人因时而异,这正是中医辨证论治的特点和精华所在。

中医药治疗癫疾,采用涤痰、开窍、息风、止痉等方药,常能收到较好的疗效。虽说它不如当今高科技的"细胞刀"那样有着快捷、独特的疗效,但在因高要求的技术、设备和高昂的费用而"细胞刀"不能普及的条件下,选择毒副作用极小、费用极低的中药治疗,又何尝不是明智之举。尤其应指出本论要求治疗癫疾,医生应与病人常居一处,以便及时发现病情予以治疗。因为癫痫的发作,多为突发,且意识丧失、昏倒在地,倘若发作时身处高岩、水边、车道则极容易发生意外。这种高尚的人道主义精神在今天仍值得提倡。

【原文】狂始生,先自悲也,喜忘苦怒善恐者,得之忧饥,治之取手太阴、阳明,血变而止,及取足太阴、阳明。狂始发,少卧,不饥,自高贤也,自辩智也,自尊贵也,善骂詈[1],日夜不休,治之取手阳明、太阳、太阴、舌下、少阴,视之盛者,皆取之;不盛,释之也。狂言、惊、善笑、好歌乐、妄行不休者,得之大恐,治之取手阳明、太阳、太阴。狂，目妄见，耳妄闻，善呼者，少气之所生也，治之取手太阳、太阴、阳明、足太阴、头、两顑。狂者多食，善见鬼神，善笑而不发于外者，得之有所大喜，治之取足太阴、太阳、阳明，后取手太阴、太阳、阳明。狂而新发，未应如此者，先取曲泉左右动脉[2]，及盛者见血，有顷已，不已，以法取之，灸骨骶二十壮。

【注释】[1]骂詈(lì利)：恶言秽语直接对着人说，叫骂；背后诽谤诅咒他人，叫詈。骂詈，这里泛指骂人。[2]曲泉：穴位名，位在腘横纹内侧端，半膜肌腱上方凹陷处，属于足厥阴肝经。

【语译】狂病开始发生时，先是独自悲伤、爱忘事、容易发怒、时时恐惧的，多由于过度的愁忧和饥饿所致，治疗应选用手太阴经、手阳明经的穴位，并针刺出血到血色由暗红转变为鲜红才停止，同时还可以选用足太阴经、足阳明经的穴位。狂病开始发作时，睡眠很少、不知饥饿，自以为是圣贤的君子，自以为是聪明的辩士，自以为是尊贵的侯王，并时时骂人、日夜吵闹不休的，治疗应选用手阳明经、手太阳经、手太阴经、舌头下面、手少阴经的穴位，通过观察经脉充盛的，都可以选用针刺；不充盛的，就不要选用。而言语狂妄、胡说八道、容易惊恐、时时嘻笑、喜欢唱歌音乐、乱跑乱动不停止的，多由于过度的惊骇恐惧刺激所致，治疗应选用手阳明经、手太阳经、手太阴经的穴位。狂病，两目幻视妄见异物、两耳幻听妄闻异声、时时高呼呐喊的，多由于精气虚少所致，治疗应选用手太阳经、手太阴经、手阳明经、足太阴经、头部、两边腮部的穴位。狂病，饮食特别多，经常幻视见到鬼神、时时冷笑又笑不出声的，多由于过度的欢喜快乐刺激所致，治疗应先选用足太阴经、足太阳经、足阳明经的穴位，然后再选用手太阴经、手太阳经、手阳明经的穴位。狂病刚得，属于初发，还没有出现上述各种证候的，先选用曲泉穴

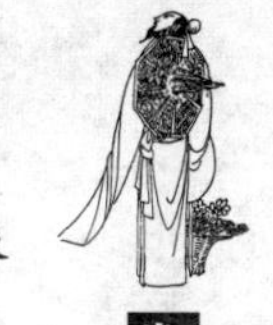

左右两侧的动脉进行针刺,如果经络充盛的要针刺放血,病很快就会痊愈;不能痊愈的,就要依照前面所述的治法进行治疗,并用艾火灸骶骨二十壮。

【原文】风逆,暴四肢肿,身漯漯[1],唏[2]然时寒,饥则烦,饱则善变,取手太阴表里、足少阴、阳明之经,肉清[3]取荥,骨清取井、经也。厥逆为病也,足暴清,胸若将裂,肠若得以刀切之,烦而不能食,脉大小皆涩,暖取足少阴,清取足阳明,清则补之,温则泻之。厥逆腹胀满,肠鸣,胸满不得息,取之下胸二胁咳而动手者,与背腧以手按之立快者是也。内闭不得溲,刺足少阴、太阳与骶上以长针。气逆则取其太阴、阳明、厥阴,甚取少阴、阳明动者之经也。少气,身漯漯也,言吸吸[4]也,骨痠体重,懈惰不能动,补足少阴。短气,息短不属,动作气索,补足少阴,去血络也。

【注释】[1]身漯(luò 落)漯:身体寒冷发抖,好像被冷水浇淋的样子。[2]唏(xī 希):身体寒冷发抖时,口中所发出的一种声音。[3]清:这里应作"凊"(qìng 庆)字,寒冷的意思,下同。[4]言吸吸:声音低弱,言语时断时续、不能连接的样子。

【语译】外感风邪而使气机上逆,会突然出现四肢肿胀,全身寒冷战抖,口中唏嘘有声,饥饿时就会心中烦躁,吃饱后就容易躁扰不宁,治疗应选用手太阴经及与它相表里的手阳明经、足少阴经、足阳明经的穴位;肌肉寒冷的就选用上述经脉的荥穴,骨节寒冷的就选用上述经脉的井穴、经穴。气机上逆而发病,两足突然寒冷,胸部胀闷就像马上要裂开一样,肠中疼痛就像用刀割一样,心中烦躁不能吃饮食,脉象无论粗大细小都涩滞不畅,治疗时,身体温暖的选用足少阴经的穴位,身体寒冷的选用足阳明经的穴位,身体寒冷的用补法,身体温暖的用泻法。气机上逆以致腹部胀满、肠中鸣响、胸部胀满不能正常呼吸的,治疗应在胸部下面两侧胁部的穴位,让病人咳嗽振动应手的地方,就是要选的穴位;同时选用背部的腧穴,用手按压马上有舒适感觉的地方,就是要选用的穴位。气机内闭不畅、不能解出小便的,就针刺足少阴经、足太阳经的穴位和尾骶骨上的穴位,要用长针针刺。气机上逆的,就选用足太阴经、足阳明经、足厥阴经的穴位,病情严重的选用足少阴经、足阳明经搏动明显之处的穴位。精气虚少,身体寒冷战抖、声音低微、言语不能连续、骨节痠痛、身体沉重、困倦乏力、懒于运动的,应补足少阴经。气短、呼吸短促不能接续、运动时呼吸更觉困难的,应补足少阴经,如有瘀滞的血络就要针刺放血而消除它。

【按语】前节所论的“癫疾”即“癫痫”,当属于现代西医神经系统的疾病,而本节所论的“狂病”,则相当于现代西医的精神疾病。本论指出,过度的愁扰、思虑、惊恐、喜乐等精神刺激,常常是狂病产生与诱发的主要因素,而精神意识、言语行为的错乱,以及各种幻视幻听幻觉等则是狂病发作的典型证候,这些都与现代西医所论颇多相似之处,足见《内经》时代对精神病也有了相当深入的研究和深刻的认识。

就狂病的病机变化而言,本论指出涉及五脏而有虚实之分,后世医家据此又分为“癫”与“狂”两证。从证候特征上讲,凡是沉默忧郁而无明显阳热实证的称之为癫,凡是狂躁不宁而有明显阳热实证的称之为狂,显而易见,后世所谓的“癫”与“狂”,均属于本论的“狂”病范畴。

关于狂病的治疗,本论仍然依据具体的不同证候,辨其脏腑经脉所在而选穴针治;在此辨证施治的基础上,又以脾、胃、肠的经穴为重点,突出了调理中焦气机在治疗狂病中的特点。

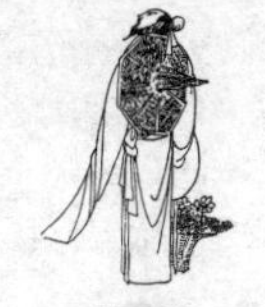

而当今采用白虎汤、大承气汤之类清热、泻实、攻下治疗某些精神分裂症，用顺气导痰汤加菖蒲、郁金之类豁痰、开窍治疗某些抑郁性精神病，取得了较好的疗效，其理论基础无不导源于此，它为精神病的治疗开辟了一个新的途径，值得进一步探索。

至于“风逆”“厥逆”“气逆”等证，因本论并未明示为“癫”或“狂”，故后世医家多数不将其视为“癫”或“狂”之病，也有认为属于“癫”“狂”病的特殊的证候者。译者的观点倾向于前者。

热病第二十三

【提要】本篇专门对热病的各种证候表现及诊断、针刺治疗、预后、禁忌作了全面的论述，所以篇名《热病》。此外还介绍了五十九个治疗热病的穴位，以及气满胸中喘息、心疝、喉痹、目痛、风痉、癃闭、男子疝瘕、女子经闭、偏枯、痱病等的证治。

【原文】偏枯，身偏不用而痛，言不变，志不乱，病在分腠之间，巨针取之，益其不足，损其有余，乃可复也。痱之为病也，身无痛者，四肢不收，智乱不甚，其言微知，可治；甚则不能言，不可治也。病先起于阳，后入于阴者，先取其阳，后取其阴，浮而取之。

【语译】偏枯病的症状，是身体一侧瘫痪，不能随意运动，并有疼痛，言语正常并无变化，神志清楚并无错乱，病邪停留在分肉肌腠之间，治疗应用大针针刺，补益不足的精气，祛泄有余的邪气，就可以恢复正常。痱病的症状，是身体没有疼痛，四肢瘫软不能收缩，神志昏乱但不严重，言语声低模糊但还让人可以辨知，如此则病情较轻，还可以治疗；病情严重的就根本不能言语，就无可救药了。疾病先发生在阳分，然后再深入阴分的，治疗就要先针刺阳经，然后再针刺阴经，采取浅刺的手法。

【按语】偏枯与痱病都是古代的病名，从其证候特征上看，都属于中医后世所谓的“中风”之后遗症。二者都以肢体不能随意运动为主证，所不同的是偏枯以身体的一侧瘫痪，即所谓半身不遂为主，伴有肢体疼痛，但神志清楚；而痱病则是四肢瘫软、不能收缩为主，身体虽无疼痛，却伴有神志障碍，临证应当注意区别。从现代医学来看，偏枯与痱病，多与脑血管意外、脑部的损伤和炎症等所致的后遗症类似。

本篇的篇名冠以《热病》，专门论述有关热病的证候、诊断、治疗、预后等，但开篇之首却论述了与热病毫无关系的偏枯与痱病的证治，其意很是费解，因此前人有疑为本节是其他篇章的文字误串于此，是非难定，存疑待考。

【原文】热病三日，而气口静、人迎躁者，取之诸阳，五十九刺，以泻其热而出其汗，实其阴以补其不足者。身热甚，阴阳皆静者，勿刺也；其可刺者，急取之，不汗出则泄。所谓勿刺者，有死征也。热病七日八日，脉口动喘而短[1]者，急刺之，汗且自出，浅刺手大指间。热病七日八日，脉微小，病者溲血，口中干，一日半而死，脉代者，一日死。热病已得汗出，而脉尚躁，喘且复热，勿刺肤[2]，喘甚者死。热病七日八日，脉不躁，躁不散数，后三日中有汗，三日不汗，四日死。未曾汗者，勿腠[3]刺之。

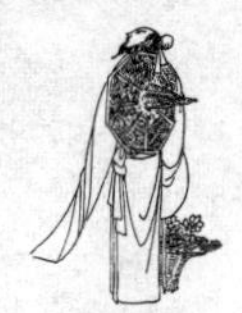

【注释】[1]短：据有关文献所载原文以及前人看法为“眩”字，故语译作“眩”。[2]勿刺肤：据有关文献所载原文为“勿庸刺”，即不可针刺的意思，故语译从之。[3]膑：据有关文献所载原文为“庸”字，故语译作“庸”。

【语译】患热病已经三天，而寸口部的脉象依然平静，人迎部的脉象却很躁动，治疗应针刺各条阳经专治热病的穴位，一共五十九穴，用来清泄热邪，并使之出汗散热；同时可在阴经施用补法，用来补益阴气的不足。身体发热严重，而寸口、人迎两部的脉象都很平静的，就不能针刺；如果可以针刺的，就应当迅速针刺，虽然不能出汗，但仍可以清泄热邪。所谓不能针刺的，是有死亡的征象出现了。患热病已经七天、八天，寸口部脉象躁动，并有呼吸气喘、头目眩晕的，应当迅速针刺，使其汗水自出，热随汗退，具体的方法是用针浅刺手大拇指间的穴位。患热病已经七天、八天，脉象微弱细小，病人又出现尿血、口中干燥的，不过一天半就会死亡，如果脉象出现停顿的代脉，一日之内就会死亡。患热病已经出汗，而脉象仍然躁动不宁，并且有呼吸气喘、身体再次发热的，就不能针刺了，一旦气喘加剧就会死亡。患热病已经七天、八天，脉象已经不再躁动，即使躁动但并不散乱浅浮或疾快，往后的三日之内就会汗出病退，如果三日之内没有汗出的，到了第四天就会死亡。这种从未出过汗水的，就不能针刺了。

【原文】热病先肤痛窒鼻充面，取之皮，以第一针，五十九，苛轸鼻[1]，索皮于肺，不得索之火，火者心也。热病先身涩，倚而热，烦悗，干唇口嗌，取之皮[2]，以第一针，五十九，肤胀口干，寒汗出，索脉于心，不得索之水，水者肾也。热病嗌干多饮，善惊，卧不能起，取之肤肉，以第六针，五十九，目眦青，索肉于脾，不得索之木，木者肝也。热病面青脑痛，手足躁，取之筋间，以第四针，于四逆[3]，筋躄[4]目浸，索筋于肝，不得索之金，金者肺也。热病数惊，瘛疭[5]而狂，取之脉，以第四针，急泻有余者，癫疾毛发去，索血于心，不得索之水，水者肾也。热病身重骨痛，耳聋而好瞑，取之骨，以第四针，五十九刺；骨病不食，啮[6]齿耳青，索骨于肾，不得索之土，土者脾也。热病不知所痛，耳聋，不能自收，口干，阳热甚，阴颇有寒者，热在髓，死不可治。热病头痛颞颥[7]目瘈[8]脉痛，善衄，厥热病也，取之以第三针，视有余不足，寒热痔[9]。热病体重，肠中热，取之以第四针，于其腧及下诸指间，索气于胃胳[10]，得气也。热病挟脐急痛，胸胁满，取之涌泉与阴陵泉，取以第四针，针嗌里[11]。热病而汗且出，及脉顺可汗者，取之鱼际、太渊、大都、太白[12]，泻之则热去，补之则汗出，汗出太甚，取内踝上横脉[13]以止之。

【注释】[1]苛轸鼻：苛，细小的意思；轸，与瘆、疹字意义相同。苛轸鼻，就是鼻子上生出细小的疹子。[2]皮：根据上下文义及有关文献所载原文，应作"脉"字，语译作"脉"。[3]四逆：这里指四肢。[4]躄（bì 必）：两足痿软，不能行走。[5]瘛（chì 翅）疭（zòng 纵）：瘛，筋脉拘急；疭，筋脉弛缓。急者收缩，缓者伸展，或缩或伸，抽动不止的意思。[6]啮（niè 聂）：咬的意思。[7]颞（niè 聂）颥（rú 如）：又叫鬓骨，位在眼眶的外后方，颧骨弓上方的部位。[8]瘈（chì 翅，又音 chè 彻）：反复抽引、牵拉的意思。[9]寒热痔：与上下文义不相衔接，故前人有疑为衍文者，语译不译。[10]胳：这里作"络"字。[11]嗌里：这里指廉泉穴，位在喉结上方与舌骨下方之间正中线上的凹陷处，属于任脉。[12]鱼际、太渊、大都、太白：均为穴位名，鱼际位在手掌当第一掌骨中点之桡侧、赤白肉际处，太渊位在腕掌横纹桡侧端、拇长展肌腱与桡侧腕屈肌腱之间凹陷处，均属于手太阴肺经；大都位在足拇趾内侧缘、当第一趾跖关节前下方的凹陷处，太白位在足内侧缘、当第一跖骨小头后下方凹陷处，均属于足太阴脾经。

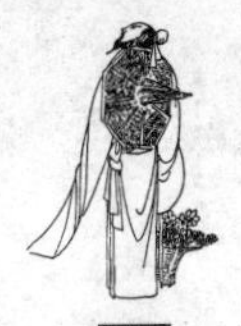

[13]内踝上横脉:这里指足太阴脾经的三阴交穴。

【语译】患热病先出现皮肤疼痛、鼻塞不通、面部浮肿,治疗应用"九针"中的第一种针具(镵针),在五十九个治疗热病的穴位中与皮毛有关的穴位上进行针刺;如果鼻部生出细小疹子的,也当针刺皮毛上属于肺经的穴位,而不能针刺属于火的穴位,因为火属于心,心火能克制肺金。患热病先出现身体涩滞不爽、身体倾摇而需倚附于物,并且发热、心中烦闷,嘴唇、口腔、咽喉干燥的,治疗应针刺血脉,用"九针"中的第一种针具,在五十九个治疗热病的穴位中与血脉有关的穴位上进行针刺;如果皮肤肿胀、口中干燥,冷汗自出的,也当针刺血脉上属于心经的穴位,而不能针刺属于水的穴位,因为水属于肾,肾水能克制心火。患热病出现咽喉干燥、饮水很多、时时惊骇、卧床不能起身的,治疗应针刺肌肉,用"九针"中的第六种针具(员利针),在五十九个治疗热病的穴位中与肌肉有关的穴位上进行针刺;如果眼角出现青色,也当针刺肌肉上属于脾经的穴位,而不能针刺属于木的穴位,因为木属于肝,肝木能克制脾土。患热病出现面色发青、头脑疼痛、手足躁动不宁的,治疗应针刺筋结,用"九针"中的第四种针具(锋针),在四肢间的穴位进行针刺;如果筋结弛缓、双足痿软不能行走、双目流泪不止的,也当针刺筋结上属于肝的穴位,而不能针刺属于金的穴位,因为金属于肺,肺金能克制肝木。患热病出现屡发惊骇、手足抽动不止、神志行为狂乱的,治疗应针刺血脉,用"九针"中的第四种针具,立即清泄有余的热邪;如果出现癫疾发作、毛发脱落的,也当针刺血脉上属于心的穴位,而不能针刺属于水的穴位,因为水属于肾,肾水能克制心火。患热病出现身体沉重、骨节疼痛、耳聋、喜欢闭目不睁的,治疗应针刺骨节,用"九针"中的第四种针具,在五十九个治疗热病的穴位中与骨节有关的穴位上进行针刺;如果骨节发病不能吃饮食、牙齿上下相咬、耳朵出现青色的，也当针刺骨结上属于肾的穴位，而不能针刺属于土的穴位，因为土属于脾，脾土能克制肾水。患热病出现身体疼痛却不知具体的痛处、耳聋、四肢弛缓不能收缩、口中干燥、阳气偏盛而发热、阴气偏盛而怕冷的，是热邪深入骨髓的死证，无可救药。患热病出现头痛、鬓骨和双目处的经脉抽动不止，并有疼痛、时时鼻中出血的，是邪热冲逆在上，治疗应用“九针”中的第三种针具(鍉针)，根据邪气的有余或精气不足的具体情况进行针刺。患热病出现身体沉重，因脾胃有热导致肠中有热的，治疗应用“九针”中的第四种针具，针刺脾胃二经的腧穴及其在下部各足趾间的穴位，还要针刺胃经的络穴，以调理脾胃之气。患热病出现肚脐周围拘急疼痛、胸部两胁胀满的，治疗应针刺涌泉穴和阴陵泉穴，用“九针”中的第四种针具进行针刺，还要针刺舌根下面的廉泉穴。患热病汗水自出、脉象躁盛的，属于阳证得阳脉之顺证，治疗时可以发汗，应针刺鱼际穴、太渊穴、大都穴、太白穴，用泻法能退热，用补法能出汗，如果汗出太多，就要针刺内踝上边的三阴交穴，用来止汗。

【原文】热病已得汗而脉尚躁盛，此阴脉之极也，死；其得汗而脉静者，生。热病者脉尚躁盛而不得汗者，此阳脉之极也，死；脉盛躁得汗静者，生。

热病不可刺者有九：一曰，汗不出，大颧发赤哕者，死；二曰，泄而腹满甚者，死；三曰，目不明，热不已者，死；四曰，老人婴儿热而腹满者，死；五曰，汗不出，呕下血者，死；六曰，舌本烂，热不已者，死；七曰，咳而衄，汗不出，出不至足者，死；八曰，髓热者，死；九曰，热而痉者，死。腰折，瘛疭，齿噤龂[1]也。凡此九者，不可刺也。

【注释】[1]龂(xiè 谢)：上下牙齿相磨。

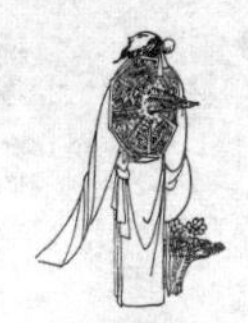

【语译】患热病已经汗出，而脉象仍然躁动粗大的，这是阴脉虚衰到了极点，属于死证；如果汗出之后，脉象转为安静平和的，就可以生还。患热病脉象躁动粗大，又不能出汗的，这是阳脉邪热亢盛到了极点，属于死证；脉象虽然粗大躁动，但在汗出之后转为安静平和的，就可以生还。

患热病不可进行针刺的情况有九种：一是，汗水不能出、颧部发红、干呕呃逆的，属于死证；二是出现腹泻又腹部胀满的，属于死证；三是，出现双目视物不清、发热不退的，属于死证；四是，老人婴儿身体发热又腹部胀满的，属于死证；五是，汗水不能出、有呕吐便血的，属于死证；六是，出现舌根溃烂、发热不退的，属于死证；七是，出现咳嗽又口鼻出血，汗水不能出，即使出汗也达不到足部的，属于死证；八是，邪热深入骨髓的，属于死证；九是，身体发热，又出现痉病的，属于死证。所谓痉病，证见腰背向后反弓，手足抽动不止，牙关紧闭，不能开口或者上下牙齿相磨等。凡是出现这九种死证，都不可进行针刺。

【原文】所谓五十九刺者，两手外内侧各三，凡十二痏；五指间各一，凡八痏，足亦如是；头入发一寸傍三分[1]各三，凡六痏；更入发三寸边五，凡十痏；耳前后口下者各一，项中一，凡六痏；巅上一，囟会[2]一，发际一，廉泉一，风池[3]二，天柱[4]二。

【注释】[1]三分：与穴位分布位置不符，根据前人有关看法，“分”字当删，而“三”指入前发际一寸到三寸的部位。[2]囟会：位在头部前正中线进入前发际二寸处，属督脉。发际，指有发区与无发区的交界处，下文“发际一”则指穴位。[3]风池：位在后项枕骨下两侧的凹陷处，属于足少阳胆经。[4]天柱：位在头部后正中线进入后发际半寸处，属于足太阳膀胱经。

【语译】所谓治疗热病可以针刺的五十九个穴位是：两手指端外侧各三穴，内侧各三穴，左右一共十二穴；在五指之间各有一穴，左右一共八穴，在足趾的穴位也是如此，即五足趾之间各有一穴，左右一共八穴；头部正中线进入前发际一寸到三寸处的两旁一寸半处各有三穴，左右一共六穴；再入前发际中线向后三寸处的两边一寸半处各有五穴，左右共十穴；耳前耳后各一穴，口正中下一穴，后项正中一穴，一共六穴；头顶中央一穴，囟会一穴，前发际正中一穴，后发际正中一穴，廉泉一穴，左右风池共二穴，左右天柱共二穴。

【原文】气满胸中喘息，取足太阴大指之端，去爪甲如薤叶，寒则留之，热则疾之，气下乃止。心疝[1]暴痛，取足太阴、厥阴，尽刺去其血络。喉痹[2]舌卷，口中干，烦心心痛，臂内廉痛，不可及头，取手小指次指爪甲下，去端如韭叶。目中赤痛，从内眦始，取之阴跻。风痉[3]身反折，先取足太阳及腘中及血络出血；中有寒，取三里。癃[4]取之阴跻及三毛[5]上及血络出血。男子如蛊[6]，女子如怚[7]，身体腰脊如解，不欲饮食，先取涌泉见血，视跗上盛者，尽见血也。

【注释】[1]心疝：病名，是由心气郁积所引起的一种疝病，以少腹部疼痛、有积块为证候特征，参见《素问·脉要精微论》。[2]喉痹：病名，气血瘀阻或痰火上逆而闭阻咽喉的一种疾病，以咽喉肿痛、声音嘶哑、吞咽困难为证候特征。[3]风痉：痉病的一种，因风邪所致为名，以身体僵硬强直、牙关紧闭不开甚至昏倒在地、起病急骤为证候特征。[4]癃（lóng 龙）：病证名，排尿困难、点滴而下叫"癃"；甚则闭塞不通，点滴不出，则叫"闭"，故又常并称叫"癃闭"。[5]三毛：指生于足大趾第一节背面皮肤上的毫毛，又叫丛毛、聚毛。[6]蛊（gǔ 古）：即蛊胀病，以腹部膨大、内中有物、肿胀如鼓（鼓与蛊，这里二字通用）为证候特征，具体有水鼓、血鼓、虫

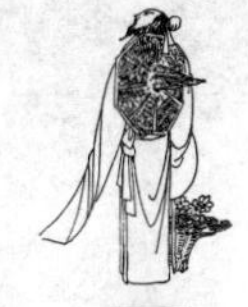

鼓等之分。本文不是指蛊胀,而是指邪热深入下焦,出现少腹胀满疼痛或有形块的证候,好像蛊胀病一样。[7]怚:根据有关文献所载原文及前人有关意见,应作"阻",即阻隔不通的意思,指月经排泄不畅或经闭不行,文义较顺,语译作"阻"。

【语译】气逆塞滞在整个胸中,以致呼吸喘促,治疗应针刺足太阴经在足大趾内侧端距离爪甲根角如薤叶宽之处的穴位,属于寒证的就要留针不动,属于热证的就要快速提插,直到上逆之气下降不喘才停止针刺。患心疝病突然发生剧烈疼痛,治疗应针刺足太阴经、足厥阴经的穴位,并在二经瘀滞的血络处全部刺破出血。患喉痹出现舌体卷曲不伸、口中干燥、心中烦闷疼痛、手臂内侧缘疼痛以至于不能上举到头部,治疗应针刺手小指靠近无名指一侧的末端距离爪甲根角如薤叶宽之处的穴位。目内白睛发红疼痛,病从内眼角开始发生,治疗应针刺阴跻脉的穴位。患风痉病出现身体僵硬、向后反弓,治疗应先针刺足太阳经在腘窝中的穴位或刺破该处的血络出血;内有寒的,应针刺足三里穴。病发癃闭,治疗应取阴跻脉的穴位、足大指三毛处的穴位,或刺破该处的血络出血。男子少腹胀满疼痛或有形块,如像蛊胀病一样,女子经行不畅或经闭不来,使得腰部脊柱如同分解开一样难受,不想吃饮食,治疗应先针刺涌泉穴,刺破出血,然后观察足背,发现血络粗大瘀滞的,全部刺破出血。

【按语】所谓热病,是指以发热为主证的一大类疾病。《内经》论述热病的内容非常多,其中全面专门论述热病的就有《素问·热论》《素问·刺热篇》《素问·评热病论》以及本篇,这些篇章对热病的病因病机、传变规律、证候表现、治疗原则、针刺取穴、预后、禁忌以及护理等作了全面深入的论述,确立了一整套有关热病的防治体系。它不仅说明热病是《内经》时代一大类最常见的疾病,也表明当时的医学对热病及防治已经有了相当深入的研究，取得了卓越的成就，对后世防治热病的发展奠定了坚实的基础，功不可没。

就本篇所论而言，尤须指出的是，虽然同是热病，但因病因病机病证以及病程先后等的不同，治疗取穴和针刺手法都必须因此而异，才能做到治病求得根本，针到病除。针刺应该如此，用药也应该如此，这就是中医学辨证施治的精髓所在。至于本文中所提到热病不可针刺的各种证候，因多属于邪气猖盛或正气衰败的重危证候，在当时的条件下确实很难治愈，死亡极易。时至今日，随着医学科学的进步，这些病证未必都是死证，因此临证所遇应该竭尽全力进行抢救，即使只有百分之一的希望，也应尽百分之百的努力，这是人道主义和职业道德最起码的要求。

厥病第二十四

【提要】本篇主要论述了脏腑经络气机上逆所导致厥头痛、厥心痛的证候表现、鉴别诊断与针刺治疗，所以篇名《厥病》。此外还记述了肠道寄生虫、耳鸣、耳聋、便血、风痹等的证候与针治。

【原文】厥头痛，面若肿起而烦心，取之足阳明、太阴。厥头痛，头脉痛，心悲，善泣，视头动脉反盛者，刺尽去血，后调足厥阴。厥头痛，贞贞[1]头重而痛，泻头上五行[2]，行五[3]，先取手少阴，后取足少阴。厥头痛，意善忘，按之不得，取头面左右动脉，后取足太阴。厥头痛，项先痛，腰脊为应，先取天柱，后取足太阳。厥头

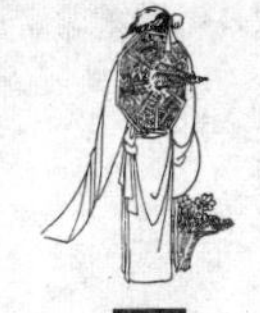

痛，头痛甚，耳前后脉涌有热，泻出其血，后取足少阳。真痛头，头痛甚，脑尽痛，手足寒至节，死不治。头痛不可取于腧者，有所击堕，恶血在于内，若肉伤，痛未已，可则[4]刺，不可远取也。头痛不可刺者，大痹[5]为恶，日作者，可令少愈，不可已。头半寒痛，先取手少阳、阳明，后取足少阳、阳明。

【注释】[1]贞贞:这里指头痛部位固定不移。[2]五行(háng 杭):指循行到头部的五条经脉线路，中间为督脉，督脉两边为足太阳膀胱经，足太阳膀胱经两边为足少阳胆经。[3]行五:指分布在上述五条经脉线上各自的五个穴位，一共二十五穴。[4]则:这里是就近的意思，而不是作连词用。[5]大痹:痹，病名，以气血闭阻不通为基本病机的一类病证，详见《素问·痹论》;大痹，严重的痹证。

【语译】患厥头痛病，面部又出现浮肿，而且心中烦闷，治疗应针刺足阳明经、足太阴经的穴位。患厥头痛病，以头部沿着一定的脉络部位作痛为主，并见心情悲苦，常常哭泣，治疗应察其头部动脉搏动粗大的部位进行针刺，全部刺破出血，然后针刺足厥阴经的穴位进行调理。患厥头痛病，头部疼痛、沉重，部位固定不移，治疗应针刺头上五条经脉各自的五个穴位，然后先针刺手少阴经的穴位，再针刺足少阴经的穴位。患厥头痛病，又经常健忘，用手按摸头部却找不到具体的疼痛部位，治疗应针刺头部面部左右两侧的动脉，然后针刺足太阴经的穴位。患厥头痛病，后项首先疼痛，腰部脊柱也相应作痛，治疗应先针刺天柱穴，然后针刺足太阳经的其他穴位。患厥头痛病，头痛剧烈，耳朵前边后边的脉络充盈鼓动，并有灼热的感觉，治疗应刺破该处血络出血，然后针刺足少阳经脉的穴位。患真头痛病，头痛剧烈，整个头脑部都感到剧痛，而且手足寒冷一直到肘、膝关节，属于死证，无可救药。头痛病有无法取远处腧穴刺治的，如因撞击跌倒之类的外伤，瘀血留在头内，又有肌肉的损伤，疼痛不止，可以局部就近针刺止痛，而无法针刺远处的腧穴治疗。头痛病有不能针刺治愈的，是有严重的痹证在作怪，每天都要发作的，针刺后也只能稍有好转，而不可能痊愈。头部半边冷痛的偏头痛，治疗应先针刺手少阳经、手阳明经的穴位，然后针刺足少阳经、足阳明经的穴位。

【原文】厥心痛，与背相控，善瘛，如从后触其心，伛偻[1]者，肾心痛也，行取京骨，昆仑，发狂[2]不已，取然谷。厥心痛，腹胀胸满，心尤痛甚，胃心痛也，取之大都、太白。厥心痛，痛如以锥针刺其心，心痛甚者，脾心痛也，取之然谷、太溪[3]。厥心痛，色苍苍如死状，终日不得太息，肝心痛也，取之行间、太冲[4]。厥心痛，卧若徒居，心痛间[5]，动作痛益甚，色不变，肺心痛也，取之鱼际、太渊。真心痛，手足清[6]至节，心痛甚，旦发夕死，夕发旦死。心痛不可刺者，中有盛聚，不可取于腧。

【注释】[1]伛（yǔ 雨）偻（lǚ 旅）：弓腰驼背。[2]狂：有关文献所载原文作“针”字，于上下文义更顺，故语译作“针”。[3]太溪：穴位名，位在足内踝尖与跟腱水平连线的中点处，属足少阴肾经。[4]太冲：穴位名，位在足背第一跖骨间隙之中点处，属足厥阴肝经。[5]间（jiàn 见）：减轻、轻微。[6]清：这里作“凊”（qìng 庆）字，寒冷的意思。

【语译】患厥心痛病，心痛牵引到背相互作痛，并时时拘急抽掣，好像有人从背后触戳他的心，身体又弓腰驼背的，属于肾气上逆侵犯到心的肾心痛，治疗应先针刺京骨穴、昆仑穴，出针后仍然疼痛不止的应再针刺然谷穴。患厥心痛病，又胸腹胀满，心痛特别厉害，属于胃气上逆侵犯到心的胃心痛，治疗应针刺大都穴、太白穴。患厥心痛病，心痛就好像用尖锐的锥子刺

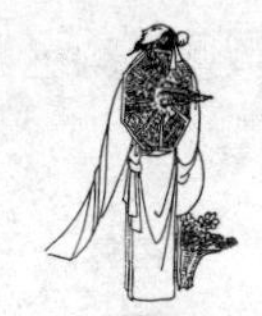

扎在心上一样，疼痛非常厉害的，属于脾气上逆侵犯到心的脾心痛，治疗应针刺然谷穴、太溪穴。患厥心痛病，而面色青暗好像死人一样，一旦深呼吸就会疼痛不止，以致从早到晚不能长长地出口大气，属于肝气上逆侵犯到心的肝心痛，治疗应针刺行间穴、太冲穴。患厥心痛时，当卧床休息或闲居静养时，心痛减轻，一旦稍有动作疼痛加剧，面色却没有什么变化，属于肺气上逆侵犯到心的肺心痛，治疗应针刺鱼际穴、太渊穴。患真心痛病，发作时手、足寒冷一直到肘、膝关节，心痛剧烈，常常是早晨发病傍晚死亡，傍晚发病早晨死亡。心痛病有不宜针刺的，是指体内有严重的瘀血留积或巨大的积块存在，而无法用针刺腧穴来治疗。

【按语】本篇所论的厥病，都是以脏腑经络气机上逆为基本病机而命名。气逆上冲侵犯到头而致头痛的，叫厥头痛；气逆上冲侵犯到心而导致心痛的，叫厥心痛。然而尽管同是厥头痛或厥心痛，具体造成气机上逆的脏腑经络不同，其病发的证候也就不同，治疗就应根据不同的证候，仔细审察病机所在，再选用相应的穴位调理厥逆之气，才能针到痛止，这就是本文所论的精神所在。

至于真头痛与真心痛，则是因邪气直接侵犯头脑与心脏所致，故而病发多危重，它包括了现代西医所说的脑梗死与心肌梗死一类的疼痛在内，即使在今天，如果抢救不及也容易死亡，何况在两千多年前的古代，要想生还确实不易。

【原文】肠中有虫瘕及蛟蛕[1]，皆不可取以小针。心肠痛，憹[2]作痛肿聚，往来上下行，痛有休止，腹热，喜渴涎出者，是蛟蛕也。以手聚按而坚持之，无令得移，以大针刺之，久持之，虫不动，乃出针也。恲[3]腹憹痛，形中上者。

【注释】[1]虫瘕(jiǎ 假)及蛟蛕(huí 回):瘕,腹中的积块,时聚时散,没有定形;虫瘕,腹内因寄生虫结聚而形成的积块,虫聚则现,虫散则消。蛟蛕,这里泛指腹中的寄生虫,主要指蛔虫。蛕,就是"蛔"字。[2]侬(náo 挠):即懊侬,这里是极度烦闷难受的意思。[3]恲(pēng 烹):胀满膨大。

【语译】肠中有寄生虫,或寄生虫结聚成块,都不宜用小针进行针刺。心腹疼痛,烦闷难受之极,发作时腹部可见肿块,时聚时散,上下来回移动,疼痛时作时止,腹内觉热,口中发渴反而流清口水的,这就是肠中有寄生虫的证候。治疗时,用手紧紧按住肿块坚持不动,不让肿块移动,然后用大针刺入,并久久坚持,一直到虫体不能动了,才能取出针具,凡是腹部膨大疼痛,烦闷难受,形块上下移动的寄生虫病,多用此法治疗。

【按语】有关寄生虫病的诊断治疗,以及用手术直接解除因虫积聚所导致的肠道梗阻,以现在的医学条件和水平而言,实在不足挂齿。但对两千多年前刀耕火种的时代来说,却是极为不易,甚至不可能。

本段对肠道寄生虫的诊断,说明了《内经》对此已积累了相当的经验和认识,至今仍有实用的价值。从临床表现上看,如常有阵发性脐周疼痛,痛时出现条形包块,块散痛止,伴有鼻痒、睡中磨牙,或口泛清水,或颧骨周围出现灰白色斑,巩膜上出现青紫色斑,口唇内壁出现针尖样白色亮疹等,即诊断为肠道蛔虫病,其准确率是很高的。

至于虫聚发作时直接用大针针刺虫聚之处的治疗方法,更表示了先人们在当时的条件下不甘心由寄生虫所造成的病痛所能做到的努力,时至今日不宜提倡,也大可不必。

【原文】耳聋无闻,取耳中。耳鸣,取耳前动脉。耳痛不可刺者,耳中有脓,若有干耵聍[1],耳无闻也。耳聋，取手小指次指爪甲上与肉交者，先取手，后取足。耳鸣，取手中指爪甲上，左取右，右取左，先取手，后取足。足髀不可举，侧而取之，在枢合[2]中，以员利针，大针不可刺。病注下血，取曲泉。风痹[3]淫泺[4]，病不可已者，足如履冰，时如入汤中，股胫淫泺，烦心头痛，时呕时悗，眩已汗出，久则目眩，悲以喜恐，短气不乐，不出三年死也。

【注释】[1]耵聍：耳中垢物，俗称耳屎。[2]枢合：这里指股骨的大转子。[3]风痹：风寒湿邪以风邪为主所产生的痹证，又叫行痹，详见《素问·痹论》。[4]淫泺（pō 泊）：淫，过多而浸溢的意思；泺，水聚之处。淫泺，这里形容病邪猖盛播散。

【语译】耳聋听不到声音，应针刺耳前中部的穴位。耳中鸣响，应针刺耳前动脉旁的穴位。耳痛有不能针刺的，如耳内有脓液，或有干燥的耳垢堵塞，以至于听力受到影响。因病而耳聋的，应针刺手小指靠近第四指一侧的爪甲根角与肉交界处的穴位，先针手经，后针足经。耳中鸣响，应针刺手中指爪甲端上的穴位，左耳鸣响针右手，右耳鸣响针左手，先针手经，后针足经。足大腿不能抬举运动，让病人侧卧，选取股骨头大转子处凹陷中的穴位，用员利针针刺，不能使用大针。大便下血严重的，应针刺曲泉穴。风痹病，当病邪猖盛泛滥发展到无法治愈的时候，双足冷得好像踩着冰块，有时又热得好像被放入开水之中，病邪由胫经大腿向上发展播散，以致心中烦闷，头痛、呕吐与胸闷交替出现，如此久久不缓解就会出现头晕目眩、视物昏花，接着汗水自出，情绪上波动起伏，时而悲苦，时而喜悦，时而恐惧，时而忧郁，气短息弱，如此发展下去，不到三年就要死亡。

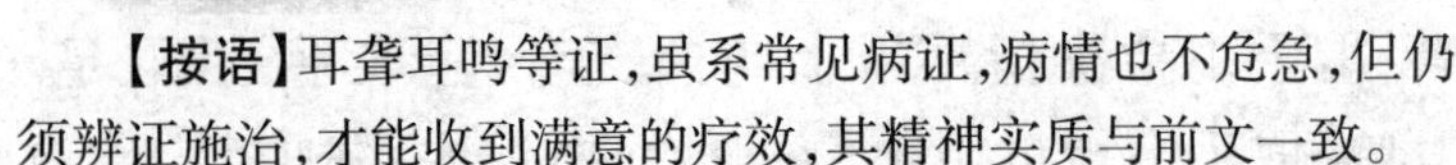

【按语】耳聋耳鸣等证，虽系常见病证，病情也不危急，但仍须辨证施治，才能收到满意的疗效，其精神实质与前文一致。

病本第二十五

【提要】本篇专门论述了疾病在发生发展中所存在着的“标本”关系及其具体运用的原则，这是治疗疾病的一个基本原则，所以篇名《病本》。

【原文】先病而后逆者，治其本。先逆而后病者，治其本。先寒而后生病者，治其本。先病而后生寒者，治其本。先热而后生病者，治其本。先泄而后生他病者，治其本。必且调之，乃治其他病。先病而后中满者，治其标。先病后泄者，治其本。先中满而后烦心者，治其本。有客气[1]，有同气[2]。大小便不利，治其标；大小便利，治其本。病发而有余，本而标之，先治其本，后治其标；病发而不足，标而本之，先治其标，后治其本。谨详察间甚，以意调之，间[3]者并行，甚者独行。先小大便不利而后生他病者，治其本也。

【注释】[1]客气：这里指新感受的各种外来的邪气。[2]同气：根据有关文献所载原文作“固气”，更符合上下文义，故语译作“固气”。固气，指原积存体内日久的各种邪气，如瘀血留积、水湿积聚等。[3]间（jiàn 见）：轻微。

【语译】先有的某种疾病属于本，然后引起的气血逆乱属于

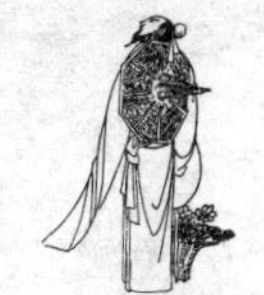

标，应先治疗先有的本病。先有的气血逆乱属于本，然后引起其他的病变属于标，应先治疗先有的本病，即气血逆乱。先有的寒病属于本，然后引起其他的病变属于标，应先治疗先有的本病，即寒病。先有的某种疾病属于本，然后引起的寒病属于标，应先治疗先有的本病。先有的热病属于本，然后引起其他的病变属于标，应先治疗先有的本病，即热病。先有的泄泻属于本，然后引起其他的病变属于标，应先治疗先有的本病，即泄泻。一般情况下，必须调治好先有的各种原发的本病，才治疗所引起各种继发的标病。先有的某种疾病属于本，然后引起的中焦胀满属于标，应先治疗所引起的标病，即中焦胀满。先有的某种疾病属于本，然后引起的泄泻属于标，应先治疗先有的本病。先有的中焦胀满属于本，然后引起的心中烦闷属于标，应先治疗先有的本病，即中焦胀满。疾病的发生，有由新近感受的邪气所导致，也有由久积体内原有的邪气所造成，前者属于标，后者属于本。无论先有什么疾病，虽然属于本，但只要引起大小便不通利的标病，就应先治疗大小便不通利这个标病；而大小便通利的，就应先治疗各种原有的本病。疾病发生表现为有余的实证，是邪气猖盛所致，邪气属于本，各种病证属于标，治疗应本而标之，也就是先治本、驱除邪气，然后再治标、解决病证；疾病发生表现为不足的虚证，是邪胜伤正所致，正气衰弱属于标，伤正之邪属于本，治疗应标而本之，也就是先治标、扶正救危，然后再治本、驱邪除病。总之，要谨慎而详细地观察病情的轻重，用心调理，病情轻微的可以标病本病同时医治，而病情深重危急的就要单独医治，标急先治标，本急先治本。先有的大小便不通利属于本，然后引起的其他病变属于标，应先治疗先有的本病，即大小便不通利。

【按语】所谓标本，在这里是表示疾病的因果、主次、先后、轻重、缓急等的一对关系性概念。如疾病的病因与证候，主证与兼证，原发与继发等等。

一般说来，本是主要的矛盾或矛盾的主要方面，标是次要的矛盾或是矛盾的次要方面，治疗疾病，只要着重于本，标就会随之而去。所以，在病情不深重危急的情况下，《内经》强调先治其本，即从根本的或主要的方面着手，这就是本文例举十一条治本的精神实质所在，也就是“必且调之，乃治其他病”的意义。然而有些时候，某些标证特别严重，不仅妨碍着治本，更威胁着生命，这时候又当从急着手，以重为务，及时解除危急或治本的后顾之忧。本论的二条“治标”举例，即意在“中满”与“小便大便不利”均系危急之证。前者提示邪气盛实在中焦，外无出路，脾胃气阻，而脾胃为后天之本，脏腑气血之源泉，不可伤；后者提示邪气盛实在下焦，外无出路，肾气闭阻，而肾为先天之本，脏腑阴阳之根，不可伤。因此二者虽属于标，仍须当先除之。后世所谓“急则治标，缓则治本”之说，便是由此而悟出。

诚然，治本能除病，治标可应急，然而临床上标本俱缓俱急，或标本兼夹、两相妨碍者屡见不鲜，单一治疗绝非万全之策，所以必须标本兼顾，同时施治。在一般情况下，如果病情轻浅，病势不危，尽可标本同治，大可不必拘于“缓则治本”之说，这就是“间者并行”的意义；而当病情深重，病势危急，必须药力专一才能挽救之时，又宜标急治标，本急治本，切切不可拘泥于“急则治标”之囿，这就是“甚者独行”的意义。正如本论所提出“中满”、“大小便不利”因其危急，而无论属标、属本，一旦出现，就当先治之，就在说明一切以急为务。

标本的概念与运用，是中医学治疗原则中的重要组成部分，只有正确运用，治疗疾病才能掌握重点，及时抓住关键，而不至于主次混淆，轻重倒置，贻误病机。

本文所论，与《素问·标本病传论》的有关内容大体相同，可互为参考。

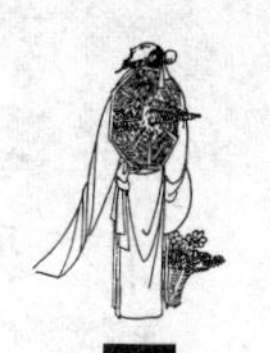

杂病第二十六

【提要】本篇论述了厥气上逆、心痛、喉痹、疟疾、齿痛、耳聋、鼻衄，项、腮、脊、腰、膝的疼痛，腹胀、大小便不利等病证的证候、诊断和针刺治法，还论述了痿厥病的导引和呃逆的刺鼻、闭气等疗法。因所涉及的病证繁杂，所以篇名《杂病》。

【原文】厥挟脊而痛者至顶，头沉沉然，目𥆨𥆨然[1]，腰脊强，取足太阳腘中血络。厥胸满面肿，唇漯漯然[2]，暴言难，甚则不能言，取足阳明。厥气走喉而不能言，手足清，大便不利，取足少阴。厥而腹向向然[3]，多寒气，腹中榖榖[4]，便溲难，取足太阴。嗌干，口中热如胶，取足少阴。膝中痛，取犊鼻[5]，以员利针，发而间之，针大如氂[6]，刺膝无疑。喉痹不能言，取足阳明；能言，取手阳明。疟不渴，间日而作，取足阳明；渴而日作，取手阳明。齿痛，不恶清饮，取足阳明；恶清饮，取手阳明。聋而不痛者，取足少阳；聋而痛者，取手阳明。衄而不止，衃[7]血流，取足太阳；衃血，取手太阳，不已，刺宛骨下[8]，不已，刺腘中出血。腰痛，痛上寒，取足太阳阳明；痛上热，取足厥阴；不可以俯仰，取足少阳；中热而喘，取足少阴、腘中血络。喜怒而不欲食，言益小[9]，刺足太阴；怒而多言，刺足少阳。顑痛，刺手阳明与顑之盛脉出血。项痛不可俯仰，刺足太阳；不可以顾，刺手太阳也。小腹满大，上走胃，至心，淅淅[10]身时寒热，小便不利，取足厥阴。腹满，大便不利，腹大，亦上走胸嗌，喘息喝喝然[11]，取足少阴。腹满食不化，腹向向然，不能大便，取足太阴。心痛引腰脊，欲呕，取足少阴。心痛，腹胀，啬啬然[12]，大便不利，取足太阴。心痛引背不得息，刺足少阴；不已，取手少阳。心痛引小腹满，上下无常处，便溲难，刺足厥阴。心痛，但短气不足以息，刺手太阴。心痛，当九节刺之，按，已刺按之，立已；不已，上下求之，得之立已。颇痛，刺足阳明曲[13]周动脉见血，立已；不已，按人迎于经，立已。气逆上，刺膺中陷者与下胸动脉。腹痛，刺脐左右动脉，已刺按之，立已；不已，刺气街[14]，已刺按之，立已。痿厥[15]为四末束悗，乃疾解之，日二，不仁者十日而知，无休，病已止。哕，以草刺鼻，嚏，嚏而已；无息而疾迎引之，立已；大惊之，亦可已。

【注释】[1]目䀮(huāng 荒)䀮然：目视物不清。[2]唇漯(tà 踏)漯然：口唇肿起外翻的样子。[3]向向然：也就是"响响然"，指腹内激荡有声。[4]觳(hù 户)觳：形容流水的声音。[5]犊鼻：穴位名，位在膝盖外侧的膝眼凹陷中，属于足阳明胃经。[6]氂(máo 毛)：就是"牦"字，即牦牛，这里指牦牛尾巴上的毛。[7]衃(pī 丕)：血凝成块。[8]宛骨下：这里指腕骨穴，位在手背尺侧缘，当第五掌骨基底部与钩骨所构成关节部上方的凹陷处，属于手太阳小肠经。[9]小：根据上下文义及有关文献所载原文作"少"字，更合文义，故语译作"少"。[10]淅淅：寒冷战抖的样子。[11]喝喝然：形容呼吸气促所发出的声音。[12]啬(sè 色)啬然：啬与濇(涩)音义相同。这里形容大便难解，涩滞不爽。[13]曲：这里指颊车穴，位在下颌骨前上方一横指，用力咬牙时咬肌的隆起处，属于足阳明胃径。[14]气街：气冲穴的别名，位在脐下腹正中线两旁二寸处，属于足阳明胃径。[15]痿厥：这里指因经气逆乱而导致四肢软弱无力的痿证，与《素问·痿论》所论有所不同。

【语译】经气上逆造成脊柱两旁疼痛，一直痛到头顶，头部感觉异常沉重，眼睛看不清东西，腰部脊柱僵硬强直，治疗应针刺足太阳经在腘窝中的血络。经气上逆导致胸部胀满，面部浮肿，唇肿外翻，突然说话十分困难，严重的就根本不能说话，治疗应针刺足阳明经的有关穴位。经气上逆冲扰喉咙，导致不能说话，手足寒冷，大便不通，治疗应针刺足少阴经的有关穴位。经气逆乱造成腹内气击有声，寒气内盛，腹中如流水般声响，大便小便排泄艰难，治疗应针刺足少阴经的有关穴位。咽部干燥，口中觉热，唾涎稠黏如胶，治疗应针刺足少阴经的有关穴位。膝关节里面疼痛，治疗应选用犊鼻穴，用员利针针刺，出针之后，间隔一定时间仍然疼痛的，可以再次针刺，员利针的大小粗细如同牦牛尾巴上的毛，最适宜于针刺膝部，不必怀疑。患喉痹病而不能说话的，治疗应针刺足阳明经的有关穴位；能够说话的，就针刺手阳明经的有关穴位。患疟疾病而口不发渴，隔一日发作一次，治疗应针刺足阳明经的有关穴位；口中发渴又每日发作的，就针刺手阳明经的有关穴位。牙齿疼痛，不怕冷饮的，治疗应针刺足阳明经的有关穴位；怕冷饮的，就针刺手阳明经的有关穴位，耳聋而不疼痛的，治疗应针刺足少阳经的有关穴位。耳聋而疼痛的，就针刺手阳明经的有关穴位。鼻中出血不止，并有凝血块流出，治疗应针刺足太阳经的有关穴位；鼻出血不多兼有血块的，就针刺手太阳经的有关穴位；针刺后不见效的，就再针刺腕骨穴；再不见效的，就在腘窝中针刺出血。腰部疼痛，痛处发冷的，治疗应针刺足太阳经、足阳明经的有关穴位；痛处发热的，就针刺足厥阴经的有关穴位；腰部不能够前俯后仰的，就针刺足少阳经的有关穴位；出现内热气喘的，就针刺足少阴经的有关穴位和腘窝中的血络。容易发怒而不想饮食，又很少说话的，治疗应针刺足太阴经的有关穴位；容易发怒而话特别多的，就针刺足少阳经的有关穴位。腮部疼痛，治疗应针刺手阳明经的有关穴位与腮部粗大的脉络，使之出血。后项疼痛,头不能前低后仰的,治疗应针刺足太阳经的有关穴位;头不能左右转动的,就针刺手太阳经的穴位。小腹膨大,向上影响到胃、心,身体时时寒战而又发热,小便不通利的,治疗应针刺足厥阴经的有关穴位。腹部胀满,大便不爽,腹部膨大,也向上影响到胸部甚至咽部,导致呼吸气促,喝喝有声,治疗应针刺足少阴经的有关穴位。腹部胀满,食物不能消化,腹内鸣响,不能排泄大便,治疗应针刺足太阴经的有关穴位。心痛牵引到腰部脊柱疼痛,时时想呕吐,治疗应针刺足少阴经的有关穴位。心痛,腹部胀满,大便难解,涩滞不爽,排泄不畅,治疗应针刺足太阴经的有关穴位。心痛牵引到背,使得不能正常呼吸,治疗应针刺足少阴经的有关穴位;针刺后不见效的,就再针刺手少阳经的穴位。心痛牵引到小腹胀满,其疼痛胀满的部位上下没有固定之处,大便小便排泄困难,治疗应针刺足厥阴经的有关穴位。心痛,又有气短,不能接续呼吸,治疗应针刺手太阴经的有关穴位。心痛的治疗,应当在第九脊椎旁边进行针刺,针刺之后还要紧紧按压该处,心痛就会立即停止;如果心痛仍然不止的,就应在该处的上边或下边寻找相应的穴位,找到以后,如法治疗,心痛立即会停止。腮部疼痛,治疗应针刺足阳明经颊车穴周围的动脉,刺破出血,疼痛立即会停止;如果疼痛仍然不止,就要按压人迎穴旁边的经脉,疼痛就会立即停止。气逆上冲,治疗应针刺胸膛两侧中部的凹陷处与胸部下面的动脉。腹痛,治疗应针刺脐左右两边的动脉,针刺之后加以按压,腹痛就会立即停止;如果腹痛仍然不止,就要针刺气街穴,针刺之后加以按压,腹痛就会立即停止。患痿厥病,治疗时应将患者的四肢缠缚起来,在患者感到憋闷难受之后,就迅速解开,每日做两次;有的患者在四肢刚开始被缚时没有憋闷难受的感觉,麻木不仁,但经此法治疗十日以后,就有感觉了;如此治疗,不要停顿,直到病愈为止。患呃逆病,治疗时用草叶刺激鼻腔,使其打喷嚏,喷嚏打过之后,呃逆就会停止;或者让患者屏住呼

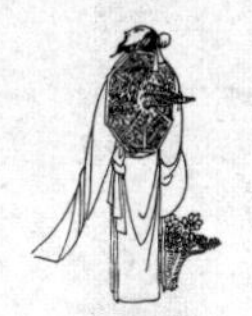

吸，等到呃逆上冲时，迅速提气，然后呼气，使气下行，呃逆同样会立即停止；或者当呃逆发作时，想法让病人大吃一惊，也可以停止。

【按语】本篇所论的杂病虽然繁杂，涉及面广，然而无论什么病证虽发于外，实源于内，总与内在脏腑经络、气血阴阳的盛衰失调有着必然的联系，因此临证所治必须仔细审察病因病机病位的具体所在，选用相应的经脉穴位进行调理，才能收到满意的效果。

周痹第二十七

【提要】本篇专门论述了"周痹"与"众痹"的病理变化、证候特点、诊治方法，以及二者的区别。由于全文以"周痹"为重点，并以"周痹"为例，揭示了适宜于各种痹证的诊治原则，所以篇名《周痹》。

【原文】黄帝问于岐伯曰：周痹之在身也，上下移徙随脉，其上下左右相应，间不容空，愿闻此痛，在血脉之中邪[1]？将在分肉之间乎？何以致是？其痛之移也，间不及下针，其慉痛[2]之时，不及定治，而痛已止矣，何道使然？愿闻其故。岐伯答曰：此众痹也，非周痹也。黄帝曰：愿闻众痹。岐伯对曰：此名在其处，更发更止，更居更起，以右应左，以左应右，非能周也，更发更休也。黄帝曰：善。刺之奈何？岐伯对曰：刺此者，痛虽已止，必刺其处，勿令复起。

【注释】[1]邪:这里应作“耶”字,表示疑问的语气助词。[2]慉(xù 蓄)痛:慉与蓄音义相同,蓄积、聚积的意思;慉痛,疼痛集中在某个部位。

【语译】黄帝问岐伯道:周痹病发生在身上,它的疼痛随着血脉运行而上下移动游走,而且疼痛的部位左右对称相应,疼痛又此起彼伏、连绵不断,根本就没有间断的时刻,很想听听这种疼痛是发生在血脉之中,还是发生在分肉之间?是怎样导致这种病的?这种疼痛游走得这样快,以至于来不及在痛处下针;而当疼痛似乎集中在某个部位时,但还来不及决定如何治疗,疼痛又已经消失了,这是什么原因造成的?很想听听其中的缘故。岐伯回答说:这种病是众痹,而不是周痹。黄帝道:很想听听众痹这个病。岐伯回答说:由于这种病的病邪布散在身体的各个部位,并随时转移、随时停留,交替发生,因而疼痛也随时发作,随时休止,交替出现。虽然左右影响对称相应,但并不是周身都痛,而是时发时止,交相出现。黄帝道:好。如何进行针刺呢?岐伯答说:针刺这种病,某个部位的疼痛虽然已经停止,但仍然必须针刺那个部位,不要让它再次发作。

【原文】帝曰:善。愿闻周痹何如?岐伯对曰:周痹者,在于血脉之中,随脉以上,随脉以下,不能左右,各当其所。黄帝曰:刺之奈何?岐伯对曰:痛从上下者,先刺其下以过[1]之,后刺其上以脱[2]之;痛从下上者,先刺其上以过之,后刺其下以脱之。黄帝曰:善。此痛安生?何因而有名?岐伯对曰:风寒湿气,容于外分肉之间,迫切[3]而为沫[4],沫得寒则聚,聚则排分肉而分裂也,分裂则痛,痛则神归之,神归之则热,热则痛解,痛解则厥,厥则他痹发,发则如是。帝曰:善。余已得其意矣[5]。此内不在藏,而外未发于皮,独居分肉之间,真气不能周,故命曰周痹。

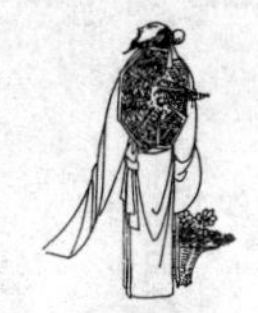

【注释】[1]过:这里作“遏”字讲,制止邪气向前发展的意思。有关文献所载原文“过”字直接作“遏”字。[2]脱:截住邪气的退路,直接驱除邪气的意思。[3]迫切:挤压凝聚的意思。[4]沫:由津液凝聚成的黏稠液态物质。[5]帝曰:善。余已得其意矣:前人有认为这九个字属于后文因误而重复,根据上下文义,此说在理,当删,不作语译。

【语译】黄帝道:好。很想听听周痹是怎么回事?岐伯回答说:周痹病,因邪气入侵在血脉之中,并随着血脉上下循环而布达周身,因此它的疼痛不能左右相互影响、对应发作,而是邪气走窜到哪里,疼痛就在那里发作。黄帝道:如何进行针刺呢?岐伯回答说:疼痛从上部向下部发展的,就先针刺下部,以阻止邪气进一步向下发展,然后针刺上部,以截断邪气的退路,驱邪止痛。疼痛从下部向上部发展的,就先针刺上部,以阻止邪气进一步向上发展,然后针刺下部,以截断邪气的退路,驱邪止痛。黄帝道:好。这种疼痛究竟是怎么发生的?又为什么将这种疼痛称作周痹呢?岐伯回答说:风寒湿邪气,由外侵入停留到分肉之间,将津液挤压凝聚成为稠黏的液沫,液沫又受寒邪的影响进一步凝聚,液沫凝聚就要排挤分肉,使肉的纹理开裂,肉的纹理开裂就会发生疼痛。疼痛一旦在某处发生,心神意识就会集中到那个地方,受心神驾驭的阳气也随之聚集到该处而发热,发热就使凝聚的液沫消散,疼痛就会缓解。而疼痛缓解之后,邪气又四处逆窜,一旦逆窜到其他的某个地方,就会发生同样的病理变化,于是又出现同样的疼痛。引起这种病的邪气,在内没有深入到脏腑,在外没有发散到皮肤,只是停留在分肉之间,使得人体的真气不能遍流周身,所以名叫周痹。

【原文】故刺痹者,必先切循其下之六经,视其虚实,及大络之血结而不通,及虚而脉陷空者而调之,熨而通之,其瘛坚转,引而行之。黄帝曰:善。余已得其意矣,亦得其事也。九者，经巽之理，十二经脉阴阳之病也[1]。

【注释】[1]九者，经巽之理，十二经脉阴阳之病也：九，九针，即针刺用的九种针具，详见《九针十二原》；经，经脉；巽，这里指九种针具；九者经巽之理，意为九针是调理经脉用的治疗工具，应掌握它的治疗性能和运用方法。也有前人认为这十五个字与上下文义不连续，或中间有脱落的文字，或者属于其他篇的文字误接在此，存疑。

【语译】所以，针刺治疗痹证的方法是，必须先在疼痛的部位上下沿着经脉的循行进行切按探索，看它属于虚还是属于实，看大血络是否有瘀血结滞而不通，或血脉是否虚空而凹陷，再进行适宜的调理，或用温熨的方法疏通经脉，如果经脉有痉挛转筋、切按坚硬的，就用针刺疏导经气，使它畅行。黄帝道：好。我已经知道了它的病理变化，也知道了它的治疗方法。而九针是调理经气的治疗工具，只要掌握了它的治疗性能和运用方法，就能医治十二经脉、阴阳气血所发生的疾病。

【按语】周痹和众痹，都属于中医的痹证之一，都是以肢体疼痛、反复发作为主证，但二者虽同为痹证却各有各的证候特点。周痹的特点是全身性的筋肉疼痛而周身游走；众痹的特点是疼痛上下左右对称，疼痛呈发作性，此起彼伏，变化虽快，但并不周身游走。有关各种痹证的病因病机、证候分类，在《素问·痹论》有着更为详细的论述，可互为参考。至于二者的诊治，本论明确指出，首先应辨别邪气所在，分清虚实所属，然后或用温熨或用针刺，采用与病机证候相适宜的方法，这些原则不仅贯穿了辨证论治的思想，适合于各种痹证的诊治，也为后世对痹证的诊治提供了有益的启示。

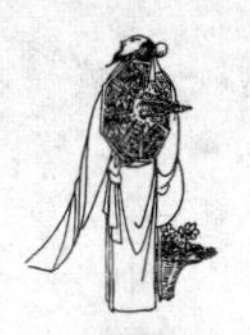

口问第二十八

【提要】本篇主要论述了欠、哕、唏、振寒、噫、嚏、亸、泣涕俱出、太息、涎下、耳鸣、咬舌以及上气、中气、下气不足等病证的病机变化与针刺治疗,因文中指出这些内容在当时的医学经书上没有记载,经师徒间的口授相传才能得知,所以篇名《口问》。

【原文】黄帝闲居,辟[1]左右而问于岐伯曰:余已闻九针之经,论阴阳逆顺六经已毕,愿得口问。岐伯避席再拜曰:善乎哉问也,此先师[2]之所口传也。黄帝曰:原闻口传。岐伯答曰:夫百病之始生也,皆生于风雨寒暑,阴阳喜怒,饮食居处,大惊卒[3]恐。则血气分离,阴阳破败,经络厥绝,脉道不通,阴阳相逆,卫气稽留,经脉虚空,血气不次[4],乃其失常。论不在经,请道其方[5]。

【注释】[1]辟:这里作"避"字,回避的意思。[2]先师:对已经去世了的老师的尊称。[3]卒(cù 促):就是"猝"字,突然。[4]次:次序、规律。[5]方:这里作道理讲。

【语译】黄帝空闲休养在家,让身边左右的人避开,才向岐伯问道:我已经掌握了九针的高深学问,对六阴经、六阳经的阴阳关系、循行逆顺等的研究也已结束,但还想得到您从别人的口述中所得到的学问。岐伯离开座位,再三叩拜说:您问得好极了,这些都是我的老师口述所传授给我的。黄帝道:很想听听这些口述传授的知识。岐伯回答说:各种疾病在刚开始发生的时候,都是由于风雨寒暑等外邪,或男女房事不节、饮食不调、居处不宜,或喜怒惊恐等的过激,使得血不运载气、气不推动血、相互分开,阴阳极度虚衰,经络逆乱闭塞,脉道阻滞不通,阴阳逆乱,卫气阻遏,敷布失常,经脉空虚,气血不按常规运行,整个人体就会失去生理常态而生病。至于经书上没有论述而由口述传授的知识,请您讲讲您想知道哪些道理。

【按语】本节指出外界的风雨寒暑,内在的精神情绪过激,以及饮食居处的失宜、房事不节等是导致各种疾病的三个重要方面的因素,而后世医家所谓的外因六淫、内因七情、不内外因的饮食劳倦等"三因学说"的建立,显然是在《内经》的基础发展而成,而本论堪称中医病因学说的鼻祖。类似的论述,《内经》多处可见,可互为参考。

【原文】黄帝曰:人之欠者,何气使然?岐伯答曰:卫气昼日行于阳,夜半则行于阴。阴者主夜,夜者卧。阳者主上,阴者主下。故阴气积于下,阳气未尽,阳引而上,阴引而下,阴阳相引,故数欠。阳气尽,阴气盛,则目瞑;阴气尽而阳气盛,则寤矣。泻足少阴,补足太阳。

黄帝曰:人之哕者,何气使然?岐伯曰:谷入于胃,胃气上注于肺。今有故寒气与新谷气,俱还入于胃,新故相乱,真邪相攻,气并相逆,复出于胃,故为哕。补手太阴,泻足少阴。

黄帝曰:人之唏[1]者,何气使然?岐伯曰:此阴气盛而阳气虚,阴气疾而阳气徐,阴气盛而阳气绝,故为唏。补足太阳,泻足少阴。

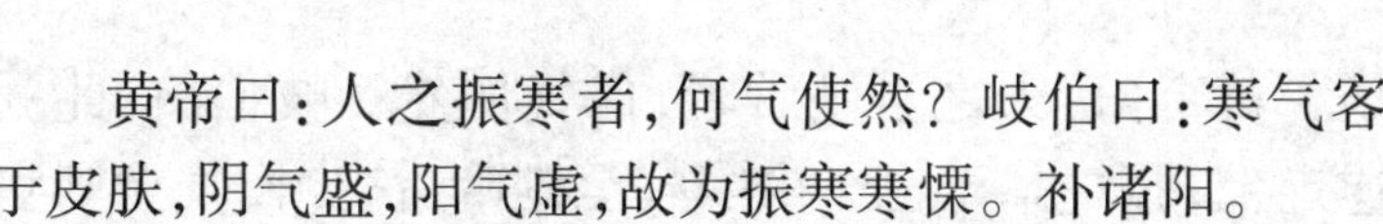

黄帝曰：人之振寒者，何气使然？岐伯曰：寒气客于皮肤，阴气盛，阳气虚，故为振寒寒慄。补诸阳。

黄帝曰：人之噫者，何气使然？岐伯曰：寒气客于胃，厥逆从下上散，复出于胃，故为噫。补足太阴、阳明。一曰补眉本[2]也。

黄帝曰：人之嚏者，何气使然？岐伯曰：阳气和利，满于心，出于鼻，故为嚏。补足太阳荣[3]眉本，一曰眉上[4]也。

黄帝曰：人之亸[5]者，何气使然？岐伯曰：胃不实则诸脉虚，诸脉虚则筋脉懈惰，筋脉懈惰则行阴用力，气不能复，故为亸。因其所在，补分肉间。

黄帝曰：人之哀而泣涕出者，何气使然？岐伯曰：心者，五藏六府之主也；目者，宗脉[6]之所聚也，上液之道也；口鼻者，气之门户也。故悲哀愁忧则心动，心动则五藏六府皆摇，摇则宗脉感，宗脉感则液道开，液道开故泣涕出焉。液者，所以灌精濡空窍者也。故上液之道开则泣，泣不止则液竭，液竭则精不灌，精不灌则目无所见矣，故命曰夺精。补天柱经侠颈[7]。

黄帝曰：人之太息者，何气使然？岐伯曰：忧思则心系急，心系急则气道约，约则不利，故太息以伸出之。补手少阴、心主、足少阳留之也。

黄帝曰：人之涎下者，何气使然？岐伯曰：饮食者皆入于胃，胃中有热则虫动，虫动则胃缓，胃缓则廉泉[8]开，故涎下。补足少阴。

黄帝曰：人之耳中鸣者，何气使然？岐伯曰：耳者宗脉之所聚也，故胃中空则宗脉虚，虚则下溜，脉有所竭者，故耳鸣。补客主人[9]、手大指爪甲上与肉交者也。

黄帝曰：人之自啮舌者，何气使然？岐伯曰：此厥逆走上，脉气辈至也。少阴气至则啮舌，少阳气至则啮颊，阳明气至则啮唇矣。视主病者则补之。

凡此十二邪者，皆奇邪之走空窍者也。故邪之所在，皆为不足。故上气不足，脑为之不满，耳为之苦鸣，头为之苦倾，目为之眩；中气不足，溲便为之变，肠为之苦鸣；下气不足，则乃为痿厥、心悗。补足外踝下留之。

【注释】[1]唏：这里指人在悲伤哭泣时所发出的抽咽声。[2]眉本：就是"攒竹"穴，位于眉毛的内侧端，眶上切迹处，属于足太阳膀胱经。[3]足太阳荥：足太阳膀胱经的"荥穴"是通谷，位在足外侧缘，当第五跖趾关节前下方凹陷处。[4]眉上：就是"眉冲"穴，位在"眉本"之上，头前部眉毛内侧端直上入发际半寸处，属于足太阳膀胱经。[5]亸(tuǒ 妥)：下垂的样子，这里指全身的筋骨肌肉松弛无力、肢体困倦懒动的状态。[6]宗脉：宗，总合、汇合的意思；宗脉，众多经脉的汇聚。[7]侠颈：侠，这里就是"夹"字；颈，有关文献所载原文作"项"字。脖子的前面叫颈，后面叫项，而足太阳经的分布及天柱穴均在后项，所以"项"字为正确，语译为"项"。下文"侠颈"同此。[8]廉泉：这里指舌下分泌唾涎的孔道，不是指廉泉穴。[9]客主人：上关穴的别名，位在颧弓上缘上方，距耳郭前缘约一寸凹处，属于足少阳胆经。

【语译】黄帝道：人打呵欠的，是什么气所造成的？岐伯答说：卫气白天运行在体表，夜半就运行到体内，而夜晚属阴，正是睡眠的时候。由于阳气主升发而向上，阴气主沉降而向下，人将入睡之时，阴气聚积在下，阳气还没有完全进入体内，于是阳气引动阴气向上，而阴气又引动阳气向下，阴阳上下相互引动，所以连连呵欠。等到阳气完全进入到体内，阴气隆盛之时，就能目闭入睡；天明时阴气消退，而阳气隆盛外出，就会目睁觉醒了。治疗应泻足少阴经，补足太阳经。

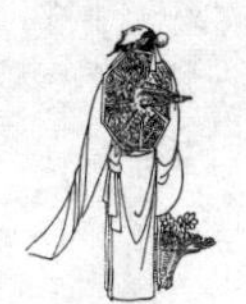

黄帝道:人呃逆的,是什么气所造成的?岐伯说:正常情况下,水谷进入到胃,它的精气由胃向上输注到肺。现在,由于胃中原有的寒气与新化生的水谷精气纠结,一起留滞在胃中,二者相互搏结、抗争,同时上逆,从胃中冲出,所以发生呃逆。治疗应补手太阴经,泻足少阴经。

黄帝道:人唏唏抽咽的,是什么气所造成的?岐伯说:这是因为阴气强盛而运行快速,阳气虚衰而运行缓慢,于是阴气更盛而阳气更衰,所以发生唏唏抽咽。治疗应补足太阳经,泻足少阴经。

黄帝道:人寒冷战抖的,是什么气所造成的?岐伯说:由于寒邪入侵停留在皮肤上,使得体表阴寒气盛、阳气虚衰,所以发生寒冷战抖。治疗应补所有的阳经。

黄帝道:人嗳气的,是什么气所造成的?岐伯说:寒邪入侵停留在胃中,使得胃气逆乱,从下向上从胃中冲出,所以发生嗳气。治疗应补足太阳经、足阳明经。另一种说法是补攒竹穴。

黄帝道:人打喷嚏的,是什么气所造成的?岐伯说:阳气和达通利,布满心胸,上出到鼻,所以发生打喷嚏。治疗应补足太阳经的荥穴——通谷穴以及攒竹穴。另一种说法是补眉冲穴。

黄帝道:人发生亸病的,是什么气所造成的?岐伯说:胃气虚衰不能腐熟水谷化生精气,就会使所有的经脉虚衰,于是筋脉松弛无力;如果再强行用力行房事,本已虚衰的经气更不能恢复,所以发生亸病。治疗应根据发病部位的具体所在,在分肉之间施用补法。

黄帝道:人在悲哀时眼泪鼻涕一齐流出来的,是什么气所造成的?岐伯说:心是五脏六腑的主宰;眼睛是众多经脉所汇聚的地方,也是津液由上而向外排泄的通道;口鼻是气出入的门户。人在悲哀愁忧时就会使心神激动,于是使得五脏六腑动荡不宁,从而造成众多经脉的波动,导致眼睛口鼻这些津液通道开张,所以眼泪鼻涕就一齐流了出来。津液是滋养精气、濡润窍道的物质，所以当上液道开张流泪不止，就会使津液耗竭，于是精气得不到滋生，窍道得不到滋润，眼睛就无法看见东西，这叫做夺精病。治疗应补足太阳经夹后项两侧的天柱穴。

黄帝道：人长长出大气而叹息的，是什么气所造成的？岐伯说：愁忧思虑会使心的经筋系统拘急痉挛，而心系连于肺，肺又连于气道，心系拘急就会使气道受到约束而不通利，所以用长长叹气做深呼吸来舒展通畅被约束之气。治疗应补手少阴经、手厥阴经、足少阳经，并要留针。

黄帝道：人流清口水的，是什么气所造成的？岐伯说：各种饮食都要进入到胃中，胃有热就会使寄生虫发生蠕动，于是胃气弛缓，就使得舌下的廉泉开张，所以要流清口水。治疗应补足少阴经。

黄帝道：人耳中鸣响的，是什么气所造成的？岐伯说：耳部是众多经脉汇聚的地方。胃中精气虚衰就会使众多经脉虚衰，于是经气下陷而不上升，上到耳部的经脉经气衰竭，所以发生耳中鸣响。治疗应补客主人穴，以及位于手大拇指端桡侧爪甲根角与肉交界处的穴位。

黄帝道：人发生自咬舌头的，是什么气所造成的？岐伯说：这是逆乱之气上冲，影响到各条经脉之气也分别上逆所致。足少阴经气上逆就会自咬舌头，足少阳经气上逆就会自咬颊部，足阳明经气上逆就自咬口唇。治疗应观察病发的部位，确定主病的经脉而用补法。

凡属上述十二种疾病，都是因特殊的邪气窜入窍道所造成的。而邪气之所以能侵入这些部位，都是由于正气的不足。凡上部之气不足，就会脑髓虚衰不充，头觉空虚，耳内鸣响厉害，头部前倾无力支撑，两目昏花，视物旋转；中部之气不足，就会小便大便异常，肠中鸣响厉害；下部之气不足，就会发生两足痿软寒冷，心中烦闷。治疗应补位在足外踝下的穴位，并要留针。

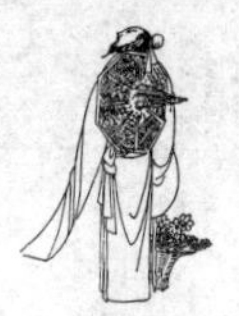

【原文】黄帝曰：治之奈何？岐伯曰：肾主为欠，取足少阴。肺主为哕，取手太阴、足少阴。唏者，阴与[1]阳绝，故补足太阳，泻足少阴。振寒者，补诸阳。噫者，补足太阴、阳明。嚏者，补足太阳，眉本。亸，因其所在，补分肉间。泣出，补天柱经侠颈，侠颈者，头中分也。太息，补手少阴、心主、足少阳留之。涎下，补足少阴。耳鸣，补客主人、手大指爪甲上与肉交者。自啮舌，视主病者则补之。目眩头倾，补足外踝下留之。痿厥心悗，刺足大指间上二寸留之，一曰足外踝下留之。

【注释】[1]与：联系上文之义，作“盛”字讲。

【语译】黄帝道：上述疾病怎样治疗？岐伯说：肾主呵欠的发生，就应针刺足少阴经。肺主呃逆的发生，就应针刺手太阴经，以及足少阴经。唏唏抽咽的，是阴盛阳衰所致，所以要补足太阳经，泻足少阴经。寒冷战抖的，就补各条阳经。嗳气的，就补足太阴经、足阳明经。打喷嚏的，就补足太阳经和攒竹穴。亸病，要根据病发的具体部位所在，而在分肉之间用补法。悲哀时眼泪鼻涕一齐流出的，就补足太阳经夹后项两侧的天柱穴，所谓夹项，是指头后正中线的两侧。长长出大气而叹息的，就补手少阴经、手厥阴经、足少阳经，并要留针。流清口水的，就补足少阴经。耳中鸣响的，就补客主人穴和手大拇指端桡侧爪甲根角与肉交界处的穴位。自咬舌头的，应观察病发的部位，确定主病的经脉而用补法。两目昏花、视物旋转、头部前倾无力支撑的，就补足外踝下的穴位，并要留针。两足痿软寒冷、心中烦闷的，就针刺足大趾后上方二寸处的穴位，并要留针，另一种说法是针刺在足外踝下的穴位，也要留针。

【按语】日常所见，偶尔有之的欠、哕、噫、唏、嚏、涕、太息等多为生理现象，本论所指大多在程度上比较强烈，或时间上比较持久，或在某些病理情况下出现，作为病态的现象者。所谓这十二疾病，大多是头面五官窍道、形体肢节的病证，然而发病虽在五官窍道、形体肢节，病机却与脏腑经络有关。因为五官窍道、形体肢节必须依赖经脉所输送的脏腑精气所滋养，才能正常发挥其生理功能。一旦脏腑精气虚衰，经脉运行阻滞，五官窍道、形体肢节失去精气的濡养，就会发生种种疾病。因此治疗上针刺也好，药物也罢，都必须根据窍道、形体与脏腑经络在生理病理上的整体关系，明辨病机的根源所在，进行适宜的调治，才能做到针到效显，药到病除。这就是《内经》整体观念的精华所在，本篇也堪称整体观念具体运用的典范。

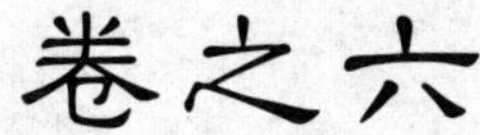
卷之六

师传第二十九

【提要】本篇首先论述了询问病人的喜欲厌恶来确定病性、分析病机，以便选择适宜的治法，并以某些病证作了举例说明。由于这些心得都是由老师直接传给弟子，所以篇名《师传》。其次还论述了从外在形体肢节、骨骼官窍等的情况，来测知内在脏腑的强弱盛衰。

【原文】黄帝曰：余闻先师，有所心藏，弗著于方[1]。余愿闻而藏之，则而行之，上以治民，下以治身，使百姓无病，上下和亲，德泽下流，子孙无忧，传于后世，无有终时，可得闻乎？岐伯曰：远乎哉问也。夫治民与自治，治彼与治此，治小与治大，治国与治家，未有逆而能治之也，夫惟顺而已矣。顺者，非独阴阳脉，论气之逆顺也，百姓人民皆欲顺其志也。

【注释】[1]方：古时候记载文字的木板、竹板，又叫木简、竹简、版牍，这里是“书”、“著作”的意思。

【语译】黄帝道：我听说先师有许多医学心得，并没有写录在书上，我很想听听并牢牢记住，以便作为准则加以推广，从大的方面讲可以治疗民众的疾病，从小的方面讲可以保养自身，使百姓没有疾病的痛苦，上上下下愉悦亲善，并造福后人，让子子孙孙不为疾病而忧虑，让这些医学知识世代流传，永无终止，可以讲来听听吗？岐伯说：你所提的问题真是深远极了。无论

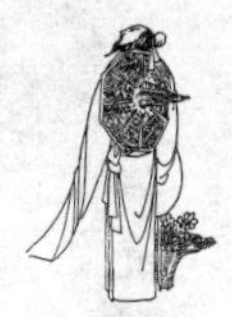

治疗民众的疾病还是治疗自身的疾病,治疗后世的疾病还是治疗今世的疾病,治疗轻微的小病还是治疗重危的大病,治理国还是治理家,从来没有倒行逆施能治理好的,只有顺应客观规律才能行得通。所谓顺,不只是医学上的阴阳、经脉、气血的逆顺,就是治理国家对待百姓也都要顺应民情、顺应民心。

【原文】黄帝曰:顺之奈何?岐伯曰:入国问俗,入家问讳,上堂问礼,临病人问所便[1]。黄帝曰:便病人奈何?岐伯曰:夫中热消瘅[2]则便寒,寒中之属则便热。胃中热,则消谷,令人县心[3]善饥,脐以上皮热;肠中热,则出黄如糜,脐以下皮寒。胃中寒,则腹胀;肠中寒,则肠鸣飧泄。胃中寒、肠中热,则胀而且泄;胃中热、肠中寒,则疾饥、小腹痛胀。黄帝曰:胃欲寒饮,肠欲热饮,两者相逆,便之奈何?且夫王公大人、血食[4]之君,骄恣从[5]欲,轻人,而无能禁之,禁之则逆其志,顺之则加其病,便之奈何?治之何先?岐伯曰:人之情,莫不恶[6]死而乐生,告之以其败,语之以其善,导之以其所便,开之以其所苦,虽有无道之人,恶[7]有不听者乎?黄帝曰:治之奈何?岐伯曰:春夏先治其标,后治其本;秋冬先治其本,后治其标。黄帝曰:便其相逆者奈何?岐伯曰:便此者,食饮衣服,亦欲适寒温,寒无凄怆,暑无出汗。食饮者,热无灼灼,寒无沧沧。寒温中适,故气将持,乃不致邪僻也。

【注释】[1]便:本文有"喜好"与"适宜"的意思,是说病人因疾病而常常表现出各种嗜欲喜好,而治疗与护理都要与病情相适宜。[2]中热消瘅(dàn 但):中热,内里有热;消,指吃食多、饮水多、饿得快等证候;瘅,热炽。消瘅病又叫消渴病,中热消瘅是指因内热炽盛所致的消渴病,它类似现代西医的糖尿病。[3]县心:县,这里作“悬”字;悬心,在心下胃脘间有种空虚的感觉。[4]血食:指以动物的血肉为主要的食物,本文意指生活优裕,鸡鱼猪牛羊肉食用特多。[5]从,这里作“纵”字,放纵。[6]恶(wù务):厌恨。[7]恶(wū乌):何、哪里的意思,多用于反问。

【语译】黄帝道:怎样做才算是顺呢?岐伯说:进入到一个国家之时,先要问清楚当地的风俗习惯;进入到一个家庭之时,先要问清楚他家有无什么忌讳;进门入厅之时,先要问清楚他家的规矩礼节;临证诊治疾病之时,先要问清楚病人的喜欲厌恶。黄帝道:怎样通过病人的喜欲厌恶来确定病情的性质呢?岐伯说:内热炽盛的消渴病,病人就喜欢寒冷;而寒邪内盛的证候,病人就喜欢温热。胃中积热,就会因谷食消化过快,而使病人常觉饥饿、胃中空虚难忍,肚脐以上的皮肤发热;肠中积热,就会排泄出黄色、像稀粥样的粪便,肚脐以下的皮肤反而发冷。胃中有寒,就会腹部胀满;肠中有寒,就会肠鸣作响、泄下有食物残渣。胃中有寒而肠中有热,就会腹部胀满而大便泄泻;胃中有热而肠中有寒,就会饿得太快而小腹又痛又胀。黄帝道:胃中有热喜得寒冷的饮食,肠中有寒喜得温热的饮食,两种情况本身就互相违背,又该怎样做才与病情相适宜呢?何况那些王侯公卿的大官们、生活优裕肉食特多的富豪们,大多骄傲自大、任意妄为、放纵欲望、轻视他人,根本就无法约束;如果一定要约束他,就会违背他的意志;但若顺从他的欲望,就会加重他的病情。如此,怎样才能做到相适宜呢?又该怎样治疗呢?岐伯说:人之常情,没有一个不是厌恨死亡而乐意活命的。在遇到上述情况时,就要进行说服开导,郑重告诉病人这样胡闹与不遵医嘱的严重后果,详细说明约束自己与遵从医嘱的好处,循循诱导病人什么该做、什么不该做,才与疾病康复相宜,全面消除病人心中的痛苦与思想负担,这样,即使有不通情达理的人,哪里还会有听不进去的呢?黄帝道:怎样进行治疗?岐伯说:春夏季节,人体的阳气升发在体表,就要先治在外的标病,

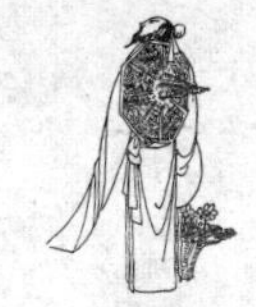

后治在内的本病；秋冬季节，人体的阳气收藏在体内，就要先治在内的本病，后治在外的标病。黄帝道：对那种意志与病情相违背的情况，怎样做才算是适宜的？岐伯说：顺应这样的病人，在饮食衣服方面也一定要冷热适宜。衣服上，天冷时要厚衣保暖，不要受凉挨冻；天热时要薄衣避暑，不要受热汗出。饮食上，吃热的不要过热太烫，吃冷的不要过凉太冷。只要寒热适中，病人的正气就能支持不衰，病邪就不会深入发展了。

【按语】"入国问俗，入家问讳，上堂问礼"，只有事先准确了解详细的情况，事到临头才不致于贻笑大方。而医病救人，生死全在医生，因此治疗前更应该仔细询问病人的喜好厌恶，才能正确地掌握疾病的性质，从而选择与疾病病性相适宜的治疗方法。这就是本论的精神实质，也是中医诊断学问诊中的重要内容之一。

尤须指出，由于人的经济条件、社会地位等不同，因而骄姿傲慢、任性妄为、不遵医嘱者，或有某种难言之隐而羞于启齿者，大有人在，屡见不鲜，这对于疾病的治疗极为不利。对此，本论要求必须通过耐心的说服开导和教育启发，从而转变病人种种不正确的心理状态和错误做法，使病人与医生密切配合，以便早日康复，这在今天仍有着积极的意义，值得大力提倡。

【原文】黄帝曰：本藏[1]以身形支节䐃[2]肉，候五藏六府之小大焉。今夫王公大人、临朝即位之君而问焉，谁可扪循之而后答乎？岐伯曰：身形支节者，藏府之盖也，非面部之阅也。黄帝曰：五藏之气，阅于面者，余已知之矣，以支节知而阅之奈何？岐伯曰：五藏六府者，肺为之盖，巨肩陷咽，候见其外。黄帝曰：善。岐伯曰：五藏六府，心为之主，缺盆为之道，𩩲骨[3]有余，以候𩩲骬[4]。黄帝曰:善。岐伯曰:肝者主为将,使之候外,欲知坚固,视目小大。黄帝曰:善。岐伯曰:脾者主为卫,使之迎粮,视唇舌好恶,以知吉凶。黄帝曰:善。岐伯曰:肾者主为外,使之远听,视耳好恶,以知其性。黄帝曰:善。愿闻六府之候。岐伯曰:六府者,胃为之海,广骸[5]、大颈、张胸,五谷乃容;鼻隧以长,以候大肠;唇厚、人中[6]长,以候小肠;目下果[7]大,其胆乃横;鼻孔在外,膀胱漏泄;鼻柱中央起,三焦乃约[8]。此所以候六府者也。上下三等[9],藏安且良矣。

【注释】[1]本藏:指本书第四十七篇。[2]䐃(jūn 军)肉;隆盛突起的肌肉。[3]骺(kuò 括)骨:这里指胸骨上方锁骨内侧端部分。[4]髑(hé 合)骬(yú 于):指胸骨下剑突部位,俗称蔽心骨。[5]广骸(hái 孩):此指两颊处的肌肉。[6]人中:此指鼻下方、唇上方正中的纵向凹陷沟,即鼻唇沟。[7]目下果:指下眼胞,即下眼睑,俗称下眼皮。[8]约:有"好"的意思,也作"约束"解,据上下文,此取"好"之义。[9]上下三等:将面部分为三部,从发际到两眉平行线为上部,再向下至鼻尖平行线为中部,再向下至颏部(俗称下巴)边缘为下部。这三部之间距离相等,叫做上下三等。

【语译】黄帝道:《本藏》篇中根据人身外在形体、四肢、关节、䐃肉等的情况来测知内在五脏六腑形态的大小,但是要是遇到朝中的王侯公卿大官们甚至当朝在位的君主来询问自己的身体情况,谁敢先在他们身上按抚检查之后再作答复呢?岐伯说:人身在外的形体、四肢关节直接覆盖在脏腑的外面,这不同于五脏精气通达在面部的关系。黄帝道:五脏精气通达在面部的情况,我已经知道了,而根据四肢关节的状况来测知内脏精气的变化,又是怎样的?岐伯说:五脏六腑之中,肺位最高,覆盖在上,因此根据肩部粗细、咽部凹陷等外在表现的情况,就

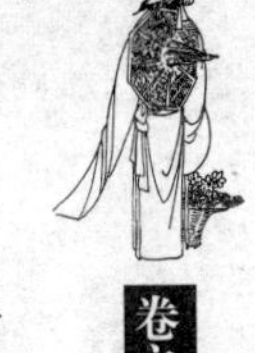

可以测知肺脏的状况。黄帝道:好。岐伯说:五脏六腑之中,心为主宰,以锁骨之中作为血脉的通道,因此根据锁骨两端骨距离的远近,以及胸骨剑突的长短,就可以测知心脏的状况。黄帝道:好。岐伯说:肝如同将军,专门抵御外侮,开窍于目,因此要想测知肝的坚固强盛与否,就可以观察眼睛的大小。黄帝道:好。岐伯说:脾专门接受水谷,化生营气卫气而捍卫全身,因此观察口唇舌头以及口味的情况,就可以测知脾脏精气功能的盛衰吉凶。黄帝道:好。岐伯说:肾开窍于耳,主听觉而专门接受外来远近的声音,因此根据听力的强弱,就可以测知肾脏精气功能的情况。黄帝道:好。想再听听测知六腑的方法。岐伯说:六腑中,胃是水谷汇聚的地方,如果两颊肌肉丰满,颈部粗壮,胸部开阔,胃容纳五谷的量就很大;鼻孔内道的长短,可以测知大肠的状况;口唇的厚薄、人中沟的长短,可以测知小肠的状况;下眼胞大,胆气就强盛;鼻孔掀露外翻,膀胱就容易漏泄而小便失禁;鼻梁高突,三焦正常。这就是测知六腑的方法。总而言之,面部的上、中、下三部的距离相等匀称,就表明内脏精气是充盛的、功能是稳定的。

【按语】五脏主化生、贮藏精气,长养形体,为身体强壮及功能正常与否的根本。五脏精气充足,则形体强壮并功能正常;五脏精气不足,则形体衰弱并功能紊乱。因此,依据外在形体的肢节、骨骼、官窍等的形态与功能状态,可以分析测知内在脏腑及精气的强弱盛衰,从而为诊断、防治疾病提供依据,这是中医诊断学望诊中的主要内容。本节所论内容可与《本藏》等篇互为参考。

决气第三十

【提要】本篇专门论述了精、气、津、液、血、脉"六气"的生成与功能,不足的病理变化,以及共同的生化来源。"六气"虽然名称、性质、功能、分布、病理各有区别,但总由"一气"所化,分"一气"为"六气",所以篇名《决气》。

【原文】黄帝曰:余闻人有精、气、津、液、血、脉,余意以为一气耳,今乃辨为六名,余不知其所以然。岐伯曰:两神相搏,合而成形,常先身生,是谓精。何谓气?岐伯曰:上焦开发,宣五谷味,熏肤,充身,泽毛,若雾露之溉,是谓气。何谓津?岐伯曰:腠理发泄,汗出溱溱[1],是谓津。何谓液?岐伯曰:谷入气满,淖泽[2]注入于骨,骨属屈伸,泄泽,补益脑髓,皮肤润泽,是谓液。何谓血?岐伯曰:中焦受气,取汁,变化而赤,是谓血。何谓脉?岐伯曰:壅遏营气,令无所避,是谓脉。

【注释】[1]溱(zhēn 珍)溱:形容汗出很多。[2]淖(nào 闹)泽:这里指水谷精微中浓稠而滑腻的部分。

【语译】黄帝道:我听说人有精、气、津、液、血、脉,我以为它们都是一气,现在竟分别为六种名称,我不知道这其中的道理。岐伯说:男女两性相交,精气相合就会孕育成新一代生命的形体,而在形体构成之前所产生的原始物质,这就叫做精。黄帝道:什么叫做气?岐伯说:上焦开通发散,把水谷精微宣散到全

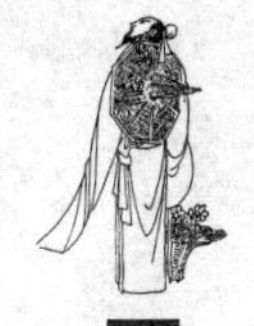

身,能温暖皮肤、充养身体、润泽毛发,像雾露弥漫灌溉草木一样的物质,这就叫做气。黄帝道:什么叫做津?岐伯说:肌肉腠理发散宣泄,大量的汗水涌出,这就叫做津。黄帝道:什么叫做液?岐伯说:水谷进入到胃中,所化生的精气就会充满全身,其中浓稠滑腻的部分注入到骨腔,使骨骼关节弯屈伸展自如,同时流泄到脑,补充滋养脑髓,还要濡养皮肤的物质,这就叫做液。黄帝道:什么叫做血?岐伯说:中焦接受水谷之后,经过运化将其中精微的液汁取出,再经过一系列复杂的变化,所产生的一种红色液态的物质,这就叫做血。黄帝道:什么叫做脉?岐伯说:能约束营气,使它不向外流的管道,这就叫做脉。

【原文】黄帝曰:六气者,有余不足,气之多少,脑髓之虚实,血脉之清浊,何以知之?岐伯曰:精脱者,耳聋;气脱者,目不明;津脱者,腠理开,汗大泄;液脱者,骨属屈伸不利,色夭,脑髓消,胫痠,耳数鸣;血脱者,色白,夭然不泽,其脉空虚,此其候也。黄帝曰:六气者贵贱[1]何如?岐伯曰:六气者,各有部主[2],其贵贱善恶[3]可为常主[4],然五谷与胃为大海也。

【注释】[1]贵贱:这里指作用的主要与次要。[2]部主:统领六气的脏腑,如肾主精,肺主气,脾主津液,肝主血,心主脉。[3]善恶:有益与有害的作用,或言正常与异常。[4]常主:指六气均有固定的所主脏腑,即[2]所说。

【语译】黄帝道:精、气、津、液、血、脉六气的有余或不足,气的多少,脑髓的虚实,血脉的清浊,怎样才能知道呢?岐伯说:精严重亏虚的,会发生耳聋;气严重亏虚的,眼睛看不清东西;津严重亏虚的,肌肉腠理开放,汗液就会大量涌出;液严重亏虚的,骨骼关节弯屈伸展不能便利自如,面色晦暗无光泽,脑髓消减，脚胫痠软，时有耳鸣；血严重亏虚的，面色苍白，晦暗无光，脉道空虚不充。这就是六气不足的证候。黄帝道：六气功能作用的主次是怎样的？岐伯说：六气分别有统领自己的脏腑，因此六气功能作用的主次以及正常或异常，都因这些固定的主管脏腑的情况而定。然而六气都以水谷与胃为化生的源泉和场所。

【按语】所谓一气，这里指构成形体最基本的真元之气，它源于先天父母，长养于后天水谷。而六气，则是由“一气”所派生出的六种具体物质，其由后天水谷所长养。因此，六气分而为六，合而为一。正是这种“同源异流”的至密关系，所以六气之间生理上必然相互滋生，相互依存，所谓津血同源、汗血同源、气血相依等说法正是源于此理。而在病理上，也必然会相互影响，相互累及，如大汗伤津可致血液亏虚，失血亏虚可致津液耗伤，精亏可见血虚、液伤，气脱血脱相伴互见等，本书《营卫生会》篇所谓“夺血者无汗，夺汗者无血”正是指此而言。由是，治疗上既要分清主次辨证论治，同时又必须兼顾这种整体关系，才不致于发生偏颇或顾此失彼，造成医源性的伤害。后世医家“衄家”、“疮家”、“亡血家”等不可发汗的谆谆告诫，正是由此所悟出的极为宝贵的经验与教训。这些都是中医学整体观的精华所在。

肠胃第三十一

【提要】本篇专门论述了口腔、舌、咽、食道、胃、肠整个消化道各部分的长短、粗细、直径、容积、重量、形态，因消化道以肠

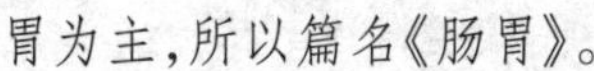
胃为主,所以篇名《肠胃》。

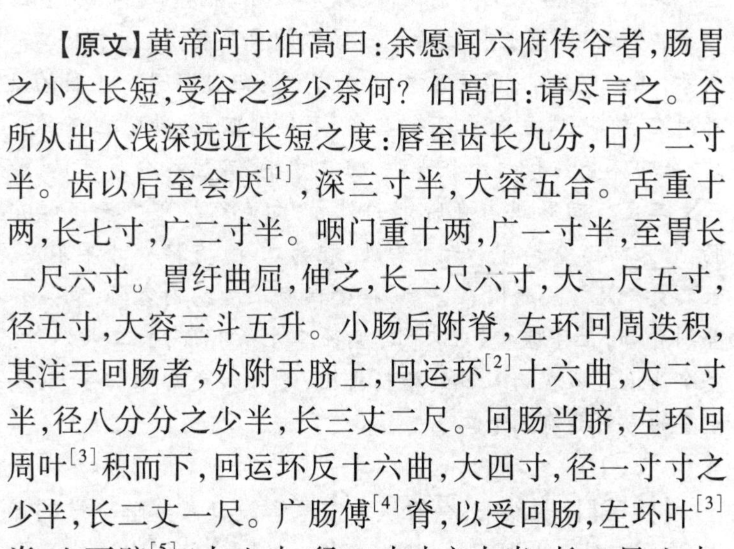
【原文】黄帝问于伯高曰:余愿闻六府传谷者,肠胃之小大长短,受谷之多少奈何?伯高曰:请尽言之。谷所从出入浅深远近长短之度:唇至齿长九分,口广二寸半。齿以后至会厌[1],深三寸半,大容五合。舌重十两,长七寸,广二寸半。咽门重十两,广一寸半,至胃长一尺六寸。胃纡曲屈,伸之,长二尺六寸,大一尺五寸,径五寸,大容三斗五升。小肠后附脊,左环回周迭积,其注于回肠者,外附于脐上,回运环[2]十六曲,大二寸半,径八分分之少半,长三丈二尺。回肠当脐,左环回周叶[3]积而下,回运环反十六曲,大四寸,径一寸寸之少半,长二丈一尺。广肠傅[4]脊,以受回肠,左环叶[3]脊,上下辟[5],大八寸,径二寸寸之大半,长二尺八寸。肠胃所入至所出,长六丈四寸四分,回曲环反,三十二曲也。

【注释】[1]会厌:气管与食道的交会处。说话或呼吸时,会厌开启以通气;吞咽或呕吐时,会厌将气管盖住,以免食物等进入呼吸气道。[2]回运环:根据下文文例和有关文献所载原文,当作"回运环反",语译从之。[3]叶:疑应作"迭",声近而误。[4]广肠傅:广肠,包括乙状结肠和直肠。傅,这里作"附"字。[5]辟:这里应作"襞"(bì 避),泛指衣服上的皱褶,这里是重叠的意思。

【语译】黄帝问伯高道:我很想听听六腑中专门传送水谷的器官,如胃肠等的大小、长短、容纳水谷多少等情况是怎样的?伯高说:请让我全部讲给您听。水谷从入口一直到废物的排出,所有传送道路的深浅、远近、长短的标准是:从唇到牙齿长九分，口宽二寸半。从牙齿之后到会厌，深三寸半，口腔的大小容积为五合。舌重十两，长七寸，宽二寸半。咽门重十两，宽一寸半，从咽门到胃长一尺六寸。胃体是弯曲的，伸直了长二尺六寸，粗一尺五寸，直径五寸，大小容积为三斗五升。小肠的后部附在脊部，从左向右环绕重叠，下接到回肠，外附在脐的上方，来回环叠共有十六个弯曲，粗二寸半，直径八分半不足，长三丈二尺。回肠正当在脐部的位置，向左环绕重叠而下接广肠，它来回环叠也有十六个弯曲，粗为四寸，直径一寸半不足，长二丈一尺。广肠附在脊部，接受回肠下降的内容物，向左环叠到脊部，上下重叠，粗八寸，直径二寸半有余，长二尺八寸。整个消化道从食物入口到糟粕排出，总长六丈四寸四分，回绕重叠的弯曲共有三十二个。

【按语】长期以来，一般认为中医学没有人体解剖学的知识，这实在是一种误解。其实，本书的《经水》就指出："夫八尺之士，皮肉在此，外可度量切循而得之，其死可解剖而视之。"而本篇和下篇《平人绝谷》所记载的人体整个消化道各部分的长短、粗细、直径、容积、重量、形态，以及本书的《骨度》所记载的全身骨骼各部分的长度，就是古代的人体解剖学。试想，若不把人体解剖开来，进行精确测量，如此确切的数据、具体的形态，如何得来？而据今人考证，本书所载消化道、骨骼等有关数据，与现代解剖学的认识十分接近，这就足以证明中国古代医学在人体解剖的科学领域里，不仅已经有了相当的研究，而且还相当地发达。

当然，由于历史条件的限制，当时不可能拥有今天这样先进、精密的测量和观察的工具，而测量和观察的方法也不如今天这样科学和完善，加上古今度、量、衡制的不同，尤其在"身体发肤，受之父母，勿敢毁伤"的封建社会，要想广泛、深入地开展人体解剖，是何等的艰难，即使在今天我们的周围，要将病逝的

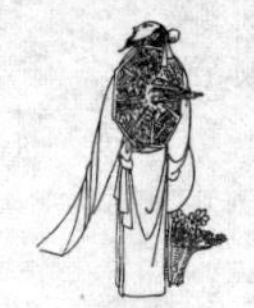

遗体进行病理解剖,仍然是一件不容易广泛开展的事,因而上述有些数据,以及解剖部位的名称和所包括的范围,与现代解剖学的认识还不完全一致,这也在所难免。但绝不能因此就一笔抹煞中国古代医学的前贤们在人体解剖学上所曾作过的辛勤努力和所曾取得的非凡成就。

平人绝谷第三十二

【提要】本篇主要论述了正常人不吃饮食,七天后死亡的道理,所以篇名《平人绝谷》。此外,本篇还记载了胃肠各部的长短、粗细、直径和容积,所载数据与前篇《肠胃》一致。

【原文】黄帝曰:愿闻人之不食,七日而死何也?伯高曰:臣请言其故。胃大一尺五寸,径五寸,长二尺六寸,横屈受水谷三斗五升,其中之谷常留二斗,水一斗五升而满。上焦泄气,出其精微,慓悍滑疾,下焦下溉诸肠[1]。小肠大二寸半,径八分分之少半,长三丈二尺,受谷二斗四升,水六升三合合之大半。回肠大四寸,径一寸寸之少半,长二丈一尺,受谷一斗,水七升半。广肠大八寸,径二寸寸之大半,长二尺八寸,受谷九升三合八分合之一。肠胃之长,凡五丈八尺四寸,受水谷九斗二升一合合之大半,此肠胃所受水谷之数也。平人则不然,胃满则肠虚,肠满则胃虚,更虚更满,故气得上下,五藏安定,血脉和利,精神乃居,故神者水谷之精气也。故肠胃之中,当[2]留谷二斗,水一斗五升。故平人日再后，后二升半，一日中五升，七日五七三斗五升，而留水谷尽矣。故平人不食饮七日而死者，水谷精气津液皆尽故也。

【注释】[1]诸肠：有关文献所载原文作"泄诸小肠"，义佳，语译从之。[2]当：有关文献所载原文作"常"，义佳，语译从之。

【语译】黄帝道：很想听听人不吃饮食，但要七天以后才会死亡，这是为什么？伯高说：请让我说明其中的缘故。胃粗一尺五寸，直径五寸，长二尺六寸，它的位置横列，形状弯曲，能容纳水谷三斗五升，通常情况下容留谷物二斗、水液一斗五升就满了。上焦主开发宣泄，水谷所化生的精微由上焦布散，形成刚强勇猛、滑利迅疾的阳气，余下之物通过下焦泄注到小肠。小肠粗二寸半，直径八分半不足，长三丈二尺，能容纳谷物二斗四升、水液六升三合半多一点。回肠粗四寸，直径一寸半不足，长二丈一尺，能容纳谷物一斗、水液七升半。广肠粗八寸，直径二寸半有余，长二尺八寸，能容纳谷物九升三合又八分之一合。胃肠的总长度共计五丈八尺四寸，能容纳水谷九斗二升一合半稍多，这就是胃肠所能容纳水谷的总量。然而常人胃肠的实际容纳量并没有这么多，这是因为当胃中饮食充满时，肠中却是空虚的；而当饮食下注到肠中，肠中虽然充满了，胃中又空虚了，胃肠之间此满彼虚，彼满此虚，满虚交替，人体的气机就得以上下通畅，五脏才能安和协调，血脉才能调和通利，精神才能健旺内守，所以说人的神气是由水谷的精气化生而来的。在一般情况下，胃肠之中，通常留存有谷物二斗、水液一斗五升，而常人每日解二次大便，每次排出二升半，一天就排出五升，七天共排出三斗五升，这样一来，胃肠原来所留存的水谷都排尽了，所以正常人不吃饮食，七天之后才会死亡，就是因为水谷精气津液都已耗尽的缘故。

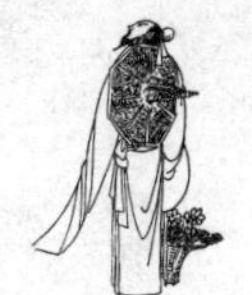

【按语】人在出生之后，生命的存在与发展，全邦赖水谷精气的长养，俗话所说："人是铁，饭是钢，三碗下肚硬梆梆。"话语虽然通俗，却道出了"人以水谷为本，故人绝水谷则死"（《素问·平人气象论》）的至真之理。而胃主水受纳和腐熟水谷，为水谷之海、精气化生的源泉，水谷入胃，胃中的水谷精气充足，气血化源不断，脏腑形体就能得到长养，生理功能就能得以发挥，从而生机旺盛；反之，人绝水谷日久，一旦胃中的水谷精气衰竭，气血化源就会断绝，以致形体失养，功能衰败，生命就会告终。这就是本篇的基本精神所在，也揭示出只要胃气没有衰败，尚能受纳和腐熟水谷，生命就有生还可能的重要性。因此，顾护胃气、受纳水谷、补充营养、保证化源，既是维护生命的关键，也是治疗疾病时时刻刻都必须遵循的基本准则。

至于"胃满则肠虚，肠满则胃虚，更虚更满，故气得上下，五藏安定，血脉和利，精神乃居"的论述，再一次揭示了胃肠"以通为用"、"以降为常"的功能特性，强调了保持胃肠的通降调畅而不壅滞，对人体健康的重大意义，其精神与《素问·五藏别论》一致，详见该篇的讨论。

海论第三十三

【提要】本篇专门论述了胃、冲脉、膻中、脑的精气输注部位所在和有余、不足的病理表现，以及调治原则，并强调了正确调治的重要性和错误调治的危害性。由于胃、冲脉、膻中、脑分别是水谷、血、气、髓所汇聚的地方，犹如自然界江河所汇聚而成的"大海"，而本篇全文所论人体的四海，所以篇名《海论》。

【原文】黄帝问于岐伯曰:余闻刺法于夫子,夫子之所言,不离营卫血气。夫十二经脉者,内属于府藏,外络于肢节,夫子乃合之于四海乎? 岐伯答曰:人亦有四海、十二经水。经水者,皆注于海,海有东西南北,命曰四海。黄帝曰:以人应之奈何? 岐伯曰:人有髓海,有血海,有气海,有水谷之海,凡此四者,以应四海也。黄帝曰:远乎哉,夫子之合人天地四海也,愿闻应之奈何? 岐伯答曰:必先明知阴阳表里荥输[1]所在,四海定矣。黄帝曰:定之奈何? 岐伯曰:胃者水谷之海,其输上在气街,下至三里。冲脉者为十二经之海,其输上在于大杼,下出于巨虚之上下廉。膻中[2]者为气之海,其输上在于柱骨之上下[3],前在于人迎。脑为髓之海,其输上在于其盖[4],下在风府[5]。

【注释】[1]荥输:这里指"四海"精气的输送、注入的地方所在。[2]膻中:这里指整个胸腔。[3]柱骨之上下:柱骨,即天柱骨,这里指第七颈椎;上,指天柱骨上面的"哑门穴",位在第一、二颈椎之间;下,指天柱骨下边的"大椎穴",位在第七颈椎、第一胸椎之间,均属于督脉。[4]盖:这里指"百会穴",位在头顶中央,属于督脉。[5]风府:穴位名,位在后项正中线、入发际一寸处,属于督脉。

【语译】黄帝问岐伯道:我听先生讲述针刺之法,先生所谈的总离不开营卫血气。而运行营卫血气的十二经脉,在内联属到五脏六腑,在外网络到肢体骨节,先生能把十二经脉的作用与四海相配合起来谈一下吗? 岐伯回答说:自然界有四个海、十二条河流,人体也有四个海、十二条经脉。自然界的河流,都要汇聚注入到海,海又有东海、西海、南海、北海,所以称为四海。黄帝道:把人身的情况与它相对应怎么样? 岐伯说:人身有髓海、有血海、有气海、有水谷之海,这四海就与自然界的四

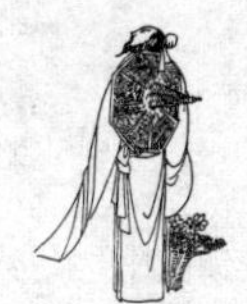

海相对应。黄帝道:这个问题深远得很啊!先生把人与天地之间的四海相联系起来,我很想听听究竟是怎样相对应的?岐伯说:必须首先了解人身的阴阳、表里、经脉、精气输送注入处等的具体分布,人身的四海就可以确定了。黄帝道:具体怎样确定的呢?岐伯说:胃是水谷汇聚的地方,所以称为水谷之海,它的精气输送注入之处,上边在气冲穴,下边在足三里穴。冲脉是十二经脉气血汇聚的地方,所以称为十二经脉之海,它的精气输送注入之处,上边在大杼穴,下边在上巨虚穴与下巨虚穴。膻中是宗气汇聚的地方,所以称为气海,它的精气输送注入之处,上边在天柱骨上下的哑门穴与大椎穴,前边在人迎穴。脑是髓汇聚的地方,所以称为髓海,它的精气输送注入之处,上边在百会穴,下边在风府穴。

【原文】黄帝曰:凡此四海者,何利何害?何生何败?岐伯曰:得顺者生,得逆者败;知调者利,不知调者害。黄帝曰:四海之逆顺奈何?岐伯曰:气海有余者,气满胸中,悗息[1]面赤;气海不足,则少气不足以言。血海有余,则常想其身大,怫然[2]不知其所病;血海不足,亦常想其身小,狭然[3]不知其所病。水谷之海有余,则腹满;水谷之海不足,则饥不受谷食。髓海有余,则轻劲多力,自过其度;髓海不足,则脑转耳鸣,胫痠眩冒,目无所见,懈怠安卧。

【注释】[1]悗息:悗,就是"闷"字,胸中烦闷;息,呼吸喘急。[2]怫然:烦躁易怒的样子。[3]狭然:紧闷不舒的感觉。

【语译】黄帝道:关于这人身的四海,怎样才能有利于它的作用发挥?怎样又会有害于它的作用发挥?怎样才能使它的生机旺盛?怎样又会使它的生机衰败?岐伯说:懂得它的生理作用的,就能使它的生机旺盛;违背它的生理作用的,就会使它的生机衰败。知道保养的,就有利于它的作用的发挥;不知道保养的,就有害于它的作用发挥。黄帝道:人身四海正常与反常的情况怎么样?岐伯说:气海邪气猖盛的,就会出现胸中气壅胀满、烦闷不舒、呼吸气喘、面色发红;气海宗气不足的,就会出现呼吸气短、声低懒言。血海邪气猖盛的,就常常自觉身体笨重胖大,烦躁易怒而不知道自己的病在何处;血海气血不足的,就常常自觉身体空虚瘦小,紧闷不舒也不知道自己的病在何处。水谷之海邪气猖盛的,就会出现脘腹胀满;水谷之海精气不足的,虽然知道饥饿,却吃不下饮食。髓海邪气猖盛的,就会出现身体躁动动作力大,举动狂越超过自己正常时的限度;髓海精气不足的,就会出现头脑昏眩、耳中鸣响、脚胫痠软、视物旋转、恍恍惚惚、看不见东西、肢体倦怠懒动、只想睡觉。

【原文】黄帝曰:余已闻逆顺,调之奈何?岐伯曰:审守其输而调其虚实。无犯其害,顺者得复,逆者必败。黄帝曰:善。

【语译】黄帝道:我已经知道四海正常与反常的情况了,对于四海的反常情况又该怎样调理呢?岐伯说:要审察和把握住四海精气所输送注入的各个重要输穴,根据不足的补其虚、有余的泻其实的法则进行调理,切忌犯虚者反泻、实者反补的错误。遵循这个法则的,就能使四海的功能恢复;违背这个法则的,就必然使四海的功能进一步败坏。黄帝道:好!

【按语】本篇通过水谷、血、气、髓的汇聚,对"四海"的命名和病理表现的论述,揭示了胃、冲脉、膻中、脑的重要生理功能,以及在生命活动中的重要作用。

人出生之后,必须依靠水谷精气的滋养,形体才得以发育,

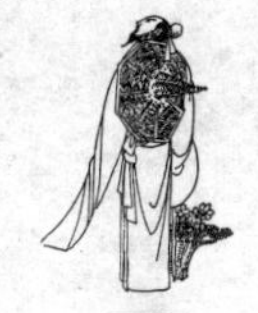

功能才得以发挥，生命才得以发展。而胃具有受纳、腐熟水谷的功能，称为“水谷之海”，因此后天的根本、气血的源泉全在于胃气的强弱盛衰，从而直接关系到生命的存亡。所以，在诊断、治疗、养生中，审察胃气、顾护胃气、无损胃气都是必须遵循的重要原则。

经脉是人体血气运行的道路，而冲脉具有汇聚、调节诸经血气的重要作用，称为“十二经之海”或“血海”，这在妇科学中尤具有重要意义。因为，妇女以血为根本，举凡月经的应时而行、血聚胞宫长养胎儿，无不与血密切相关。所以，冲脉的盈虚、通滞与否，常常是引起妇女月经、胎孕疾病的重要病机，调理冲脉“血海”，也就成为治疗妇科疾病的基本法则之一。

宗气既能贯心脉、助心行血，又能循喉咙、助肺司呼吸，而膻中为宗气汇聚之处，称为“气海”。因此，凡属上焦气机的病变，无不与宗气有关，而调理“气海”，疏理气机，则是重要的治疗原则。如咳嗽、气喘因肺气不利、气郁气逆而致者，当宣肺降肺、行气降气；因气虚而致者，又当补肺益气；又如心血瘀阻者，在逐瘀活血之际，又当行气，只因宗气能推动血行，气行则血行。只要“气海”充足、气机调畅，就能使呼吸通利、血行畅达。

脑为奇恒之府，位于颅内，由髓汇聚而成，称为“髓海”。脑究竟有何功能，《内经》全书虽无正面的论述，但从本篇所论病邪盛实、稽留髓海或髓海精气不足所表现出神志行为异常而超越常态和精神疲乏、形体倦怠以及头面官窍的病变，以及《素问·脉要精微论》所言“头者，精(气神)明之府”等来看，实际上揭示出了脑具有主宰精神活动、驾驭形体行为、主司头面官窍功能的重要生理功能。说明《内经》时代，对脑的功能作用已经有了一定的认识，并不是一片空白。随着历史的发展，医学的进步，后世医家对脑的功能逐渐有了更加深刻的认识，如明代李时珍就明确指出“脑为元神之府”；而清代医家王清任更是把人的灵机、知觉、记忆、视、听、嗅、言等归结于脑的功能，指出:"灵机、记性在脑者,因饮食生气血、长肌肉,精之清者化而为髓,由脊髓上行入于脑,名曰脑髓。两耳通脑,所听之声归于脑;两目系如线长于脑,所见之物归于脑;鼻通于脑,所闻香臭归于脑;小儿周岁脑渐生,舌能言一、二字。"显而易见,中医学与任何自然科学都一样,其理论都是在实践中不断认识、完善、提高,从而得到新的升华。

五乱第三十四

【提要】本篇专门论述了十二经脉、营卫气血运行部位和规律失常所致的逆乱病证和针刺治疗。由于篇中着重列举了心、肺、肠胃、臂胫、头等五个方面的气机逆乱,所以篇名《五乱》。

【原文】黄帝曰:经脉十二者,别为五行,分为四时,何失而乱?何得而治?岐伯曰:五行有序,四时有分,相顺则治,相逆则乱。黄帝曰:何谓相顺[1]?岐伯曰:经脉十二者,以应十二月。十二月者,分为四时。四时者,春秋冬夏,其气各异,营卫相随,阴阳已和,清浊不相干,如是则顺之而治。黄帝曰:何谓逆而乱[2]?岐伯曰:清气在阴,浊气在阳,营气顺脉,卫气逆行,清浊相干,乱于胸中,是谓大悗。故气乱于心,则烦心密嘿[3],俯首静伏[4];乱于肺,则俯仰喘喝[5],接手以呼[6];乱于肠胃,则为霍乱[7];乱于臂胫,则为四厥;乱于头,则为厥逆,头重眩仆。

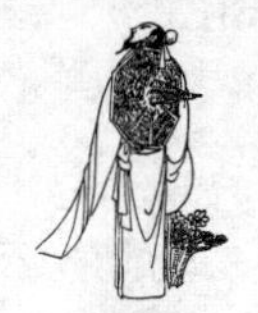

【注释】[1]相顺:根据上下的文字体例和文字含义,及有关文献所载原文,应作“相顺而治”,语译从之。[2]逆而乱:根据上下的文字体例和文字含义,及有关文献所载原文,应作“相逆而乱”,语译从之。[3]密嘿:郁闷沉默而懒言的样子。[4]静伏:身体踡屈、沉静懒动的样子。[5]喘喝:气喘急促,呼吸喝喝有声。喝,这里形容呼吸气喘所发出的声音。[6]接手以呼:因呼吸困难,而不得不用双手按住胸部或上下抚摸的样子。[7]霍乱:病名,因饮食生冷不洁,或感受寒邪、暑湿,疫疠之气所致,以起病突然、大吐大泻、烦闷不舒为证候特征,因“挥霍之间,便致缭乱”而得名。本病与现代西医学的急性传染病“霍乱”虽然名称相同,但不能完全等同,它可见于西医的霍乱、副霍乱,细菌性食物中毒、急性胃肠炎等疾病。

【语译】黄帝道:人的经脉有十二条,分属于五行,并与自然四季变化相应,是什么原因引起经气失调而致功能逆乱?又怎样才能达到经气和功能的正常?岐伯说:木、火、土、金、水五行之间相互的滋生与制约有一定的次序,春、夏、秋、冬四季的变化也有一定的规律,人的经脉气血的运行与五行、四季的变化规律相适应就会正常,相违背就会逆乱。黄帝道:怎样的情况才叫做相适应而正常?岐伯说:人的十二经脉,与一年的十二个月分别相应。十二个月又分为四个季节,所谓四季就是春、夏、秋、冬,它们的气候各不相同,人体的营卫之气就应当随着春暖、夏热、秋凉、冬寒不同的气候而内外消长运行有别,人的阴阳之气就会协调和畅,清气上升浊气下降互不干扰,这样的情况就是相适应而正常的。黄帝道:怎样的情况又叫做相违背而逆乱?岐伯说:清阳之气应该升散在上部、外部,现在反而沉降在下部、内部;浊阴之气应该沉降在下部、内部,现在反而升散在上部、外部;营气在脉中沿着经脉的循行而运行,而卫气的运行却不按常规,于是清阳浊阴相互干扰而逆乱,如果经气营卫逆乱在胸中,就会使人心中烦闷之极。因此,经气营卫的逆乱在心的,就会使人心中烦闷,郁而不舒,懒于说话,头低垂身踡屈，沉静懒动；逆乱在肺的，就会使人呼吸困难，呼吸时两手按胸、前俯后仰，气喘急促，喝喝有声；逆乱在肠胃的，就会发生剧烈吐泻的霍乱病；逆乱在手臂、脚胫的，就会出现四肢冰冷；逆乱在头部的，就会使气逆上冲而觉头部沉重、昏晕，视物旋转，甚至仆倒在地。

【原文】黄帝曰：五乱者，刺之有道乎？岐伯曰：有道以来[1]，有道以去[2]，审知其道，是谓身宝。黄帝曰：善。愿闻其道。岐伯曰：气在于心者，取之手少阴、心主之输。气在于肺者，取之手太阴荥、足少阴输。气在于肠胃者，取之足太阴、阳明；不下者，取之三里。气在于头者，取之天柱、大杼；不知，取足太阳荥输。气在于臂足，取之先去血脉，后取其阳明、少阳之荥输。黄帝曰：补泻奈何？岐伯曰：徐入徐出，谓之导气，补泻无形，谓之同精[3]，是非有余不足也，乱气之相逆也。黄帝曰：允乎哉道，明乎哉论，请著之玉版[4]，命曰治乱也。

【注释】[1]来：这里指疾病的发生、产生。[2]去：这里指疾病的消除、除去。[3]同精：同，聚的意思；同精，这里指采用导引的针刺手法，引导、调理逆乱的营卫精气，使之归于正常。[4]玉版：用玉石做成的书版。把书文刻写在玉版上，表示极为重要和珍贵。

【语译】黄帝道：对于上述五种逆乱的病证，针刺治疗有规律可循吗？岐伯说：疾病的发生发展都是有规律的，因而祛除疾病也有一定的规律，审察并掌握这些规律，对于维护生命的生机是最宝贵的。黄帝道：好。很想听听这些规律。岐伯说：营卫经气逆乱在心的，应针刺手少阴心经、手厥阴心包经“五腧穴”中的输穴。营卫经气逆乱在肺的，应针刺手太阴肺经“五腧

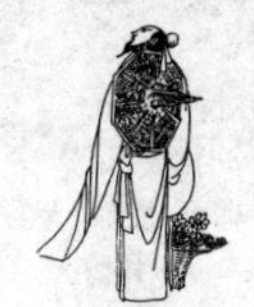

穴”中的荥穴、足少阴肾经“五腧穴”中的输穴。营卫经气逆乱在肠胃的，应针刺足太阴脾经、足阳明胃经的有关穴位；病不愈的，应再针刺足三里穴。营卫经气逆乱在头部的，应针刺天柱穴、大杼穴；病不愈的，应再针刺足太阳膀胱经“五腧穴”中的荥穴、输穴。营卫经气逆乱在手臂、足部的，应先针刺局部瘀滞的血络，然后再针刺手阳明大肠经、足阳明胃经、手少阳三焦经、足少阳胆经“五腧穴”中的荥穴、输穴。黄帝道：具体的补泻手法是怎样的？岐伯说：缓慢进针、缓慢出针，这叫做导气，目的在于引导和归顺逆乱的营卫经气，使之正常，而并不采取明显的补法或泻法，就能达到调理营卫经气的作用，这种方法叫做同精。因为上述五种逆乱的病证既不是邪气猖盛的实证，又不是精气不足的虚证，只是营卫经气运行失于正常规律的逆乱而已，所以采用导气之法。黄帝道：这样的治法非常恰当，前面的论述也非常明白，请把它刻写在玉版之上，就叫做“治乱”吧。

【按语】人体十二经脉、营卫气血的运行和升降出入，各自都有着一定的部位和规律，并随着自然界的阴阳升降、四季寒热的变化而发生相应的变化。十二经脉、营卫气血一旦失去正常运行的部位和规律，或不能与四季阴阳寒暑变化相应，就会发生逆乱，从而产生各种病理变化。因此，无论针刺或药治，都必须以导引调理逆乱的十二经脉、营卫气血为主，使之各归其位，恢复正常的运行规律，这就是本篇所论的精神实质所在。至于“五乱”，只是举例说明，一隅三反而已。因为逆乱的部位不同，其证候当然各异，治疗也当因其所在而循经取穴或选药，这也是辨证论治的具体要求和体现。

胀论第三十五

【提要】本篇专门论述了胀病的病因、病机、诊断和针刺治疗,尤其采用脏腑分证法进行了证候分类。由于本篇专论胀病,所以篇名《胀论》。

【原文】黄帝曰:脉之应于寸口,如何而胀?岐伯曰:其脉大坚以涩者,胀也。黄帝曰:何以知藏府之胀也?岐伯曰:阴为藏,阳为府。黄帝曰:夫气之令人胀也,在于血脉之中耶?藏府之内乎?岐伯曰:三者皆存焉,然非胀之舍[1]也,黄帝曰:原闻胀之舍。岐伯曰:夫胀者,皆在于藏府之外,排藏府而郭[2]胸胁,胀皮肤,故命曰胀。黄帝曰:藏府之在胸胁腹里之内也,若匣匮[3]之藏禁器[4]也,各有次舍,异名而同处,一域之中,其气各异,愿闻其故。黄帝曰:未解其意,再问。岐伯曰:夫胸腹,藏府之郭也。膻中[5]者,心主之宫城也。胃者,太仓[6]也。咽喉小肠者,传送也。胃之五窍[7]者,闾里[8]门户也。廉泉玉英[9]者,津液之道也。故五藏六府者,各有畔界[10],其病各有形状。营气循脉,卫气逆为脉胀,卫气并脉循分为肤胀。三里而泻,近者一下[11],远者三下,无问虚实,工在疾泻。

【注释】[1]舍:居室称为舍,这里指胀病发生的部位而言。[2]郭:古代在城的外围加筑的一道城墙。这里作动词用,使之向外扩张的意思。

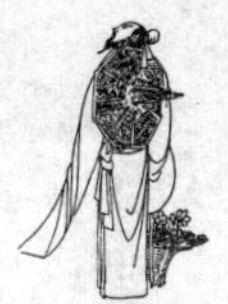

[3]匣匮:贮藏物品的箱柜,小的叫匣,大的叫匮。[4]禁器:珍贵而秘藏的宝物。[5]膻中:这里指包裹在心脏外面的心包络。[6]太仓:贮存粮食的仓库。[7]胃之五窍:胃,这里泛指胃肠整个消化道而言;五窍,指胃肠的五个关口,如同街道巷里的门户,具体是:咽部叫吸门,胃上口叫贲门,胃下口叫幽门,小肠大肠交接处叫阑门,肛门叫魄门,详见《难经·四十四难》。[8]闾(lǘ 驴)里:闾,古代二十五户为一闾,五十户为一里;闾里,这里泛指街道巷里。[9]廉泉、玉英:穴位名,均属任脉。廉泉位在喉结上方与舌骨下方之间、正中线的凹陷处;玉英,即玉堂穴,位在胸正中线上,平第三肋间隙处。[10]畔界:畔,田的边界;畔界,这里指界限的意思。[11]下:这里是病愈的意思。

【语译】黄帝道:脉象反映到寸口上,什么样的脉象是有胀病?岐伯说:如果脉象粗大,坚实而又涩滞不畅的,就是有胀病。黄帝道:怎样才知道是脏的胀病,或是腑的胀病?岐伯说:脉象出现涩滞而坚实的阴脉,就是脏的胀病;脉象出现粗大而坚实的阳脉,就是腑的胀病。黄帝道:因为气的失常而使人发生的胀病,是发生在血脉之中呢?还是发生在脏或腑里面?岐伯说:从病机上讲,与血脉、脏、腑三者都有关系,但都不是胀病发生的部位。黄帝道:很想听听胀病发生的部位。岐伯说:胀病的部位,都发生在脏腑之外,向内排挤脏腑,向外而使胸胁扩张,使人皮肤发胀,所以称为胀病。黄帝道:五脏六腑深藏在胸胁、腹腔之内,就好像珍贵的宝物秘藏在匣匮之中。而内在脏腑,各自都有固定的部位、不同的名称,虽然同处在一个地方之内,功能却各有不同,所发生胀病也有不同的表现,很想听听其中的原因。黄帝接着又道:我还不明白这些道理,所以要再问一下,岐伯说:胸腔、腹腔是脏腑的外廓。膻中是心脏的宫城。胃是贮藏水谷的仓库。咽喉、小肠是传送食物的道路。消化道的五个关口,好像街道巷里的门户。廉泉、玉英是津液输送的通道。所以,五脏六腑各自有着固定的位置界限,如果发病就有不同的证候表现。营气虽然正常循行在脉内,但卫气却逆乱在脉外，就会发生脉胀。如果逆乱的卫气沿着血脉运行到分肉之间，就会发生肤胀。治疗胀病，应针刺足三里穴而用泻法，胀病初起的，针刺一次就会痊愈；胀病较久的，针刺三次也会痊愈。不管它属虚属实，必须迅速刺泻。

【原文】黄帝曰：愿闻胀形。岐伯曰：夫心胀者，烦心短气，卧不安。肺胀者，虚满而喘咳。肝胀者，胁下满而痛引小腹。脾胀者，善哕，四肢烦悗，体重不能胜衣，卧不安。肾胀者，腹满引背央央然[1]，腰髀痛。六府胀：胃胀者，腹满，胃脘痛，鼻闻焦臭，妨于食，大便难。大肠胀者，肠鸣而痛濯濯[2]，冬日重感于寒，则飧泄不化。小肠胀者，少腹䐜胀[3]，引腰而痛。膀胱胀者，少腹满而气癃[4]。三焦胀者，气满于皮肤中，轻轻然而不坚[5]。胆胀者，胁下痛胀，口中苦，善太息。凡此诸胀者，其道在一，明知逆顺，针数不失。泻虚补实，神去其室，致邪失正，真不可定，粗之所败，谓之夭命。补虚泻实，神归其室，久塞其空，谓之良工。黄帝曰：胀者焉生？何因而有？岐伯曰：卫气之在身也，常然并脉循分肉，行有逆顺，阴阳相随，乃得天和，五藏更始，四时循序，五谷乃化。然后厥气在下，营卫留止，寒气逆上，真邪相攻，两气相搏，乃合为胀也。黄帝曰：善。何以解惑？岐伯曰：合之于真，三合而得。帝曰：善。

【注释】[1]央央然：胀满不舒而痛苦不堪的样子。[2]濯（zhuó浊）濯：水流声，这里形容肠鸣的声响。[3]䐜（chēn 抻）胀：䐜，肉肿起的样子；䐜胀，这里指胀满而膨隆。[4]气癃（lóng 龙）：病证名。小便不畅、点滴而出叫癃；小便不通、点滴不出叫闭，一般统称为癃闭。因气机阻滞而致癃者，叫气癃。[5]轻轻然而不坚：空虚而不坚实的意思。

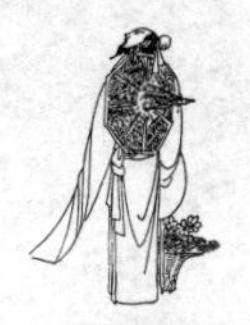

【语译】黄帝道：很想听听胀病的具体表现。岐伯说：心胀病，心中烦闷，呼吸气短，睡卧不安宁。肺胀病，呼吸无力而胸中胀满，气喘咳嗽。肝胀病，胁下胀满疼痛，并牵引到小腹部。脾胀病，常常呃逆，四肢胀滞不舒，身体困重无力，无法穿衣，睡卧也不安宁。肾胀病，腹部胀满，并牵引到背部也胀满不舒而痛苦难受，腰部及大腿内侧部疼痛。六腑的胀病：胃胀病，腹部胀满，胃脘疼痛，鼻中常觉闻到烧焦的臭味而影响食欲，大便排泄困难。大肠胀病，肠中濯濯鸣响而疼痛，冬天里如果再感寒邪，就会出现泻下有食物残渣、不能消化的飧泄。小肠胀病，小腹两侧胀满而膨隆，并牵引到腰部作痛。膀胱胀病，小腹两侧胀满，因气机不利而致小便不畅、点滴而出。三焦胀病，由于气壅滞在皮肤之中，所以皮肤虽然胀起，但按之空虚而不坚实。胆胀病，胁下疼痛胀起，口中觉苦，常常叹气。凡是这些胀病，虽然证候表现各不相同，疾病的发生却有着共同的基本规律，关键是要明白并掌握营卫气血正常和异常的变化，针刺治疗也不要发生差错。如果虚证误用了泻法，实证误用了补法，就会使神气外散而不内守，助长邪气，损害正气，真气动荡不安，使人夭折毙命，这都是庸医所造成的恶果。如果正确做到虚证用补法，实证用泻法，就会让神气内守，正气充实在肌肉腠理而结实，使人很快康复，这样的医生才能称为良医。黄帝道：胀病是怎样发生的？又是什么原因引起的？岐伯说：卫气在人体内的运行，正常时是沿着血脉并行到分肉之间，出表入里都有一定的规律，营气在脉中，卫气在脉外，相随运行，并与四季阴阳升降、寒暑变迁的规律相吻合，而五脏经气输注运输周而复始，也与四季的变化规律相应，如此就能正常地消化水谷、化生精微。然而寒邪侵犯在下部，营卫之气不能正常运行而凝涩阻滞，在下的寒邪又乘机上逆窜犯，真气与邪气相互纠合，正邪搏结，壅滞在一起，就形成了胀病。黄帝道：好。能否解释得更确切些，好消除我心中还有些不明白的地方？岐伯说：简而言之，胀病的发生，就是上逆的寒邪与真气相互纠合，并分别存在于血脉、五脏、六腑这三个地方形成的。黄帝道：好。

【原文】黄帝问于岐伯曰：胀论言无问虚实，工在疾泻，近者一下，远者三下。今有其三而不下者，其过焉在？岐伯对曰：此言陷于肉肓[1]而中气穴[2]者也。不中气穴，则气内闭；针不陷肓，则气不行；上越中肉，则卫气相乱，阴阳相逐。其于胀也，当泻不泻，气故不下，三而不下，必更其道，气下乃止，不下复始，可以万全，乌[3]有殆[4]者乎。其于胀也，必审其胗[5]，当泻则泻，当补则补，如鼓应桴[6]，恶[7]有不下者乎？

【注释】[1]肉肓（huāng 荒）：这里指肌肉下的缝隙。[2]气穴：针刺的穴位。[3]乌：疑问代词，哪里的意思。[4]殆（dài 代）：危险、危害，这里指疾病不愈。[5]胗（zhěn 枕）：这里指证候，即前面所述的五脏六腑的"胀形"。[6]桴（fú 浮）：鼓槌。[7]恶：音义与前句中的"乌"字相同。

【语译】黄帝问岐伯道：前面说到治疗胀病，不管它属虚属实，必须迅速刺泻，胀病初起的，针刺一次就会痊愈，胀病较久的，针刺三次也会痊愈。可是，现有连续三次针刺而胀病仍然不愈的，是针刺上存在有什么过错吗？岐伯回答说：前面所说针刺一次或三次而病愈的，是指针刺时必须深刺到肌肉下的缝隙，并要刺中穴位而言。针刺不能刺中穴位的，就会使气滞而闭阻在内；不能深刺到肌肉下缝隙的，就会使气郁而不行；针刺很浅，刚刚刺到肌肉就中止进针的，就会使卫气逆乱，营卫阴阳之气相互搏击。对于胀病来说，应当迅速刺泻而没有急泻的，郁滞之气就不会消除；针刺三次而病仍然不愈的，就必须改变针刺的方法，直到郁滞之气消除才停止针刺；如果再不痊愈，就必须重新针刺，完全可以获得满意的疗效，哪里会有治不好的

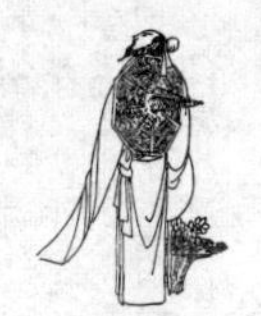

呢。总之,治疗胀病,必须审察它的证候表现,应当通泻的就要通泻,应当补益的就要补益,效果就会像槌击鼓响一样快速,哪里还会有治不愈的呢?

【按语】所谓胀病,是指以胀满、疼痛为主证的一种疾病。本论指出它的基本病理变化是由卫气逆乱、壅滞不行所造成。有关五脏六腑的胀病表现,则是由卫气壅滞在不同的部位,以致五脏六腑的生理功能出现异常而形成的。这种胀病的脏腑分证法,为后世胀病的临床辨证提供了理论依据。综观《内经》全书,以五脏六腑的疾病证候进行分类的内容还有很多,诸如《素问·刺疟篇》《素问·咳论》《素问·风论》等皆是如此。说明对于疾病证候的分类,《内经》总是以五脏六腑为其核心的,这对后世"脏腑辨证"的形成、完善,并作为各种辨证方法的核心,奠定了坚实的基础。

至于本篇提出的治疗胀病"工在疾泻",这只是针对胀满、疼痛较甚时所采取的"治标"的原则,何况胀病的基本病机是卫气逆乱、壅滞,也当采取理气、行气、破气等泻法,以使卫气畅行。当然,一旦卫气畅行,胀满、疼痛得以缓解,又确有虚损的病理变化存在,就不能一概而论。这就是本篇最后提出"当泻则泻、当补则补"的用意所在,仍然贯穿了辨证论治的基本法则。

五癃津液别第三十六

【提要】本篇专门论述了津与液的来源、作用、性质、分布和区别,并着重论述了津液转化为汗、尿、唾、泣、髓,一别为五的过程，所以篇名《五癃津液别》。

小便不利、点滴而出，称为"癃"，而本篇文中并未明确涉及到小便不利。根据本篇最后一句及有关文献所载篇目，均为"津液五别"，因此，有学者认为本篇的篇名应当是《津液五别》，此说可作参考。只因《五癃津液别》沿用已久，故而照旧。

【原文】黄帝问岐伯曰：水谷入于口，输于肠胃，其液别为五。天寒衣薄则为溺与气[1]；天热衣厚则为汗；悲哀气并则为泣；中热胃缓则为唾；邪气内逆，则气为之闭塞而不行，不行则为水胀。余知其然也，不知其何由生，愿闻其道。

岐伯曰：水谷皆入于口，其味有五，各注其海[2]，津液各走其道。故三焦出气，以温肌肉，充皮肤，为其津；其流[3]而不行者，为液。天暑衣厚则腠理开，故汗出；寒留于分肉之间，聚沫则为痛。天寒则腠理闭，气湿[4]不行，水下留[5]于膀胱，则为溺与气。五藏六府，心为之主，耳为之听，目为之候[6]，肺为之相，肝为之将，脾为之卫，肾为之主外。故五藏六府之津液，尽上渗于目，心悲气并则心系急，心系急则肺举，肺举则液上溢。夫心系与肺，不能常举，乍上乍下，故咳而泣出矣。中热则胃中消谷，消谷则虫上下作，肠胃充郭，故胃缓，胃缓则气逆，故唾出。五谷之津液，和合[7]而为膏者，内渗于骨空，补益脑髓，而下流于阴股[8]。阴阳不和，则使液溢而下流于阴，髓液皆减而下，下过度则虚，虚故腰背痛而胫痠。阴阳气道不通，四海闭塞，三焦不泻，津液不化，水谷并行肠胃之中，别于回肠，留于下焦，不得渗膀胱，则下焦胀，水溢则为水胀。此津液五别之逆

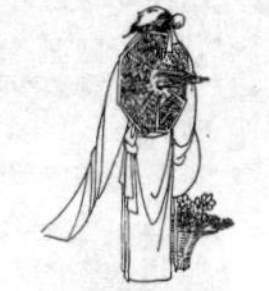

顺也。

【注释】[1]溺与气:溺,就是“尿”字;气,这里指排出体外的水气。[2]海:联系本篇下文有“四海闭塞”语,当指气海、血海、髓海、水谷之海而言,详见本书《海论》。[3]流:据有关文献所载原文作“留”字,而本句为“流而不行”,故“留”字为是,语译改作“留”。[4]湿:据有关文献所载原文作“涩”字,而本句为“气湿不行”,故“涩”为是,语译改作“涩”。[5]留:据有关文献所载原文作“流”字,而本句为“水下留于膀胱”,故“流”字为是,语译改作“流”。[6]候:这里是“视”、“看”的意思。[7]和合:这里指气化的合成过程和作用。[8]阴股:大腿的内侧。这里当指大腿中的股骨,进而泛指整个下肢的骨骼。

【语译】黄帝问岐伯道:水谷进入到口中,输送到肠胃,所化生的津液分为五种。在天气寒冷又衣服单薄时,津液就化为尿和水气;而在天气炎热又衣服过厚时,津液就化为汗水;当情绪悲哀时,气趋于上,津液就化为泪水;当中焦有热时,胃脘松弛,津液就化为唾液;当邪气内阻而逆乱时,就会使气道闭塞,津液不能畅行布散,于是就聚积而成为水胀病。我虽然知道这些情况,但不知道究竟是怎样发生的,很想听听其中的道理。

岐伯说:水谷都进入到口,而酸苦甘辛咸五味所化生的精微,分别注入到人体的四海;而所化生的津液,分别沿着一定的道路布散。经由三焦布散发出的精气,输布到肌表,可以温煦肌肉、充养皮肤的就是津;而停留在内脏、脑、骨,并不向外布散的,就是液。在暑天炎热又衣服过厚时,腠理就会开泄,所以会出汗。如果感受了寒邪,寒邪留滞在分肉之间,津液凝聚为沫汁,阻滞在肌肉,就会产生疼痛。在天气寒冷时,腠理就会闭塞,阳气停滞不能畅行,水液不能宣散外泄,便下流到膀胱,就化为尿与水气。五脏六腑之中,心主神明、为五脏六腑的主宰,耳专主听声,眼专主看物,肺朝百脉、主气、助心行血,好比辅佐心主的宰相,肝主谋虑、司筋爪运动,犹如保卫国家的将军,脾主肌肉、保护内脏，就像守卫城池的卫士，肾主骨、支撑全身而主外在的活动。而眼睛是许多经脉的汇合之处，所以五脏六腑的津液全都要上输汇注到双目。当心神悲哀、情绪抑郁时，五脏六腑的气就上逆聚合到心，使得心的脉络拘急痉挛，肺叶就会随之开张上举，水液也随之充溢到上。而心的脉络与肺叶不能持续地拘急痉挛和开张上举，于是一会儿拘急痉挛与开张上举，一会儿又舒张弛缓与收缩下降，所以发生咳嗽而泪水流出的现象。中焦热盛，胃中的谷食就易于消化，谷食消化而胃肠空虚，使得肠道内的寄生虫因追寻食物而上下窜动，胃肠也因此而扩张，胃脘出现松弛，失于通降，于是气机上逆，津液随之上溢，所以出现唾涎外流的现象。五谷所化生的津液，再经过复杂的气化而合成为浓稠的膏状物，灌注到体内的骨腔，上注到脑补充脑髓，下注到下肢的骨腔。如果体内阴气阳气失于协调，不能固摄津液，津液就会外溢而下流到阴窍，使得髓液来源减少，津液下泄过度，就会使髓液亏虚，不能濡养骨骼，所以髓液亏虚就会腰背疼痛、胫骨痠软。阴气阳气的运行道路阻塞不通，四海发生闭塞，三焦不能输泄，津液就不能气化布散，与水谷一起只能在肠胃之中传行，聚积在回肠，滞留在下焦，水液就不能渗透到膀胱，就会出现下焦的胀满，同时，聚积的水液外溢到肌肤，就会成为水胀病。这就是津液分为五种的正常与反常的情况。

【按语】津液与气、血、精一样，是滋养人体内外组织所必须的基本物质，由水谷精微所化生，通过五脏的气化、输布和三焦的运行而到全身。津液虽然同为水液，总属于阴，但因质地、性能、分部、作用的不同，故津与液又有所区别。一般说来，质地清稀，流动性强，外注于皮肤，具有温养肌肉、濡润毛窍、充养皮肤作用的，叫做津，为阴中之阳；而质地浓稠，流动性较小，内注到脏腑、骨腔、脑，具有滋养补益内脏、骨、脑作用的，叫做液，为

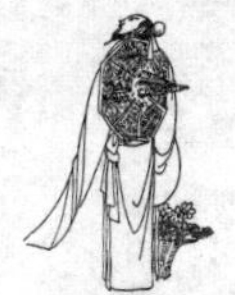

阴中之阴，所以又有阳津阴液的说法。本论指出，在津液的代谢过程中，津液又可转化为汗、尿、唾、泣、髓，以滋润窍道、滑利关节、补益脑髓等。正是因为津液同类，而汗、尿、唾、泣、髓又皆为津液所化，因此它们之间在生理上要相互转化，病理上要相互影响，任何一方面的排泄、消耗过度都会影响到其他方面的不足；同时，津液的不足或潴留不布，也会导致这五个方面的障碍，从而发生亏虚或水湿积聚，产生各种病变。津液一别为五种，五种合而为一，同源异流的这种密切关系，提示在疾病的诊治上，切不可孤立地看待某一方面，而应处处从整体的关系着手，才不会顾此失彼，这就是本篇的精神实质所在。本书的《营卫生会》《决气》等篇有相同的论述，可以互参。

五阅五使第三十七

【提要】本篇专门论述了鼻、眼、口唇、舌、耳等外在五官与内在五脏的所属关系，以及观察五官测知五脏精气盛衰、预测生命寿夭的诊断方法，属于中医望诊的内容。由于五官的各种表现，都属于五脏精气的外显（即“阅”），它的常异变化都由五脏精气所决定（即“使”），所以篇名《五阅五使》。

【原文】黄帝问于岐伯曰：余闻刺有五官五阅[1]，以观五气。五气者，五藏之使[2]也，五时之副也。愿闻其五使当安出？岐伯曰：五官者，五藏之阅也。黄帝曰：愿闻其所出，令可为常。岐伯曰：脉出于气口，色见于明堂，五色更出，以应五时，各如其常，经气入藏，必当治里。帝曰：善。五色独决于明堂乎？岐伯曰：五官已辨，阙庭必张[3]，乃立明堂。明堂广大，蕃蔽见外[4]，方壁高基[5]，引垂居外[6]，五色乃治，平博广大[7]，寿中百岁。见此者，刺之必已，如是之人者，血气有余，肌肉坚致，故可苦已针。黄帝曰：愿闻五官。岐伯曰：鼻者，肺之官也；目者，肝之官也；口唇者，脾之官也；舌者，心之官也；耳者，肾之官也。黄帝曰：以官何候？岐伯曰：以候五藏。故肺病者，喘息鼻胀[8]；肝病者，眦青；脾病者，唇黄；心病者，舌卷短，颧赤；肾病者，颧与颜[9]黑。黄帝曰：五脉安出，五色安见，其常色殆者如何？岐伯曰：五官不辨，阙庭不张，小其明堂，蕃蔽不见，又埤[10]其墙，墙下无基，垂角去外，如是者，虽平常殆，况加疾哉！黄帝曰：五色之见于明堂，以观五藏之气，左右高下，各有形乎？岐伯曰：府藏之在中也，各以次舍，左右上下，各如其度也。

【注释】[1]五官五阅：五官，指鼻、眼、口唇、舌、耳等头面上的五个窍道；阅，是显现在外、可以看到的意思；五官五阅，就是指五脏的内在变化显现在外五官方面的表现。[2]使：这里指外在的气色变化，是由内部的五脏变化所决定的意思。[3]阙庭必张：两眉之间为阙；额部为庭，又叫天庭；张，开阔、饱满的意思。[4]蕃蔽见外：两颊外侧为蕃，耳门处为蔽；见，现；见外，显露在外。[5]方壁高基：面部肌肉为壁，下颚部为基；方壁高基，指面部肌肉丰隆，下颚高厚。[6]引垂居外：引垂，耳垂；居外，耳垂因长大厚实而显露在面部的外侧。[7]平博广大：这里指五官端正匀称而开阔。[8]胀：根据众多文献版本的原文，均作“张”字，文义较顺，故语译作“张”。[9]颜：额部，也就是天庭部。[10]埤：音、义同“卑”，低下、凹陷的意思。

【语译】黄帝问岐伯道：我听说刺法中有通过察看头面五官的外在气色表现，来分析内在五脏精气盛衰的方法，而五脏精

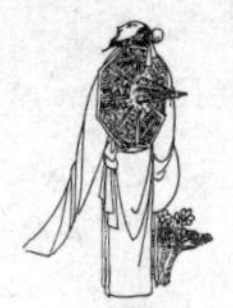

气的盛衰,本是由五脏的变化所决定,并与春、夏、长夏、秋、冬的气候变化相配合的。因此,很想听听五脏变化是怎样表现在外的?岐伯说:头面五官的气色,是五脏精气在外的表现。黄帝道:很想听听它表现的情况,以便作为诊法中的常规。岐伯说:脉象的反映在气口,气色的表现在鼻部。青、赤、黄、白、黑五色的交替显现,正好与春、夏、长夏、秋、冬的气候相应,各自都有一定的常规,如果出现反常情况,就说明五脏发生了疾病。当邪气由经脉内传到五脏,就必须治疗内在的五脏。黄帝道:好。那么,望五色而察病是否就只是根据鼻部的气色来作决定的呢?岐伯说:还要根据头面五官的情况来辨别疾病。一般说来,审视面部,五官清晰可辨的,先看眉宇天庭,必须开阔和饱满;再察看鼻部,如果鼻部宽阔、高大,耳颊丰满外显,面部肌肉丰隆,下鄂高厚,耳垂硕大外显,整个五官端正、匀称而开阔,五色正常,他的寿命就可以活到百岁。见到这样的人,在有病的时候,用针刺治疗一定能使之痊愈。因为像这样的人,气血充足,肌肉坚实,腠理致密,所以能适应针刺疗法。黄帝道:很想听听五官的情况。岐伯说:鼻子是肺的官窍,眼睛是肝的官窍,口唇是脾的官窍,舌头是心的官窍,耳朵是肾的官窍。黄帝道:根据五官来审察什么疾病?岐伯说:据此审察五脏的疾病。当肺有病时,就会出现呼吸喘急、鼻翼煽动开张;肝有病时,就会出现眼角发青;脾有病时,就会出现口唇发黄;心有病时,就会出现舌头卷曲而短缩、颧部发红;肾有病时,就会出现颧部、额部发黑。黄帝道:一般说来,五脏的脉象正常时,五色的表现也正常,而有的人五色虽然正常,却有非常严重的疾病,这是为什么?岐伯说:审视面部,五官拥挤分辨不清,眉宇狭窄,天庭不饱满,鼻子狭小平塌,耳颊薄削不显,面部肌肉瘦削深凹,下颚平陷,耳垂和耳轮上角尖窄并向外反折,像这样的人,虽然色脉正常,但因禀赋不足,平时就非常衰弱,何况再加上有病呢!黄帝道:五色表现在鼻部,据此来观察五脏精气的变化,那么,在鼻部的左右上下，五脏各有一定的所属部位吗？岐伯说：脏腑深藏在胸腹腔的里面，各有固定的位置，所以反映在鼻部的五色，也如同内在的脏腑，同样有着左右上下的所属部位。

【讨论】鼻、眼、口唇、舌、耳五官窍道居于头面，肺、肝、脾、心、肾五脏居于胸腹，它们之间并不是孤立而不相干的，而有着密切的联系。内在五脏的精气要滋养五官窍道，以决定着外在五官窍道形态的发育、气色的显现、功能的发挥（可参见《灵枢·脉度》等篇），这就是《内经》五脏主五窍的理论，属于"藏象学说"中的重要内容，也是《内经》形体与五脏、外表与内里、局部与整体有机统一的整体观念的具体反映。因此，通过外在五官窍道的形态、气色、功能的常异，就可以测知内在五脏精气的强弱、功能的盛衰，它开创了中医望诊中的一种重要诊法，为后世丰富多彩的"望官窍"诊法奠定了坚实基础。

所要指出的是，根据头面五官的形态特征，来判断健康状况、预测寿夭与否，除本篇外，在本书的《五色》《天年》等篇亦有论述，说明这是当时医学界中使用比较普遍的方法。一般说来，颜面宽大，肌肉丰满，五官端正、匀称而开阔，表明先天禀赋强壮，后天发育良好，五脏精气充足，故而具备了健康少病、能够长寿的条件；而颜面狭小，肌肉瘦削，五官不正，则表明先天禀赋不足，后天发育不良，五脏精气不充，容易生病甚至不能长寿的可能性相对较大。这是古人在数千年的医疗实践中，通过反复的观察和验证所获得的认识和总结，有着客观的依据，这与妄言吉凶祸福的"相面术"有着本质上的区别，绝不能鱼目混珠。

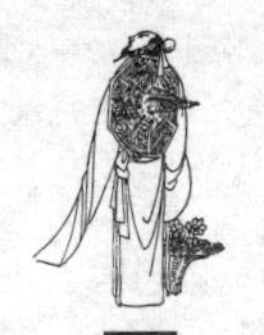

逆顺肥瘦第三十八

【提要】本篇首先论述了遵循和掌握自然事物客观法则的重要性和必要性,其次论述了不同体质之人的生理、心理特征及所适宜的针刺手法,最后论述了十二经脉总的循行走向规律、冲脉的循行部位和功能作用。由于只有“顺”应并掌握而不可违背(即“逆”)自然事物的客观法则,明知经脉气行上下的逆顺,根据体形肥瘦的生理差异,才能更好地指导针刺治疗,这些都是针法中所必须遵循的原则,又是本篇的主要内容,所以篇名《逆顺肥瘦》。

【原文】黄帝问于岐伯曰:余闻针道于夫子,众多毕悉矣。夫子之道应若失[1],而据未有坚然[2]者也,夫子之问学熟乎,将审察于物而心生之乎?岐伯曰:圣人之为道者,上合于天,下合于地,中合于人事,必有明法,以起度数,法式检押[3],乃后可传焉。故匠人不能释尺寸[4]而意短长,废绳墨[5]而起平木也,工人不能置规[6]而为圆,去矩[7]而为方。知用此者,固自然之物,易用之教,逆顺之常也。黄帝曰:愿闻自然奈何?岐伯曰:临深决水,不用功力,而水可竭也。循掘[8]决冲,而经可通也。此言气之滑涩,血之清浊,行之逆顺也。

【注释】[1]失:当作“矢”字,此喻所说的道理、方法确切有效,如箭之中的。[2]据未有坚然:据,当作“踞”字,盘踞,这里指顽固的疾病;坚然,滞留不去;未有坚然,不再有滞留不去的现象。[3]法式检押:法式,法则、准则的意思;押,即“柙”字;检柙,规矩、标准的意思。[4]尺寸:这里指测量长短的尺子。[5]绳墨:木工用的墨斗墨线,加工木器时用来确定直斜。[6]规:圆规,确定、检测圆形的工具。[7]矩:角尺,确定、检测方形的工具。[8]掘:当作“堀”字,这里指地下的空穴、空洞。下文“掘”同此。

【语译】黄帝问岐伯道:我听先生讲针刺的学问,知道了很多,也很全面细微,按照先生所说的学问去治病,确切有效,针到病除,好比一箭中的,即使再顽固的疾病也不再滞留不去。您的学问是通过勤学好问得来的呢,还是通过仔细观察事物而心有所悟得来的?岐伯说:学问高深的人所总结出的道理,总是上符合于天,下符合于地,中符合于社会人事的变化规律,一定有明确的法则,按照这个尺度去指导行动,就成为人们必须遵循的法度和标准,才能传给后世。正如匠人不能丢开尺子去猜长短,抛弃绳墨去求平直,工人也不能不用圆规去画圆,离开角尺去求方一样,只有掌握并运用这些法则,顺应自然事物所固有的变化规律,而不可废弃、改变这些法则,因为这些都是衡量事物变化正常与异常的常规。黄帝道:很想听听怎样去顺应自然?岐伯说:好比在堤坝最深的地方开洞放水,不费很多力气,就能使水流干放尽;沿着地下的空洞挖掘地道,再大的隧道也容易开通。同样,人身的气有滑利与涩滞的区别,血有清稀和浓稠的差异,经气运行有正常与异常的变化,都必须因势利导。

【按语】任何事物的发生发展都有一定的变化规律,处理事物就必须遵循一定的法则。离开尺寸、绳墨难求长短平直,没有规矩不成方圆,一般工匠行事尚且如此,而人是天地间最宝贵的物体,地球发展的最高产物,生、老、病、死更有着客观的规律,防病治病、养生保健就必须遵循其所固有的法则,才能保障生命,却病延年。中华民族之所以有今天的繁荣昌盛,从生命保健的意义上讲,不能不说与历代医家遵循和运用《内经》所总

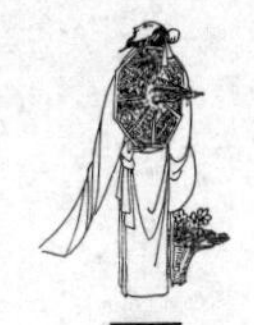

结和确立的有关生命、疾病、防治的各种根本法则有着密切的关系,也足见本节所论宗旨的重要性和必要性。

【原文】黄帝曰:愿闻人之白黑肥瘦小长,各有数乎?岐伯曰:年质壮大,血气充盈,肤革坚固,因加以邪,刺此者,深而留之。此肥人也,广肩腋,项肉薄,厚皮而黑色,唇临临然[1],其血黑以浊,其气涩以迟,其为人也,贪于取与,刺此者,深而留之,多益其数也。黄帝曰:刺瘦人奈何?岐伯曰:瘦人者,皮薄色少,肉廉廉然[2],薄唇轻言,其血清气滑,易脱于气,易损于血,刺此者,浅而疾之。黄帝曰:刺常人奈何?岐伯曰:视其白黑,各为调之,其端正敦厚者,其血气和调,刺此者,无失常数也。黄帝曰:刺壮士真骨者奈何?岐伯曰:刺壮士真骨,坚肉缓节监监然[3],此人重则气涩血浊,刺此者,深而留之,多益其数;劲则气滑血清,刺此者,浅而疾之。黄帝曰:刺婴儿奈何?岐伯曰:婴儿者,其肉脆血少气弱,刺此者,以豪[4]针,浅刺而疾发针,日再可也。黄帝曰:临深决水奈何?岐伯曰:血清气浊[5],疾泻之,则气竭焉。黄帝曰:循掘决冲奈何?岐伯曰:血浊气涩,疾泻之,则经可通也。

【注释】[1]临临然:大的意思。全句意指肥大厚实的样子。[2]廉廉然:消瘦之极,皮包骨头的样子。[3]监监然:监,当作“鉴”字,清晰、明显的意思。监监然,骨节粗大而明显的样子。[4]豪:当作“毫”字,细小。毫针,古代九种针具之一,针体细小,详见本书《九针十二原》。[5]浊:根据全文“气”皆言滑涩,而不言“清浊”,以及有关文献所载原文作“滑”字,语译从之。

【语译】黄帝道:很想听听因人的肤色黑白、体型胖瘦、年龄少长等的不同,而针刺的浅深、次数各有一定的标准吗?岐伯说:年壮质强的人,血气充盈,皮肤坚固,针刺这种人,可以深刺而留针。肥胖的人,肩、腋宽阔,项部肌肉却很薄削,皮肤厚实而色黑,口唇肥大而厚实,血色发黑而浓稠,气行涩滞而迟缓,为人处事好胜进取而乐施他人,针刺这种人,可以深刺而留针,并要增加针刺的次数。黄帝道:怎样针刺消瘦的人?岐伯说:消瘦的人,皮肤薄削而颜色浅淡,肌肉消瘦,口唇菲薄,言语轻弱,血液清稀,气行滑利,因此气容易散失,血容易耗损,针刺这种人,要浅刺而快速出针。黄帝道:怎样针刺一般的人?岐伯说:要根据皮肤颜色的黑白,分别调治。如果是品行端正、憨厚老实的人,他的血气协调畅达,针刺这种人,就不要违反针刺的常规。黄帝道:怎样针刺体质强壮、骨骼坚固的人?岐伯说:体质强壮、骨骼坚固的人,他的肌肉坚实,骨节柔和而粗大明显,如果此人动作笨重不灵,就表示他的气行涩滞,血液浓稠,针刺这种人,可以深刺而留针,并要增加针刺的次数;如果此人动作矫健敏捷,就表明他的气行滑利,血液清稀,针刺这种人,要浅刺而快速出针。黄帝道:怎样针刺婴儿?岐伯说:婴儿的肌肉柔弱脆薄,血少气弱,针刺婴儿,要选用细小的毫针,浅刺而快速出针,如果疾病不愈,一天之内可再针刺一次。黄帝道:前面所说的在堤坝深处开洞放水的道理,用在针刺上怎么样?岐伯说:对于血液清稀而气行滑利的人,如果深刺而疾速刺泻,就会使真气耗竭。黄帝道:那么沿着地下的空洞挖掘地道的道理,用在针刺上又怎么样?岐伯说:对于血液浓稠而气行涩滞的人,只要深刺而疾速刺泻,就可以使他的经脉气血疏通畅达。

【按语】本论指出,由于人有肤色黑白、体形肥瘦、体格壮弱、血液清浊、气行滑涩等的不同,而有着不同的生理、心理特征和病理特点,开创了中医体质学说的先河。

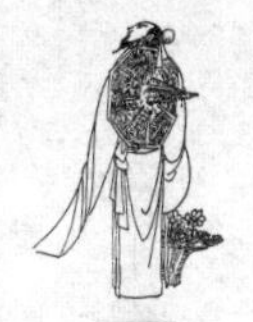

所谓体质，是指机体的阴阳气血、脏腑经络在形态和功能上所表现出的相对稳定的固有特性，并表现在体格形态、生理心理、对外界环境的适应和致病因素的反应等诸多方面各种特征的概括。不同的人群或个体，因先天的禀赋、后天的环境和发育等所存在着的差异，从而形成了不同的体质，并表现出不同的特征。对此，除本篇以外，在《素问·异法方宜论》《灵枢》的《寿夭刚柔》《五变》《本脏》《论勇》《论痛》《天年》《卫气失常》《阴阳二十五人》《通天》等篇中，有着丰富而精辟的论述。

就不同体质形成的生理基础而言，《内经》认为，由于先天禀赋上的差异，后天诸如地理环境、生活习俗、生长发育等的不同，使得不同的人群或个体在生理限度内存在着阴阳二气多少、五行属性偏胜、气血滑涩清浊，脏腑坚脆大小、经脉刚柔以及功能强弱等的区别，进而使得机体在外部形态、内脏功能、心理特征等方面有着生理限度内的差异，如太过与不及、肥胖与消瘦、坚韧与柔弱、勇与怯等，从而形成各种体质类型。因此，阴阳、气血、脏腑经络的生理差异，是决定不同体质形成最主要的生理基础，而地理环境、生活习俗等在一定程度上是影响不同体质形成的外在因素。

在体质类型的分类上，《内经》以内在生理基础为主要依据，结合外在因素以及体型与心理特征、对外环境的适应性和致病因素的反应性等进行分类。如按阴阳二气的偏盛偏衰，分为“太阴之人”“少阴之人”“太阳之人”“少阳之人”“阴阳和平之人”五类（见《通天》篇）；按五行属性的多少偏全，分为“木形之人”“火形之人”“土形之人”“金形之人”“水形之人”五大类，每类中又可细分五种，一共二十五种（见《阴阳二十五人》篇）；按形体的肥瘦、血气的清浊滑涩，分为“肥人”“瘦人”“常人”三类，其中“肥人”又可分为“膏”“肉”“脂”三种（见《卫气失常》篇）等等，并详细地论述了不同类型体质的生理与心理特征，以及对外环境的适应性和疾病反应性的能力和表现。在二千多年前的古代，就有着如此丰富的内容、细微的描述、深刻的认识，许多内容至今仍有实用的价值，这不能不说是中医学、中国文化史上的一个奇迹，堪称史无前例、举世无双，不能不令人掩卷叫绝。

正是不同体质在生理与心理特征上，尤其是对外环境的适应和对致病因素的反应上的差异，决定了对不同疾病的易感性和趋向性，如“瘦人多火”“肥人多痰”“壮者多实”“弱者多虚”。因而在治疗上，药物也好，针刺也罢，都必须根据不同体质，因人制宜，施用与全质相适应的药物或针刺，如“阳虚之体，药不可太凉”“阴虚之体，药不宜过燥”，以及本篇的“深而留之”“浅而疾之”等等，皆是如此，这才是本篇进而《内经》全书有关体质的论述在实践运用中的基本精神和最终目的。

【原文】黄帝曰：脉行之逆顺奈何？岐伯曰：手之三阴，从藏走手；手之三阳，从手走头；足之三阳，从头走足；足之三阴，从足走腹。黄帝曰：少阴之脉独下行何也？岐伯曰：不然。夫冲脉者，五藏六府之海也，五藏六府皆禀焉。其上者，出于颃颡，渗诸阳，灌诸精；其下者，注少阴之大络，出于气街，循阴股内廉，入腘中，伏行骭骨内，下至内踝之后属而别；其下者，并于少阴之径，渗三阴；其前者，伏行出跗属[1]，下循跗[2]入大指间，渗诸络而温肌肉。故别络结则跗上不动，不动则厥，厥则寒矣。黄帝曰：何以明之？岐伯曰：以言导之，切而验之，其非必动，然后乃可明逆顺之行也。黄帝曰：窘乎哉！圣人之为道也。明于日月，微于毫厘，其非夫子，孰能道之也？

【注释】[1]跗(fū 付)属：跟骨上缘。[2]跗：足背。

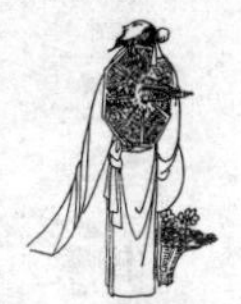

【语译】黄帝道:经脉循行的逆顺怎么样?岐伯说:总的规律是,手的三条阴经,从所属脏开始,由胸部出表,经上肢的内侧下行到手指;手的三条阳经,从手指开始,经上肢的外侧、肩部,上行到头部;足的三条阳经,从头部开始,经躯干、下肢的外侧,下行到足部;足的三条阴经,从足部开始,经下肢的内侧,上行到腹部入里属脏。黄帝道:为什么唯独是少阴经向下循行呢?岐伯说:不,这并不是足少阴经,而是冲脉。冲脉,是五脏六腑气血汇聚的地方,五脏六腑都要从冲脉获得气血的供养。冲脉向上行的一支,出到后鼻道的上窍,而向各条阳经渗透、灌注精气;向下行的一支,注入足少阴经的大络,从气街部位出表,沿着大腿内侧的后缘下行,进入到腘窝之中,然后在肌肉中深行下到胫骨的内侧,直到内踝之后的跟骨上缘,便分成两支:向下行的分支,与足少阴经并行,同时将精气渗灌到足的三条阴经;向前行的分支,由深行而浮出在跟骨上缘,再沿着足背下行,进入到足大趾间,将精气渗灌到该处所有的络脉而温养肌肉。所以冲脉在下肢分出的支络,如果瘀结不通,足背上的动脉就不会跳动,就会引起足部冰冷而产生寒证。黄帝道:怎样才能明察呢?岐伯说:先用语言开导病人,然后用手仔细按摸加以验证,如果没有瘀结,足背的动脉就一定有跳动,据此就可以弄明白经脉气血运行正常与异常的情况了。黄帝道:实在是深奥得很啊!学问高深的人所总结出的道理,明白得就像日月的光辉普照,细微得一厘一毫都分得清,如果不是先生您,又有谁能讲得出来、说得明白呢?

【按语】有关十二经脉的循行走向,本论提纲挈领地概括了其总的循行规律,起到了执简驭繁的作用,是经络学说中的重要内容。

有关冲脉的循行走向,综观《内经》全书,其分布甚为广泛,有循行在身前的,有循行在身后的,有上行到口唇的,有下行到足趾的，除本篇外，可参见《素问》的《痿论》《空骨论》，《灵枢》的《海论》《五音五味》等篇。对于冲脉的功能，本篇再次指出为“五藏六府之海”，能将气血渗透灌注到“诸阳”“三阴”，故为十二经脉之海，具有汇聚、调节诸经气血的作用，与《海论》等所论一致，可互为参考。

血络论第三十九

【提要】本篇专门论述了针刺血络放血后，所出现的各种现象及其产生的原因，由于这些现象都是针刺血络后发生的，所以篇名《血络论》。

【原文】黄帝曰：愿闻其奇邪而不在经者。岐伯曰：血络是也。黄帝曰：刺血络而仆者，何也？血出而射者，何也？血少[1]黑而浊者，何也？血出清而半为汁者，何也？发针而肿者，何也？血出若多若少而面色苍苍者，何也？发针而面色不变而烦悗者，何也？多出血而不动摇者，何也？愿闻其故。

岐伯曰：脉气盛而血虚者，刺之则脱气，脱气则仆。血气俱盛而阴气多者，其血滑，刺之则射；阳气畜积，久留而不泻者，其血黑以浊，故不能射。新饮而液渗于络，而未合和于血也，故血出而汁别焉；其不新饮者，身中有水，久则为肿。阴气积于阳，其气因于络，故刺之血未出而气先行，故肿。阴阳之后，其新相得而未和合，因而泻之，则阴阳俱脱，表里相离，故脱色而苍苍

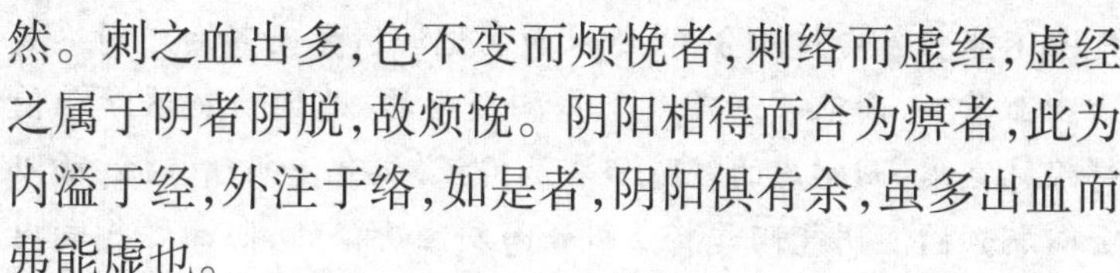

然。刺之血出多,色不变而烦悗者,刺络而虚经,虚经之属于阴者阴脱,故烦悗。阴阳相得而合为痹者,此为内溢于经,外注于络,如是者,阴阳俱有余,虽多出血而弗能虚也。

【注释】[1]少:根据上下文义以及有关文献所载原文作“出”,语译改为“出”。

【语译】黄帝道:很想听听因某些特殊的邪气入侵,但邪气并不在经脉中的情况。岐伯说:这是邪气滞留在细小浅表的血络病变。黄帝道:针刺血络放血而使病人昏倒的,是什么原因?放出的血液喷射而出的,是什么原因?放出的血液暗黑而浓稠的,是什么原因?放出的血液清稀、有一半像水汁的,是什么原因?出针后局部皮肤肿起的,是什么原因?放出的血液有的量多些、有的量少些,而都出现面色苍白的,是什么原因?出针后面色并不改变,但心胸烦闷的,是什么原因?放血量虽然很多,但病人并不觉痛苦难受的,是什么原因?很想听听其中的道理。

岐伯说:经脉中气很盛但血很虚的人,刺络放血就会使血更虚,气失依附而外脱,气外脱人就会昏倒。血和气虽然都很盛,但经脉中阴气较多,它的血行滑利,刺络放出血,血就会喷射而出。阳气聚积滞留在血络,长久不得疏通外泄,使得血色暗黑而浓稠,所以血不能喷射而出。刚刚饮过水,水液才渗透到络脉,还没有入到经脉中与血液混合,所以放出的血液清稀,好像水汁。如果不是刚刚饮过水而血液清稀的,那是体内原来就积有水气,时间一久就会发生水肿。阴气积留在肌表,阻滞在络脉,所以在针刺络脉时,血还没有出来,气已经先行,阴气闭在肉腠,所以皮肤肿起。如果阴气阳气刚刚相遇,尚未协调交合,此时用泻法针刺,就会使阴气阳气同时虚脱耗散,内外的气血不能相互支持而分离，所以面色光泽消失而苍白。刺络放血出血量多，面色并不改变但心胸烦闷的，是因为刺络放血使得经脉空虚，而空虚的经脉如果是阴经，就会使阴精虚脱，所以会心胸烦闷。阴气阳气相互纠合而发生痹证的，阻滞之气向内浸溢到经脉，向外流注到络脉，这样经脉内外的阴阳二气都壅滞有余，虽然针刺放血较多，经脉也不会空虚。

【原文】黄帝曰：相之奈何？岐伯曰：血脉者，盛坚横[1]以赤，上下无常处，小者如针，大者如筯[2]，则而泻之万全也，故无失数矣，失数而反，各如其度。黄帝曰：针入而肉著[3]者，何也？岐伯曰：热气因于针则针热，热则肉著于针，故坚焉。

【注释】[1]坚横：这里是坚硬的意思。[2]筯：据有关文献所载原文作"箸"（zhù 助），而"箸"与"筯"音义相同，就是筷子，结合上下文义，"箸"当为"筯"之误，语译作"筯"。[3]著：就是"着"字，黏着、附着的意思，这里还有紧紧裹住之意。

【语译】黄帝道：怎样观察血络呢？岐伯说：血脉因气血瘀滞而盛满的，血络就会坚硬而发红，或上或下并无固定的部位，细小的像针，粗大的像筷子。见到这种情况，就可以在该处刺络放血，就会万无一失。但在施治时，切不可违反针法的原则，如果违反了针法的原则，就会出现上面所说的各种不良后果。黄帝道：进针以后，肌肉紧紧地裹住针身，是什么原因？岐伯说：是因为机体的热气传到针上，使针身发热，而针身发热就与肌肉黏在一起，所以肌肉裹住针身，非常坚紧不易转动。

【按语】本篇虽是在分析针刺血络放血后所出现各种现象的原因，却揭示出了一个道理，那就是虽然同是气血瘀滞在表

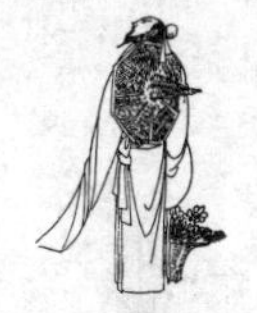

浅、细小的络脉，然而因阴阳气血的偏盛偏衰，瘀滞部位的内外、时间的久暂等不同，其具体的病理变化、针刺后的反应必然不同，只有明察和掌握这些情况，才会对针刺放血后的各种反应了如指掌，必要时给予相宜的处理；如果茫然不知，就会束手无策，以致发生不该发生的后果。

至于篇末中所提到的“肉著”，即现在所说的“滞针”，指在针刺过程中所出现提插、捻转、出针困难的现象，多因患者精神紧张而致局部肌肉痉挛收缩，或因医者单向捻针转动过甚，或因患者体位移动而致肌纤维缠绕针身所致。处理时如因精神紧张所致，就要开导患者消除紧张情绪，放松肌肉，并停止捻针，适当延长留针时间，或用手指在扎针处的周围按压揉摸，解除肌肉的痉挛后再出针。如因单向捻转太过所致，就要反向捻转，再按揉出针。如因体位移动所致，就要停止捻针，纠正体位后再出针。

阴阳清浊第四十

【提要】本篇专门论述了天空之清气和水谷浊气的性质，以及在人体上下脏腑、阴经阳经部位的分布和升降运行，所以篇名《阴阳清浊》。

【原文】黄帝曰：余闻十二经脉，以应十二经水者，其五色各异，清浊不同，人之血气若一，应之奈何？岐伯曰：人之血气，苟能若一，则天下为一矣，恶有乱者乎？黄帝曰：余问一人，非问天下之众。岐伯曰：夫一人者，亦有乱气，天下之众，亦有乱人，其合为一耳。黄帝曰：

愿闻人气之清浊。岐伯曰:受谷者浊[1],受气者清[2]。清者注阴,浊者注阳。浊而清[3]者,上出于咽;清而浊[4]者,则下行。清浊相干,命曰乱气。黄帝曰:夫阴清而阳浊,浊者有清,清者有浊,清浊别之奈何?岐伯曰:气之大别,清者上注于肺,浊者下走于胃。胃之清气,上出于口;肺之浊气,下注于经,内积于海[5]。黄帝曰:诸阳皆浊,何阳浊甚乎?岐伯曰:手太阳独受阳之浊,手太阴独受阴之清,其清者上走空窍,其浊者下行诸经。诸阴皆清,足太阴独受其浊。黄帝曰:治之奈何?岐伯曰:清者其气滑,浊者其气涩,此气之常也。故刺阴[6]者,深而留之;刺阳[6]者,浅而疾之;清浊相于[7]者,以数调之也。

【注释】[1]浊:水谷为有形之物,水谷气的质地浓稠、成分复杂,所以称之为浊气,这里的"浊"不是污秽的意思,而是指气的质地、成分而言。[2]清:天空之气无形而纯净,所以称之为清气。[3]清:这里指水谷气中的精微部分。[4]浊:这里指天空之清气与水谷浊气交合后的气。脾胃化生的水谷精气,要直接上输到肺,与天空之清气合而为真气,详见《素问·经脉别论》《灵枢·刺节真邪》。[5]海:气海,详见本书的《海论》。[6]阴、阳:根据本篇"清者其气滑,浊者其气涩"和《灵枢·逆顺肥瘦》"气涩……深而留之""气滑……浅而疾之",以及有关文献所载原文作"阳""阴",其义顺,故语译从之。[7]于:根据上下文义及有关文献所载原文作"干",义顺,语译改作"干"。

【语译】黄帝道:我听说人的十二条经脉与自然界的十二条河流相应,而十二条河流之水的颜色与清明混浊各不相同,人经脉中的血气却都是一样的,又怎样相应呢?岐伯说:人的血气,如果都是一样的,那么整个天下的事情就会统一了,哪里还会有作乱的人呢?黄帝道:我问的是一个人的情况,并不是问

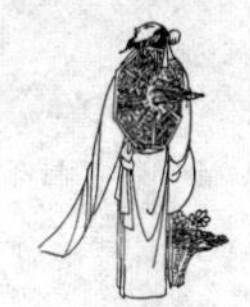

整个天下众人的事情。岐伯说:一个人身上也会有逆乱之气,就像天下众人中总会有作乱的人一样,它的道理都是一致的。黄帝道:很想听听人身上清气和浊气的情况。岐伯说:人受纳的水谷气是浊气,吸入的天空之气是清气。清气注入到脏,浊气注入到腑,水谷浊气中的清气上升出到咽部,天空清气中的浊气下降。如果清气与浊气互相干扰,各自不能正常地升降,就叫做"乱气"。黄帝道:清气注入到脏,浊气注入到腑,浊气中有清气,清气中有浊气,这些清浊情况如何区别呢?岐伯说,清浊之气的区别大致是,天之清气上行注入到肺,水谷浊气下行注入到胃。胃腐熟水谷浊气后化生的清气,上升出到口;肺吸收天之清气后所产生的浊气,下行注入经脉聚积在体内的气海。黄帝道:所有的腑都接受浊气,唯有哪一腑接受的浊气最多?岐伯说:由于小肠接受胃中的水谷,进行分别清浊,所以唯有小肠以及其所属的手太阳经接受的浊气最多。肺主呼吸,所以唯有肺以及其所属的手太阴经接受的清气最多。清气都要上升,行走到各个孔窍;浊气都要下降,行走到各条经脉。所有的脏都接受清气,而脾主运化水谷,所以唯有脾以及其所属的足太阴经接受的是浊气。黄帝道:这些理论怎样运用于治疗?岐伯说:清气运行滑利,浊气运行涩滞,这是气行的一般规律。由于六腑、阳经接受浊气,所以针刺治疗六腑、阳经的疾病,要深刺而留针;由于五脏、阴经接受清气,所以治疗五脏、阴经的疾病,要浅刺而快出针。如果清气与浊气相互干扰而致升降失常,就要根据混乱的病位、程度等具体情况,采取相应的针法进行调理。

【按语】天空中的清气、水谷浊气都是人体气血化生、脏腑功能产生、维持生命不可缺少的物质,正如《素问·六节藏象论》所说:"天食人以五气,地食人以五味。五气入鼻,藏于心肺……五味入口,藏于肠胃……以养五(藏之精)气,气和而生,津液相成,神乃自生。”然而,清气、浊气因其功能性质的不同,所以在上在下、在脏在腑、阴经与阳经的部位分布、升降出入的运行方式也不相同。而清气、浊气只有保持正常的升降运行、部位分布,才能发挥它应有的功能作用;相反,清气浊气的升降、分布反常,不仅不能发挥它应有的功能作用,更会导致人体整个气机升降出入的逆乱,气血无法化生,脏腑功能无法产生,就会产生各种病态,甚至危及生命。根据清气浊气升降、分布的常异分析相关病理变化,并给予相应的治疗,正是本篇的基本精神所在。

卷之七

阴阳系日月第四十一

【提要】本篇专门论述了人体的上部、下部、五脏、手经、足经、左侧、右侧等的阴阳属性，其中着重论述了手足经脉与天干日子、地支月份的时序配合和基本规律，并据此提出了针刺治法中的注意事项。由于阴阳的属性、月份日子的产生都与太阳、月亮的特征和运转密切相关，所以篇名《阴阳系日月》。

【原文】黄帝曰：余闻天为阳，地为阴，日为阳，月为阴，其合之于人奈何？岐伯曰：腰以上为天，腰以下为地，故天为阳，地为阴。故足之十二经脉，以应十二月，月生于水[1]，故在下者为阴；手之十指，以应十日，日主火[2]，故在上者为阳。黄帝曰：合之于脉奈何？岐伯曰：寅者，正月之生阳也，主左足之少阳；未者六月，主右足之少阳。卯者二月，主左足之太阳；午者五月，主右足之太阳。辰者三月，主左足之阳明；巳者四月，主右足之阳明。此两阳合于前[3]，故曰阳明。申者，七月之生阴也，主右足之少阴；丑者十二月，主左足之少阴。酉者八月，主右足之太阴；子者十一月，主左足之太阴。戌者九月，主右足之厥阴；亥者十月，主左足之厥阴。此两阴交尽，故曰厥阴。甲主左手之少阳，己主右手之少阳。乙主左手之太阳，戊主右手之太阳。丙主左手之阳明，丁主右手之阳明。此两火并合，故为阳明。庚主右手之少阴，癸主左手之少阴。辛主右手之太阴，壬

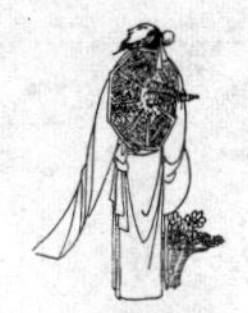

主左手之太阴。故足之阳者，阴中之少阳也；足之阴者，阴中之太阴也。手之阳者，阳中之太阳也；手之阴者，阳中之少阴也。腰以上者为阳，腰以下者为阴，其于五藏也，心为阳中之太阳，肺为阴[4]中之少阴，肝为阴中之少阳，脾为阴中之至阴，肾为阴中之太阴。

【注释】[1]月生于水：月，这里指一年中的十二个月份；水，这里指月亮，月亮不发光和热，而水性寒冷，所以在阴阳属性中，都属于阴。阴历月小为29天，月大为30天，是根据月亮的圆缺周期（即一个朔望月，为29天12小时44分2.8秒）而制定。因此，月生于水就是指月份的天数产生于月亮的运转，而月亮属于阴，所以下文月份与地支相配。[2]日主火：根据有关文献所载原文作"日生于火"，与上句"月生于水"相合，故语译改作"日生于火"。日，这里指一个昼夜，即一天；火，这里指太阳，太阳与火都能发光和热，所以在阴阳属性中，都属于阳。古人认为太阳围绕地球运转（即"地心说"），日出日落，运转一周就是一天。因此，"日生于火"就是指白天黑夜即一天产生于太阳的运转，而太阳属于阳，所以下文日子与天干相配。[3]两阳合于前：根据下文"两火并合"，及前人引用此句有作"两阳合明"，其义较顺，故语译改作"两阳合明"。[4]阴：这里指部位，肺在上，应属阳，根据本书的《九针十二原》以及有关文献所载原文作"阳"，为正确，故语译改作"阳"。

【语译】黄帝道：我听说上天属于阳，大地属于阴，太阳属于阳，月亮属于阴，如果把它们的属性对应在人身上，又是怎样的？岐伯说：总的来讲，人身腰部以上对应在上的天，腰部以下对应在下的地，而上天属于阳，大地属于阴，所以腰部以上属于阳，腰部以下属于阴。足的三条阴经、三条阳经，左右两足共十二条经脉，与一年的十二个月对应，因为月份产生于月亮的运转，而足的十二条经脉在下部，所以属于阴。手的十个指头与每旬的十天相对应，因为一个昼夜为一日，它产生于太阳的运转，而手的十个指头在上部，所以属阳。黄帝道：十二月和十日与经脉具体的配合情况怎么样？岐伯说：用十二地支代表十二个月。寅代表正月，是阳气初生的时候，应合于左足的少阳经；未代表六月，应合于右足的少阳经。卯代表二月，应合于左足的太阳经；午代表五月，应合于右足的太阳经。辰代表三月，应合于左足的阳明经；巳代表四月，应合于右足的阳明经。三月四月阳气正旺，又为两足的阳明经所合，所以两阳合明，叫做阳明。申代表七月，是阴气初生的时候，应合于右足的少阴经；丑代表十二月，应合于左足的少阴经。酉代表八月，应合于右足的太阴经；子代表十一月，应合于左足的太阴经。戌代表九月，应合于右足的厥阴经；亥代表十月，应合于左足的厥阴经。九月十月是阴气交会的时候，又为两足的厥阴经所合，所以两阴交尽，叫做厥阴。用十个天干代表日子，甲日应合于左手的少阳经，己日应合于右手的少阳经。乙日应合于左手的太阳经，戊日应合于右手的太阳经。丙日应合于左手的阳明经，丁日应合于右手的阳明经。丙日、丁日都属于火，又为两手的阳明经所合，所以两火并合，叫做阳明。庚日应合于右手的少阴经，癸日应合于左手的少阴经。辛日应合于右手的太阴经，壬日应合于左手的太阴经。足在下，属阴，所以足的阳经，为阴中的少阳；足的阴经，为阴中的太阴。手在上，属阳，所以手的阳经，为阳中的太阳；手的阴经，为阳中的少阴。正因为腰部以上属阳，腰部以下属阴，把它用在五脏阴阳属性的划分，心在上，属火，所以为阳中的太阳；肺在上，属金，所以为阳中的少阴；肝在下，属木，所以为阴中的少阳；脾在下，属土，所以为阴中的至阴；肾在下，属水，所以为阴中的太阴。

【原文】黄帝曰：以治之奈何？岐伯曰：正月、二月、三月，人气在左，无刺左足之阳；四月、五月、六月，人气在右，无刺右足之阳。七月、八月、九月，人气在右，无刺右足之阴；十月、十一月、十二月，人气在左，无刺左

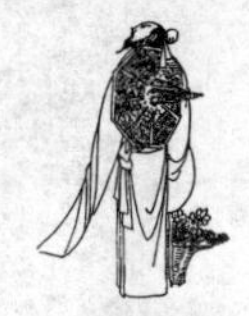

足之阴。黄帝曰：五行以东方为甲乙木王[1]春，春者苍色，主肝。肝者，足厥阴也。今乃以甲为左手之少阳，不合于数，何也？岐伯曰：此天地之阴阳也，非四时五行之以次行也。且夫阴阳者，有名而无形，故数[2]之可十，离[2]之可百，散[2]之可千，推[2]之可万，此之谓也。

【注释】[1]王：这里就是“旺”字。[2]数、离、散、推：离、散，《素问》的《阴阳离合论》《五运行大论》均作“推”“数”，这里都是推论、演绎的意思。

【语译】黄帝道：如何把这些理论运用在治疗上呢？岐伯说：正月、二月、三月，人体的阳气偏重在左侧，就不宜针刺左足的阳经；四月、五月、六月，人体的阳气偏重在右侧，就不宜针刺右足的阳经；七月、八月、九月，人体的阴气偏重在右侧，就不宜针刺右足的阴经；十月、十一月、十二月，人体的阴气偏重在左侧，就不宜针刺左足的阴经。黄帝道：五行的归类，把方位的东方，天干的甲、乙都归属于木，木气旺盛在春天，春天的颜色为青色，在人体与肝相应，而肝的经脉就是足厥阴经。现在竟把甲日配属左手的少阳经，不符合五行配天干的规律，这是为什么？岐伯说：这是按天地的阴阳升降消长规律配合天干，来说明手足经脉的阴阳属性，而不是按四季与五行的顺序配合天干来划分的，所以不是一回事。何况，阴阳是一个极为抽象的概念，它虽然有属性的规定，但并不确指某个具体的事物，所以根据它的属性推演事物，范围极为广泛，可以由一推演到十，进而推演到成百上千，甚至万以上的无数事物，就是这个道理。

【按语】有关人体部位、脏腑阴阳属性的划分，以及经脉与月份、日子相配合，就本篇所论的规律而言，乃是依据阴阳的属性而划分、相配合。《内经》规定，凡是在上、在外、在左、向上、向外、发散、温热、明亮、躁动的都属于阳，而凡是在下、在内、在右、向下、向内、收敛、寒凉、晦暗、静止的都属于阴。根据这个属性划分，所以腰部以上属于阳，腰部以下属于阴。五脏六腑从功能上讲，五脏藏精气而不泻，主内守，所以属阴；六腑传化物而不藏，主传送，所以属阳。但就部位而言，心肺居在膈上，所以为阳；脾、肝、肾居在膈下，所以为阴。然而，心属火，主一身之阳气，所以又为阳中之太阳；肺属金，主肃降水液、疏通水道，所以又为阳中之少阴；肝属木，主升发、疏达气机，所以又为阴中之少阳；脾属土，主运化水谷水湿，所以又为阴中之至阴；肾属水，主藏精而司二便开合，所以又为阴中之太阴。所谓"少""太""至"，这里指其功能特征所显示出阴或阳的属性，在程度上的多少或强弱。

至于经脉与月份、日子相配，同样如此。总的来说，手经在上，所以与产生于太阳运转的日子相配；足经在下，所以与产生于月亮运转的月份相配。具体来讲，手经依据天干记日的顺序，每十天一个循环，由于甲、乙、丙、丁、戊、己前六日属于阳，庚、辛、壬、癸后四日属阴，所以两手的六条阳经相配前六日，两手的四条阴经相配后四日；至于两手的厥阴经，因属心包络，附属于心，所以不单独主日。足经所配，由于一年之中上半年气候由寒转热，属于阳，所以前六个月主配阳经；下半年气候由热转寒，属阴，所以后六个月主配阴经。而上半年虽属阳，但因正月、二月、三月，阳气渐盛，为阳中之阳，所以又分配左足的阳经；四月、五月、六月，阳气由盛渐衰，为阳中之阴，所以又分配右足的阳经；七月、八月、九月，阴气渐盛，为阴中之阴，所以又分配右足的阴经；十月、十一月、十二月，阴气由盛渐衰，为阴中之阳，所以又分配左足的阴经。

就本篇所论的宗旨而言，重在强调经脉与月份、日子的配合关系，以期说明人体经脉气血为顺应天地的阴阳消长、四季的寒暑更迭所发生的相应的变化，及其在时序上的联系，进而

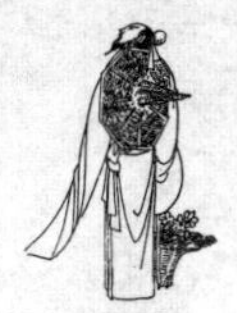

揭示出在诊断、治疗中，尤其是在针刺循经选穴时，既要考虑具体病证的病因病机，还要因时制宜，根据不同的时间和经脉气血的流向偏聚加以考虑，才能做到药到病除，针到病除，并避免对正气不必要的伤害之重要性，这正是中医学“天人相应”观念的精华之所在。它不仅有效地指导着临床的诊断与治疗、养生与保健，而后世的“子午流注”等针刺方法也由此发展而来，而且许多方面与新兴的现代时间医学也不谋而合。

病传第四十二

【提要】本篇专门论述了病邪由外而内、逐渐入脏及入脏以后的传变过程，其中又着重论述了脏腑在发病后，发生传变转移一般的次序、日数、死亡日期以及特殊的传变方式。由于全篇专论疾病的传变，所以篇名《病传》。

【原文】黄帝曰：余受九针于夫子，而私览于诸方，或有导引行气[1]、乔摩[2]、灸、熨、刺、焫[3]、饮药之一者，可独守耶，将尽行之乎？岐伯曰：诸方者，众人之方也，非一人之所尽行也。黄帝曰：此乃所谓守一勿失，万物毕者也。今余已闻阴阳之要，虚实之理，倾移之过，可治之属，愿闻病之变化，淫传绝败而不可治者，可得闻乎？岐伯曰：要乎哉问！道，昭乎其如日醒，窘乎其如夜瞑，能被而服之，神与俱成，毕将服之，神自得之，生神之理，可著于竹帛，不可传于子孙。黄帝曰：何谓日醒？岐伯曰：明于阴阳，如惑之解，如醉之醒。黄帝曰：

何谓夜瞑？岐伯曰：瘖[4]乎其无声，漠乎其无形，折毛发理，正气横倾，淫邪泮衍[5]，血脉传溜，大气入藏，腹痛下淫，可以致死，不可以致生。

【注释】[1]导引行气：指气功、健身操一类的治病与保健的方法。[2]乔摩：乔，这里就是“跻”、“跷”字；乔摩即按摩。[3]焫(ruò 弱)：烧灼之意，这里指火针法，与《经筋》中的燔针、劫针法相同。[4]瘖(yīn 音)：声音嘶哑，这里指没有声音。[5]泮(pàn 判)衍：弥漫播散的意思。

【语译】黄帝道：我从先生这里学习了九针的知识，自己又阅读了所有的方书，得知有气功、按摩、艾灸、药熨、针刺、火针、汤药诸多治法，不一而足，但不知道这些方法的使用，是只单用一种，还是全部一起使用？岐伯说：方书上所载的各种治疗方法，是针对所有的人不同疾病而设的，当然不能在一个人身上全部使用。黄帝说：这就是所谓的坚持一个总的治疗原则而不放弃，就能解决一切具体事物的道理。现在我已经知道了阴阳变化的要领、虚实发生的道理、邪气在体内聚积与转移的情况，以及疾病可以治愈的范围等知识，但还想听听疾病的发展演变，尤其是因邪气传变而使正气败坏竭绝，以致不能救治的情况，可以讲来听听吗？岐伯说：这个问题重要得很啊！医学的道理，明白了它，就像在白天的清醒明了；不明白它，就像在夜晚的熟睡不知。能够接受这些理论，并付诸于实践，就可以心领神会，到达全部理解并运用自如、出神入化而颇有心得。对于这些神妙的理论，只可以写在竹简或锦帛上，传给后世，而不应据为私有，只传给自己的子孙。黄帝道：什么叫做像在白天的清醒明了？岐伯说：明白了阴阳变化的道理，就会像从迷惑中找到解答，像从酒醉中清醒过来。黄帝道：什么叫做像在夜晚的熟睡不知？岐伯说：病邪刚刚入侵人体，所引起的内部变化，既悄悄无声可听，又隐隐无形可见，而医生昏然不知，直到

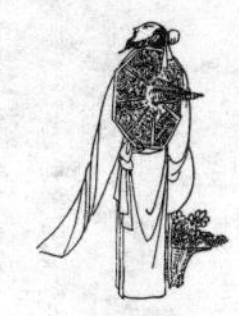

出现毛发断落，腠理开泄，正气大伤，邪气弥散泛滥，进而流到血脉，邪气猖獗深入内脏，祸及下焦，导致腹痛，病到此时，足以致人死亡，就无法救药生还了。

【原文】黄帝曰：大气入藏奈何？岐伯曰：病先发于心，一日而之肺，三日而之肝，五日而之脾，三日不已，死，冬夜半，夏日中。病先发于肺，三日而之肝，一日而之脾，五日而之胃，十日不已，死，冬日入，夏日出。病先发于肝，三日而之脾，五日而之胃，三日而之肾，三日不已，死，冬日入，夏早食。病先发于脾，一日而之胃，二日而之肾，三日而之膂[1]膀胱，十日不已，死，冬入定，夏晏食。病先发于胃，五日而之肾，三日而之膂、膀胱，五日而上之心，二日不已，死，冬夜半，夏日昳[2]。病先发于肾，三日而之膂膀胱，三日而上之心，三日而之小肠，三日不已，死，冬大晨，夏早晡[3]。病先发于膀胱，五日而之肾，一日而之小肠，一日而之心，二日不已，死，冬鸡鸣，夏下晡。诸病以次相传，如是者，皆有死期，不可刺也；间一藏及二、三、四藏者，乃可刺也。

【注释】[1]膂(lǚ 吕)：也作“吕”，脊梁骨。[2]日昳(dié 迭)：午后，相当于未时，13～15时。[3]早晡：根据《素问·标本病传论》及有关文献所载原文均作“晏晡”，故语译改作“晏晡”，即天刚黑的时候，相当于戌时，17～19时。

【语译】黄帝道：猖獗的邪气深入内脏，会怎么样呢？岐伯说：如果疾病先发生在心，过一天就会传到肺，再过三天就会传到肝，再过五天就会传到脾，再过三天仍然不愈，就要死亡，冬天死在半夜的时候，夏天死在中午的时候。如果疾病先发生在肺，过三天就会传到肝，再过一天就会传到脾，再过五天就会传到胃，再过十天仍然不愈，就要死亡，冬天死在日落的时候，夏天死在日出的时候。如果疾病先发生在肝，过三天就会传到脾，再过五天就会传到胃，再过三天就会传到肾，再过三天仍然不愈，就要死亡，冬天死在日落的时候，夏天死在吃早饭的时候。如果疾病先发生在脾，过一天就会传到胃，再过二天就会传到肾，再过三天就会传到脊背和膀胱，再过十天仍然不愈，就要死亡，冬天死在天黑刚入睡的时候，夏天死在吃晚饭的时候。如果疾病先发生在胃，过五天就会传到肾，再过三天就会传到脊背和膀胱，再过五天就会上传到心，再过二天仍然不愈，就要死亡，冬天死在半夜的时候，夏天死在中午过后的时候。如果疾病先发生在肾，过三天就会传到脊背和膀胱，再过三天就会上传到心，再过三天就会传到小肠，再过三天仍然不愈，就要死亡，冬天死在天大亮的时候，夏天死在天刚黑的时候。如果疾病先发生在膀胱，过五天就会传到肾，再过一天就会传到小肠，再过一天就会传到心，再过二天仍然不愈，就要死亡，冬天死在黎明鸡叫的时候，夏天死在下午的时候。各种疾病都按照一定的次序相互传变，像以上这样传变的，就都有一定的死亡期限，无法用针刺治愈；只有间隔一脏或二脏、三脏、四脏传变的，才可以用针刺治愈。

【按语】本节主要论述了邪气深入内脏的传变次序和过程。所谓传变，实际上就是疾病在体内部位上的转移。就传变的一般次序而言，《内经》所论主要是根据五行配合五脏，以相生相克关系的锁链式病理变化而决定的，因此具体的传变次序不外乎两种，一种是按照相克的次序传变，另一种是按照相生的次序传变。在一般的情况下，按相生所传的病情较轻，容易治疗，预后较好，这主要取决于母脏对子脏的滋养作用尚存；而按相克所传的病情较重，治疗较难，预后较差，这主要取决于相克脏

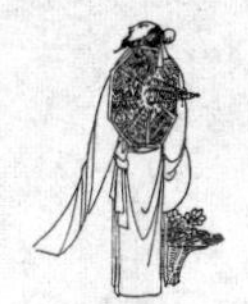

对被克脏的抑制作用加重。但是,相克所传如果出现间隔一脏或二脏、三脏、四脏传变,例如本来是心→肺→肝→脾→肾→心,而间隔一脏就是心传肝,间隔二脏就是心传脾,间隔三脏就是心传肾,间隔四脏就是自传,即脏腑表里相传,也就是心传小肠。由于这些传变方式都打断了向被自己所克之脏传变的锁链次序,向着相生或反克、自传方面转化,所以都有救药生还的可能,这就是本篇末尾“不可刺”与“可刺”的意义所在。它同时也说明了疾病的进退演变,受着机体内外诸多因素的影响,并不一定完全按照相生相克所固有的次序机械相传,临证切不可一概而论。

至于传变的日数、死亡时间的推定,与五行生克关系的推衍有一定的关联,也包括了古人实践经验的总结。疾病的传变尚有“间一脏及二、三、四脏”的特殊性,那么传变的日数、死亡的时间也不会固定不变。尤其是死亡的具体时间,我国幅员辽阔,东西部时差很大,仅以日出、日落等自然现象而定时,东部西部肯定不一致;即使在同一地区的同一自然现象,冬天与夏天在时间上的差别也很大,因此不可拘泥死守。

但是,根据本篇所论传变的次序和日数,以及死亡期限推定的提示,以此分析疾病进退演变的大体趋势,从而在治疗上及早地防变防传,防微杜渐,有着积极的意义,这才是它真正的精神实质所在。

淫邪发梦第四十三

【提要】本篇专门论述了邪气侵淫体内导致脏腑阴阳的虚实所引起不同的梦境,所以篇名《淫邪发梦》。

【原文】黄帝曰：愿闻淫邪泮衍奈何？岐伯曰：正邪[1]从外袭内，而未有定舍，反淫于藏，不得定处，与营卫俱行，而与[2]魂魄[3]飞扬，使人卧不得安而喜梦。气淫于府，则有余于处，不足于内；气淫于藏，则有余于内，不足于外。

黄帝曰：有余不足有形乎？岐伯曰：阴气盛，则梦涉大水而恐惧；阳气盛，则梦大火而燔焫；阴阳俱盛，则梦相杀。上盛则梦飞，下盛则梦堕，甚饥则梦取，甚饱则梦予。肝气盛，则梦怒；肺气盛，则梦恐惧，哭泣，飞扬[4]；心气盛，则梦善笑，恐畏；脾气盛，则梦歌乐，身体重不举；肾气盛，则梦腰脊两解不属。凡此十二盛者，至而泻之，立已。

厥气客于心，则梦见丘山烟火；客于肺，则梦飞扬，见金铁之奇物；客于肝，则梦山林树木；客于脾，则梦见丘陵大泽，坏屋风雨；客于肾，则梦临渊，没居水中；客于膀胱，则梦游行；客于胃，则梦饮食；客于大肠，则梦田野；客于小肠，则梦聚邑冲衢[5]；客于胆，则梦斗讼自刳[6]；客于阴器，则梦接内；客于项，则梦斩首；客于胫，则梦行走而不能前，及居深地窌苑[7]中；客于股肱[8]，则梦礼节拜起；客于胞脯[9]，则梦溲便。凡此十五不足者，至而补之，立已也。

【注释】[1]正邪：这里指刺激和干扰身心正常活动的各种因素，如情志过激、饥饱劳逸失调等，也可作为“邪气”讲。[2]与：给予，这里是导致的意思。[3]魂、魄：均属于内在精神思维活动的一部分，详见本书的《本神》。[4]飞扬：据有关文献所载原文均无此二字，为正确，否则与后文虚证之梦相同，故语译不译。[5]聚邑冲衢（qú渠）：聚邑，聚集着很多人的地方；冲衢：交通要道。[6]刳（kū枯）：剖开的意思。[7]窌（jiào

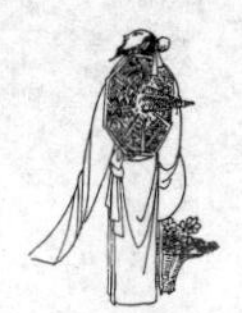

叫)苑(yuàn 院):窌,音义同“窖”,地窖;苑,古代养禽兽、置林木的地方,多指帝王的花园。[8]股肱(gōng 工):股,大腿;肱,肩到肘的部分,也泛指胳膊。[9]胞脜(zhí 直):胞,膀胱,这里主要指尿道;脜,直肠。

【语译】黄帝道:很想听听邪气在体内弥漫播散的情况是怎样的?岐伯说:邪气从外面入侵体内,留滞并无固定的部位,即使流窜到内脏,也无固定的地方,而是与营气卫气一起到处流行,从而导致魂、魄动荡不安,使人睡卧不宁而容易做梦。如果邪气侵扰到腑,就会使在外的阳气有余,在内的阴气不足;如果邪气侵扰到脏,就会使在内的阴气有余,在外的阳气不足。

黄帝道:有余与不足,有什么表现吗?岐伯说:阴气盛实,就会梦见趟渡大水而感到恐惧害怕;阳气盛实,就会梦见身临大火而感到灼热烤炽;阴气阳气都盛实,就会梦见互相残杀。上部邪气盛实,就会梦见升腾飞越;下部邪气盛实,就会梦见由高处向下堕坠。过度的饥饿,就会梦见向人乞求索取;过度的饱食,就会梦见向别人赏赐施舍。肝气盛实,就会梦见愤怒发火;肺气盛实,就会梦见恐惧害怕,啼哭流泪;心气盛实,就会梦见容易喜笑或恐惧害怕;脾气盛实,就会梦见唱歌娱乐,或身体沉重,不能举动;肾气盛实,就会梦见腰部与脊背两相分离而不连接。凡是这十二种因邪气盛实所引起的疾病,可根据各种梦境的出现而察出邪气所在的部位,针刺采用泻法,就会立即痊愈。

因正气虚弱而邪气干扰,侵犯到心,就会梦见山丘烟火弥漫;侵犯到肺,就会梦见升腾飞越,或见到金属制成的怪物;侵犯到肝,就会梦见山林树木;侵犯到脾,就会梦见连绵的丘陵和巨大的湖泊,或风雨中的破屋漏室;侵犯到肾,就会梦见身临深渊,或淹没在水中;侵犯到膀胱,就会梦见到处游荡;侵犯到胃,就会梦见进餐吃饭;侵犯到大肠,就会梦见广阔的田野;侵犯到小肠,就会梦见人多拥挤的交通要道;侵犯到胆,就会梦见与人斗殴、打官司,或破腹自杀;侵犯到生殖器,就会梦见与人性交;

侵犯到后项，就会梦见斩首砍头；侵犯到足胫，就会梦见虽然在行走，却不能前进，或者被困在深深的地窖或园林之中；侵犯到大腿、胳膊，就会梦见行礼跪拜；侵犯到尿道、直肠，就会梦见解大小便。凡是这十五种因正气不足而邪气侵犯所引起的疾病，可根据各种梦境的出现而察出邪气所在的部位，针刺采用补法，就会立即痊愈。

【按语】梦境纷繁，千奇百怪，变幻无穷，历来就是文人们妙笔生花的素材，更是相命士“金口”妄言吉凶祸福的“凭据”。其实，梦只是人体在睡眠状态时所出现的一种精神现象，它产生的机制尽管现在还不很清楚，但现代的研究已知人在睡眠时，大脑皮层普遍抑制，但某些细胞群可以在一定程度上摆脱抑制，并接受内外环境诸多因素的影响而兴奋起来，梦就是这些兴奋活动的结果。至于各种纷繁的梦境，则与人在意识状态下的各种思想、活动、经历以及人体内环境各器官、组织、物质与功能、生理或病理的状态密切有关。

仅以内环境的影响而言，如在睡眠中，当膀胱积尿充盈时，就可梦到为解小便而找厕所；又如青年男性睡梦中遗精前，常梦到谈情说爱甚至欢娱作乐，梦醒之时精液已遗。有趣的是，有文献载某人在睡中梦到鱼骨鲠喉或餐叉插喉或别人用绳索勒他的咽喉，相似的恶梦连续折腾了他二个月，后经医院查出他的咽喉有一个病理性肿物。显而易见，内环境生理的或病理的刺激，都可能成为梦境的原因，只要仔细分析，在一定程度上确能反映刺激的性质或所在。

当然，分析梦境而诊病，一般说来必须是睡着便梦、梦了又梦，或梦醒又睡、睡着又梦，或做梦特别多，影响了睡眠，或经常、连续一段时间出现多梦、相类似的梦，才能作为病理现象。《内经》正是从邪气入侵所致脏腑、阴阳、气血的盛衰等内环境的病理改变着手，以由此所产生的异常梦境为线索，进行分析

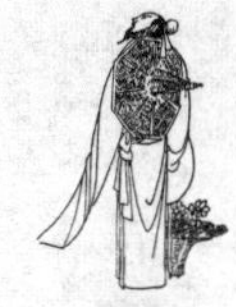

归纳，从而找出病变的部位和性质，作为诊断治疗的依据。显而易见，《内经》的论梦诊病是古代医学实践和研究的总结，无疑是唯物的、科学的，有着一定的参考价值。它的目的意义不仅与文人们笔下的“南柯一梦”、“黄粱美梦”截然不同，更与相命士口中的“占梦”、“圆梦”、“解梦”风马牛不相及。

有关分析梦境诊察疾病的内容，还可见于《素问》的《脉要精微论》《方盛衰论》，可互为参考。

顺气一日分为四时第四十四

【提要】本篇首先论述了自然界的阳气，在一天之中也有着如同一年四季中的规律性消长，而人体的阳气顺应自然界阳气的变化，发生着相应的规律性消长，并决定着疾病朝轻暮重的规律性变化，所以篇名《顺气一日分为四时》。其次论述了人体与自然界、疾病表现两类“五种变化”的情况，以及针刺“五输穴”的选配原则。

【原文】黄帝曰：夫百病之所始生者，必起于燥湿、寒暑、风雨、阴阳、喜怒、饮食、居处，气合而有形，得藏而有名[1]，余知其然也。夫百病者，多以旦慧、昼安、夕加、夜甚，何也？岐伯曰：四时之气使然。黄帝曰：愿闻四时之气。岐伯曰：春生、夏长、秋收、冬藏，是气之常也，人亦应之。以一日分为四时，朝则为春，日中为夏，日入为秋，夜半为冬。朝则人气[2]始生，病气衰，故旦慧；日中人气长，长则胜邪，故安；夕则人气始衰，邪气始生，故加；夜半人气入藏，邪气独居于身，故甚也。

黄帝曰：其时有反者，何也？岐伯曰：是不应四时之气，藏独主其病者，是必以藏气之所不胜时者甚[3]，以其所胜时者起[4]也。

黄帝曰：治之奈何？岐伯曰：顺天之时[5]，而病可与期。顺者为工，逆者为粗。

【注释】[1]气合而有形，得藏而有名：气，这里指邪气；合，入侵体内的意思；形，这里指病形，即各种证候；得，指邪气停留在某个部位；名，病名。[2]人气：这里指人的阳气。[3]藏气之所不胜时者甚：藏气，指受病的脏；所不胜，能够克制受病脏的那一脏；时，即所不胜脏的主气时间；甚，沉重、加重。[4]所胜时者起：所胜，被受病脏克制的那一脏；时，即所胜脏的主气时间；起，减轻。[5]顺天之时：每一天或每天中的各个时间，都有五行所属，又都有一个脏所主。如日子以天干为代表，十天一个循环，甲日、乙日属木，肝所主；丙日、丁日属火，心所主；戊日、己日属土，脾所主；庚日、辛日属金，肺所主；壬日、癸日属水，肾所主。一天的时辰，以地支为代表，亥时(21～23时)、子时(23～1时)属水，肾所主；寅时(3～5时)、卯时(5～7时)属木，肝所主；巳时(9～11时)、午时(11～13时)属火，心所主；申时(15～17时)、酉时(17～19时)属金，肺所主；丑时(1～3时)、辰时(7～9时)、未时(13～15时)、戌时(19～21时)属土，脾所主。能够根据五脏所主的日、时以及五脏之间的生克关系进行治疗，就叫顺天之时。

【语译】黄帝道：很多疾病在开始发生的时候，都必须由燥湿寒暑风雨等外邪，或房室过度、情绪过激、饮食失调、起居失常等所致。邪气入侵人体就会产生各种证候，当邪气停留在某个脏腑或部位，就有了相应的病名，这些道理我都知道了。然而很多疾病，大多是在早晨减轻而神清气爽，白天舒适如同无病，而在傍晚逐渐加重，到了夜间就更加沉重，这是什么道理？岐伯说：这是由四季的阳气消长变化所造成的。黄帝道：很想听听四季阳气消长变化的情况。岐伯说：春天阳气升发，夏天阳气旺盛，秋天阳气收敛，冬天阳气潜藏，这就是四季阳气消长

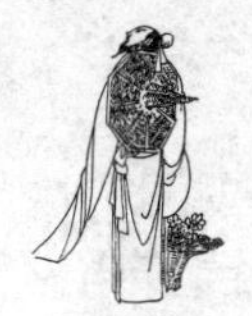

变化的正常规律,人体阳气的消长变化也与它保持一致。如果把一天也分成四季的话,那么早晨阳气升发,如同春天;中午阳气旺盛,如同夏天;日落阳气收敛,如同秋天;夜半阳气潜藏,如同冬天。人体也是如此,早晨,人的阳气开始升发,病邪衰退,所以早晨病情减轻而神清气爽;中午,人的阳气旺盛,阳气旺盛就能战胜病邪,所以病人舒适如同无病;傍晚,人的阳气开始收敛,病邪开始嚣张,所以病情逐渐加重;夜半,人的阳气潜藏到内脏,病邪单独猖獗在身,所以病情更加沉重。

黄帝道:病情的轻重变化,有时候又是与上述时间规律相反的,这又是为什么?岐伯说:这是人体的阳气不能顺应一天中的"四季"消长变化,而由受病脏的病邪单独支配着病情所造成的。这种情况的轻重变化,受病之脏必定在能克制自己的那一脏的主气时间里病情加重,而在被自己所克制的那一脏的主气时间里病情减轻。

黄帝道:治疗时怎么办?岐伯说:只要根据五脏各自主气的日子、时辰,以及五脏之间的生克关系进行治疗,就能达到治愈的目的。能够这样做的,就是良医;不能这样做的,就是庸医。

【按语】本节所论揭示了邪气与正气两个方面在疾病发生发展中的重要意义。

从邪气方面而言,本节指出,首先一切疾病的发生都必须有着一定的病因,即邪气的存在,否则就不可能发生疾病。因此,祛除邪气,及早、尽量减少邪气对人体的破坏作用,是中医治病基本的手段和目的之一,它与现代西医采用抗生素、驱虫剂等药物消除致病微生物、寄生虫以治病的手段和目的如出一辙。其次,一切疾病的临床表现,即证候,都是某种病因入侵并作用于机体的结果,而病邪所停留的部位不同,疾病的名称也相应不同。因此,以证候为依据,通过分析、比较,就可以知道病邪的种类,明确病变的部位,掌握病理的变化,从而为确立诊断、治疗用药或用针提供依据,这就是中医学的“审证求因”、“审证定位”的基本方法,也是中医学的特点之一。

从正气方面而言,本节指出许多疾病之所以在一天之中常常表现出“旦慧”“昼安”“夕加”“夜甚”的规律性变化,就取决于人体阳气的消长变化和抗邪作用。自然界的阳气,一年之中春天升发、夏天旺盛、秋天收敛、冬天潜藏,一天之中清晨升发、中午旺盛、黄昏收敛、夜晚潜藏;人与自然相适应,人的阳气随着自然界阳气的节律性消长,也发生着相应的节律性消长(有关年、月、日等节律的讨论,详见《灵枢·营卫生会》)。而人体的阳气具有抗病、逐邪的作用,因此当阳气升发、旺盛,抗病逐邪的能力逐渐发挥,邪气便逐渐退却,病情则慧、则安;反之,随着阳气的收敛、潜藏,抗病逐邪的能力逐渐减弱,邪气便逐渐猖盛,病情则加、则甚。事实上不少疾病确实存在着昼轻夜重的情况,如西医学中的心脏病、慢性肺系疾病,尤其是左心衰、哮喘,以及许多发热性疾病,即使是因病重而死亡,夜间的比例也高于白天,充分说明本节所论确有其可靠的实践基础,是古人长期的经验总结。正是阳气的消长变化,决定着疾病的发展与转归,所以扶助正气,促进机体的抗病、修复、再生的能力,是中医治病又一基本的手段和目的。

当然,疾病的发生发展复杂多变,不仅要受邪气与正气双方强弱的制约,也受着许多体内外因素的影响,因此具体的进退演变、轻重变化并非一层不变,本论所谓“不应四时之气,藏独主其病”的意义即是指此,切不可拘泥死守。

【原文】黄帝曰:善。余闻刺有五变,以主五输[1],愿闻其数。岐伯曰:人有五藏,五藏有五变,五变有五输,故五五二十五输,以应五时[2]。黄帝曰:愿闻五变。岐伯曰:肝为牡[3]藏,其色青,其时春,其音角[4],其味酸,

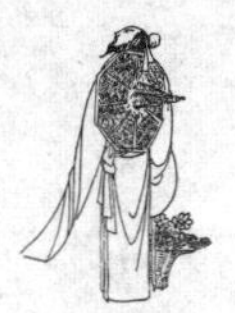

其日甲乙。心为牡藏,其色赤,其时夏,其日丙丁,其音徵[4],其味苦。脾为牝[3]藏,其色黄,其时长夏,其日戊己,其音宫[4],其味甘。肺为牝藏,其色白,其音商[4],其时秋,其日庚辛,其味辛。肾为牝藏,其色黑,其时冬,其日壬癸,其音羽[4],其味咸。是为五变。

黄帝曰:以主五输奈何?岐伯曰:藏主冬,冬刺井;色主春,春刺荥;时主夏,夏刺输;音主长夏,长夏刺经;味主秋,秋刺合。是谓五变,以主五输。黄帝曰:诸原[5]安合以致六输?岐伯曰:原不独应五时,以经合之[6],以应其数,故六六三十六输。黄帝曰:何谓藏主冬,时主夏,音主长夏,味主秋,色主春?愿闻其故。岐伯曰:病在藏者,取之井;病变于色者,取之荥;病时间时甚,取之输;病变于音者,取之经;经满而血者,病在胃及以饮食不节得病者,取之合,故命曰味主合。是谓五变也。

【注释】[1]五输:十二条经脉在肘、膝关节以下的五个特殊穴位,即下文中的井、荥、输、经、合,详见《灵枢》的《九针十二原》《本输》。[2]五时:根据五行的归类,把一年分为五个季节,即阴历的一、二、三月为春季,四、五月为夏季,六月为长夏,七、八、九月为秋季,十、十一、十二月为冬季。[3]牡、牝(pīn 聘):动物中雄性称牡、雌性称牝,按阴阳属性雄为阳、雌为阴,所以牡与牝这里是阳与阴的代名词,"牡藏"就是阳脏,"牝藏"就是阴脏。五脏虽总属于阴,但因各自的部位、功能、特性等不同,所以又有阳脏、阴脏之分,肝、心为阳脏,脾、肺、肾为阴脏,详见《素问·金匮真言论》、《灵枢·阴阳系日月》等篇。[4]角、徵、宫、商、羽:古代乐理中的五个音阶,相当于现代音乐简谱中的1、2、3、5、6。[5]原:原穴,十二条经脉在腕、踝关节附近的特殊穴位,一经一个,其中手、足三条阴经的原穴,与本条经脉"五输穴"中的"输"穴同为一个,即所谓"以输代原"。因此,井、荥、输、经、合、原,属于脏的阴经每条各有五个,共有三十个,本文论五脏未将心包计算在内,所以只说二十五输;属于腑的阳经每条各有六个,共有三十六个,详见《灵枢》的《九针十二原》《本输》。[6]以经合之:经,"五输穴"中的"经"穴;合,归合、合并,这里是替代的意思;以经合之,就是用属于脏的阴经的"经"穴来代替该经的"原"穴,即所谓"以经代原"。

【语译】黄帝道:好。我听说刺法中有根据五种变化来决定针刺井、荥、输、经、合"五输穴"的情况,很想听听它运用的法则。岐伯说:人有五脏,五脏各有五种变化,针刺这五种变化各有井、荥、输、经、合"五输穴"相配合,所以五五相乘共有二十五个穴位,分别与一年中的五个季节相呼应。黄帝道:很想听听五种变化的情况。岐伯说:肝属于阳脏,在颜色上主青色,在季节上主春天,在音阶上主角音,在味道上主酸味,在日子上主甲日、乙日。心属于阳脏,在颜色上主赤色,在季节上主夏天,在日子上主丙日、丁日,在音阶上主徵音,在味道上主苦味。脾属于阴脏,在颜色上主黄色,在季节上主长夏,在日子上主戊日、己日,在音阶上主宫音,在味道上主甘味。肺属于阴脏,在颜色上主白色,在音阶上主商音,在季节上主秋天,在日子上主庚日、辛日,在味道上主辛味。肾属于阴脏,在颜色上主黑色,在季节上主冬天,在日子上主壬日、癸日,在音阶上主羽音,在味道上主咸味。这就是五脏的五种变化。

黄帝道:根据五种变化,选配"五输穴"进行针刺的情况怎么样?岐伯说:五脏主冬天,就应该针刺井穴;五色主春天,就应该针刺荥穴;五季主夏天,就应该针刺输穴;五音主长夏,就应该针刺经穴;五味主秋天,就应该针刺合穴。这就是所谓五种变化,分别选配"五输穴"进行针刺的情况。黄帝道:属于腑的六条阳经除井、荥、输、经、合穴外,还有"原穴",合称"六输"。那么,属于脏的六条阴经的"原穴",又是怎样组合成"六输"的呢?岐伯说:由于原穴不能单独与五季相配,故而把它归在"经穴"之中,而与五季相配合,所以属于脏的六条阴经的"经穴"又是"原穴",实际上还是各有六个,六六相乘共有三十六个

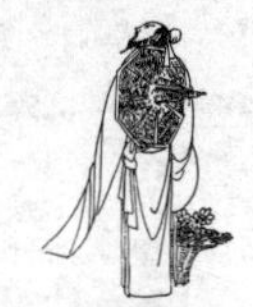

穴位。黄帝道:什么叫做五脏主冬天,五色主春天,五季主夏天,五音主长夏,五味主秋天?很想听听它的原因。岐伯说:疾病发生在五脏的,治疗时应针刺井穴;疾病变化显现在面部五色的,治疗时应针刺荥穴;疾病一会儿轻一会儿重的,治疗时应针刺输穴;疾病变化表现在声音的,治疗时应针刺经穴;经络盈满而有瘀血现象的,疾病发生在胃腑的,以及因饮食五味无所节制而引起的疾病,治疗时应针刺合穴,所以说五味主配合穴。这就是所谓根据五种变化,来决定针刺“五输穴”的运用法则。

【按语】本节所论“五变”的内容,前后两段有所不同。

前段是指五脏分别与五色、五季、五音、五味以及日子等五个方面的联系,属于五行学说中“五行归类”的内容,可参见《素问》的《金匮真言论》《阴阳应象大论》等篇。就其意义而言,《内经》根据概括和抽象了的五行特定属性,结合具体事物不同的形质、动态、功能、属性等取象比类,把天地自然中不同的方位、地域、季节、气候、天象、颜色、音声、气味以及动、植物等,明确地归纳成为五个不同的同构系统;把人体的脏腑形体等组织结构、音声、肤色、脏腑功能、形体动态、精神活动、气质禀赋等生理、心理现象,以及复杂纷繁的病理变化和证候表现,也明确地归纳成为五个不同的同构系统,并与自然界的五个系统作了对应的联系。这样,使纷繁复杂、漫无头绪的万物及现象,尤其是人体的生理、心理、病理现象系统化、条理化、形象化,并成为井然有序、相互联系的统一体。这种归类方法,使人们易于摆脱事物个性特征的束缚,而从普遍联系上寻求出事物的共性规律,在方法论上的确是先进的。而从人体内环境统一和人体与外环境统一的整体性、一致性是否出现偏差,以及根据这种一致性所出现的多发性、倾向性、相关性去分析和归纳疾病,正是“五行归类”的医学意义之所在。

后段则主要论述了疾病发生或表现在五脏、五色、五季、五音、五味等五个方面，及所应选配的“五输穴”位。所谓“藏主冬”“色主春”“时主夏”“音主长夏”“味主秋”，其意义在于：五脏深藏在体内，专主贮藏精气，宜内守而不宜外泄，与冬天冰冻闭藏的征象相符合，因此疾病发生在五脏的，就应针刺所属各条经脉“经气如出”的井穴；五色表现缤纷多彩，与春天万紫千红的征象相符合，因此疾病表现在面部五色的，就应针刺所属各条经脉“经气细微”的荥穴；一年五个季节，万物生、长、化、收、藏变化无穷，恰如夏天的狂风暴雨时作时止、时大时小变化莫测，因此疾病表现时发时止、时轻时重的，就应针刺所属各条经脉“经气渐盛”的输穴；五音悦耳，使人欢愉，如同长夏万物成熟而使人愉悦，因此疾病表现在声音方面的，就应针刺所属各条经脉“经气正盛”的经穴；饮食五味营养完美，胃能腐熟水谷、化生精气，五脏得养，就像秋天万物收获而供养人类，因此疾病发生在胃，或因饮食五味不节所伤而致病的，就应针刺所属各条经脉“经气收敛”的合穴。正是不同的疾病有着不同的病位、表现和特征，而经脉经气流行的盛衰又反映在不同的穴位上，治疗时就必须根据这些情况，选用相适宜的针刺穴位，才能既不伤害正气，又能祛邪治病，这才是本论的精神实质之所在。至于本段所提到的“主”春、夏、长夏、秋、冬的文字，只是特征上的形容与比喻，即取象比类的方法而已，切不可望文生义、随文衍义而与前段所论中相同文字的意义混为一谈。

所应指出的是，本节所论除“五变”内容前后不同之外，后段还提出了“以经代原”的观点，与本书的《九针十二原》《本输》等篇“以输代原”的观点不同，这可能是古代不同的学术观点或流派，类似的现象《内经》还比较多，这并不奇怪，因为《内经》是古代医学文献的汇编，由众多学者在数百年间所著成，有着不同的观点、认识在所难免，也是正常的学术现象。

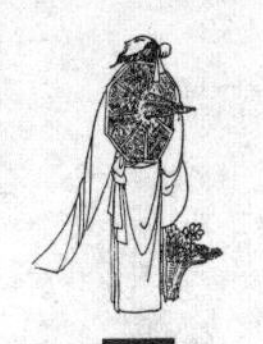

外揣第四十五

【提要】本篇专门论述了人体内外阴阳相互关联的道理，揭示出了“内部变化必然表现在外，外部现象必然反映着内”这一中医学认识人体和疾病的基本原理，提出了通过审察外在病理现象来推测内部病理变化的诊断方法——司外揣内，所以篇名《外揣》。

【原文】黄帝曰：余闻九针[1]九篇，余亲授[2]其调[3]，颇得其意。夫九针者，始于一而终于九[4]，然未得其要道也。夫九针者，小之则无内，大之则无外，深不可为下，高不可为盖，恍惚无穷，流溢无极，余知其合于天道人事四时之变也，然余愿杂之毫毛，浑束为一，可乎？岐伯曰：明乎哉问也，非独针道焉，夫治国亦然。黄帝曰：余愿闻针道，非国事也。岐伯曰：夫治国者，夫惟道焉，非道，何可小大深浅，杂合而为一乎？黄帝曰：愿卒[5]闻之。岐伯曰：日与月焉，水与镜焉，鼓与响焉。夫日月之明，不失其影；水镜之察，不失其形；鼓响之应，不后其声，动摇则应和，尽得其情。黄帝曰：窘乎哉！昭昭之明不可蔽。其不可蔽，不失阴阳也。合而察之，切而验之，见而得之，若清水明镜之不失其形也。五音不彰，五色不明，五藏波荡，若是则内外相袭，若鼓之应桴，响之应声，影之似形。故远者司外揣内，近者司内揣外，是谓阴阳之极，天地之盖，请藏之灵兰之室[6],弗敢使泄也。

【注释】[1]九针:古代针刺治疗的九种针具,这里泛指针刺的理论、法则、方法等整个针刺的学问。[2]授:根据有关文献所载原文及前人看法,当作"受"字更合文义,语译改作"受"。[3]调:才略、智慧,这里是神奇的意思。[4]一、九:一,单数之最少;九,单数之最多。这里是最简单的、最基本的和最复杂的、最高深的意思。[5]卒(zú足):全部。[6]灵兰之室:传说中黄帝藏书的地方。

【语译】黄帝道:我听了关于九针的九篇论述,亲身领略了它神奇的学问,也很有些心得体会。但是,九针的内容十分丰富,从最简单、最基本的知识,到最复杂、最高深的理论,我还没有掌握其中的要领;九针的理论非常玄妙,它精细无比,广大无边,深邃无底,高远无境,千变万化无穷无尽,庞杂散漫无边无际,而且,我知道它还与整个天地运转、社会人事、四季气候等的变化都有关联,我想把这些纷繁复杂、多如牛毛的论述,归纳成一个基本的纲要,可以吗?岐伯说:您问得真是高明啊!不只是九针的道理应该如此,就是治理国家也应该如此。黄帝道:我想听的是九针的纲领,不是治理国家的纲领。岐伯说:治理国家也好,用针治病也罢,都必须有纲领法度,没有纲领法度,怎么能将大、小、浅、深各种复杂的事物统一到一起呢?黄帝道:希望您全部讲给我听。岐伯说:这可以用太阳与月亮、清水与明镜、乐鼓与声响来做个比喻。日、月光辉照耀物体,马上就有影子出现;水、镜照物,马上就有清晰的形像;击鼓声响,声音与击鼓的动作几乎同时发生。说明凡是有一个变化,马上就有一定的反应,反应与变化总是相呼应的,明白了这些道理,就完全懂得了九针的理论。黄帝道:真是深奥得很啊!尽管如此,但它深刻的道理就像日月的光芒无法遮蔽,之所以无法遮蔽,是它并没有离开阴阳变化这个基本的纲领。临证诊病时只要把各种情况综合起来进行观察,通过切脉来验证内部的变

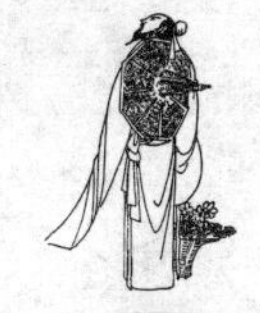

化，通过望诊来获知外部的表现，就会像清水与明镜反映物体那样不失真实。比如说病人的声音不响亮，面色不明润，就说明五脏发生了病变。这就是内部变化影响着外部表现，外部表现反应了内部变化的道理，就如同用槌击鼓，声响立即回应，影子与物体相随而又相似的道理一样。所以，从外部来讲，掌握了外部的表现，就可以推测内部的变化；从内部来讲，掌握了内部的变化，就可以推测外部的表现。这就是阴阳理论最重要的纲领，天地之大，变化之多都离不开这个规律。请让我把它珍藏在灵兰书库之中，不敢让它失传。

【按语】辩证法告诉我们，任何事物的内部变化与外部现象，都存在着因果联系和相互作用的关系。中医学认为，人是一个有机的整体，以内在脏腑为中心，通过经络连接内外，外在的皮肉、筋骨、窍道以及神、色、形、态都与内在的脏腑息息相关。因此，内部生理或病理的变化必然以一定的体征或现象表现在外，而外部常异的体征或现象又必然反映着内部的常异变化。正是这种内外相互关联的道理，使得通过审察外在各种常异的现象和体征，根据中医学的理论进行分析归纳，就可以求知在内脏腑生理或病理变化的本质。这就是中医探索和认识内在脏腑生理功能尤其是病理变化、诊断疾病基本的原理和方法——司外揣内，也是本篇所论的中心论点。

现代西医学理论的建立，依据于生理解剖与病理解剖以及实验室的研究和各种先进仪器的直接检测，从方法学上讲，基本上属于“白箱”的理论，也就是把人体打开来，看个究竟，搞个明白。这的确直观、客观、具体，也很先进。但是，在二千多年前的古代社会，科技远不如今天发达，条件远不如今天完备，加上各种传统旧观念的束缚，中医学无法也根本不可能采取现代西医学的方法和手段去研究人体与疾病，只能采取这种“司外揣内”的方法。两千多年来的医学实践证明，这种方法不仅是实用的,在当时来说也是先进的。

更有趣的是,中医学沿用了二千多年的这一古老的原理和方法,不仅符合现代唯物辩证法的观点,更与新兴科学控制论中的“黑箱”理论有着惊人的相似之处。所谓“黑箱”理论,就是把被研究和控制的对象看做一个黑箱,而黑箱的内部结构和性能是未知的,为了不干扰和破坏黑箱内部本身的结构,如实地认识其活动规律,于是在不打开黑箱的条件下,通过建立黑箱“输出”和“输入”的联系,得出关于黑箱内部结构、活动规律、各种变化的推理。而《内经》“司外揣内”的原理和方法,正是把人体看做一个“黑箱”,采用不打开的方法,把外在各种物质的或精神的、正常的或异常的刺激作为“输入”,把各种反映于外的正常或异常的现象或体征作为“输出”,通过寻找输出与输入之间具有某种确定性的联系,来认识和把握生命、疾病的变化与规律。由此可见,《内经》“司外揣内”的原理和方法,是多么的先进和科学,即使在今天,我们也不能不对先人们绝顶的智慧肃然起敬、赞叹叫绝。

五变第四十六

【提要】本篇以树木质地有坚脆之异作比喻,主要论述了人的体质有强弱之别,并决定着疾病的发生与否。由于全文以风厥、消瘅、寒热、痹证、积聚五种病变的发生为例,作了详细的论证,所以篇名《五变》。

【原文】黄帝问于少俞[1]曰:余闻百疾之始期也,必生于风雨寒暑,循毫毛而入腠理,或复还[2],或留止,或

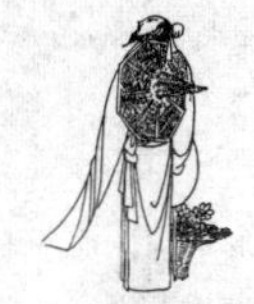

为风肿汗出[3]，或为消瘅[4]，或为寒热，或为留痹[5]，或为积聚[6]。奇邪淫溢，不可胜数，愿闻其故。夫同时得病，或病此，或病彼，意者天之为人生风乎？何其异也？少俞曰：夫天之生风者，非以私百姓也，其行公平正直，犯者得之，避者得无殆，非求人而人自犯之。黄帝曰：一时遇风，同时得病，其病各异，愿闻其故。少俞曰：善乎哉问！请论以比匠人。匠人磨斧斤[7]，砺刀削[8]，斲[9]材木。木之阴阳[10]，尚有坚脆，坚者不入，脆者皮弛[11]，至其交节，而缺斤斧焉。夫一木之中，坚脆不同，坚者则刚，脆者易伤，况其材木之不同，皮之厚薄，汁之多少，而各异耶。夫木之早花先生叶者，遇春霜烈风，则花落而叶萎。久曝大旱，则脆木薄皮者，枝条汁少而叶萎。久阴淫雨，则薄皮多汁者皮溃而漉。卒[12]风暴起，则刚脆之木，枝折杌[13]伤。秋霜疾风，则刚脆之木，根摇而叶落。凡此五者，各有所伤，况于人乎？

黄帝曰：以人应木奈何？少俞答曰：木之所伤也，皆伤其枝，枝之刚脆而坚，未成伤[14]也。人之常有病也，亦因其骨节皮肤腠理之不坚固者，邪之所舍也，故常为病也。

【注释】[1]少俞：历史传说中黄帝的臣子，精通医理。[2]复还：邪气入侵人体后，在正气的抵抗下退却，离开了人体。[3]风肿汗出：与后文的“风厥漉汗”为同一个病证，因风邪入侵腠理，使得汗水特多，或肌肤有肿胀。本篇的“风厥”与《素问》的《阴阳别论》《评热病论》中的“风厥”名同实异，可参见各篇。[4]消瘅（dàn 蛋）：病名，即消渴病，是上、中、下三消的总称。[5]留痹：指痹证，因邪气留滞，经脉气血闭阻不通而名，详见《素问·痹论》《灵枢·周痹》等篇。[6]积聚：病证名，指腹内结块、或胀或痛的病证。一般以积块明显、胀痛较甚、固定不移的为积；积块隐现、游窜作胀、痛无定处、时有时消的为聚。多由气郁、血瘀、寒凝、痰滞日久而成。详见《灵枢·百病始生》等篇。[7]斧斤:即斧头。[8]砺(lì 利)刀削:砺,在石头上磨擦的意思;削,刀的别名;砺刀削,就是磨刀。[9]斲(zhuó 浊):砍伐。[10]木之阴阳:树木向着太阳的一面为阳,背着太阳的一面为阴。[11]皮弛:皮,这里不是指树皮,而是剥离的意思;弛,就是"弛",这里是松散的意思;皮弛,形容木质不坚,极易松散裂开。[12]卒(cù 促):就是"猝"字,突然。[13]杌(wù 务):指没有叶子,光秃秃的树干。[14]未成伤:未必受到伤害。成,这里作"必"字用。

【语译】黄帝向少俞问道:我听说许多疾病在开始发生的时候,必然由风雨寒暑等外邪所引起,邪气沿着毛窍入侵到肌肉腠理之后,有的入而复出,有的就留在了体内,以致发生风肿汗出,或发生消瘅,或发生寒热交作,或发生痹证,或发生积聚等病证,猖獗的邪气在体内弥漫播散,所造成的病理变化无以计数、无法数清,很想听听其中的缘故。还有,很多人在同一个时间里得病,却有的生这种病,有的又生那种病,我想难道是自然界有意地为人安排了各种性质不同的风邪吗?不然的话,为什么会有这么大的差别呢?少俞说:自然界所产生的风邪,并不会偏倚某一部分人,它对任何人的伤害作用都是一样的,谁感受了风邪谁就会得病,谁避开了风邪谁就不会受到伤害,因此不是风邪一定要侵犯某些人,而是这些人未加预防,自己感受了风邪。黄帝道:在同一个时间里感受了风邪而得病,所发生的病证却各不相同,我很想听听其中的缘故。少俞说:您问得真好啊!请让我拿工匠伐木来做个比喻。工匠磨快了斧头砍刀去砍伐木材,而木材本身的阴面阳面就有坚硬与松脆的不同。坚硬的,刀斧不容易砍入;松脆的,刀斧一去就极易松散开裂;要是遇到枝杈交节的疙瘩,连刀斧都会损伤出现缺口。在同一根树木上,尚有坚硬与松脆的不同,坚硬的部分结实不容易砍伐,松脆的部分脆弱容易砍伐,更何况是不同质地的树木呢?其外皮的厚薄、内含水分的多少,也各不相同。一般说来,

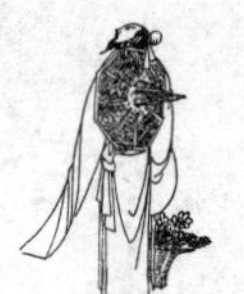

树木中开花长叶较早的,遇到早春的寒霜大风,就会花落叶萎;长久的裂日曝晒或久旱无雨,就会使木质松脆外皮很薄的树木枝条中的水分蒸发而干枯,树叶也会枯萎;长久的阴天绵雨,就会使外皮很薄而内含水分较多的树木外皮溃烂,树汁外渗;突然狂风刮起,就会使木质很松脆的树木枝断叶落,剩下光秃秃的树干;秋天的冷霜大风,也会使木质很松脆的树木树根动摇,树叶凋落。以上的五种情况说明,不同的树木受到不同天气的影响,所受到的伤害都各有不同,更何况是对不同的人呢?

黄帝道:将人与前面所说的树木的情况相比,又是怎样的呢?少俞回答说:树木所受到的损伤,都只是枝条的折断损伤,而树枝结实坚硬的还未必会受到损伤。人也是如此,那些经常生病的人,也是因为他的骨骼关节、皮肤腠理不够结实坚固,外邪就会侵入并停留在那里,所以经常会生病。

【原文】黄帝曰:人之善病风厥漉汗者,何以候之?少俞答曰:肉不坚,腠理踈,则善病风。黄帝曰:何以候肉之不坚也?少俞答曰:䐃[1]肉不坚而无分理,理者粗理,粗理而皮不致者,腠理踈。此言其浑然者。

黄帝曰:人之善病消瘅者,何以候之?少俞答曰:五藏皆柔弱者,善病消瘅。黄帝曰:何以知五藏之柔弱也?少俞答曰:夫柔弱者,必有刚强,刚强多怒,柔者易伤也。黄帝曰:何以候柔弱之与刚强?少俞答曰:此人薄皮肤,而目坚固以深者,长冲直扬[2],其心刚,刚则多怒,怒则气上逆,胸中畜[3]积,血气逆留,髋[4]皮充肌,血脉不行,转而为热,热则消肌肤,故为消瘅,此言其人暴刚而肌肉弱者也。

黄帝曰:人之善病寒热者,何以候之?少俞答曰:小骨弱肉者,善病寒热。黄帝曰:何以候骨之小大,肉之坚脆，色之不一也？少俞答曰：颧骨者，骨之本也。颧大则骨大，颧小则骨小。皮肤薄而其肉无䐃，其臂懦懦然[5]，其地色殆然[6]，不与其天[7]同色，污然独异，此其候也。然后臂薄者，其髓不满，故善病寒热也。

黄帝曰：何以候人之善病痹者？少俞答曰：粗理而肉不坚者，善病痹。黄帝曰：痹之高下有处乎？少俞答曰：欲知其高下者，各视其部。

黄帝曰：人之善病肠中积聚者，何以候之？少俞答曰：皮肤薄而不泽，肉不坚而淖泽[8]，如此则肠胃恶，恶则邪气留止，积聚乃伤[9]。脾胃之间，寒温不次，邪气稍至；稸[10]积留止，大聚乃起。

黄帝曰：余闻病形，已知之矣，愿闻其时。少俞答曰：先立其年，以知其时[11]，时高则起，时下则殆[12]，虽不陷下，当年有冲通[13]，其病必起[14]，是谓因形而生病[15]，五变之纪也。

【注释】[1]䐃：根据本篇下文和《灵枢·本藏》等篇所论，及有关文献所载原文作"䐃"（jūn 军）字，文义更顺，故语译改为"䐃"。䐃肉，筋肉结聚丰隆之处。[2]长冲直扬：冲，根据《灵枢·论勇》及有关文献所载原文作"衡"，文义更顺，故语译改作"衡"。眉上的部位叫衡，眉下的部位叫扬，这里均指眉；长衡直扬，指眉上长而直，这里形容横眉瞪目的样子。[3]畜：就是"蓄"字，聚积。[4]膲：就是"宽"字，膲皮充肌，使皮肤肌肉充胀的意思。[5]懦（nuò 诺）懦然：柔弱无力的样子。[6]地色殆（dài 代）然：地，指地阁，也就是下巴部位；殆，危险；地色殆然，这里指下巴部位的色泽晦暗无光，枯焦不润。[7]天，指天庭，也就是前额部位。[8]淖（nào 闹）泽：淖，烂泥、泥坑；泽，聚水的地方；淖泽，这里是湿润的意思。[9]伤：根据有关文献所载原文为"作"字，发生的意思，更符合上下文义，故语译改为"作"。[10]稸：就是"蓄"字。[11]先立其年，以知其时：本段所论，后世医家学者多从"运气"学说来解释，有关详细内容参见《素问·

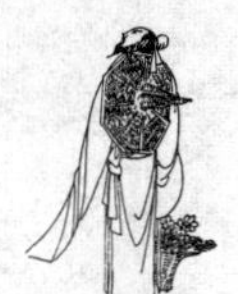

天元纪大论》等七篇专论。本句的意思是，首先要确定代表年岁的干支，再根据干支来推算该年季节时令的气候变化情况。[12]时高则起，时下则殆：根据“运气”学说，一年之内分为六个阶段，各有固定的气候因素，称为主气；而依照纪年的干支，各阶段又有不固定的气候因素，称为客气。每年轮转的客气加在固定的主气上，称为客主加临。以客气为上，主气为下，如果客气胜过主气，即“时高”，标志当年气候变化不太剧烈，有利于机体的正常活动，即使发病也较轻缓，易治易愈，即所谓“起”；如果主气胜过客气，即“时下”，标志当年气候变化太过剧烈，不利于机体的正常活动，使人体发病急重，难治难愈，即所谓“殆”。[13]当年有冲通：根据“运气”学说，不同的年份有不同的全年气候的总特征，这个年度的总特征，称为大运；而一年分为五个季节，各有固定的气候特征，称为主运。当年有冲通，指由当年大运所造成的影响。[14]起：这里指发病、病重，与“时高则起”的“起”所指的病愈的含义不同。[15]因形而生病：形，这里指不同个体的五行属性，与“余闻病形”的“病形”所指的症状体征的含义不同。古人根据人的气质特征，将人分为木型、火型、土型、金型、水型五大类，二十五种，详见《灵枢·阴阳二十五人》。不同类型的人在不同的年运里，因气质类型与年运之间五行属性的生克乘侮关系而导致生病，这就叫做“因形而生病”。

【语译】黄帝道：人有容易得风厥病而汗出不止的，怎样察知呢？少俞回答说：肌肉不结实，腠理疏松，就容易得风病。黄帝道：又怎样察知肌肉的不结实呢？少俞回答说：䐃肉不结实，纹理不明显，就说明全身的肌肉不结实；整个皮肤疏松而不紧实，腠理也就疏松，这些说的是肌肉结实与否的大概情况。

黄帝道：人有容易得消瘅病的，怎样察知呢？少俞回答说：五脏都很柔弱的人，就容易得消瘅病。黄帝道：又怎样察知五脏的柔弱呢？少俞回答说：五脏柔弱的人，一定有刚强的性情，而性情刚强就爱动怒发火，柔弱的五脏就更容易受到伤害。黄帝道：又怎样察知五脏的柔弱和性情的刚强呢？少俞回答说：这种人的皮肤薄弱，眼球直瞪不转，深陷在眶窝中，两眉上长而直，面带怒容，他的性情就刚强而容易发怒，发怒就会使气上逆,积留在胸中,血随气逆也会瘀滞不通,使得皮肤肌肉充胀扩张,血脉通行不利,郁积而发热,郁热能消耗精气津液,就会使皮肤肌肉瘦薄,所以成为消瘅病。这些说的就是性情刚强暴烈而皮肤肌肉薄弱的人的情况。

黄帝道:人有容易得发冷又发热病的,怎样察知呢?少俞回答说:骨骼细小而肌肉脆弱的人,就容易得发冷又发热的病。黄帝道:又怎样察知骨骼的细小与粗大、肌肉的结实与脆弱以及气色表现的不一致呢?少俞回答说:颧骨是人身骨骼的根本标志。颧骨粗大的,全身的骨骼就粗大;颧骨细小的,全身的骨骼就细小。皮肤薄弱,肌肉消瘦,更没有丰隆突出的肉块,两臂柔弱无力,下巴部位的色泽晦暗无光,与前额部位的色泽不一样,色泽的污秽晦暗只在下巴出现,这些就是他的特征。而臂部肌肉薄弱无力的人,他的骨髓必然不盈满充实,所以容易得发冷又发热的病。

黄帝道:怎样察知人容易得痹证呢?少俞回答说:皮肤纹理粗疏而肌肉又不结实的人,就容易得痹证。黄帝道:痹证发生的部位,在上或在下,有一定的部位吗?少俞回答说:要想知道痹证发生部位的在上或在下,这需要察看各个部位具体的证候和体征。

黄帝道:人有容易得肠中积聚病的,怎样察知呢?少俞回答说:皮肤薄弱而不光润,肌肉不结实而且经常湿润,这些情况就说明他的肠胃功能不好,肠胃功能不好就容易使邪气留滞在内,气血阻滞不通,以致发生积聚。如果饮食冷热的不适宜,脾胃更容易受伤,即使邪气在脾胃间稍有侵犯,也会蓄积停留,阻滞气血,从而发生严重的积聚病。

黄帝道:对于从疾病的外部症状体征来察知内部的变化,我听你讲了之后,已经知道了。但还想知道季节时令气候变化与疾病的关系。少俞回答说:首先要确定代表某一年的干支,再根据干支来推算该年季节时令的气候变化。如果客气胜过

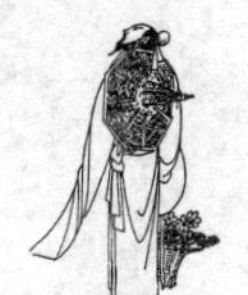

主气，当年的气候变化就不太剧烈，发病就多轻缓，易于治愈；如果主气胜过客气，当年的气候变化就太过剧烈，发病就较急重，甚至危险，较难治愈。而有的时候虽然不属于主气胜过客气的情况，但由于该年大运的影响，也会发病，甚至危重。这些都是因为不同类型的人在不同的年运里，由于气质类型与年运之间五行属性的生克乘侮关系所造成的疾病。这就是您所问到的五种病证发生与变化的纲要。

【按语】树木的易折与否，取决于其质地的坚脆，质地坚硬的不容易毁折，质地脆弱的容易毁折。同样的道理，人体的发病与否，取决于体质的强弱。体质强壮者因其精充、气足、神旺，五脏强盛，腠理固密，也就不容易发病，即使发病也较轻浅，易治易愈；反之，体质衰弱，因其精亏、气虚、神衰，五脏虚弱，腠理不固，即使是很轻微的邪气侵犯，也容易发病，甚至深重、恶化，难治难愈。同时，由于体质的衰弱情况并不一致，因而在邪气种类的易感性和发病种类的多样性上又各自不同，本篇所论不同的人而易发生风厥、消瘅、寒热、痹证、积聚等病证，则举例说明了这一点。所有这些认识，构成了中医学独具特色的体质学说内容，为中医学体质学说的建立奠定了坚实的理论基础。有关体质学说的讨论，详见《灵枢·逆顺肥瘦》。

本藏第四十七

【提要】本篇首先论述了血、气、精、神、经脉、脏腑等的主要生理功能，其次着重论述了五脏六腑的大小、坚脆以及位置的高低、斜正与体表组织和疾病的密切关系，并从诊断的角度，论及了从肌腠、纹理、色泽、体表组织等外在表现来测知内在脏腑各种情况的方法。由于全篇内容均以五脏为根本,所以篇名《本藏》。

【原文】黄帝问于岐伯曰:人之血气精神者,所以奉生而周[1]于性命者也。经脉者,所以行血气而营阴阳,濡筋骨,利关节者也。卫气者,所以温分肉,充皮肤,肥[2]腠理,司关合[3]者也。志意者,所以御精神,收魂魄,适寒温,和喜怒者也。是故血和则经脉流行,营复阴阳[4],筋骨劲强,关节清[5]利矣。卫气和则分肉解利,皮肤调柔,腠理致密矣。志意和则精神专直,魂魄不散,悔怒不起,五藏不受邪矣。寒温和则六府化谷,风痹[6]不作,经脉通利,肢节得安矣。此人之常平也。五藏者,所以藏精神血气魂魄者也。六府者,所以化水谷而行津液者也。此人之所以具受于天也,无愚智贤不肖,无以相倚也。

【注释】[1]奉、周:奉,滋养;周,周全、维持的意思。[2]肥:肥沃,这里作充养、滋养讲。[3]关合:根据《内经》全书所论,及前人所引本句作"开合",文义更顺,故语译作"开合"。开合,指汗孔的开放与闭合。[4]营复阴阳:营,营运、运行;复,周而复始、循环往返;阴阳,身体的内外,内属阴,外属阳。与前句"经脉者,所以行血气而营阴阳"中的"营阴阳"义同。[5]清:据有关文献所载原文作"滑"字,义顺,故语译作"滑"。[6]风痹:痹证的一种,以关节疼痛、功能不利、痛处游走不定为特点,又称行痹,详见《素问·痹论》。风,这里指风邪,也泛指一切外邪;痹,这里泛指气血阻滞、闭阻不通。

【语译】黄帝问岐伯道:人体的血气精神,是用来滋养生命而维持生命活动的基本物质;经脉是运行气血的通道,能使气

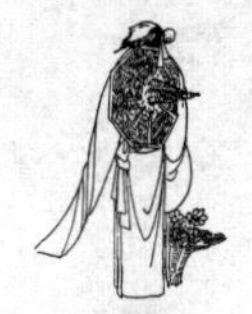

血通达身体内外,以濡润筋骨,通利关节;卫气能温煦分肉,充养皮肤,滋养腠理,并掌管汗孔的开放与闭合;人的志意能驾驭精神,收摄魂魄,适应气候的寒暑变化,调节情绪。因此,气血充盈和调,就能畅行在经脉之中,通达内外,周而复始,从而使筋骨结实有力,关节滑利自如;卫气充实和调,就能使分肉舒展滑利,皮肤柔和滑润,腠理结实固密;志意和调正常,就能使精神集中,思维敏捷,魂魄安定不乱,也不会发生过分的懊悔愤怒等情绪变化,五脏也就不会遭受邪气的侵扰而生病了。同时,对气候、衣着、饮食等的冷热,能注意适应和调理,六腑就能正常地传化水谷,气血也就旺盛,从而外不会受风邪的侵害,内不会发生气血的闭阻,经脉运行畅达滑利,肢体关节也就灵活自如。这就是人体正常的生理状态。五脏专主贮藏精神血气魂魄,六腑专主传化水谷、运行津液。人的这些功能都是禀受于先天的物种遗传,与身俱来,无论是愚笨的或聪明的,贤能的或刁顽的,都是一样的,绝不会有所偏颇不同。

【按语】血、气、精是濡养形体、维持生命活动所必需的基本物质;神是整个生命活动的象征,又具有驾驭形体的重要作用;经脉是运行气血、联络内外的通道;而五脏专主化生与贮藏气、血、精;六腑专主受纳、传化水谷,是五脏精气的源泉。正是这些物质与机能的作用,才使生命得以存在和延续。本节与有关篇章所论,共同成为《内经》"藏象"学说的重要内容,可互为参考。

【原文】然有其独尽天寿,而无邪僻之病,百年不衰,虽犯风雨卒寒大暑,犹有弗能害也;有其不离屏蔽室内,无怵惕之恐,然犹不免于病,何也?愿闻其故。

岐伯对曰:窘乎哉问也!五藏者,所以参天地,副阴阳,而连四时,化五节者也。五藏者,固有小大、高下、坚脆、端正偏倾者;六府亦有小大、长短、厚薄、结直、缓急。凡此二十五者,各不同,或善或恶,或吉或凶[1],请言其方。

心小则安,邪弗能伤,易伤以忧;心大则忧不能伤,易伤于邪。心高则满于肺中,悗而善忘,难以开言;心下则藏外,易伤于寒,易恐以言。心坚则脏安守固;心脆则善病消瘅热中。心端正则和利难伤;心偏倾则操持不一,无守司也。

肺小则少饮,不病喘喝;肺大则多饮,善病胸痹喉痹[2]逆气。肺高则上气肩息咳;肺下则居贲迫肺[3],善胁下痛。肺坚则不病咳上气;肺脆则苦病消瘅易伤。肺端正则和利难伤;肺偏倾则胸偏痛也。

肝小则藏安,无胁下之病;肝大则逼胃迫咽,迫咽则苦膈中[4],且胁下痛。肝高则上支贲,切胁悗,为息贲[5];肝下则逼胃,胁下空,胁下空则易受邪。肝坚则脏安难伤;肝脆则善病消瘅易伤。肝端正则和利难伤;肝偏倾则胁下痛也。

脾小则藏安,难伤于邪也;脾大则苦凑胗[6]而痛,不能疾行。脾高则胗引季胁[7]而痛;脾下则下加于大肠,下加于大肠则藏苦受邪。脾坚则藏安难伤;脾脆则善病消瘅易伤。脾端正则和利难伤;脾偏倾则善满善胀也。

肾小则藏安难伤;肾大则善病腰痛,不可以俯仰,易伤以邪。肾高则苦背膂[8]痛,不可以俯仰;肾下则腰尻[9]痛,不可以俯仰,为狐疝[10]。肾坚则不病腰背痛;肾脆则善病消瘅易伤。肾端正则和利难伤;肾偏倾则苦腰尻痛也。

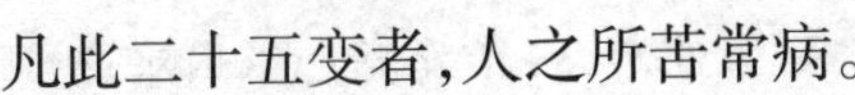

凡此二十五变者，人之所苦常病。

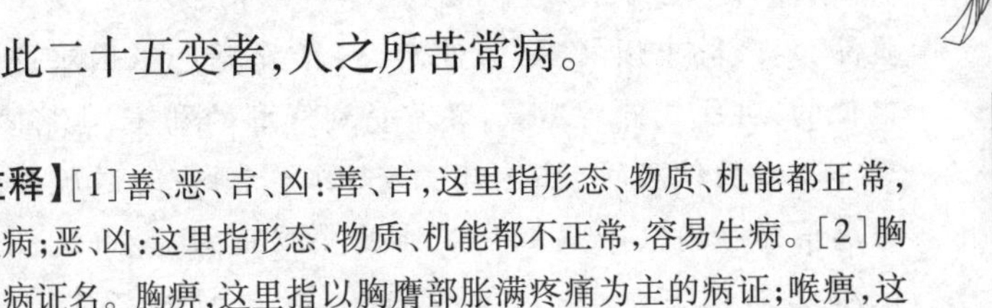

【注释】[1]善、恶、吉、凶：善、吉，这里指形态、物质、机能都正常，不容易生病；恶、凶：这里指形态、物质、机能都不正常，容易生病。[2]胸痹、喉痹：病证名。胸痹，这里指以胸膺部胀满疼痛为主的病证；喉痹，这里指咽喉疼痛、吞咽不利、如有物梗阻的病证。[3]居贲迫肺：根据有关文献所载原文和前人看法，"居"作"逼"字，"贲"为"鬲"之误字，"肺"作"肝"字，文义更顺，故语译从之。[4]膈中：又名噎膈，病证名，以膈间部阻塞、饮食不下为主证。[5]息贲：病证名，以气急上奔、胸胁胀闷、右胁下有包块如覆杯状为特征。[6]凑胗(miǎo 秒)：凑，充满、聚合的意思，这里指充塞胀满；胗，胁下空软处。[7]季胁：第十一、十二肋软骨处。[8]膂(lǚ 吕)：又作"⿰月吕"，脊梁骨。[9]尻(kāo)：尾骶骨，也指屁股。[10]狐疝：病名，腹内部分肠段滑入阴囊，胀痛俱作，因其时发时止，阴囊时大时小，如狐狸出没之无常，故名。与现代西医的"腹股沟疝"类似。

【语译】但是，有的人能活够人类应该活的寿限，并不受邪气侵扰而生病，直到百岁高寿也不衰，即使感受了急风暴雨严寒酷暑等强烈的邪气，也不能使他受到伤害；相反，有的人虽然终日不离开密闭的居室，也没有受到忧伤惊恐等精神的刺激，仍然免不了要生病，这是为什么？很想听听其中的道理。

岐伯回答说：这真是一个难题啊！五脏的机能和生理特性，与天地自然的变化相适应，符合阴阳的变化规律，与四季气候变化相符合，与五行变化相配合。何况五脏本身又有着小大、高低、坚脆、端正与偏斜的不同；六腑也有小大、长短、厚薄、弯曲与平直、松缓与拘急的区别。这二十五种情况各不相同，或属正常不易生病，或属异常容易生病，请让我讲讲它的大概情况。

心脏偏小的，脏气就安定内守，邪气无法伤害，但容易忧愁过分而受伤；心脏偏大的，虽然不会因忧愁过分而受伤，却容易受到邪气的伤害。心脏位置偏高的，就容易上迫肺脏，使肺气壅滞，以致胸中烦闷不舒，健忘，说话发声也很困难；心脏位置偏低的，脏气就外散不藏，容易受到寒邪的邪害，也容易被言语恐吓。心脏结实的，脏气就安定，固守于内；心脏脆弱的，就容易患消瘅和内热等病证。心脏位置端正的，气血就调和通利，很难受到伤害；心脏位置歪斜的，就会神志不定，遇事没有主见。

肺脏偏小的，水饮就很少停留，因而不会得气急喘促病；肺脏偏大的，就常有水饮停留，因而很容易得胸痹、喉痹、气逆喘促病。肺脏位置偏高的，就会气逆喘咳，呼吸时张口抬肩；肺脏位置偏低的，就会压迫胸膈，下迫肝脏，因而容易发生胁下疼痛。肺脏结实的，就不会得气逆咳喘病；肺脏脆弱的，就容易得消瘅病而更易受伤。肺脏位置端正的，气血就调和通利，很难受到伤害；肺脏位置歪斜的，就会发生胸部某一侧的疼痛。

肝脏偏小的，脏气就安定内守，胁下不会发生疾病；肝脏偏大的，就会压迫胃脘，上迫咽部，上迫咽部就容易得膈中病，并有胁下疼痛。肝脏位置偏高的，就会上撑胸膈，紧贴胁肋，发生胀满痞闷，成为息贲病；肝脏位置偏低的，就会压迫胃脘，胁下出现空虚，胁下空虚就容易感受邪气。肝脏结实的，脏气就安定，很难受到伤害；肝脏脆弱的，就容易得消瘅病而更易受伤。肝脏位置端正的，气血就调和通利，很难受到伤害；肝脏位置歪斜的，就会发生胁下疼痛。

脾脏偏小的，脏气就安定内守，很难受到邪气的伤害；脾脏偏大的，胁下空软处就容易胀满疼痛，不能快步行走。脾脏位置偏高的，胁下空软处牵引季胁都会疼痛；脾脏位置偏低的，就会向下挤压大肠，向下挤压大肠脏腑就容易感受邪气。脾脏结实的，脏气就安定，很难受到伤害；脾脏脆弱的，就容易得消瘅病而更易受伤。脾脏位置端正的，气血就调和通利，很难受到伤害；脾脏位置歪斜的，就容易得胀满病。

肾脏偏小的，脏气就安定内守，很难受到伤害；肾脏偏大

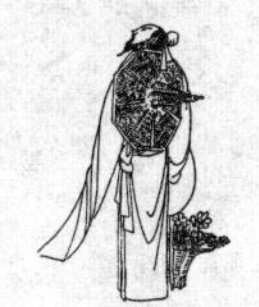

的，就容易得腰痛病，无法前俯后仰，也容易受到邪气的伤害。肾脏位置偏高的，背部、脊梁骨都容易发生疼痛，无法前俯后仰；肾脏位置偏低的，腰部、尾骶部都会疼痛，无法前俯后仰，并可发生狐疝病。肾脏结实的，就不会得腰背痛病；肾脏脆弱的，就容易得消瘅病而更易受伤。肾脏位置端正的，气血就调和通利，很难受到伤害；肾脏位置歪斜的，就容易发生腰部、尾骶部疼痛。

以上这二十五种病变，都是人体容易发生的常见病。

【原文】黄帝曰：何以知其然也？岐伯曰：赤色小理者，心小；粗理者，心大。无髃骬[1]者，心高；髃骬小短举者，心下。髃骬长者，心下[2]坚；髃骬弱小以薄者，心脆。髃骬直下不举者，心端正；髃骬倚一方者，心偏倾也。

白色小理者，肺小；粗理者，肺大。巨肩反膺陷喉者，肺高；合腋张胁者，肺下。好肩背厚者，肺坚；肩背薄者，肺脆。背膺厚者，肺端正；胁偏踈者，肺偏倾也。

青色小理者，肝小；粗理者，肝大。广胸反骹[3]者，肝高；合胁免骹者[4]，肝下。胸胁好者，肝坚；胁骨弱者，肝脆。膺腹好相得者，肝端正；胁骨偏举者，肝偏倾也。

黄色小理者，脾小；粗理者，脾大。揭唇者，脾高；唇下纵者，脾下。唇坚者，脾坚；唇大而不坚者，脾脆。唇上下好者，脾端正；唇偏举者，脾偏倾也。

黑者小理者，肾小；粗理者，肾大。高耳者，肾高；耳后陷者，肾下。耳坚者，肾坚；耳薄不坚者，肾脆。耳好前居牙车[5]者，肾端正；耳偏高者，肾偏倾也。

凡此诸变者，持则安，减则病也。

【注释】[1]髑(hē 喝)骬(yú 于):这里指整个胸骨。[2]下:有关文献所载原文无“下”字,根据全篇的文例和文义,当删,故不作语译。[3]骹(qiāo 敲):偏下部的肋骨。[4]兔骹:下部的肋骨隐伏凹陷内收,如兔隐匿在窝。[5]牙车:这里指颊车,即下颌骨部位。

【语译】黄帝道:又怎样知道五脏的小大、高低、结实与脆弱、端正与歪斜等情况呢?岐伯说:皮肤色红、纹理细密的,心脏偏小;纹理粗疏的,心脏偏大。胸骨剑突不明显的,心脏位置偏高;胸骨剑突短小高突的,心脏位置偏低。胸骨剑突很长的,心脏结实;胸骨剑突软小很薄的,心脏脆弱。胸骨剑突直向下方、不突起的,心脏位置端正;胸骨剑突偏向一边的,心脏位置歪斜。

皮肤色白、纹理细密的,肺脏偏小;纹理粗疏的,肺脏偏大。两肩宽大高耸、胸膺部突出而咽喉部内陷的,肺脏位置偏高;两腋部紧缩内敛而两胁部扩张的,肺脏位置偏低。肩部丰满匀称、背部肌肉厚实的,肺脏结实;肩部背部肌肉薄瘦的,肺脏脆弱。背部胸膺部肌肉厚实匀称的,肺脏位置端正;肋骨歪斜稀疏的,肺脏位置歪斜。

皮肤色青、纹理细密的,肝脏偏小;纹理粗疏的,肝脏偏大。胸部宽阔、下部肋骨高突外张的,肝脏位置偏高;两肋内收、下部肋骨凹陷的,肝脏位置偏低。胸胁部匀称健壮的,肝脏结实;肋骨软弱的,肝脏脆弱。胸胁部丰满、比例匀称的,肝脏位置端正;肋骨歪斜又外突的,肝脏位置歪斜。

皮肤色黄、纹理细密的,脾脏偏小;纹理粗疏的,脾脏偏大。口唇上翘外翻的,脾脏位置偏高;口唇松弛下垂的,脾脏位置偏低。口唇结实的,脾脏结实;口唇胖大而软弱的,脾脏脆弱。上下口唇端正匀称的,脾脏位置端正;口唇歪斜、一侧高突的,脾脏位置歪斜。

皮肤色黑、纹理细密的,肾脏偏小;纹理粗疏的,肾脏偏大。双耳位置偏高的,肾脏位置偏高;双耳向后方凹陷的,肾脏位置

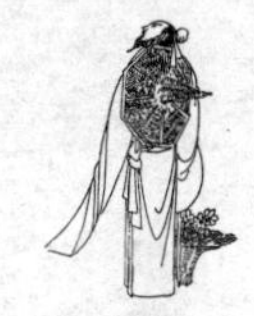

偏低。双耳坚挺厚实的，肾脏结实；双耳薄瘦软弱的，肾脏脆弱。双耳端正匀称，前方靠近颊车部位的，肾脏位置端正；双耳歪斜，高低不对称的，肾脏位置歪斜。

以上各种情况虽然各不相同，但如能注意养生防病，就可以安然无恙；倘若再受到损伤，就会发生疾病。

【原文】黄帝曰：善。然非余之所问也。愿闻人之有不可病者，至尽天寿，虽有深忧大恐，怵惕之志，犹不能减[1]也，甚寒大热，不能伤也；其有不离屏蔽室内，又无怵惕之恐，然不免于病者，何也？愿闻其故。岐伯曰：五藏六府，邪之舍也，请言其故。五藏皆小者，少病，苦燋心，大愁忧；五藏皆大者，缓于事，难使以忧。五藏皆高者，好高举措；五藏皆下者，好出人下。五藏皆坚者，无病；五藏皆脆者，不离于病。五藏皆端正者，和利得人心；五藏皆偏倾者，邪心而善盗，不可以为人平[2]，反复言语也。

【注释】[1]减：根据有关文献所载原文，作“感”字。感，伤害的意思，与下句“不能伤”同义，文义更顺，故语译作“感”。[2]平：古代集市中掌握与评定物价的人，这里是主持公道的意思。

【语译】黄帝道：好！但你讲的这些并不是我所要问的。我很想听的是，有的人从来不生病，并能活够人类应该活的寿限；即使遇到强烈的愁忧、恐惧、惊骇等精神刺激，仍然不能伤害他；纵然感受了严寒酷热等强烈的外邪，也不能伤害他。相反，有的人虽然终日不离开密闭的居室，又没有受到忧伤、惊恐等精神的刺激，仍然免不了要生病，这是为什么？很想听听其中的道理。岐伯说：五脏六腑是各种邪气停留的地方，请让我讲讲其中的缘由。五脏都偏小的，很少因邪气停留而生病，却经常焦心思虑、多愁善忧；五脏都偏大的，处事从容不迫，很难使他忧愁。五脏位置都偏高的，处事好高骛远，雄心勃勃；五脏位置都偏低的，自甘卑弱，屈于人下。五脏都结实的，不容易生病；五脏都脆弱的，经常疾病不离于身。五脏位置都端正的，性情谦和，处事公正，很得人心；五脏位置都歪斜的，私心邪念太重，经常偷盗，处事不公正，说话反复无常。

【原文】黄帝曰：愿闻六府之应。岐伯答曰：肺合大肠，大肠者皮其应。心合小肠，小肠者脉其应。肝合胆，胆者筋其应。脾合胃，胃者肉其应。肾合三焦膀胱，三焦膀胱者腠理毫毛其应。

黄帝曰：应之奈何？岐伯曰：肺应皮。皮厚者大肠厚，皮薄者大肠薄，皮缓腹里[1]大者，大肠大[2]而长，皮急者大肠急而短，皮滑者大肠直[3]，皮肉不相离[4]者大肠结。

心应脉。皮厚者脉厚，脉厚者小肠厚；皮薄者脉薄，脉薄者小肠薄；皮缓者脉缓，脉缓者小肠大而长；皮薄而脉冲[5]小者小肠小而短；诸阳经脉皆多纡屈者，小肠结。

脾应肉。肉䐃坚大者胃厚；肉䐃么[6]者胃薄；肉䐃小而么者胃不坚；肉䐃不称身者胃下，胃下者下管约不利；肉䐃不坚者胃缓；肉䐃无小里累[7]者胃急；肉䐃多少[8]里累者胃结，胃结者上管约不利也。

肝应爪。爪厚色黄者胆厚，爪薄色红者胆薄，爪坚色青者胆急，爪濡色赤者胆缓，爪直色白无约者[9]胆直，爪恶色黑多纹者胆结也。

肾应骨。密理厚皮者三焦膀胱厚，粗理薄皮者三

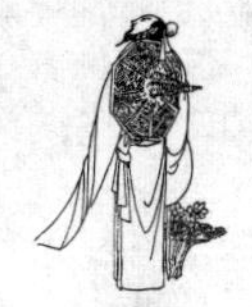

焦膀胱薄，踈腠理者三焦膀胱缓，皮急而无毫毛者三焦膀胱急，毫毛美而粗者三焦膀胱直，稀毫毛者，三焦膀胱结也。

黄帝曰：厚薄美恶皆有形，愿闻其所病。岐伯答曰：视其外应，以知其内藏，则知所病矣。

【注释】[1]里：根据有关文献载原文，作“裹”字。裹指腹围，文义更顺，故语译作“裹”。[2]大：根据有关文献所载原文，作“缓”字，松弛的意思，与下句“急”相对应，故语译作“缓”。[3]直：这里是通畅、通顺的意思。[4]不相离：离，这里是依附的意思；不相离，指皮肉不相依附，即不紧实的意思，如皮皱脱屑。[5]冲：这里是细小的意思。[6]么：细小。[7]小里累：根据有关文献所载原文，“里”作“果”；小果累，小颗粒累累无数，文义更顺，故语译从之。下句中的“里”字同此。[8]少：根据有关文献所载原文作“小”，与上句相合，故语译从之。[9]约：对照下句应作“纹”，文义更顺，故语译作“纹”。

【语译】黄帝道：很想听听六腑与身体各部相应的情况。岐伯说：肺与大肠相合，大肠外应在皮；心与小肠相合，小肠外应在脉；肝与胆相合，胆外应在筋；脾与胃相合，胃外应在肉；肾与膀胱三焦相合，膀胱三焦外应在腠理毫毛。

黄帝道：相应的具体表现怎么样？岐伯说：肺外应在皮，又与大肠相合。所以，皮肤厚实的，大肠就厚实；皮肤薄弱的，大肠就薄弱；皮肤松弛、腹围很大的，大肠就松弛而长；皮肤绷紧的，大肠就紧缩而短；皮肤滑润的，大肠就通顺畅达；皮肤干皱的，大肠就涩滞不畅。

心外应在脉，又与小肠相合。所以，皮肤厚实的，脉体也厚实，脉体厚实小肠就厚实；皮肤薄弱的，脉体也薄弱，脉体薄弱小肠就薄弱；皮肤松弛的，脉体也松弛，脉体松弛小肠就粗大而长；皮肤薄弱而脉体细小的，小肠就细小而短；各阳经脉的部位多见弯弯曲曲血络的，小肠就涩滞不畅。

脾外应在肉,又与胃相合。所以,肉䐃结实粗大的,胃腑就厚实;肉䐃薄细的,胃腑就薄弱;肉䐃瘦小薄细的,胃腑就不结实;肉䐃薄瘦与全身不相称的,胃腑位置就偏低,胃腑位置偏低胃下口就受压而紧缩,以致胃中食物不能顺利通降到肠;肉䐃不结实的,胃腑就松弛;肉䐃处没有密集的小颗粒的,胃腑就紧缩;肉䐃处很多密集的小颗粒的,胃腑就涩滞不畅,胃腑涩滞不畅胃上口就紧缩,以致上面的食物不能顺利通降到胃。

肝外应爪,又与胆相合。所以,爪甲厚实而色黄的,胆腑就厚实;爪甲薄弱而色红的,胆腑就薄弱;爪甲结实而色青的,胆腑就紧缩;爪甲软弱而色赤的,胆腑就松弛;爪甲平直而色白又无纹理的,胆腑的疏泄就调畅;爪甲畸形而色黑又多纹理的,胆腑的疏泄就郁滞不畅。

肾外应在骨,又与三焦、膀胱相合。所以,皮肤厚实而纹理细密的,三焦、膀胱就厚实;皮肤薄弱而纹理粗疏的,三焦、膀胱就薄弱;腠理疏松的,三焦、膀胱就松弛;皮肤绷紧又无毫毛的,三焦、膀胱就紧缩;毫毛密润而粗的,三焦、膀胱的排泄就调畅;毫毛稀疏的,三焦、膀胱的排泄就郁滞不畅。

黄帝道:脏腑的厚薄、好坏虽然都有一定的征象,但我更想听听它们所发生疾病的情况。岐伯回答说:只要观察脏腑各自所外应的体表组织,据此就可以知道内在脏腑的变化情况,也就知道所发生疾病的情况。

【按语】有关体质强弱与疾病发生与否的关系,《内经》在许多篇章从不同角度作了精辟的论述,形成了一整套系统的、独具特色的中医体质学说,详见《灵枢·逆顺肥瘦》的“讨论”。本篇则详细地论述了五脏在体质与发病中的重要意义,是《内经》论体质学说的重要专篇。

正如本篇首节所论,五脏专主化生与贮藏精、血、气、神,是人体生长发育与体质强弱的根本。因此,五脏本身的大小、坚

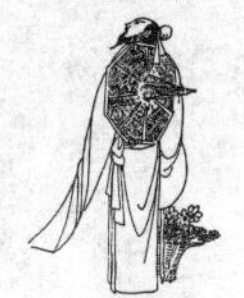

脆，以及位置的高低、斜正，无一不决定着精、血、气、神与体质的盛衰强弱，进而决定着疾病的发生与否。一般来说，五脏的形态、位置、功能等正常，则精、血、气充足，神明旺盛，经脉运行通畅，形体百骸得以滋养，骨肉结实，腠理固密，整个体质也就强壮，抗邪、抗病、抗精神刺激的能力自然强盛，即使遇有强烈的邪气和精神刺激，也不容易发病，其寿命自然长久；相反，五脏的形态、位置、功能等异常，则精、血、气亏虚，神明衰弱，经脉运行阻滞，形体百骸失去滋养，骨肉脆弱，腠理不固，整个体质也就衰弱，抗邪、抗病、抗精神刺激的能力自然低下，即使稍遇微弱的邪气或精神刺激，也容易发病，其寿命自然短暂。当然，五脏的大小、坚脆、高低、斜正，除后天疾病所致以外，与先天有一定的关系，虽说以上因素对后天发病有重大的影响，但本文指出如能善于养生，尽量避免邪气的损伤和精神的刺激，增强体质，也可以减少发病和延长寿命；反之，如果失于养生，经常遭受邪气的损伤和精神的刺激，使体质进一步削弱，就更容易发病和折寿。这在养生、防病、延年上有着极为重要的意义。

所要指出的是，正是五脏决定着体质，并影响到体表形态、功能的变化，因此从体表组织的各种特征，可以测知内脏的异常状况，不仅揭示出了中医诊断学的原理和方法——有诸内必形诸外、以象测脏，更为后世望诊中“望神色形态”的内容奠定了坚实的基础。

当然，体表组织的形征和内脏的大小、坚脆、高低、斜正的关系，究竟是否如本文所论完全一致，还有待进一步研究，尤其文中以五脏的大小、坚脆、高低、斜正来推断一个人的思想行为、道德品质更值得商榷。因为，如果说性格特征的差异还与生理方面的差异有一定关联的话，那么人的思想行为、道德品质则来源于后天知识的学习和素养的高低以及社会的实践，把这些也归之于生理的差异，显然不恰当。

卷之八

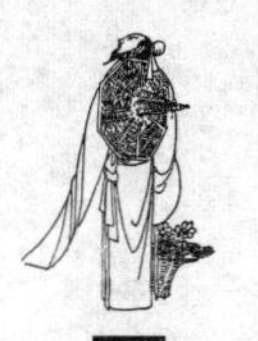

禁服第四十八

【提要】本篇论述了针刺治病必须在掌握了经络理论、辨证施治原则的基础上才能进行的道理。另外本篇还强调诊脉时，应着重比较寸口脉和人迎脉，通过两部脉象的变化来测知脏腑经络的病变，来确定治疗的法则。因本篇着重强调医者应禁止漫无目的的乱治，应服从前人传下的正确而成熟的治疗方法，所以篇名《禁服》。

【原文】雷公[1]问于黄帝曰：细子[2]得受业，通于九针六十篇[3]，旦暮勤服[4]之，近者编[5]绝[6]，久者简垢，然尚讽诵[7]弗置，未尽解于意矣。外揣[8]言浑束为一，未知所谓也。夫大则无外，小则无内，大小无极，高下无度，束之奈何？士之才力，或有厚薄，智虑褊浅[9]，不能博大深奥，自强于学若细子，细子恐其散于后世，绝于子孙，敢问约[10]之奈何？

【注释】[1]雷公：黄帝的臣子，相传跟着黄帝学习医学。[2]细子：俗称小子，是自谦的称呼。[3]九针六十篇：古代有关针刺的医籍，现已佚。[4]服：服从遵守，这里是学习研究的意思。[5]编：古时著书均写在竹简上面，用熟皮绳将各竹简连结起来即称为编。[6]绝：断的意思。[7]讽诵：背诵。[8]外揣：指本书的《外揣》篇。[9]褊浅：狭隘、肤浅的意思。[10]约：精简、归纳的意思。

【语译】雷公向黄帝请教说：自从小子我得以学习医学后，

便决心通晓《九针》六十篇的内容，从早到晚勤奋学习，用心研究。尽管这些文章，编著年代较近的，有的书简已经皮绳断折，而年代较远的，有的书简已经污损残缺，但我仍然苦读背诵，并没有把它们搁置起来。尽管如此，还是不能完全理解文中深奥的道理。比如《外揣》篇里所说的“浑束为一”，我就不懂得它的道理，既是说九针的道理广博得无边，又精细得无比，它的博细没有极点，至高无上，至深无下，难以度量，这样广博而又精细的理论，怎样才能归纳、概括出一个纲领呢？何况人们的能力才智有强有弱，有的人聪明能干而思考周密，而有的人愚昧呆笨又见识浅薄，既不能领会这博大精深的道理，又不像我这样刻苦地学习，我担心长此以往，这博大精深的理论就会失传，子孙后人也就无法继承下去。因此，小子我想请教您，怎样才能归纳、精简出一个纲领来呢？

【原文】黄帝曰：善乎哉问也！此先师之所禁，坐私[1]传之也，割臂歃血[2]之盟也，子若欲得之，何不斋乎！雷公再拜而起曰：请闻命于是也。乃斋宿[3]三日而请曰：敢问今日正阳[4]，细子愿以受盟。黄帝乃与俱入斋室，割臂歃血。黄帝亲祝曰：今日正阳，歃血传方，有敢背此言者，反受其殃。雷公再拜曰：细子受之。黄帝乃左握其手，右授之书，曰：慎之，慎之！吾为子言之。凡刺之理，经脉为始，营其所行，知其度量，内刺五藏，外刺六府；审察卫气，为百病母；调其虚实，虚实乃止；泻其血络，血尽不殆矣。

【注释】[1]坐私：坐在密室里。[2]割臂歃（shà 煞）血：割臂，用刀将臂膊割出血；歃血，将牲畜的血涂在嘴唇上。割臂歃血是古代一种十分郑重的盟誓仪式，表示永不背信弃义。[3]斋宿：沐浴更衣后，素食独居，静心节欲，以表示诚心诚意。[4]正阳：正午时候。

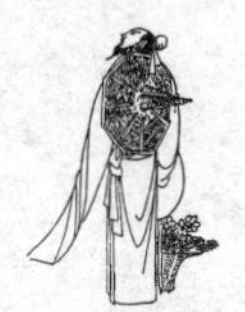

【语译】黄帝道：你问得真好啊。这可是先师曾经反复告诫，禁止随便传人的内容。必须经过割臂歃血郑重盟誓之后，才能传授的理论。如果你的确想掌握这些理论，何不诚恳地进行斋戒呢！雷公再次叩头拜谢说：我一定遵照您所说的去做。于是雷公十分诚恳地素食独居了三天，再次请求黄帝说：今日正午，小子愿接受宣誓仪式。黄帝与雷公一同进入斋戒的静室，割臂涂血为誓，黄帝亲自祷告道：今日正午在这里举行宣誓仪式，传授医学道理，如果你胆敢违背今天的誓言，不仅不会受益，反而将遭到巨大的灾难。雷公再行叩拜说：小子愿意接受盟誓，一定遵守誓言。随后，黄帝左手握住雷公的手，右手把书交给雷公，并再次说到：一定要慎重地保管，一定要谨慎地学习！现在我来告诉你针刺的道理：凡是要掌握针刺治病的道理，首先从掌握经脉理论开始，熟悉经脉循行的规律，了解经脉的长短以及各经气血的多少，治病时才能做到在内能针刺与五脏相连属的经脉，在外能针刺与六腑相连属的经脉。还要审察人体卫气的变化，卫气失常，则邪气容易从外而入，这是许多疾病产生的根本原因。据此来调和虚实，虚证用补法、实证用泻法、补泻正确，才能治愈虚实的病证。病在络脉应针泻络脉，泻去邪血，病才能好转。

【原文】雷公曰：此皆细子之所以通，未知其所约也。黄帝曰：夫约方[1]者，犹约囊[2]也。囊满而弗约，则输泻，方成弗约，则神与弗俱[3]。雷公曰：愿为下材[4]者，勿满而约之。黄帝曰：未满而知约之以为工，不可以为天下师。

【注释】[1]约方：将医学中的许多诊断方法和治疗方法，提纲挈领地归纳起来。[2]约囊：将布袋口扎紧。[3]神与弗俱：指不能随心所用，不能出神入化地应用的意思。[4]下材：指不追求上进、医技上不能精益求精的人。

【语译】雷公说：您讲的这些道理我比较清楚，但还是不能归纳其要领。黄帝道：归纳其要领，就像将布袋的口子扎紧一样。装满物品的袋子若不扎紧袋口，袋内的物品就会漏出来。同样，学到的诊治方法如果不能融会贯通，不能提纲挈领地加以总结归纳，就会杂乱无章，治疗时便达不到出神入化、运用自如的境界。雷公说：有的人不求上进，他们不愿花时间和精力去广学博采，只想走捷径，了解一些简要的方法，这会怎样呢？黄帝道：这种不愿广学博采，只想简单归纳而走捷径的人，只能成为医术平平的普通医生，而不可能成为医术高明的医生，更不可能成为天下医生们的老师。

【原文】雷公曰：愿闻为工。黄帝曰：寸口主中，人迎主外，两者相应，俱往俱来，若引绳大小齐等。春夏人迎微大，秋冬寸口微大，如是者名曰平人。

【语译】雷公说：请您讲讲做普通医生所应该掌握的诊疗法则。黄帝道：手腕部的寸口脉属太阴，主候在内五脏的变化；颈部的人迎脉属阳明，主候在外六腑的变化。在正常情况下，寸口、人迎二脉表现一致，出现与消失同时产生，粗细快慢相等，好像由一条绳索牵拉一样。但是，由于受气候变化的影响，春夏阳气盛，人迎脉的搏动比寸口脉稍大一些；秋冬阴气盛，寸口脉的搏动比人迎脉稍大些。这些都是没有疾病、正常人的表现。

【原文】人迎大一倍于寸口，病在足少阳；一倍而躁，在手少阳。人迎二倍，病在足太阳；二倍而躁，病在手太阳。人迎三倍，病在足阳明；三倍而躁，病在手阳明。

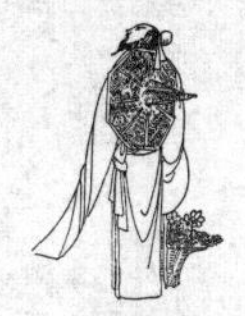

盛则为热，虚则为寒，紧则为痛痹，代则乍甚乍间。盛则泻之，虚则补之，紧痛则取之分肉，代则取血络且饮药，陷下则灸之，不盛不虚以经取之，名曰经刺。人迎四倍者，且大且数，名曰溢阳，溢阳为外格，死不治。必审按其本末，察其寒热，以验其藏府之病。

【语译】人迎脉的搏动比寸口脉大一倍，病在足少阳胆经；大一倍并且躁动疾快的，病在手少阳三焦经。人迎脉的搏动比寸口脉大二倍，病在足太阳膀胱经；大二倍并且躁动疾快的，病在手太阳小肠经。人迎脉的搏动比寸口脉大三倍，病在足阳明胃经；大三倍并且躁动疾快的，病在手阳明大肠经。一般来说，人迎脉粗大，是热证；人迎脉细软，是寒证；人迎脉紧急，是痛痹；出现停顿，则病时轻时重。治疗的原则是：脉粗大用泻法；脉细软用补法；脉紧急而痛，应刺红肉与白肉之间的穴位；脉停顿应取血络放血，还须配合服用汤药；脉细软下陷的，当用灸法；脉不粗大又不细软，是病在本经，应取本经的穴位，这叫做经刺。人迎脉的搏动比寸口脉大四倍，不仅粗大，而且疾速快数，叫做溢阳。溢阳是阳气盛极，不能内入与阴气相交，阻格于外的表现，是阴阳离决、难以救治的死证。医者在诊治疾病时，除了要细心诊察脉象外，还必须详细审察疾病的全过程，辨清疾病的寒热虚实，从而推测脏腑的病变，正确施治。

【原文】寸口大于人迎一倍，病在足厥阴；一倍而躁，在手心主。寸口二倍，病在足少阴；二倍而躁，在手少阴。寸口三倍，病在足太阴；三倍而躁，在手太阴。盛则胀满、寒中、食不化，虚则热中、出糜[1]、少气、溺色变，紧则痛痹，代则乍痛乍止。盛则泻之，虚则补之，紧则先刺而后灸之，代则取血络而后调之，陷下则徒[2]灸之。陷下者,脉血结于中,中有著血[3],血寒故宜灸之。不盛不虚以经取之。寸口四倍者,名曰内关,内关者,且大且数,死不治。必审察其本末之寒温,以验其藏府之病。

【注释】[1]糜:指大便糜烂如粥样。[2]徒:只用,仅仅。[3]著血:瘀血附着。

【语译】寸口脉的搏动比人迎脉大一倍,病在足厥阴肝经;大一倍并且躁动疾快的,病在手厥阴心包经。寸口脉的搏动比人迎脉大二倍,病在足少阴肾经;大二倍并且躁动疾快的,病在手少阴心经。寸口脉的搏动比人迎脉大三倍,病在足太阴脾经;大三倍并且躁动疾快的,病在手太阴肺经。一般来说,寸口脉粗大,会出现腹部胀满、寒滞中焦、饮食不消化等病证;寸口脉细软,为热滞中焦,表现有大便糜烂呈粥状、少气、小便颜色异常等;寸口紧急,为痛痹;出现停顿,是血脉不调,表现为时痛时止。治疗的原则是:脉粗大用泻法;脉细软用补法;脉紧急应先用针刺,再用灸法;脉停顿应先取血络放血,再配合药物内服;脉细软下陷,只用灸法不用针刺。因为脉细软下陷是由于脉中有瘀血停滞,而瘀血停滞又因寒邪深入血脉所致,所以宜用灸法来通阳散寒。脉不粗大又不细软,是病在本经,应取本经穴位。寸口脉的搏动比人迎脉大四倍,叫做内关,内关是阴气过盛,不能外出与阳气相交,使得阳气浮越于外。内关的脉象表现为粗大而疾快,也是阴阳隔绝、难以救治的死证。因此,医者除了要细心诊察脉象外,还必须详细审察疾病的全过程,辨清疾病的寒热虚实,从而推测脏腑的病变,正确治疗。

【原文】通其营输[1],乃可传于大数[2]。大数曰:盛则徒泻之,虚则徒补之,紧则灸刺且饮药,陷下则徒灸

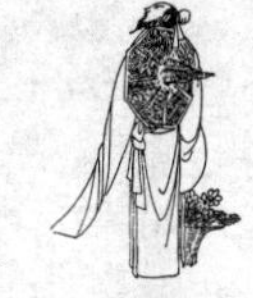

之，不盛不虚，以经取之。所谓经治者，饮药，亦曰[3]灸刺。脉急则引，脉大以弱，则欲安静，用力无劳也。

【注释】[1]营输：这里指经脉和腧穴。[2]大数：大法则。[3]曰：根据有关文献所载原文为“用”字，属正确，语译从之。

【语译】总之，作为医生必须在掌握了经脉、腧穴的理论之后，才可接受治疗大法的传授。针灸治疗法则主要有：脉粗大的只可用泻法；脉细软的只可用补法；脉紧急的可用灸、用针、用药，三种治疗方法都可以使用；脉细软下陷的，只能用灸法；脉不粗大又不细软的，从本经取穴治疗，也就是经治。所谓经治是指既可用内服药物法，也可用针法、灸法，随有病经脉的具体情况而选择治疗的方法。脉急的，可配合导引法；脉粗大而软弱的，宜安心静养，不能用力太过、烦劳过度。

【按语】本篇着重论述了通过切摸人迎脉和寸口脉的强弱、大小来测知脏腑疾病的诊断方法。其重点在于二者脉象差异的比较，若人迎脉的搏动大于寸口脉，说明主要是手三阳、足三阳经的病变；若寸口脉的搏动比人迎脉大，提示主要是手三阴、足三阴经的病变。并且还指出应根据脉象的强弱、脉速的快慢、脉形的不同表现来选定不同的治法。这种两部诊脉法是古人在长期的医疗实践中总结出来的，十分重要。然而，在现今的临证中却很少有人这样全面地进行切诊，一般仅切摸寸口而已，其中原因可能与医生不能深入、透彻地掌握经络理论，不能熟练地区分人迎、寸口表现出的不同脉象，不能了解人迎脉、寸口脉各自所主疾病的特点，以及不能耐心仔细地为病人做全面的察视有关。因此，如何将寸口脉和人迎脉的对比诊察法进行深入研究，找出规律，进一步提高诊治水平，值得重视。

五色第四十九

【提要】本篇论述了脏腑、肢节的病变反映在颜面各自的分布位置，以及与五色的配合关系，指出根据面部色泽的不同变化，可推知疾病的部位，判断疾病的轻重、发展和转归，并强调色诊应与脉诊合参，色脉结合。因本篇着重以青、赤、黄、白、黑五色分属五脏，强调观察面部五色的变化来诊断内在脏腑的疾病，所以篇名《五色》。

【原文】雷公问于黄帝曰：五色独决于明堂乎？小子未知其所谓也。黄帝曰：明堂者，鼻也。阙者，眉间也。庭者，颜[1]也。蕃者，颊侧也。蔽者，耳门也。其间欲方大，去之十步，皆见于外，如是者寿必中[2]百岁。雷公曰：五官之辨奈何？黄帝曰：明堂骨高以起，平以直，五藏次[3]于中央，六府挟[4]其两侧，首面上于阙庭，王宫[5]在于下极[6]。五藏安于胸中，真色以致，病色不见，明堂润泽以清，五官恶[7]得无辨乎？雷公曰：其不辨者，可得闻乎？黄帝曰：五色之见也，各出其色部。部骨陷[8]者，必不免于病矣。其色部乘袭[9]者，虽病甚，不死矣。雷公曰：官五色奈何？黄帝曰：青黑为痛，黄赤为热，白为寒，是谓五官。

【注释】[1]颜：头额的中部，又称为天庭。[2]中：满、达到的意思。[3]次：依次、排列。[4]挟：依附。[5]王宫：心为君主，所以心所属的部

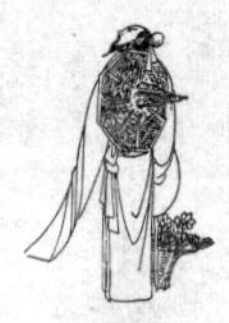

位叫王宫。[6]下极:鼻的上端、两目之间处。[7]恶:这里作疑问词,即怎么的意思。[8]部骨陷:指该部位出现的病色有深陷入骨的征象。[9]乘袭:这里指母部出现子色,母子相生。

【语译】雷公问黄帝说:采用五色望诊时,是否仅仅看明堂部位就行了?我对面部各处的名称不清楚,其中的道理也不明白。黄帝道:明堂就是鼻,阙指两眉之间,天庭指头额中部,蕃指两面颊的外侧,蔽指耳门前。如果这些部位之间生得丰满、端正、宽大,在十步以外都清晰可见,这便是高寿的象征,大多能活到一百岁。雷公说:怎样从五官来分辨五脏呢?黄帝道:鼻部高而隆起,端直正中,这是测候五官各部的基准。五脏的部位则依次分布在中央的鼻上,面部的中央,六腑的部位则位于五脏部位的两旁。头面部的定位在额部和两眉之间。心为君主,所以心所属的部位又叫王宫,王宫位于鼻的上端、两目之间处,叫做下极。五脏正常安居胸腹,面部色泽也就正常,不会出现病色,尤其是鼻部的色泽津润而光明。这就是五官部位色泽分辨的方法。望诊五官,怎么会难辨呢?雷公说:有的五官色泽失常而难以辨别,您能讲给我听听吗?黄帝道:五脏的疾病都会表现在面部所属各个部位的色泽上。如果这个部位出现不正常的病色,而且有深陷入骨的征象,必然是与其相应的脏腑发生了病变。如果这个部位的病色表现出属于五行生克规律中相生相助的颜色,病情虽然严重,但没有死亡的危险。雷公说:怎样分辨五色所主的病证呢?黄帝道:面色出现青色、黑色,主痛证;出现黄色、红色,主热证;出现白色,主寒证;这就是五色所主的一般病证。

【按语】文中所述青黑色主痛证、黄红色主热证、白色主寒证的五色主病,讲的是一般规律。临床应用时,还应结合脏腑、结合病位作进一步的分析。如医圣张仲景在《金匮要略》中提出:"内有干血,肌肤甲错,两目暗黑","膈间支饮,其人喘满,心下痞坚,面色黧黑",就说明黑色不全是主痛证。

【原文】雷公曰:病之益甚,与其方衰[1]如何?黄帝曰:外内皆在焉。切其脉口[2],滑小紧以沉者,病益甚,在中;人迎气大紧以浮者,其病益甚,在外。其脉口浮滑者,病日进;人迎沉而滑者,病日损。其脉口滑以沉者,病日进,在内;其人迎脉滑盛以浮者,其病日进,在外。脉之浮沉及人迎与寸口气小大等者,病难已。病之在藏,沉而大者,易已,小为逆;病在府,浮而大者,其病易已。人迎盛坚[3]者,伤于寒;气口盛坚者,伤于食。

【注释】[1]方衰:指病邪日衰、病渐好转。[2]脉口:指手腕桡侧的寸口脉处。[3]坚:这里指脉紧。

【语译】雷公说:怎样区别疾病是日趋严重,还是逐渐好转呢?黄帝道:应根据色和脉的情况、表里内外的综合表现来进行判断。切摸病人寸口脉,若出现圆滑、细小、紧急而深沉的,这是病在五脏,病情会日趋严重;若人迎脉出现粗大、紧急而浅浮的,这是病在六腑,病情也会日趋严重。寸口属阴,若寸口脉出现浅浮圆滑的阳脉,是病势发展的表现;人迎属阳,若人迎脉出现深沉圆滑,是病势渐轻的表现。寸口脉出现圆滑而深沉,说明病在内,病势日渐发展;人迎脉出现圆滑粗大而浅浮,说明病在外,病势也是日渐发展。如果人迎脉、寸口脉同时表现出浅浮或深沉、粗大或细小相等的脉象,这是病邪在发展,疾病难治难愈。病在五脏,脉象表现为深沉而粗大,疾病容易治愈;如果脉象出现深沉而细小,病难治愈;病在六腑,脉象表现浅浮而粗大,病容易治愈。人迎脉属阳主表,若人迎脉表现为粗大而紧急,是伤于寒邪的外感病;寸口脉属阴主里,若寸口脉出现粗大而紧急,为饮食不节的内伤病。

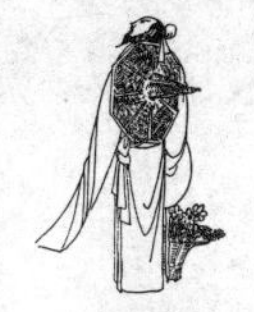

【原文】雷公曰：以色言病之间甚奈何？黄帝曰：其色粗以明[1]，沉夭[2]者为甚，其色上行者病益甚，其色下行，如云彻散者，病方已。五色各有藏部，有外部，有内部也。色从外部走内部者，其病从外走内；其色从内走外者，其病从内走外。病生于内者，先治其阴，后治其阳，反者益甚；其病生于阳者，先治其外，后治其内，反者益甚。其脉滑大以代而长者，病从外来，目有所见，志有所恶，此阳气之并也，可变而已。

【注释】[1]色粗以明：指面色鲜明光亮。[2]沉夭：晦暗无光的意思。

【语译】雷公说：怎样从面部的色泽去判断疾病的轻重呢？黄帝道：面部的色泽若鲜明光亮，为病轻；面色晦暗无光，为病重。病色逐渐向头面上部发展，是病情日益严重的表现；病色逐渐向下，并像乌云一样四面消散，这是病情减轻的表现。五色表现在颜面，不同的部位代表着不同的脏腑。鼻的两侧称为外部，外部属六腑；鼻中央称为内部，内部属五脏。若病色是从外部向内部发展，是病邪从表入里；病色从内部向外部发展，是病邪由里出表。治疗时，病从内生的，应先治内，后治外，若治法相反，就会加重病情；病从外生的，应先治外，后治内，反之也会使病情加重。若脉象表现为圆滑、粗大、停顿而很长，是阳邪从外入里，病人会出现妄见、妄想、神志异常，这是阳邪太盛，深入阴分的表现，治疗宜泻阳补阴，使阴阳调和，则疾病可愈。

【原文】雷公曰：小子闻风者，百病之始也。厥逆者，寒湿之起也，别之奈何？黄帝曰：常候阙中，薄泽[1]为风，冲浊[2]为痹，在地[3]为厥，此其常也，各以其色言其病。

雷公曰：人不病卒死，何以知之？黄帝曰：大气[4]入于藏府者，不病而卒死矣。雷公曰：病小愈而卒死者，何以知之？黄帝曰：赤色出两颧，大如拇指者，病虽小愈，必卒死。黑色出于庭，大如拇指，必不病而卒死。

【注释】[1]薄泽：指面色浮浅有光亮。[2]冲浊：面色深沉而晦暗。[3]地：指颜面的下颌部位。[4]大气：指极其剧烈的病邪。

【语译】雷公说：我听说很多疾病开始都是由风邪侵袭而引起，厥逆之证多是由寒湿之气所导致。那么，怎样从面部的颜色进行辨识呢？黄帝道：通常是通过观察眉间的气色来确定。该处色泽浅浮光亮，是风病；深沉晦暗，是痹证。另外，若深沉晦暗的病色表现在下颌部位，也是寒湿引起的厥逆之证。这就是一般察色辨证的方法。也就是说，根据各部位不同色泽的表现，就可以得知疾病的部位、疾病的性质了。

雷公说：有时病人并没有出现明显的病证，但却突发死亡，这是什么原因呢？黄帝道：这是由于特别强烈的病邪深入到脏腑，以致病证表现尚不明显，就突然死亡。雷公说：有时，在病情已有好转的情况下，也突然发生死亡，对于这种情况，又怎样才知道呢？黄帝道：若病人的两颧部出现赤红色，约拇指大小，尽管病情暂时好转，必然会突然死亡；若病人的头额中央出现黑色，大如拇指，即使没有明显的病证，也一定会发生突然死亡。

【原文】雷公再拜曰：善哉！其死有期乎？黄帝曰：察色以言其时。雷公曰：善乎！愿卒闻之。黄帝曰：庭者，前面也。阙上者，咽喉也。阙中者，肺也。下极者，心也。直下[1]者，肝也。肝左者，胆也。下者[2]，脾也。方上[3]者，胃也。中央[4]者，大肠也。挟大肠者，肾也。

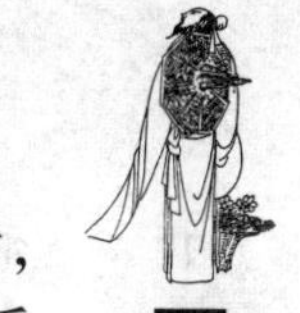

当肾者,脐也。面王[5]以上者,小肠也。面王以下者,膀胱子处也。颧者,肩也。颧后者,臂也。臂下者,手也。目内眦上者,膺[6]乳也。挟绳而上[7]者,背也。循牙车[8]以下者,股也。中央者,膝也。膝以下者,胫也。当胫以下者,足也。巨分[9]者,股里也。巨屈[10]者,膝膑也。此五藏六府肢节之部也,各有部分。有部分,用阴和阳,用阳和阴,当明部分,万举万当。能别左右,是谓大道。男女异位,故曰阴阳。审察泽夭,谓之良工。

【注释】[1]直下:指鼻柱部位,即下极的直下方。[2]下者:指鼻梁的下面,即鼻尖部。[3]方上:鼻尖两旁、鼻孔之上,即鼻翼部。[4]中央:两颧稍下,鼻两旁迎香穴以外的部位。[5]面王:鼻尖、鼻头,又叫鼻准。[6]膺:胸前两旁肌肉隆起处,即胸大肌处。[7]挟绳而上:指面颊外部的上方。[8]牙车:面颊外部下方,即颊车穴部位。[9]巨分:指口角两旁。[10]巨屈:指颊下的曲骨部。

【语译】雷公再一次拜谢黄帝说:您讲得太好了!另外我还想了解疾病的死期可以预先测知吗?黄帝道:通过观察面部与脏腑所属的部位,从它们的色泽变化就可以得知死亡的日期。雷公说:真好啊!很想听听它的全部内容。黄帝道:脏腑肢节在颜面所属的分部是:头额中央应头面,眉心的上面应咽喉,眉心应肺,两目之间应心,鼻梁应肝,鼻梁左部应胆,鼻尖应脾,鼻翼应胃,面部中央、鼻两旁、颧骨稍下应大肠,大肠两旁的颊部应肾,肾部的下方应脐,鼻尖以上、两颊以内的部位应小肠,鼻尖下的人中处应膀胱和子宫,两颧骨处应两肩,颧骨的后部应臂,臂的下部应手,内眼角上面的部位应胸和乳房,面颊外部的上方应背,面颊外部的下方应大腿,上下颚骨之间处应膝,膝部的下方应小腿,再下部应足,口角两旁应大腿的内侧,两颊部的曲骨处应膝盖。这就是五脏、六腑、肢节相应在颜面的部位分布。人体各部在颜面上各有相应部位的，根据不同部位的色泽表现，就能确定疾病的病位，明确阴阳的盛衰，也就能够用泻阳补阴法治疗阳盛阴虚的疾病，用泻阴补阳法治疗阴盛阳虚的疾病，从而达到调和阴阳而使阴阳平衡。只有先明确疾病的部位和阴阳的偏盛偏衰，辨证和治疗才能恰当、正确而万无一失。另外，还应辨别阳从左、阴从右的阴阳往来的途径，这也是阴阳变化的基本道理。男子属阳，所以色泽的表现着重在颜面的左侧；女子属阴，色泽表现着重在颜面的右侧。总之，能掌握阴阳规律，能根据脏腑相应的颜面部位去观察面色的润泽晦暗，才能掌握疾病的病位以及发展、预后，并给予正确的治疗，这才称得上是医术高明的医生。

【按语】文中论述了体内脏腑以及躯体各部在面部不同区域上的所属联系，它与脏腑肢节在耳郭上的所属联系是一致的。因此临床治疗时，不仅可用耳针刺激耳穴来调治内在脏腑疾病，也可以将脏腑肢节在颜面的所属部位作为相应的穴位进行治疗。如有医家用巴豆朱砂膏贴在与咽喉相应的眉心上部以防治白喉，取得了较好的疗效；按摩两眉心与肺相应的部位，可缓解针刺麻醉手术时出现的内脏牵拉疼痛，且针刺此处对治疗呼吸麻痹有一定的疗效，等等，值得深入研究。

【原文】沉浊为内，浮泽为外。黄赤为风，青黑为痛，白为寒，黄而膏润为脓，赤甚者为血，痛甚为挛，寒甚为皮不仁。五色各见其部，察其浮沉，以知浅深；察其泽夭，以观成败；察其散抟[1]，以知远近；视色上下，以知病处；积神于心，以知往今，故相[2]气不微，不知是非，属意勿去，乃知新故。色明不粗，沉夭为甚；不明不泽，其病不甚。其色散，驹驹然[3]未有聚，其病散而气痛，聚未成也。

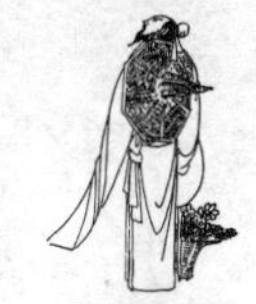

【注释】[1]抟(tuán 团):聚结不散。[2]相:观察。[3]驹驹然:形容病色疏散而不聚,有如小马奔跑无所定一样。

【语译】颜面病色表现为沉滞晦暗,是里病、脏病;表现为浮露鲜明,是表病、腑病;表现为黄色、红色,是风病;表现为青色、黑色,是痛病;表现白色,是寒病;表现为黄色、局部柔软如膏、皮肤油润,是痈脓已成;表现为深红色,是血病。另外,疼痛严重会导致筋脉痉挛;寒邪较甚会导致肌肤麻木不仁。五色各表现在颜面的一定部位,因此观察五色的浅浮与深沉,可以得知病位的深浅,色浅病位浅,色沉病位深;观察五色的润泽与枯槁,可以得知疾病的预后,润泽预后好,枯槁预后坏;观察五色聚结与疏散,可测知病程的长短,病色疏散病程短,病色聚结病程长;观察病色上下的部位,可了解病位所在,病色在面上部病在身体上部,病色在面下部病在身体下部。医者若能聚精会神,认真仔细地观察分析病人的气色,便可得知疾病过去的发生与如今的发展。反之,若观察不精微细致,必然不能掌握疾病的轻重好坏。所以,必须专心致志地观察分析,才能做到心中有数而不受迷惑,才能得知疾病的新旧、发生和发展等情况。如果面色表现不明亮润泽,而是枯槁晦暗,病情必会加重;如果面色既不明亮润泽,又不枯槁晦暗,为疾病不严重;如果病色出现疏散而不聚结,说明疾病还未形成结聚,即使有疼痛也只是气滞不通所致。

【原文】肾乘心,心先病,肾为应,色皆如是。男子色在于面王,为小腹痛,下为卵痛,其圜直[1]为茎痛,高为本,下为首,狐疝㿉阴[2]之属也。女子在于面王,为膀胱子处之病,散为痛,抟为聚,方员左右,各如其色形。其随而下,至胝为淫[3],有润如膏状,为暴食不洁。左为左,右为右,其色有邪[4],聚散而不端,面色所指者也。色者，青黑赤白黄，皆端满[5]有别乡。别乡赤者，其色亦大如榆荚[6]，在面王为不日。其色上锐，首空上向，下锐下向，在左右如法。以五色命藏，青为肝，赤为心，白为肺，黄为脾，黑为肾。肝合筋，心合脉，肺合皮，脾合肉，肾合骨也。

【注释】[1]圜直：即圆而直的人中沟。[2]㿉（tuí 颓）阴：属疝病类，即睾丸、阴茎疼痛，阴囊肿大的病证。[3]淫：白淫，即带下病。[4]邪：斜。[5]端满：端正盈满。[6]榆荚：榆树的果实。

【语译】肾属水，心属火，若属肾的黑色表现在心相应的部位，是水克火。这是由于心先病，心虚弱，肾乘虚而入。这种病色相克的现象，各个脏腑都有，可以此类推。若男子的病色表现在鼻尖上，主小腹痛；在鼻尖下部，主睾丸痛；病色出现在人中沟，主阴茎痛；病色在人中沟上部，为阴茎根部痛，病色在人中沟下部，为阴茎头痛，这些都属于疝病一类。女子的病色表现在鼻尖部，主膀胱和子宫病；若病色疏散不聚，为气滞作痛；若病色聚结不散，是血瘀的积聚病。积聚体积的大小、形态的方圆以及部位的偏左偏右，都与显露在面部的病色一致；若病色一直下延到唇部，是带下病，会排出浊润如膏的污物，这多是暴饮暴食或饮食不洁所致。病色表现在左面部，为身体左侧有病；病色表现在右面部，为身体右侧有病；若病色或聚结或疏散，或斜出不端正，可根据病色出现的部位来判断疾病所在的部位。所谓病色，是指青、黑、红、白、黄这五种颜色。五色应该端正明润地出现在所属的颜面各部，如果病色出现在其他部位，疾病的预后就有好坏之别。如心所主的颜色为红色，若红色不出现在心的部位，而出现在鼻尖脾的部位，面积约榆树果实大小，这是火土相生，疾病虽然严重，但预后较好，疾病用不了几日就会痊愈；而部位上出现相克的病色情况，就是预后不

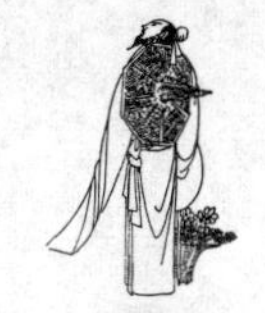

好的表现了。此外,病色不同的外形还可表明病邪发展的方向,病色尖端所指的方向,就是病邪发展的方向。如病色尖端向上,说明头面部的正气空虚,病邪有向上发展的趋势;病色尖端向下,说明病邪会向下发展;其他向左、向右,以此类推。关于五色配属五脏,青色属肝,肝和筋配,色青筋病则病位在肝;红色属心,心和脉配,色红脉病则病位在心;白色属肺,肺和皮配,色白皮病则病位在肺;黄色属脾,脾和肉配,色黄肉病则病位在脾;黑色属肾,肾和骨配,色黑骨病则病位在肾。即通过五色望诊,可帮助疾病定位。

【按语】本篇着重介绍了中医诊断学中的望色诊断法,它将颜面各部分属于人体各个部位,内而脏腑,外而肢节,充分体现出人体是一个有机整体的整体观思想。五色诊断法与脏腑学说紧密相关,因此要了解内在五脏六腑的情况,就应仔细观察病人颜面的色泽,观察色泽出现的部位。这种望色诊断法不仅对内、外等科有临床意义,尤其对难用语言表达清楚病情的儿科病儿更有非常重要的临床意义。所以,宋代儿科大医学家钱乙便十分推崇望色诊断法,并进一步发展为面上诊和目上诊。面上诊,即通过面上颜色的变化来诊断脏腑的病变:左腮为肝,右腮为肺,额上为心,鼻为脾,颏(kē)即下颌为肾。比如,患儿右腮出现红色,便知肺有热,其余以此类推。目上诊,即通过眼睛的颜色变化以及有无光泽来了解五脏的虚实、寒热,如眼睛发红为心热,淡红为心虚热,发青为肝热,浅青为肝虚,色黄为脾热,无光彩为肾虚等等。这些方法大大弥补了儿科切诊的不足,对儿科病的诊断和预后的判断,都有很大的指导意义。

值得指出的是,在《内经》以及整个中医学中,除了面部定位分候"五藏六府肢节之部分"外,认为外在形体许多部分都能反映内在五脏六腑的变化,因此还有许多"藏府定位"的理论和方法,如舌诊中的舌尖候心肺,舌边候肝胆,舌中候脾胃,舌根候肾;脉诊中的左手寸部候心、关部候肝、尺部候肾,右手寸部候肺、关部候脾、尺部候肾;目诊"五轮学说"中的眼胞为肉轮、候脾,两眦为血轮、候心,白睛为气轮、候肺,黑睛为风轮、候肝,瞳神为水轮、候肾;尺肤诊法中的上、中、下段,内、外两侧以及中间,分候脏腑形体(详见《素问·脉要精微论》等篇);尤其是针灸中的耳诊疗法,一个耳郭更是整个五脏六腑形体肢节的缩影,根据某个压痛点,就可以分候和针治各脏腑形体的疾病等等。非常有趣的是,中医学运用了几千年的这些理论与方法,竟与现代的"生物全息律"有着惊人的相似之处。所谓的"生物全息律",乃是从激光全息照片的现象中引出而发现。激光全息照片有一个特点,就是它在碎裂成若干小块之后,每一个小块仍然带有全部的信息,而能够再现出原来的整个物象。而生命体的任何一个部分,都是整个生命体成比例的缩小,从整个躯体看,是一个大的生命全息系统,面、眼、耳、舌、寸口、尺肤等则是带有并能反映整体生命信息的全息单位,因此,从局部就能分析和把握整体生命活动的常异变化。这不仅证明了《内经》以及整个中医学"整体观念"理论的正确性,更为研究整体与局部之间的关系、指导医疗实践,开辟了一条新的途径。

论勇第五十

【提要】本篇论述了在同一环境中是否受病,关键在于体质的强弱,而体质的强弱可通过在外的皮肤、肌腠表现出来。本篇还指出人勇怯的性格是与肝、胆、心等内脏器官以及气机的强弱密切相关。因本篇主要论述人的勇怯,所以篇名《论勇》。

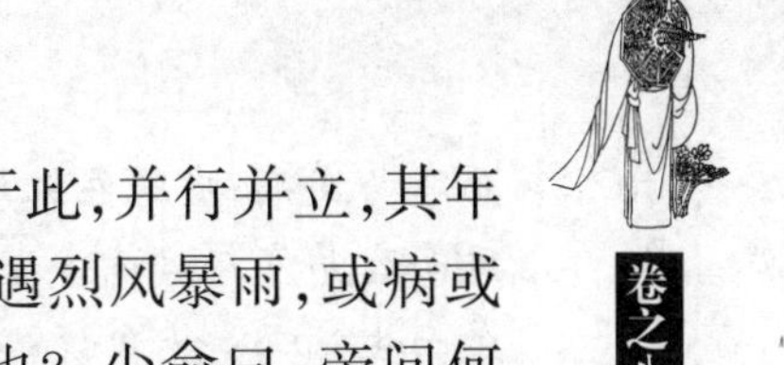

【原文】黄帝问于少俞曰：有人于此，并行并立，其年之长少等也，衣之厚薄均也，卒然遇烈风暴雨，或病或不病，或皆病，或皆不病，其故何也？少俞曰：帝问何急[1]？黄帝曰：愿尽闻之。少俞曰：春青风[2]，夏阳风[3]，秋凉风，冬寒风，凡此四时之风者，其所病各不同形。黄帝曰：四时之风，病[4]人如何？少俞曰：黄色薄皮弱肉者，不胜春之虚风[5]；白色薄皮弱肉者，不胜夏之虚风；青色薄皮弱肉者，不胜秋之虚风；赤色薄皮弱肉，不胜冬之虚风也。黄帝曰：黑色不病乎？少俞曰：黑色而皮厚肉坚，固不伤于四时之风；其皮薄而肉不坚，色不一者，长夏至而有虚风者，病矣；其皮厚而肌肉坚者，长夏至而有虚风，不病矣；其皮厚而肌肉坚者，必重感于寒，外内皆然，乃病。黄帝曰：善。

【注释】[1]急：先。[2]青风：据有关文献所载原文，应作"温风"为是。[3]阳风：热风。[4]病：伤害。[5]虚风：指四季反常的邪风。

【语译】黄帝问少俞道；有些人他们生活在同一环境之中，同行同住，年龄少长相同，衣着厚薄一样，又都突然遇到狂风暴雨，却有人生病，有人不生病，或者都病，或者都不病，这是什么道理呢？少俞说：您想先了解哪个问题？黄帝道：我都想听。少俞说：在一年四季中，春季的风是温风，夏季的风是热风，秋季的风是凉风，冬季的风是寒风。四季的风影响人体时，由于风的性质不同，人的体质不同，所以人体的疾病表现也就不同。黄帝道：四季不同的风邪，伤害人体会有哪些表现？少俞说：皮肤色黄薄瘦而肌肉虚弱的人，不能抵御春天的邪风而容易发病；皮肤色白薄瘦而肌肉虚弱的人，不能抵御夏季的邪风而容易发病；皮肤色青薄瘦而肌肉虚弱的人，不能抵御秋季的邪风而容易发病;皮肤色红薄瘦而肌肉弱的人,不能抵御冬季的邪风而容易发病。黄帝道:皮肤色黑的人,不会受四季邪风的侵袭而生病吗?少俞说:皮肤色黑而厚实、肌肉结实,不容易被四时邪风伤害。然而如果皮肤色黑,但皮肤薄瘦、肌肉不结实,并且皮肤的颜色经常变化又没有一定的规律,在长夏季节若遭遇了风邪也会生病。如果皮肤色黑厚实、肌肉结实,即使在长夏季节受到了邪风的侵袭,也不容易生病。但是,皮肤色黑厚实、肌肉结实的人如果既感受了四季的邪风,又内伤饮食生冷,内外受邪而俱伤,也会生病。黄帝道:讲得好。

【原文】黄帝曰:夫人之忍痛与不忍痛者,非勇怯之分也。夫勇士之不忍痛者,见难则前,见痛则止;夫怯士之忍痛者,闻难则恐,遇痛不动。夫勇士之忍痛者,见难不恐,遇痛不动;夫怯之不忍痛者,见难与痛,目转面盼[1],恐不能言,失气,惊,颜色变化,乍死乍生。余见其然也,不知其何由,愿闻其故。少俞曰:夫忍痛与不忍痛者,皮肤之薄厚,肌肉之坚脆缓急之分也,非勇怯之谓也。黄帝曰:愿闻勇怯之所由然。少俞曰:勇士者,目深以固[2],长衡直扬[3],三焦理横,其心端直,其肝大以坚,其胆满以傍[4],怒则气盛而胸张,肝举而胆横,眦裂而目扬,毛起而面苍,此勇士之由然者也。黄帝曰:愿闻怯士之所由然。少俞曰:怯士者,目大而不减[5],阴阳相失,其焦理纵,𩩲骬[6]短而小,肝系缓,其胆不满而纵,肠胃挺[7],胁下空,虽方大怒,气不能满其胸,肝肺虽举,气衰复下,故不能久怒,此怯士之所由然者也。

【注释】[1]目转面盼:形容由于惊恐导致视物旋转,面部斜侧向

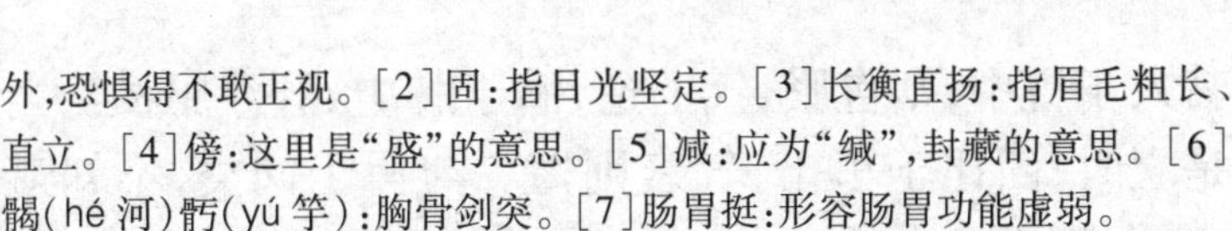

外,恐惧得不敢正视。[2]固:指目光坚定。[3]长衡直扬:指眉毛粗长、直立。[4]傍:这里是“盛”的意思。[5]减:应为“缄”,封藏的意思。[6]髑(hé 河)骬(yú 竽):胸骨剑突。[7]肠胃挻:形容肠胃功能虚弱。

【语译】黄帝道:人有耐痛和不耐痛的不同,但这并不以性格的勇敢或怯弱来决定。比如,有些非常勇敢的人却不耐痛,面对危难,他们能勇往直前,毫不恐惧,但躯体若有疼痛,却难以忍耐;而一些性格懦弱胆小的人,却能忍耐疼痛,他们听到危难就害怕,恐惧不安,但对躯体的疼痛,却能够忍耐。另外还有两种人:一种是勇敢又耐痛的人,面对危难不害怕、不恐惧,身体疼痛也能忍耐;一种是怯弱又不耐痛的人,他们遇到危难和疼痛,常被吓得目转面歪,脸色大变,惊恐万状,口不能言,甚至被吓得死去活来。我曾看见过这些现象,但却不知其中的道理,想听你讲讲。少俞说:人体的耐痛与不耐痛,与皮肤的厚薄、肌肉的强弱及松弛和紧张有关,而不是以性格的勇敢和胆怯来决定的。黄帝道:我想听听人的性格为什么有勇敢和懦弱之分的道理。少俞说:勇敢的人,他们的目光深邃而坚定,眉毛粗长而扬起,全身肌腠纹理紧密,心脏平正端直,肝脏厚实坚大,胆汁充盈,胆囊饱满。当他们发怒时,气盛充满胸中,胸廓扩张,肝气上举,胆气横溢,因而双目圆瞪,目光四射,毛发竖立,脸色铁青,这就是决定勇士性格的原因。黄帝道:我还想听听怯弱性格产生的原因。少俞说:性格懦弱的人,他们的眼睛虽大,但大而无神,阴阳不相协调,全身肌腠纹理松弛,胸部的剑突骨短小,肝脏薄软,胆汁不充,胆囊瘪垂,肠胃蠕动无力,胁下空虚不饱满。他们虽然大怒发作,但气仍不能充满胸廓,肝气、肺气即使上冲,也持续不久,很快便气衰而降,所以他们发怒的时间不会太长,这就是决定怯弱之人性格的原因。

【原文】黄帝曰:怯士之得酒,怒不避勇士者,何藏使然?少俞曰:酒者,水谷之精,熟谷之液也,其气慓悍,其入于胃中，则胃胀，气上逆，满于胸中，肝浮胆横。当是之时，固比于勇士，气衰则悔。与勇士同类，不知避之，名曰酒悖[1]也。

【注释】[1]酒悖(bèi倍)：指借酒逞强，甚至妄作妄为。

【语译】黄帝道：性格怯弱的人常常在饮酒之后，发起怒来如同勇士一样，这是哪一脏的功能在起作用呢？少俞说：这是酒的作用。因为酒是水谷中的精华，是由水谷发酵酿造而成的汁液，酒性急疾猛烈，所以当酒饮入胃后，会使胃部胀满，气向上逆充满胸中，并影响到肝胆，使肝气上冲，胆气横逆。在这个时候，他的言语举止可以与勇士一样，但当酒气过了，酒醒气衰之后，不仅又会胆小怕事如初，还会后悔酒后的冲动，这种好像与勇士一样的不怕不惧，其实并非真正的勇士，只能叫做酒悖。

【按语】本篇论述了人勇怯性格的产生基础和外在表现，指出了人的勇怯与内脏器官和气机的强盛虚弱密切相关。这些论述，对发病学、诊断学以及对疾病的预后判断都有很大的指导意义。

人勇怯的性格虽与先天遗传有关，但不是一成不变的，在后天不同的环境中可以培养出不同的勇怯性格来。明代大医家张景岳就明确提出勇有两种：一种叫做“血气之勇”，一种叫做“礼义之勇”。血气之勇指先天遗传，与体质禀赋的强弱有关，又称为“资禀过人”；礼义之勇是通过后天的学习，通过“明理养性”，通过恰当的教育而形成的。并认为血气之勇的生理基础与肝相关，礼义之勇的生理基础与心相关。即在后天，可以通过心为五脏六腑之大主，心主神明的自我控制和自身调节，通过良好的情操修养，通过改变环境，是可以克服先天遗传的不良性格的。

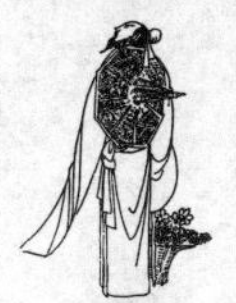

在《续名医类案》里记载有金元大医家张子和的一例病案：卫德新的妻子，旅行途中遇上盗匪抢劫旅店、抢钱、烧房子，在这种惊吓的环境中，她吓得惊恐万状，昏倒在地，自此以后，性格变得异常胆小，害怕听到任何响动的声音，否则便会吓着昏倒。家里人只有蹑足而行，不敢发出一点声响。十多年来，请医诊治，服药无数，但都不能改变这种胆怯的情况，后来请张子和给予诊治，子和不用药物治疗，而是从改变环境和说服教育着手。他先在其妇面前摆放一小茶几，让两侍女左右各扶其妇的双手，然后用木棒猛击茶几，同时高声说到："娘子当视此"，其妇大惊失色，张子和立即说："我以木击几，何之惊乎？"稍后，再用木击茶几，其妇又惊，再缓……张子和又用木杖敲击门窗，并从各个方面昼夜都给予响声。这样经过一段时间，通过改变环境和说服教育，使病人理解到声响是平常之事，没有什么了不起。于是勇气渐增，并逐渐习惯，以致后来"虽闻雷声亦不惊"了。这例病案提示我们：人的勇怯是随不同的环境而发生变化的，所以，通过后天的努力是可以改变自己不良的性格的。

至于本篇前部分所论述的肌肉之厚薄坚脆、肤色等与疾病发生与否的易感性、与疾病种类的特异性，则属于体质学的范畴，详细讨论参见本书的《逆顺肥瘦》等篇。

背腧第五十一

【提要】本篇论述了五脏腧穴在背部的位置以及灸疗的补、泻方法，强调背部腧穴因接近内在脏腑，所以禁止深刺。因本篇着重论述背部腧穴，所以篇名《背腧》。

【原文】黄帝问于岐伯曰：愿闻五藏之腧，出于背者。岐伯曰：胸中大腧[1]在杼骨[2]之端，肺腧在三焦[3]之间[4]，心腧在五焦之间，膈腧在七焦之间，肝腧在九焦之间，脾腧在十一焦之间，肾腧在十四焦之间，皆挟脊相去三寸所[5]，则欲得而验之，按其处，应在中[6]而痛解，乃其腧也。灸之则可，刺之则不可。气盛则泻之，虚则补之。以火补者，毋吹其火，须自灭也。以火泻之，疾吹其火，传[7]其艾，须其火灭也。

【注释】[1]胸中大腧：即大杼穴，因在背腧穴之中，大杼的穴位高居于五脏六腑各腧穴之上，所以称为大腧。[2]杼骨：第一椎骨。[3]焦：根据有关文献所载原文及前人看法，当作“椎”字为是，语译从之。以下“焦”字同此。[4]间：根据前人所引原文及看法，当作“旁”字为是，语译从之。以下“间”字同此。[5]所：地方。[6]应在中：用手指按压穴位，有酸胀疼痛的反应处即为穴位。[7]传：有关文献所载原文作“傅”或“拊”，三字通用，辅助、扶助的意思。

【语译】黄帝问岐伯道：很想听听五脏的腧穴都位于背部的哪些部位？岐伯说：胸中大腧即大杼穴，在后项第一椎骨下的两旁，肺俞穴在第三椎骨下的两旁，心俞穴在第五椎骨下的两旁，膈俞穴在第七椎骨下的两旁，肝俞穴在第九椎骨下的两旁，脾俞穴在第十一椎骨下的两旁，肾俞穴在第十四椎骨下的两旁。这些腧穴都分布在脊柱两旁，左右之间的距离相隔三寸之处。要想验证取穴部位是否正确，可用手指按压在上述部位，病人会感到胀痛酸麻，或者原有的疼痛得以缓解，就是俞穴所在的部位。必须注意的是，这些背部俞穴，只能用灸疗，不可用针刺。邪气盛的病证就用灸疗之泻法，正气虚的病证就用灸疗之补法。使用灸疗补法时，在艾火点燃后，不要吹灭艾火，让它慢慢燃烧，自然熄灭。使用灸疗泻法时，在艾火点燃后，要迅速

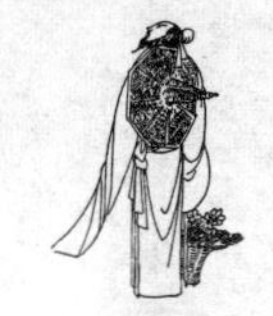

将火吹旺，还要用手捏紧艾绒，使它尽快燃烧，迅速熄灭。

【按语】本篇指出五脏俞穴不可针刺，并不是绝对不能用针，而旨在提醒人们对背部的穴位不可深刺，深刺容易损伤肺脏、心脏，从而发生严重的医疗事故，故而自古便有“胸背薄似饼，肚腹深似井”的告诫。当病情需要，必须在背上扎针时，一般采用浅刺或斜刺，以保证心肺不受损伤。这对初学者来说的确十分重要。

灸法对许多病证可以收到很好的疗效，尤其对久泄、痰饮、厥逆、痿痹等属阴寒之证，疗效甚佳。另外，本篇指出灸法有补和泻两方面的作用，纠正了一般人认为灸法只能补不能泻的片面看法，为临床广泛使用灸法提供了理论依据。

在长期的实践中，本篇所论述的背俞穴位置以及取穴的方法，已经运用到诊断疾病的方面，尤其在脏腑疾病的诊断方面，即现代所说的“穴位压痛辨病诊断法”。由于背俞穴是脏腑经气汇聚的地方，所以，内在脏腑的病变可反映到俞穴上，如心俞、肝俞、脾俞、肺俞、肾俞等穴位出现压痛或反应过敏时，常提示相应脏腑有病变产生。有专家在通过 100 例病人的穴诊研究后发现，各类癌症患者（除子宫癌、卵巢癌经放射治疗后压痛不明显外）的新大郄穴（臀横纹及腘横纹联线中点偏外下五分），均可出现明显压痛。因此，提示人们可经常按压穴位，以便及时了解内在脏腑的病变。

卫气第五十二

【提要】本篇论述了营卫之气的生理功能、十二经脉的标本部位以及经络之气在胸、腹、头、腿部往来行聚的部位，说明内在脏腑的病变可以在经脉上反映出来。因此，通过对这些部位的针刺补泻治疗即可达到调治内脏的目的。因人体是否健康、是否患病都与卫气有关，所以篇名《卫气》。

【原文】黄帝曰：五藏者，所以藏精神魂魄者也。六府者，所以受水谷而行化物者也。其气内于五藏，而外络肢节。其浮气之不循经者，为卫气。其精气之行于经者，为营气。阴阳相随，外内相贯，如环之无端，亭亭淳淳[1]乎，孰能穷之。然其分别阴阳，皆有标本[2]虚实所离之处。能别阴阳十二经者，知病之所生；候虚实之所在者，能得病之高下；知府腑之气街[3]者，能知解结契绍于门户；能知虚实之坚软者，知补泻之所在；能知六经标本者，可以无惑于天下。

【注释】[1]亭亭淳淳：亭，即停；淳，流动的样子。亭亭淳淳是形容营卫气血运行于周身，其中虽然时有停聚之处，但仍无休止地不断流动着。[2]标本：这里指经脉循行的起止本末。[3]气街：指气行往来的径路。

【语译】黄帝道：五脏是贮藏精、神、魂、魄的器官，六腑是消化饮食、输送营养和排泄废物的器官。由水谷物中化生出来的精微之气，向内输注到五脏，向外运行到全身四肢百骸。其中浮出脉外而不循行在经脉之内的气叫做卫气，循行在经脉之内的精气叫做营气。卫气行在脉外属阳，营气行在脉中属阴，阴阳相互依随，外内相互贯通，就像圆环一样没有首尾；就像水流一样，虽然时有停聚，但仍然流行不息。营卫之气的出入、离合错综复杂，其中的道理我了解得还不深。但是，我知道经脉有阴阳之分，有标本、虚实的不同，经气有离合的地方。能辨别手足三阴三阳十二经脉，就能知道疾病生于何经；能察知经脉的

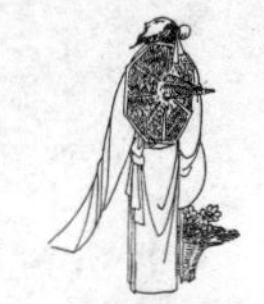

虚实部位，就能得知疾病的病位是在上还是在下；能了解六腑之气运行的道路，在治疗上就能如同解开绳结、打开门户一样观察到疾病的性质和变化；能够知道病情的虚实以及经脉因经气空虚而柔软、因邪气结聚而坚硬，在治疗上就能知道补虚泻实的运用；能掌握六经的标本部位，无论疾病多么复杂，都可以辨识清楚而不会疑惑了。

【原文】岐伯曰：博哉，圣帝之论！臣请尽意悉言之。足太阳之本，在跟以上五寸中，标在两络[1]命门。命门者，目也。足少阳之本，在窍阴之间，标在窗笼之前。窗笼者，耳也。足少阴之本，在内踝下上三寸中，标在背腧与舌下两脉也。足厥阴之本，在行间上五寸所，标在背腧也。足阳明之本，在厉兑，标在人迎颊挟颃颡[2]也。足太阴之本，在中封前上四寸之中，标在背腧与舌本也。手太阳之本，在外踝[3]之后，标在命门之上一寸也。手少阳之本，在小指次指之间上二寸，标在耳后上角下外眦也。手阳明之本，在肘骨中，上至别阳，标在颜下合钳上[4]也。手太阴之本，在寸口之中，标在腋内动也。手少阴之本，在锐骨之端，标在背腧也。手心主之本，在掌后两筋之间二寸中，标在腋下下三寸也。

凡候此者，下虚则厥，下盛则热。上虚则眩，上盛则热痛。故石[5]者绝而止之，虚者引而起之。

【注释】[1]两络：指睛明穴，左右各一，所以称为两络。[2]颃(háng 杭)颡(sāng 桑)：软腭的后部。[3]外踝：这里指尺骨茎突，称为手外踝。[4]钳上：夹耳两旁上端的地方。[5]石：据有关文献所载原文及上下文义当作“实”，为是。

【语译】岐伯说：您所说真是博大啊！请让我就我所知道的尽量详细地谈谈。足太阳膀胱经的本部，在足跟外侧上五寸的跗阳穴，标部在两眼内眦处的睛明穴，所说的命门就是指眼睛。足少阳胆经的本部，在足第四趾外侧的窍阴穴，标部在两耳前的听宫穴，所说的窗笼，就是指耳朵。足少阴肾经的本部，在内踝上三寸的交信穴、复溜穴，标部在背脊第十四椎下两旁的肾俞穴和舌下的廉泉穴。足厥阴肝经的本部，在足第一、二趾间的行间穴上五寸的中封穴，标部在背脊第九椎下两旁的肝俞穴。足阳明胃经的本部，在足二趾外侧趾甲角旁的厉兑穴，标部在颈部结喉两旁的人迎穴，以及面颊下与软腭后部相连处。足太阴脾经的本部，在内踝前中封穴上四寸的三阴交穴，标部在背脊第十一椎下两旁的脾俞穴和舌根部。手太阳小肠经的本部，在手尺骨小头侧缘的养老穴，标部在两眼睛明穴上一寸处。手少阳三焦经的本部，在手小指和无名指之间上二寸的液门穴，标在耳后上角的角孙穴和眼外眦下的丝竹空穴。手阳明大肠经的本部，在肘横纹外的曲池穴和曲池上七寸的臂臑穴，标在头额下夹耳两旁上端的地方。手太阴肺经的本部，在寸口中即腕横纹上桡动脉外侧的太渊穴，标在腋下的搏动处，即腋下三寸的天府穴。手少阴心经的本部，在腕横纹尺侧高骨端的神门穴，标在背脊第五椎下两旁的心俞穴。手厥阴心包经的本部，在腕横纹上二寸、掌后两肌腱之间的内关穴，标在腋下三寸，即第四肋间、乳头外侧的天池穴。

观察这些部位，一般说来下部虚衰的表现为厥逆，下部邪盛的表现为发热，上部虚衰的表现为眩晕，上部邪盛的表现为发热疼痛。在临床治疗时，实证当用泻法，泻除邪气以制止疾病的发展；虚证当用补法，扶助正气以利于正气的恢复。

【原文】请言气街：胸气有街，腹气有街，头气有街，胫气有街。故气在头者，止之于脑。气在胸者，止之膺

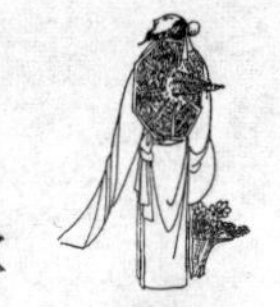

与背腧。气在腹者，止之背腧与冲脉于脐左右之动脉者。气在胫者，止之于气街与承山、踝上以下。取此者用毫针，必先按而在久，应于手，乃刺而予之。所治者，头痛眩仆，腹痛中满暴胀，及有新积。痛可移者，易已也；积不痛，难已也。

【语译】再谈谈经络之气聚行的道路：在人体的胸、腹、头、腿各部，各自都有气聚行的部位。气在头部则聚于脑；气在胸部则前聚于胸之两侧，后聚于十一椎以上、足太阳经背部的脏腑俞穴；气在腹部，后聚于十一椎以下、足太阳经背部的脏腑俞穴，前聚于冲脉在脐左右两旁的动脉即肓腧、天枢等穴；气在小腿，聚于足阳明胃经的气冲穴、足太阳膀胱经的承山穴以及足踝上下等处。用针原则：凡是针刺以上各经络之气往来聚行的部位时，只能用最细短的毫针。在具体操作时，应先用手在穴位上作长时间的按压，等到经气来至，指下产生一定的感应时，才能下针予以补泻。以上四处经气往来聚行的部位所属穴位分别主治的病证，是头痛、眩晕、昏倒、腹痛、脘腹满闷，以及突发腹胀、积聚初期。按之积聚部位疼痛能移动走窜的，容易治愈；若不感疼痛的，就难以治愈了。

【按语】本篇论述了人体营卫之气的来源、两者不同的循行途径以及两者之间的关系，指出营卫协调，则内能养五脏、外能柔筋骨关节。本篇还从生理、病理、治疗等方面强调了经脉在人体结构中所起的重要作用，说明由于十二经脉内属于脏腑，外络于四肢百骸、遍布于全身，从而能够沟通表里、贯穿上下，使人体形成一个有机的整体。正因为经脉与脏腑、与营卫之气的正常运行都有非常密切的关系，经脉之气又源于相应的脏腑，所以，经脉的病变多与内脏有关，而内脏的病变又往往在其相应经脉的循行部位反映出来，如临床常见的肝脏病变、肝气郁结、气滞失疏，则表现出胁肋疼痛等。即内在脏腑发生了寒、热、虚、实的病变，都会在相应的经脉上反映出一定的症状和体征来。而用针刺调治相应经脉的某些部位，也能达到调治经脉、调治内在脏腑的目的。所以，本篇着重指出了全面掌握经脉循行起止部位、掌握十二经脉标本上下部位的重要性。

论痛第五十三

【提要】本篇论述了由于人的体质不同，所以对疼痛、对毒性药物的耐受能力也不相同，并指出疾病的易治难治也与体质因素有关。由此提示人们在临证时，应根据不同的体质因人制宜进行辨证施治。因本篇主要论述不同的人对疼痛的耐受情况，所以篇名《论痛》。

【原文】黄帝问于少俞曰：筋骨之强弱，肌肉之坚脆，皮肤之厚薄，腠理之疏密，各不同，其于针石火焫[1]之痛何如？肠胃之厚薄坚脆亦不等，其于毒药[2]何如？愿尽闻之。少俞曰：人之骨强、筋弱、肉缓、皮肤厚者耐痛，其于针石之痛、火焫亦然。黄帝曰：其耐火焫者，何以知之？少俞答曰：加以黑色而美[3]骨者，耐火焫。黄帝曰：其不耐针石之痛者，何以知之？少俞曰：坚肉薄皮者，不耐针石之痛，于火焫亦然。黄帝曰：人之病，或同时而伤，或易已，或难已，其故何如？少俞曰：同时而伤，其身多热者，易已；多寒者，难已。黄帝曰：人之胜

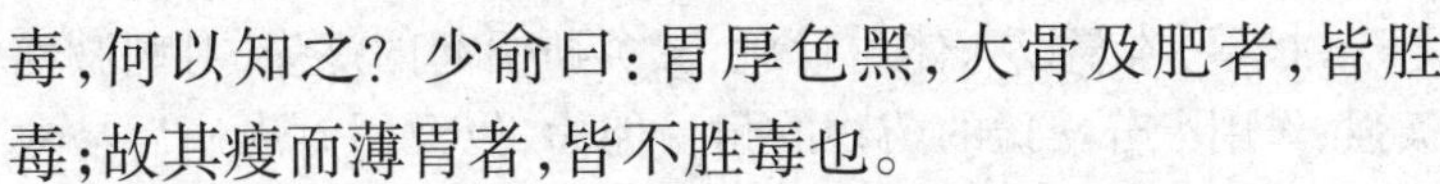

毒，何以知之？少俞曰：胃厚色黑，大骨及肥者，皆胜毒；故其瘦而薄胃者，皆不胜毒也。

【注释】[1]焫（ruò 若）：指用艾火灸灼。[2]毒药：这里指刺激性极强、作用十分峻猛的药物。[3]美：这里指强壮。

【语译】黄帝问少俞道：在人体，筋骨有强壮也有衰弱，肌肉有结实也有柔弱，皮肤有厚实也有脆薄，腠理有疏松也有致密，人们的禀赋不同，表现也各不相同。他们对因针刺、艾灸所引起的疼痛反应又怎么样呢？此外，人肠胃的厚薄、强弱也不一致，他们对刺激性极强、作用十分峻猛的药物的耐受程度又是怎样的呢？我很想听听全部的道理。少俞说：一般来说，骨骼强壮、筋脉柔和、肌肉柔软、皮肤厚实的人耐痛能力强，他们对针刺、艾灸所产生的疼痛不以为然，完全能够耐受。黄帝道：怎样才能知道哪些人能耐受艾灸的疼痛呢？少俞说：骨骼强健、筋脉柔和、肌肉柔软、皮肤厚实，再加之皮肤色黑的人，他们耐受艾灸火灼所致疼痛的能力很强。黄帝道：怎样才能知道哪些人不能耐受针刺的疼痛呢？少俞说：肌肉结实、皮肤薄弱的人，多不能耐受针刺所致的疼痛，同样，对于艾灸的疼痛也不能耐受。黄帝道：人患病后，有时大家虽然是同时患病，但有的人容易治愈，而有的人却难以治愈，这是什么原因呢？少俞说：虽然是同时患同样的疾病，但由于人的体质不同，治愈的情况也就有所不同，比如，身体多热的人，是阳气比较充足，抗病能力较强，因此容易治愈；身体多寒的人，是阳气虚弱，抗病能力低，所以疾病难治难愈。黄帝道：怎样才能知道人对刺激性极强、作用十分峻猛的药物的耐受程度呢？少俞说：胃的功能强盛、皮肤色黑、骨骼强壮、形体丰满的人，对刺激性极强、作用十分峻猛药物的耐受力强；反之，形体消瘦、胃功能衰弱的人，对刺激性极强、作用十分峻猛药物的耐受能力差。

【按语】本篇以人体对针刺、艾灸所引起的疼痛，对刺激性极强、作用十分峻猛的药物的耐受能力，以及同时患病后易愈难愈为例，说明了人的体质不同则表现各异。什么是体质？体质是指身体强弱的素质，它是人的健康水平和对外界的适应能力，它反映了人体的形态与功能在其生长、发育过程中形成的特殊性，这种特殊性往往决定其对某些疾病的易感性及其病机演变的倾向性。人体质的特性以先天禀赋为基础，但是，随着年龄的增长，人体在生、长、壮、老的生命过程中，体质也会发生变化，如阳盛体质可以变成阴虚体质，再变成阴阳俱虚体质；肥人型可以变为瘦人型，瘦人型又可变成肥人型；不过敏的体质可以变为过敏的体质，而过敏的体质也可以变为不过敏的体质……总之，体质可随人们的精神状态、饮食营养、疾病损伤、生活方式、社会环境的变化而变化，因此，人们可以采用各种方法，将不良体质尽可能地转变为优良体质，从而达到提高生活质量、预防疾病、延缓衰老的目的。有关体质的讨论，可与本书的《逆顺肥瘦》、《本藏》等互参。

天年第五十四

【提要】本篇主要论述了人的形成和生长衰老的过程中每一阶段人体所表现出不同的形态、性情特征，以及长寿和短命的原因，从而说明防止衰老、摄生防病的重要性。因本篇着重论述人应该活到的自然年限——天年，所以篇名《天年》。

【原文】黄帝问于岐伯曰：愿闻人之始生，何气筑为基[1]？何立而为楯[2]？何失而死？何得而生？岐伯

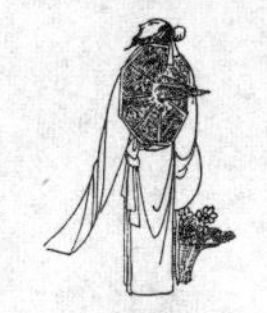

曰:以母为基,以父为楯,失神[3]者死,得神者生也。黄帝曰:何者为神?岐伯曰:血气已和,营卫已通,五藏已成,神气舍心,魂魄[4]毕具,乃成为人。黄帝曰:人之寿夭各不同,或夭寿,或卒死,或病久,愿闻其道。岐伯曰:五藏坚固,血脉和调,肌肉解利[5],皮肤致密,营卫之行,不失其常,呼吸微徐,气以度行,六府化谷,津液布扬,各如其常,故能长久。黄帝曰:人之寿百岁而死,何以致之?岐伯曰:使道隧以长,基墙[6]高以方,通调营卫,三部三里[7]起,骨高肉满,百岁乃得终。

【注释】[1]基:基础、根本。[2]楯(shǔn 吮):栏杆,这里是遮蔽、护卫的意思。[3]神:广义指人体生命活动,狭义指思维意识活动,这里指广义。[4]魂魄:属于精神活动的一部分,详见《本神》篇。[5]解利:通利流畅的意思。[6]基墙:这里指整个面部。[7]三部三里:把面部分成上、中、下三部,分别以额角、鼻头、下颌为标志。

【语译】黄帝问岐伯道:很想听听人的生命在最初开始孕育的时候,以什么气作为基础?以什么气作为护卫?失去了什么生命就会死亡?得到了什么生命就能维持?岐伯说:人最初的生命,是以母亲的阴血为基础,以父亲的阳精为护卫,阴阳精血相结合而产生神气、也就产生了人的生命活动。因此,人若失去了神气就会死亡,得到了神气生命就能维持。黄帝道:什么是神?岐伯说:神是人体生命活动的表现,当人体的血气调和、营卫通畅、五脏形成之后就产生了神气,而神气舍藏在心,当属于精神意识活动的魂魄都已完全具备的时候,就成为一个健全的人体。黄帝道:人的寿命长短各有不同,有的人长寿,有的人短命,有的人突然暴死,有的人长期患病,我想听听这其中的道理。岐伯说:五脏结实强健,血脉运行畅达,肌肉柔润滑利,皮肤结实致密,营气卫气运行正常,呼吸均匀徐缓,全身气血循行有规律，六腑能正常地传化水谷，津液能通畅地散布周身内外，这样，全身的生理活动就会保持正常，人也就能够长寿。黄帝道：有些人的寿命能活到一百岁，怎样从外观上知道呢？岐伯说：寿命长的人，他的鼻孔深而长，面部方正饱满，营气卫气的循行通畅和调，颜面的上、中、下三部饱满而匀称，骨骼高耸，肌肉丰满，这样的人就能活到一百岁才会死亡。

【原文】黄帝曰：其气之盛衰，以至其死，可得闻乎？岐伯曰：人生十岁，五藏始定，血气已通，其气在下，故好走。二十岁，血气始盛，肌肉方长，故好趋。三十岁，五藏大定，肌肉坚固，血脉盛满，故好步。四十岁，五藏六府十二经脉，皆大盛以平定，腠理始疏，荣华颓落，发颇斑白，平盛不摇[1]，故好坐。五十岁，肝气始衰，肝叶始薄，胆汁始灭，目始不明。六十岁，心气始衰，苦忧悲，血气懈惰，故好卧。七十岁，脾气虚，皮肤枯。八十岁，肺气衰，魄离，故言善误。九十岁，肾气焦，四藏经脉空虚。百岁，五藏皆虚，神气皆去，形骸独居而终矣。黄帝曰：其不能终寿而死者，何如？岐伯曰：其五藏皆不坚，使道不长，空外以张，喘息暴疾，又卑基墙，薄脉少血，其肉不石[2]，数中风寒，血气虚，脉不通，真邪相攻，乱而相引[3]，故中寿而尽也。

【注释】[1]平盛不摇：指生长发育已达到极度，不再发育。[2]石：据有关文献所载原文，作“实”为是。[3]乱而相引：正气紊乱导致邪气深入。

【语译】黄帝道：人在从生到死的生命过程中，体内气血由盛至衰，直到死亡的情况，可以讲来听听吗？岐伯说：人从出生

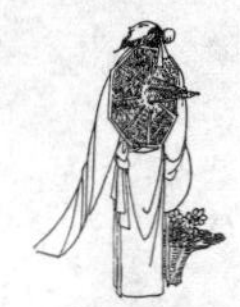

到十岁,五脏开始发育,气血的运行已经通畅,而人的生长发育本于肾气,自下而生,所以喜欢跑步而行。二十岁时,气血开始充盛,肌肉发育正当丰满发达,所以行走更加矫健、轻快。三十岁时,五脏发育完全强健,肌肉结实有力,血脉充盈,所以步履稳重、从容不迫。四十岁时,五脏六腑以及十二经脉都发育到达鼎盛阶段,盛极则衰,所以腠理逐渐开始疏松,颜面的光泽逐渐消退,开始憔悴,头发也日渐花白,因其发育至极而不再发育,精力也就不很充沛,所以表现为喜坐不喜动。五十岁时,肝脏的精气开始虚衰,肝叶开始薄弱,胆汁的分泌也开始减少,因此两眼开始昏花,视物不清。六十岁时,心脏的精气开始虚衰,不能藏神,因此心情经常悲伤忧愁;又因气血虚弱,运行迟缓,所以形体倦怠懒惰,表现为喜欢睡卧。七十岁时,脾脏的精气虚弱,所以皮肤干枯而不柔润。八十岁时,肺脏的精气衰弱,不能藏魄,所以常表现为语言错乱。九十岁时,肾脏的精气枯竭,肾为五脏六腑的根本,因此心、肝、脾、肺四脏以及全身经脉的血气都会随之空虚枯竭。一百岁时,五脏的精气都已耗尽,五脏所藏的神气也就随之消失,只留下躯体单独地存在,生命也就自然终结。黄帝道:有些人没有活到应该活的年龄就死亡了,这是什么道理呢?岐伯说:主要原因是他们的五脏都不强健。从外观上看,他们的鼻道不长,鼻孔向外张开,呼吸急促,这类人容易发生暴病而死亡。另外,他们的面部骨骼瘦小而塌陷,血脉细薄,脉中气血不足,全身肌肉不结实,若再反复外感风寒邪气,使气血更虚,血脉阻滞,运行不畅,以致正不敌邪,导致邪气深入,从而使他短命早亡。

【**按语**】本篇论述了人的自然寿命——天年,即不受天灾、人祸、疾病等干扰而自然生存的年限。人的自然寿命究竟是多少呢?本篇以为是 100 岁左右。现代生物学和医学的研究表明,人类的寿限与其他哺乳动物的寿限有着某些相同的规律。

法国生物学家浦丰提出寿命系数学说，他认为哺乳动物的寿限等于其生长期乘以寿命系数（5～7）。人类的生长期是20～25年，因此人类的寿命大致是100～175岁。美国学者海弗利克通过体外细胞培养试验证明，细胞传代次数多的机体寿限较长，反之则短，人类细胞的传代次数为40～60代，因此人的寿限约110岁。这些研究结果与中医对天年的认识基本吻合。

另外，现代学者将人的年龄分为五类：第一类为时序年龄，以出生后生存持续时间的长短作为度量标准，即实际年龄；第二类为生理年龄，以个体生命器官组织实际老化程度为度量标准；第三类为心理年龄，以个体的心理状态和精神面貌及对自身老化的感受为度量标准；第四类为社会年龄，以个体参加社会实践活动的能力、个人的经验、知识和才能的积累、处世经验、阅历的深浅等为度量标准；第五类为外貌年龄，以遗传素质和后天保养情况为度量标准。学者们认为，应将这五种年龄综合起来进行计算，才能比较科学地得出人真正的年龄。

至于本篇的重点，则是探讨了个体少病长寿与多病短寿的根本原因，在于五脏的强弱、气血的盛衰。一般说来，先天禀赋强健，五脏气血充盈，功能健旺，自然病少寿长；先天禀赋薄弱，五脏气血不足，功能衰退，必然病多寿短；如果后天又失于保养，经常被邪气所伤，疾病不断，中年夭寿更是在所难免。当然先天禀赋虽弱，后天如果注意养生，同样可望却病延年；反之，先天禀赋虽强，但后天失于养生，同样可以使五脏气血衰弱而多病折寿。因此健康、长寿与否，全在于养生的正确与否。生命在自己手中，这个观点应当引起高度重视。

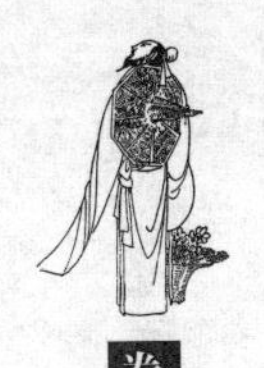

逆顺第五十五

【提要】本篇指出人身之气有逆顺的不同,针刺治病也有逆顺的区别,而针刺治疗的主要原则就在于掌握时机、把握逆顺,所以篇名《逆顺》。

【原文】黄帝问于伯高[1]曰:余闻气有逆顺,脉有盛衰,刺有大约,可得闻乎?伯高曰:气之逆顺者,所以应天地、阴阳、四时、五行也。脉之盛衰者,所以候血气之虚实有余不足。刺之大约者,必明知病之可刺,与其未可刺,与其已不可刺也。黄帝曰:候之奈何?伯高曰:兵法曰:无迎逢逢[2]之气,无击堂堂[3]之阵。刺法曰:无刺熇熇[4]之热,无刺漉漉[5]之汗,无刺浑浑[6]之脉,无刺病与脉相逆者。黄帝曰:候其可刺奈何?伯高曰:上工,刺其未生者也。其次,刺其未盛者也。其次,刺其已衰者也。下工,刺其方袭者也,与其形之盛者也,与其病之与脉相逆者也。故曰:方其盛也,勿敢毁伤,刺其已衰,事必大昌。故曰:上工治未病,不治已病,此之谓也。

【注释】[1]伯高:黄帝的臣子,相传与黄帝共同研讨医学。[2]逢逢:形容大部队来势凶猛的样子。[3]堂堂:形容军队阵容强大整齐。[4]熇(hè 贺)熇:形容火热炽盛。[5]漉漉:形容汗出太多。[6]浑浑:纷乱不清楚。

【语译】黄帝问伯高道：我听说气在体内的运行有逆顺的不同，脉搏的跳动有强弱的差异，针刺治疗也有不同的法则，你能讲给我听听吗？伯高说：气的运行有逆有顺，和自然界天地、阴阳、四时、五行的变化规律相适应，能顺应这些变化为顺，反之为逆。脉搏跳动的有力无力是体内气血虚实的表现，所以根据脉象的表现可以了解到气血的虚实以及邪气有余、正气不足的情况。针刺的大法是指：临证必须掌握病机，明确哪些疾病可以用针刺治疗，哪些疾病不能够用针刺治疗，哪些疾病已经到了不能用针刺治疗的程度。黄帝道：怎样判断疾病是可刺还是不可刺呢？伯高说：《兵法》说：两军交战，当对方来势凶猛、斗志高昂时，不可正面迎击对抗，也不要攻击盛大整齐、气焰正盛的敌阵。《刺法》则说：在高热炽盛时不可用针刺，在大汗淋漓时不可用针刺，在脉象紊乱、模糊不清时不可用针刺，在脉象与病情不符合时也不可用针刺。黄帝道：怎样才能把握住可刺的时机呢？伯高说：医术高明的医生通常在下面三个阶段时进行针刺治疗：第一，在疾病尚未发作、邪正斗争还没有开始的时候进行针刺；第二，疾病虽已发作，但在邪正斗争还不十分剧烈的时候进行针刺；第三，在邪气已衰退、正气将恢复时进行针刺。而医术低劣的医生却常常在邪气正旺、正邪斗争正激烈、病势正盛的时候进行针刺，而不知道应该避开锐猛的病势；或者在病情与脉象不符合的情况下也进行针刺。所以说，当邪正斗争激烈、病势正盛时不能使用针刺，否则虽会抑制邪气，但也会损伤正气，从而加重病情。只有当邪气消退、正气回复而病势衰退时进行针刺，才能取得很好的疗效。所以说，医术高明的医生总是在疾病还未形成之前就重视防治，而不是等到疾病已经形成或发作或正当发作时，才进行治疗，这就叫做“上工治未病，不治已病”。

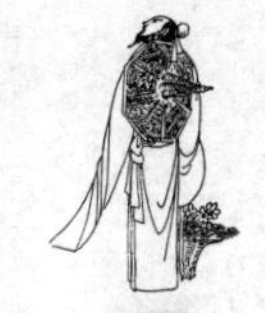

【按语】本篇之所以篇名"逆顺",就在于从生理、病理、治疗方面阐述了种种"逆"与"顺"的问题。文中以整体观为根据,指出人体之气应与自然之气相适应,若能顺应自然变化的规律,人体就健康正常,此为顺;若不能顺应自然变化的规律,就会出现病理、出现疾病,此为逆。这种注重顺应自然变化规律的思想在《内经》中比比皆是,这正是人们在防病养生中必须重视的大问题。顺应自然变化规律的具体方法,体现在是否能顺应四时阴阳寒热变化,是否能调摄精神、锻炼形体、饮食有节、起居有常等方面。正是在这些不起眼的日常生活之中,体现出是否拥有善于摄生防病的思想,产生出是否能防病延年的结果。

文中还指出病证与脉象不一致也称为逆,此时不能使用针刺治疗,强调了针刺治疗一定要掌握顺逆才能达到治疗目的。文中关于针刺的顺逆,主要指刺法的顺逆和针刺时机的顺逆。比如,邪气亢盛时,针刺用泻法为顺,用补法为逆;抓住了时机而针刺为顺,不适时机、不该用针时用了针,或者该用针时没用针为逆。这些治疗原则广泛地指导着临床实践,至今仍有很大的意义。

至于本篇所论针刺的时机,其意在于当病发之盛,邪正相争十分激烈,而针药无情,虽可损邪,亦会伤正;而病情尚未发作,或发作之初,或衰退之时,邪正相争不烈,此时治疗就能损逐邪气而不伤正气。这种既扶正、保正,又驱邪、逐邪的原则是贯穿《内经》始终的一种治疗学思想,因为正气的存在与否,决定着生命的存在与否,医生治疗必须以保存生命为第一目的,否则邪虽去人也亡,一切都是徒劳的,这必须引起医者的高度重视并牢牢遵守。

另外,本篇再一次强调了早期诊断、早期治疗的重要性,其良苦用心就是要引起人们高度的重视。

五味第五十六

【提要】本篇论述了饮食五味与人体五脏之间的密切关系，强调了饮食物的摄入对人体生命活动的重要性，并在介绍了五谷、五果、五畜、五菜对五脏作用的基础上，指出五脏疾病应对饮食水谷有所选择、有所宜忌。因本篇主要论述饮食五味，所以篇名《五味》。

【原文】黄帝曰：愿闻谷气有五味，其入五藏，分别奈何？伯高曰：胃者，五藏六府之海也，水谷皆入于胃，五藏六府皆禀气于胃。五味各走其所喜，谷味酸，先走肝；谷味苦，先走心；谷味甘，先走脾；谷味辛，先走肺；谷味咸，先走肾。谷气津液已行，营卫大通，乃化糟粕，以次传下。

【语译】黄帝道：很想听听食物中所具有五种不同的性味，当它们进入人体之后是怎样分别归入五脏的呢？伯高说：所有的水饮食物都要进入到胃，通过胃的消化产生精微物质以滋养五脏六腑，胃也就是五脏六腑精微之气的源泉，而五脏六腑所需要的精微之气也都来源于胃。食物中的五味各自性味不同，而五脏又各有不同的特性，对五味各有不同的喜好，所以五味进入人体后会各自先入对自己所喜好的脏腑。一般来说，味酸的食物先入肝，味苦的食物先入心，味甜的食物先入脾，味辛的食物先入肺，味咸的食物先入肾。食物中的精微物质化生为津液和营卫之气，运行全身营养机体；而水饮食物中的糟粕废物，

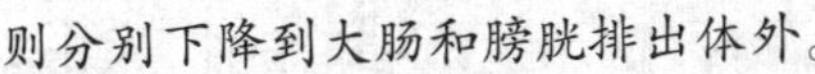
则分别下降到大肠和膀胱排出体外。

【原文】黄帝曰：营卫之行奈何？伯高曰：谷始入于胃，其精微者，先出于胃之[1]两焦，以溉五藏，别出两行，营卫之道。其大气[2]之抟而不行者，积于胸中，命曰气海，出于肺，循喉咽，故呼则出，吸则入。天地之精气[3]，其大数常出三入一，故谷不入，半日则气衰，一日则气少矣。

【注释】[1]之：到。[2]大气：即水谷精气和吸入的清气结合而成的宗气。[3]天地之精气：指吸入的大自然中的清气和饮食摄入的水谷精气。

【语译】黄帝道：营卫之气是怎样运行的？伯高说：食物进入胃后，经消化所产生的精微之气又从胃中发出，再到中、上两焦，通过肺的作用而灌注、营养五脏。精微之气输布到全身时分为两条途径：清纯部分称为营气，进入脉中；浓浊部分称为卫气，布散脉外，分别从脉内与脉外两条道路运行周身。另外，由肺吸入的清气与水谷精气结合所形成的宗气，则汇聚在胸中，所以胸中又称为气海。宗气从肺沿咽喉而发出，呼则排出体内的废气，吸则纳入天空的清气，如此一呼一吸，保持着正常的呼吸运动。自然界中的清气和水谷精气，是维持人体生命的物质基础，在人体的消耗和排出有三个方面，即宗气、营卫之气被大量消耗，废物糟粕被排出体外；而人体全身需要的营养则仅靠摄入饮食水谷来补充这一个方面。所以，如果半天不进食物，人体各种气的来源就会减少；一天不进食物，就会更加不足了。

【原文】黄帝曰：谷之五味，可得闻乎？伯高曰：请尽言之。五谷：秔米[1]甘，麻酸，大豆咸，麦苦，黄黍辛。

五果：枣甘，李酸，栗咸，杏苦，桃辛。五畜：牛甘，犬酸，猪咸，羊苦，鸡辛。五菜：葵[2]甘，韭酸，藿[3]咸，薤[4]苦，葱辛。五色：黄色宜甘，青色宜酸，黑色宜咸，赤色宜苦，白色宜辛。

【注释】[1]秔(jīng 晶)米：即粳米。[2]葵：冬葵，为古代常食蔬菜之一。[3]藿：这里指豆叶。[4]薤：即薤白，又叫藠(jiào 叫)头。

【语译】黄帝道：食物中的五味具体是怎样的，可以讲来听听吗？伯高说：请让我全部讲给您听。在五种谷物当中，粳米味甜，芝麻味酸，大豆味咸，小麦味苦，玉米味辛。在五种水果当中，枣子味甜，李子味酸，栗子味咸，杏子味苦，桃子味辛。在五种牲畜当中，牛肉味甜，狗肉味酸，猪肉味咸，羊肉味苦，鸡肉味辛。在五种蔬菜当中，葵菜味甜，韭菜味酸，豆叶味咸，藠头味苦，大葱味辛。五色配属，黄色属脾，适合食甜味食物；青色属肝，适合食酸味食物；黑色属肾，适合食咸味食物；红色属心，适合食苦味食物；白色属肺，适合食辛味食物。

【原文】凡此五者，各有所宜，五宜：所言五色[1]者，脾病者，宜食秔米饭、牛肉、枣、葵；心病者，宜食麦、羊肉、杏、薤；肾病者，宜食大豆黄卷[2]、猪肉、栗、藿；肝病者，宜食麻、犬肉、李、韭；肺病者，宜食黄黍、鸡肉、桃、葱。五禁：肝病禁辛，心病禁咸，脾病禁酸，肾病禁甘，肺病禁苦。肝色青，宜食甘，秔米饭、牛肉、枣、葵皆甘；心色赤，宜食酸，大[3]肉、麻、李、韭皆酸；脾色黄，宜食咸，大豆、豕肉、栗、藿皆咸；肺色白，宜食苦，麦、羊肉、杏、薤皆苦；肾色黑，宜食辛，黄黍、鸡肉、桃、葱皆辛。

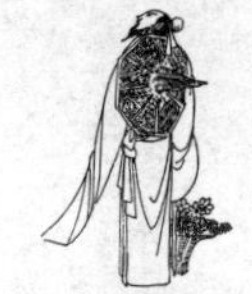

【注释】[1]色:根据有关文献所载原文与上下文义,当作“宜”。[2]大豆黄卷:即黄豆芽。[3]大:根据有关文献所载原文及上下文义,以及《素问·藏气法时论》,当作“犬”。

【语译】凡是这些五味,各自与人体的五脏有着相适合的关系,叫做五宜。所说的五味与五脏相适合的关系是:脾脏有病,适合食用粳米饭、牛肉、枣子、葵菜之类的甘味食物;心脏有病,适合食用小麦、羊肉、杏子、藠头之类的苦味食物;肾脏有病,适合食用黄豆芽、猪肉、栗子、豆叶之类的咸味食物;肝脏有病,适合食用芝麻、狗肉、李子、韭菜之类酸味的食物;肺脏有病,适合食用玉米、鸡肉、桃子、葱之类辛味的食物。五脏疾病对食物五味也有禁忌食用的,称为五禁:肝脏疾病禁食辛味食物,心脏疾病禁食咸味食物,脾脏疾病禁食酸味食物,肾脏疾病禁食甘味食物,肺脏疾病禁食苦味食物。另外肝主青色,适合食用甘味食物,如粳米饭、牛肉、枣子、葵菜等,都是甘味食物;心主红色,适合食用酸味食物,如狗肉、芝麻、李子、韭菜等,都是酸味食物;脾主黄色,适合食用咸味食物,如大豆、猪肉、栗子、豆叶等,都是咸味食物;肺主白色,适合食用苦味食物,如小麦、羊肉、杏子、藠头等,都是苦味食物;肾主黑色,适合食用辛味食物,如玉米、鸡肉、桃子、葱等,都是辛味食物。

【按语】各种食物有着不同的性味,对人体起着不同的生理作用,这是不争的客观事实。大体上五脏有着不同的生理特性,对不同性味的食物也就存在着各自的需求与不需求。按照五脏的生理特性,食用性味与其相适合的食物,对五脏则有生理上的促进作用、病理上的调理作用,反之,无论是在生理上,还是在病理上,都有着危害的作用。这就是所谓的“宜”与“禁”,它是《黄帝内经》,也是整个中医学中营养学与治疗学(包括饮食法和药物治疗,因为不同的药物也有不同的性味)的重要内容与基本原则。

根据五行属性归类，肝属木、味酸，心属火、味苦，脾属土、味甘，肺属金、味辛，肾属水、味咸。由于“同气相求”、“同类相召”，因此，酸、苦、甘、辛、咸的食物，分别对肝、心、脾、肺、肾的生理与病理有着一定的促进与调理作用，这就“五宜”的理论依据与运用意义。

根据五行相克理论，肺金克伐肝木，辛味能助长肺金，使之加倍克伐而病重，故而“肝病禁辛”；肾水克伐心火，咸味能助长肾水，使之加倍克伐而病重，故而“心病禁咸”，肝木克伐脾土，酸味能助长肝木，使之加倍克伐而病重，故而“脾病禁酸”；脾土克伐肾水，甘味能助长脾土，使之加倍克伐而病重，故而“肾病禁甘”；心火克伐肺金，苦味能助长心火，使之加倍克伐而病重，故而“肺病禁苦”。这就是“五禁”的理论依据与运用意义。

至于本篇末尾的另一种“五宜”，则是从五脏的生理特性上而言。肝主疏泄，性喜条达舒缓而恶抑郁拘急，甘能缓急，故而肝病又“宜食甘”；心主血行，最恶气机弛缓涣散而血行瘀滞，酸能收敛，故而心病又“宜食酸”；脾主运化水湿，喜燥恶湿，咸能助肾，命火温脾而无湿滞，故而脾病又“宜食咸”；肺主肃降，最恶气逆不降，苦能降逆，故而肺病又“宜食苦”；肾藏精主水，喜润恶燥，辛能润燥，故而肾病又“宜食辛”。由此可见，所味“宜”与“禁”，也并非一成不变，还是要依据具体情况进行辨证论“食”，这才是运用最根本的原则。

中医有关饮食宜忌的内容十分丰富，它与现代营养学不完全相同。中医营养学饮食宜忌的实质是强调饮食的针对性，不论是正常的健康人还是身患疾病的患者，应该因人、因地、因时、因病而有所不同。即要求大家在日常生活和临床治疗中做到辨证用膳，正如唐代大医家孙思邈所说：“安生之本，必资于饮食，不知食宜者，不足以存在也。”因此，在日常生活和临床治疗中品评饮食的营养价值，就绝不能从珍稀、奇特、名贵、价高

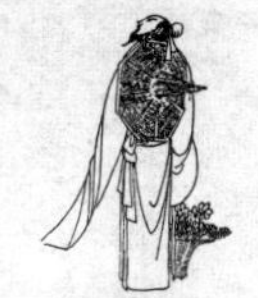

等方面着眼，不能认为这些就是营养高的好食品，而应着重强调使用是否得当，是否适宜，这是中医营养学的一个特点。

在日常生活中，人们采用食物调治机体的方法非常普遍，比如，用葱、生姜、芫荽等辛味食物，治疗感冒初起及肺气不宣的喘咳；用苦瓜、绿茶等苦味食物，治疗心火上炎的口舌生疮，以及移热小肠的尿热、尿黄；用红枣，蜂王浆、山药等甘味食物，治疗贫血、体弱；用乌梅、山楂等酸味食物，治疗肝胆疾病；用甲鱼、海带等咸味食物，治疗甲亢、糖尿病等肝肾不足、消耗性疾病，都取得了一定的疗效。因此，现代普遍认为，中医营养学不仅在预防医学、康复医学，还是在老年医学领域中都占有非常重要的地位。

类似的论述，尚见于《素问·藏气法时论》，可互为参考。

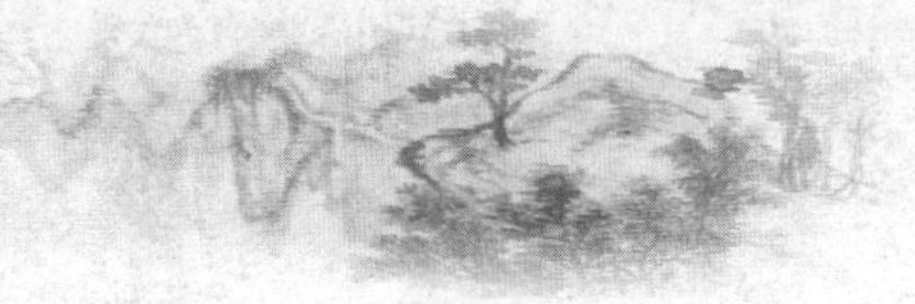

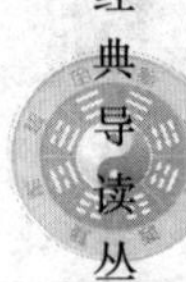

卷之九

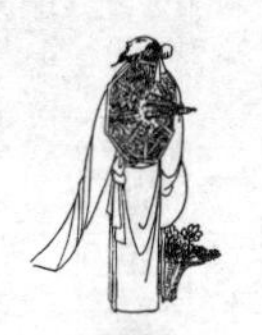

水胀第五十七

【提要】本篇论述了水胀、肤胀、鼓胀、肠覃、石瘕等病的病因、病机、病位、临床表现和治疗，尤其对各病的证候特征进行了介绍，以便临证鉴别诊断。因本篇着重讨论以水胀为主的胀病，所以篇名《水胀》。

【原文】黄帝问于岐伯曰：水[1]与肤胀[2]、鼓胀[3]、肠覃[4]、石瘕[5]、石水[6]，何以别之？岐伯答曰：水始起也，目窠[7]上微肿，如新卧起之状，其颈脉[8]动，时咳，阴股间寒，足胫瘇，腹乃大，其水已成矣。以手按其腹，随手而起，如裹水之状，此其候也。

【注释】[1]水：指水胀。[2]肤胀：病名。因阳气不足，寒邪留滞于肤内而出现的全身浮肿。[3]鼓胀：病名。指腹部胀大，腹皮青筋显露，四肢不肿或微肿的病证。[4]肠覃：病名，是一种小腹内生长肿物，而月经又能按时来潮的病证。[5]石瘕：病名。指妇女经期因邪入侵，恶血停积而成的肿块，质硬如石，所以叫做石瘕。[6]石水：病名。为水肿的一种。[7]目窠：眼睑。[8]颈脉：指耳下、结喉旁的人迎脉。

【语译】黄帝问岐伯道：怎样鉴别诊断水胀、肤胀、鼓胀、肠覃、石瘕、石水这些病呢？岐伯说：水胀病在发病初期，病人主要表现为下眼睑微微浮肿，好像刚刚睡醒起来的样子，颈部人迎脉的搏动明显易见，经常咳嗽，大腿内侧感到发冷，小腿部浮肿，腹部肿胀变大，这就表示水胀病已经形成了。若用手按压病人的腹部，放手之后，可以看到腹皮会随手而起，如像按压在盛满水的皮囊一样，这就是水胀病的证候表现。

【原文】黄帝曰：肤胀何以候之？岐伯曰：肤胀者，寒气客于皮肤之间，鼞鼞[1]然不坚，腹大，身尽肿，皮厚，按其腹，窅而不起[2]，腹色不变，此其候也。

鼓胀何如？岐伯曰：腹胀身皆大，大与肤胀等也，色苍黄，腹筋起[3]，此其候也。

【注释】[1]鼞(kōng 空)鼞：鼓声。[2]窅(yǎo 咬)而不起：窅，深的意思；窅而不起，即深陷不起。[3]腹筋起：腹部静脉曲张。

【语译】黄帝道：肤胀病怎样诊断呢？岐伯说：肤胀的病因，是寒邪入侵并留滞在皮肤内，主要表现为全身浮肿，它也有腹部胀大，但用手叩击时好像击鼓一样，出现中空不实的鼓音，皮肤较厚，按压腹部，腹皮深深凹陷不能随手而起，腹部皮肤色泽无异常变化，这就是肤胀的证候表现。

黄帝道：鼓胀病有哪些表现呢？岐伯说：鼓胀病主要表现为腹部以及全身浮肿胀大，其肿胀的程度与肤胀差不多，但鼓胀病人全身皮肤的颜色显现出青黄色，尤其是腹部的静脉曲张、青筋暴露，这就是鼓胀病的证候表现。

【原文】肠覃何如？岐伯曰：寒气客于肠外，与卫气相搏，气不得荣，因有所系，癖而内著[1]，恶气[2]乃起，瘜肉[3]乃生。其始生也，大如鸡卵，稍以益大，至其成，如怀子之状，久者离[4]岁，按之则坚，推之则移，月事以时下，此其候也。

石瘕何如？岐伯曰：石瘕生于胞中，寒气客于子

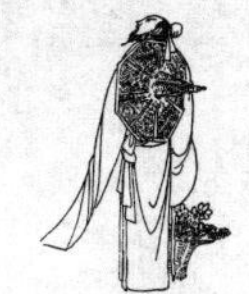

门，子门闭塞，气不得通，恶血当泻不泻，衃血[5]留止，日以益大，状如怀子，月事不以时下。皆生于女子，可导而下。

黄帝曰：肤胀、鼓胀可刺邪？岐伯曰：先泻其胀之血络，后调其经，刺去其血络也。

【注释】[1]癖而内著：指邪气积久不去，留滞附着于内。[2]恶气：指邪气留滞在体内而产生的病理产物。[3]瘜肉：指机体生长出的非正常的一种赘肉。[4]离：经历。[5]衃（pēi 胚）血：指凝固而呈紫黑色的死血。

【语译】黄帝道：肠覃病有哪些表现呢？岐伯说：寒邪入侵并留滞在肠外，和人体卫气搏结，使卫气不能正常地运行和温煦机体，邪气积久不去并附着在肠外，气血瘀滞不通，病邪日渐滋长便产生出肿块。在肠覃病的初期，肿块大如鸡蛋，以后逐渐长大，等到病完全形成时，腹部胀大有如怀孕一样，它的病程较长，可长达数年。用手按压患部时感觉很硬，用手推它时包块能够移动。妇女患肠覃病的，月经依然能够按时来潮，这就是肠覃病的证候表现。

黄帝道：石瘕病有哪些表现呢？岐伯说：石瘕发生在子宫内，是由于寒邪入侵子宫颈口，使子宫颈口闭塞，气血不能流通，宫内经血本应排泄而不能排泄，于是凝结成块留滞在子宫之内，天长日久，越积越大，腹部也越来越大，有如怀孕一样。患石瘕病后，月经不能按时来潮。这种病都发生在妇女，治疗可以采用活血祛瘀、引导瘀血下行的方法。

黄帝道：治疗肤胀病和鼓胀病能用针刺治疗吗？岐伯说：用针刺治疗时，应先用针泻有瘀血的络脉，然后再根据病情来调理经脉。总之，宜刺出血络里的瘀血，泻出体内的邪气。

【按语】本篇所论水胀、肤胀、鼓胀、肠覃、石瘕等病，从病证来看都有胀大、充塞不适的表现，但各个病却有着各自的病因、病机和病位，以及各自的证候特征，这就是本篇既将诸病放在一起讨论，又详加鉴别的目的所在。

由于时代的发展，古今病名有所不同，根据篇中的描述，水胀、肤胀包括了现代的肾小球肾炎、轻型腹水等所致的肿胀，鼓胀包括了肝硬化等所致的重型腹水等，肠覃包括了卵巢囊肿、肠系膜肿瘤等，石瘕包括了子宫肿瘤、子宫口粘连、宫腔积血等病。所以，临证时应注意仔细分辨，并根据具体病机辨证施治，给予适合的治疗。

贼风第五十八

【提要】本篇阐述了疾病的发生是由内外病因相互作用所致，否定了是由鬼神所致的迷信说法。因本篇内容以讨论四时不正之气，即贼风伤人为主，所以篇名《贼风》。

【原文】黄帝曰：夫子言贼风[1]邪气之伤人也，令人病焉，今有其不离屏蔽，不出空穴[2]之中，卒然病者，非不离[3]贼风邪气，其故何也？岐伯曰：此皆尝有所伤于湿气，藏于血脉之中，分肉之间，久留不去；若有所堕坠，恶血在内而不去。卒然喜怒不节，饮食不适，寒温不时，腠理闭而不通。其开而遇风寒，则血气凝结，与故邪相袭[4]，则为寒痹。其有热则汗出，汗出则受风，虽不遇贼风邪气，必有因加而发焉。

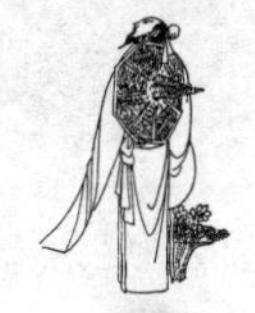

【注释】[1]贼风:四时不正的邪气。[2]空穴:空,根据有关文献所载原文作"室";室穴,上古之人多居住在山洞孔穴之中,故称室穴。[3]不离:不,据有关文献所载原文作"必"字,为是。这里是"遭遇"的意思。[4]相袭:指旧邪与新感相加而伤害机体。

【语译】黄帝道:先生常说四时不正的风寒暑湿等邪气伤害了人体,就会使人发生疾病,但现在有些人既没有离开过有屏蔽遮挡的地方,也没有离开过房屋,也就是说他们并没有遭到四时不正邪气的侵袭,却突然发生了疾病,这是什么原因呢?岐伯说:这些都是因为他们平时就已经受到了湿气等邪气的伤害,湿气等邪蕴藏在血脉之中、白肉与红肉之间,长期留滞在体内未能消除;或因跌仆摔倒,或因从高处坠下等损伤,使得瘀血积留在体内久久不消。然后,又因突然的暴怒暴喜等情志不调,或因饮食失节,或因气候冷热变化无常而使腠理闭塞不通。如果正当腠理开泄、毛孔舒展时,恰遇风寒外袭,就会使邪留经脉以致气血凝滞,于是,新感的风寒邪气与体内原有的湿邪、瘀血等相互纠合,就会出现寒痹病。如果正当身体发热汗出,而汗出之际腠理毛孔正当开泄,也就容易受到风邪的侵袭。所以,他们虽然没有明显地感受四时不正邪气的伤害,却因体内原来就有的邪气,一旦加上新感的外邪,就一定会使人发生疾病。

【原文】黄帝曰:今夫子之所言者,皆病人之所自知也。其毋所遇邪气,又毋怵惕之所志[1],卒然而病者,其故何也?唯有因鬼神之事乎?岐伯曰:此亦有故邪留而未发,因而志有所恶,及有所慕,血气内乱,两气相搏。其所从来者微,视之不见,听而不闻,故似鬼神。

黄帝曰:其祝[2]而已者,其故何如?岐伯曰:先巫者[3],因知百病之胜,先知其病之所从生者,可祝而已也。

【注释】[1]怵惕之所志:指受惊、害怕等情志变化。[2]祝:祝由,古代采用符咒祈祷治病的方法叫祝由。[3]先巫者:指上古时代采用祈祷祝由方法来治疗疾病的巫医。

【语译】黄帝道:先生刚才所讲的这些情况,都是病人自己能够知晓的,但还有一些人既没有感受外界的邪气,又没有内伤恐惧惊吓等情志的刺激,却突然发生了疾病,这又会是什么原因呢?难道是鬼神在作怪吗?岐伯说:这种情况实际上仍然是原来就有的邪气停留在体内,在一定时期内没有发作,当情志遇到刺激,或遇到所厌恶的人或事或物,或所思念羡慕的人或事或物,却不能如愿以偿时,就会引起体内气血的逆乱,从而引发了原来就有的病邪,二者相互搏结,于是疾病就表现出来了。只不过这种内在的变化表现在形体上的症状非常细微,一般情况下很难看出,也很难听到有什么明显的征象,所以就像是鬼神在作怪。

黄帝道:既然不是鬼神在作怪,用画符、念咒、祈祷这种祝由法能够治愈某些疾病,这又是什么原因呢?岐伯说:上古时代使用祝由法的巫医们,也知道一点医学知识和某些疾病的治疗方法,事先又从各方面了解到疾病发生的原因,所以用祝由的方法可以治愈某些疾病。

【按语】本篇从四时不正的邪气,即所说的贼风外袭人体发病为例,说明了在众多的致病因素中,贼风邪气伤人后发病比较明显,容易被人们所知;而感邪较轻、感邪后没有立刻发病、病邪潜伏在体内的情况却易被人们忽略,但正是这种宿旧的邪气日积月累,逐渐损伤正气,一当人体再遇上诱因,如情志失调、饮食失节、起居失度、穿着不慎等等,都会引起机体的抵抗能力下降,以致旧邪乘机泛滥,新邪乘机肆虐,从而出现病证。因此,人们不仅应该及时防御外来邪气的侵入,还应该长期保持神情怡愉、心情舒畅、饮食有节、穿着适度,尽量减少内在人

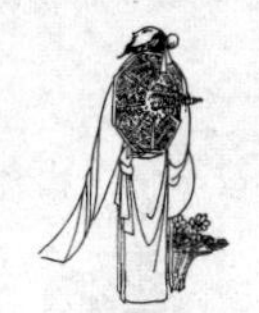

为致病因素的产生,这样才能预防疾病的发生。

“祝由”究竟是什么,目前有两种截然不同的看法,一是指画符、念咒、祈神、祷告之类的迷信方法,另一则认为是类似于现代“心理疗法”的精神疗法。这里姑且不论在古文献里,“祝”与“巫”两字互训,实为同义之词,仅就《内经》全书所论,亦当属前者,而绝非后者。《素问·移精变气论》说:“色脉者,……先师之所传也”,而本篇指出“祝由”者,“先巫”之所为也。显然,医师凭色脉看病,而巫师则靠祝由看病,泾清渭浊,界线何其分明,这与《素问·五藏别论》所言:“拘于鬼神者,不可与言至德”,以及本篇所言疾病之生,并非鬼神作怪的唯物论思想一脉相承。

那么,祝由又为何能治愈某些疾病呢?本篇则一语道破天机,就在于巫师们也掌握了一些医学知识,事先又了解了某些疾病发生的原因,所以祝由之法能得逞而欺世盗名。即便如此,《素问·移精变气论》指出祝由之法,也只能在邪微病轻时得逞一时,而当邪深病重之时就无能为力了。其实,《内经》对精神疗法的论述也有很多,如“五情相胜”“善言开导”等等,无论从内容到形式,与祝由之法都判然有别,绝不能鱼目混珠,祝由之法与现代心理疗法更是风马牛不相及。

卫气失常第五十九

【提要】本篇论述了由于卫气运行失常、郁滞胸腹所导致的各种病证,介绍了针刺治疗的穴位和操作方法,对病变在不同的深浅部位提出了病轻位浅宜浅刺、病重位深宜深刺的治疗原则。并将人的体型分为胖、瘦、常人型,阐述了不同类型的人其气血有多有少的区别,进一步强调了临床治病要根据不同的情况分而论之,因人制宜。因本篇着重强调卫气运行失常会导致各种病变的发生,所以篇名《卫气失常》。

【原文】黄帝曰:卫气之留于腹中,搐[1]积不行,苑蕴[2]不得常所,使人支胁[3]胃中满,喘呼逆息者,何以去之?伯高曰:其气积于胸中者,上取之;积于腹中者,下取之;上下皆满者,傍取之。黄帝曰:取之奈何?伯高对曰:积于上,泻人迎、天突、喉中;积于下者,泻三里与气街;上下皆满者,上下取之,与季胁之下一寸[4];重者,鸡足[5]取之。诊视其脉大而弦急及绝不至者,及腹皮急甚者,不可刺也。黄帝曰:善。

【注释】[1]搐(xù 畜):与"稸"、"畜"同义,积聚的意思。[2]苑蕴:苑,这里作"菀"(yù 玉),与"郁"同义;苑蕴,即郁结。[3]支胁:指两胁胀满,如有物支撑一般。[4]季胁之下一寸:指章门穴。[5]鸡足:针刺的一种方法,详见《官针》篇,即在每个穴位上正入一针,左右斜入一针,有如三爪的鸡足。

【语译】黄帝道:卫气运行失常,停留在胸腹,积聚而不能畅行,郁结而不达所应达之处,就会出现胸胁及胃脘部胀满、气息上涌喘促急迫呼呼有声等症状,怎样治疗才能消除这些症状呢?伯高说:如果卫气积聚在胸部而发病的,应当取上部的穴位进行治疗;卫气积聚在腹部而发病的,应当取下部的穴位进行治疗;胸、腹部都出现胀满的,应当取上、下部位以及病位附近经脉的穴位进行治疗。黄帝道:究竟应取哪些穴位呢?伯高说:积聚在胸部的,当取上部的人迎穴、天突穴、廉泉穴,都用泻法;积聚在腹部的,当取下部的足三里穴和气冲穴,也用泻法;胸、腹部都出现胀满的,上下两个部位的穴位都要使用,再加取

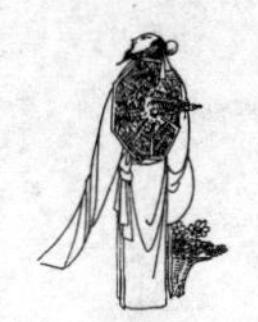

位在第十一肋骨前端下一寸的章门穴。病情特别严重的，还应该采用鸡足刺法。诊病时，如果病人出现脉象粗大而直挺紧急，或者脉搏摸不到，以及腹部皮肤在胀满时出现特别的绷急紧张，就不要用针刺治疗了。黄帝道：好。

【按语】本段着重讨论了卫气失去正常的循行规律，蓄积在胸腹部而发生的各种病证。在人体，卫气属于阳气的一种，它生于水谷，来源于脾胃，出于上焦，运行在脉外而流行于全身，卫气的性质慓悍，运行迅速流利。在致病因素作用下，卫气运行受阻，必然会导致全身上下升降出入的失常。所以，虽然表现为胸腹的病证，但针刺治疗却应上、下取穴调治，使卫气恢复正常的升降出入。同样道理，使用药物治疗时也应遵循这个原则而重视全身的调理。

【原文】黄帝问于伯高曰：何以知皮肉、气血、筋、骨之病也？伯高曰：色起两眉薄泽者，病在皮。唇色青黄赤白黑者，病在肌肉。营气濡然[1]者，病在血气。目色青黄赤白黑者，病在筋。耳焦枯受尘垢者，病在骨。黄帝曰：病形何如？取之奈何？伯高曰：夫百病变化，不可胜数。然皮有部[2]，肉有柱[3]，血气有输[4]，骨有属[5]。黄帝曰：愿闻其故。伯高曰：皮之部，输于四末。肉之柱，在臂胫诸阳分肉之间，与足少阴分间。血气之输，输于诸络，气血留居，则盛而起。筋部无阴无阳，无左无右，候病所在。骨之属者，骨空之所以受益而益脑髓[6]者也。黄帝曰：取之奈何？伯高曰：夫病变化，浮沉深浅，不可胜穷，各在其处，病间者浅之，甚者深之，间者小[7]之，甚者众之，随变而调气，故曰上工。

【注释】[1]营气濡然:这里指汗出湿润的样子。[2]部:部属、部位。[3]柱:支柱,指丰满厚实的肌肉。[4]输:输转、输注。[5]属:附属,指两骨相交的关节部位。[6]骨空之所以受益而益脑髓:受益之“益”,据有关文献所载原文作“液”,指骨髓;受益,即补充骨髓,为是。全句指通过补充骨髓就能达到补充脑髓的目的。[7]小:据有关文献所载原文作“少”,与下文“众”相呼应,为是。

【语译】黄帝问伯高道:怎样知道皮、肉、气、血、筋、骨的病变呢?伯高说:病色表现在两眉之间,并且浮露鲜明的,是病在皮肤。口唇出现青、黄、红、白、黑病色变化的,是病在肌肉。皮肤多汗而湿润的,是病在气血。眼睛出现青、黄、红、白、黑病色变化的,是病在筋。耳轮干焦枯槁、晦暗无光泽,有如尘垢堆积的,是病在骨。黄帝道:这些病证具体的表现是怎样的?又怎样进行治疗呢?伯高说:各种疾病的变化非常复杂纷繁,数也数不清。但是,皮有“部”,肉有“柱”,血气有“输”,骨有“属”,各自都有所主的位。黄帝道:很想听听其中的道理。伯高说:皮的“部”,在四肢的末端。肉的“柱”,在上臂与小腿各条阳经所过、肌肉丰满厚实之处的红肉白肉之间,以及足少阴经所过的肌肉厚实之处的红肉白肉之间。血气的“输”,输注到各经的络穴,所以病在血气就会使气血留滞、络脉壅盛而高高突起。筋的“部”,遍布全身,没有阴阳左右之分,只需根据发病部位就能知病在何处。骨的“属”,在关节,而关节是精气输注的地方,骨又通于脑,因此关节之髓液得以补益,也就能补益脑髓。黄帝道:怎样选穴治疗?伯高说:疾病的发生发展变化多端,病位有表里的不同,针刺有深浅的区别,因此治疗方法非常多,应当根据具体的部位来决定针刺方法。病轻位浅的进针宜浅,病重位深的进针宜深,病轻位浅的选穴宜少,病重位深的选穴宜多,根据病情的变化调理气机,这样才称得上是医术高明的医生。

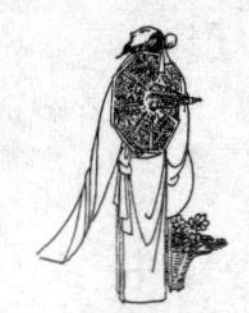

【按语】本段强调了医术高明的医生诊治疾病，应根据望、闻、问、切四诊，尤其是望诊的全面诊视，辨识疾病的表里深浅，明确病位是在皮、在肉、在气血、在筋、在骨，只有根据不同的病位进行不同的治疗，才能收到好的治疗效果。另外，文中提出病轻位浅宜浅刺、选穴宜少，病重位深宜深刺、选穴宜多的治疗方法，已成为针刺的治疗法则而广泛地应用在临床。

【原文】黄帝问于伯高曰：人之肥瘦大小寒温，有老壮少小，别之奈何？伯高对曰：人年五十已上为老，二[1]十已上为壮，十八已上为少，六岁已上为小。

黄帝曰：何以度知其肥瘦？伯高曰：人有肥[2]、有膏、有肉。黄帝曰：别此奈何？伯高曰：䐃肉[3]坚，皮满者，肥[2]。䐃肉不坚，皮缓者，膏。皮肉不相离者，肉。黄帝曰：身之寒温何如？伯高曰：膏者其肉淖[4]，而粗理者身寒，细理者身热。脂者其肉坚，细理者热，粗理者寒。黄帝曰：其肥瘦大小奈何？伯高曰：膏者，多气而皮纵缓，故能纵腹垂腴[5]。肉者，身体容大[6]。脂者，其身收小[7]。黄帝曰：三者之气血多少何如？伯高曰：膏者多气，多气者热，热者耐寒。肉者多血，则充形，充形则平。脂者其血清，气滑少，故不能大。此别于众人者也。

【注释】[1]二：据有关文献所载原文作"三"为是。[2]肥：据有关文献所载原文作"脂"，与下文相符，为是。[3]䐃肉：䐃，这里应作䐃(jùn 俊)，䐃肉，指肩、肘、大腿等部高起处的肌肉，下同。[4]淖(nào 闹)：烂泥，这里作柔润讲。[5]纵腹垂腴：指腹部肌肉松软而肥肉下坠。[6]容大：指身形宽大。[7]收小：指肌肉紧实身形较小。

【语译】黄帝问伯高道:人体外形的胖瘦、体格的大小、体质的属寒属热,还有年龄的老、壮、少、小,怎样进行区别?伯高回答说:人的年龄在五十岁以上的称为老年,在三十岁以上的称为壮年,在十八岁以上的称为青年,在六岁以上的称为儿童。

黄帝道:怎样观察而了解体型的胖瘦呢?伯高说:人的体型有脂型、有膏型、有肉型三种类型。黄帝道:怎样区别这三种类型?伯高说:肩、臂、臀、腿等处高起的肌肉结实、皮肤丰满的,为脂型;相反,这些部位的肌肉不结实、皮肤又松弛的,为膏型;皮肤与肌肉紧紧相连的,为肉型。黄帝道:人的体质有偏寒、偏热的不同,这是什么道理?伯高说:膏型人的肌肉柔润,如果肌肉纹理粗疏的,身体多寒;而肌肉纹理细密的,身体多热。脂型人的肌肉结实,如果肌肉纹理细密的,体质多偏热;而肌肉纹理粗疏的,体质多偏寒。黄帝道:人体的肥瘦大小怎么区别?伯高说:膏型人阳气多充盛,但皮肤松弛,所以腹皮松软肥肉下坠。肉型人身形宽大。脂型人肌肉紧实,因而身形较小。黄帝道:这三种不同体形的人,他们体内气与血的多少又是怎样的?伯高说:膏型人多气,气属阳,所以体质偏于阳气盛,身体常常温热而不怕冷。肉型人多血,血属阴而能养形,所以肌肉丰满,形体充盛,体质平和而不寒不热。脂型人的血清稀,气少而滑利,所以形体不大。这就是三种人气血多少的情况,与一般的人是有区别的。

【原文】黄帝曰:众人奈何?伯高曰:众人皮肉脂膏不能相加也,血与气不能相多,故其形不小不大,各自称其身,命曰众人。

黄帝曰:善。治之奈何?伯高曰:必先别其三形,血之多少,气之清浊,而后调之,治无失常经。是故膏人者,纵腹垂腴;肉人者,上下容大;脂人者,虽脂不能大者。

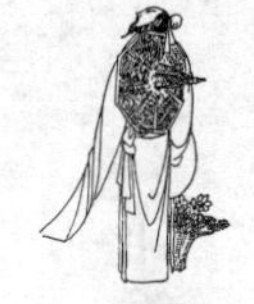

【语译】黄帝道：一般人的情况又怎么样？伯高说：一般人的皮、肉、脂、膏以及气、血都不存在偏多偏少的情况，所以身形也是不小不大、不肥不瘦，皮肉筋骨都各与体型相称，这就是一般人的体型。

黄帝道：讲得好啊。对这些不同体型的人，如何进行治疗呢？伯高说：首先必须分辨三种类型的形体，根据各型人血的多少、气的清浊情况，然后进行调治，不要违背治疗的一般规律。总之，膏型人腹皮松软肥肉下坠，肉型人身体上下都很宽大，脂型人脂虽然较多身形却不宽大。治疗有所不同。

【按语】本节根据人体体型的胖瘦来分别体质类型，总体上将人体分为肥人型、瘦人型和常人型，具有一定的实践意义。如在临证时，应根据不同体型的人采用不同的针刺治法，针刺肥人宜“深而留之”，针刺瘦人应“浅而疾之”（《灵枢 · 顺逆肥瘦》）。尽管文中将肥人又分为脂、膏、肉三型，他们的气血有多有少，但总的来说，体肥之人气必弱，所以辨识体型的胖瘦就可以为临床治疗提供更充足的依据。现在，不少医家在总结前人的基础上，从病机辨证的角度提出了以身形脉证为主要指标的体质分型，这对临床辨证、遣方用药都有较大的参考价值，现简介如下：

1. 正常质：身体壮实，面色华泽，平素纳佳眠好，二便调，耐寒暑，精力充沛，脉缓和有力，舌象正常。

2. 阳虚质：形体肥胖，面色淡白少华，平素形寒喜暖，四肢欠温，精神不振，常自汗或便溏，夜尿清长，脉沉乏力，舌质淡胖苔白滑。

3. 阴虚质：形体消瘦，两颧潮红，平素口燥咽干，心中时烦，手足心热，少眠，多梦，便秘，尿黄，脉细数，舌红少苔。

4. 瘀血质：面色晦滞，或有红缕赤痕，眼眶暗黑，肌肤甲错，舌紫暗，有瘀点，脉细涩。

5. 气郁质：形体消瘦或偏胖，面色青暗，平素性情急躁易怒，易于激动，或忧郁寡欢，胸胁满胀，时常叹气。

6. 痰湿质：形体肥胖或皮下结节，平素嗜食肥甘，神倦，嗜睡，身重，胸脘痞闷，脉濡或滑，舌体胖，苔腻或滑。

7. 阳盛质：形壮体热，面目发红，平素喜凉怕热，声高气粗，口渴喜饮，大便熏臭，小便热赤，脉洪数有力，舌红苔薄黄。

各种体质特征的人，因其阴阳气血的偏盛偏衰有所不同，因而在邪气侵犯的易感性上，病种发生、病机变化的倾向性上有着明显的差异，治疗上必须因人而异，才能针药对证，药到病除，这就是体质学说在治疗中的意义，也是本篇所论的意义所在。

玉版第六十

【**提要**】本篇首先以痈疽为例，说明许多疾病的形成都是逐渐积累发展而成的，因此强调了早期预防、早期诊断、早期治疗的重要性；其次，文中对预后不好的逆证表现及逆治的危害进行了介绍；此外，以五里穴为例，阐明了乱用针刺的危害性，说明针刺既可以治病救人，也可以杀人绝命，所以应给予高度重视。因本篇阐述的内容是引起人们高度的警惕性、避免医疗事故发生的理论，非常重要，有必要刻著在玉石版上，让它能永远地留传下去，所以篇名《玉版》。

【**原文**】黄帝曰：余以小针为细物也，夫子乃言上合之于天，下合之于地，中合之于人，余以为过针之意矣，愿闻其故。岐伯曰：何物大于天乎？夫大于针者，惟五

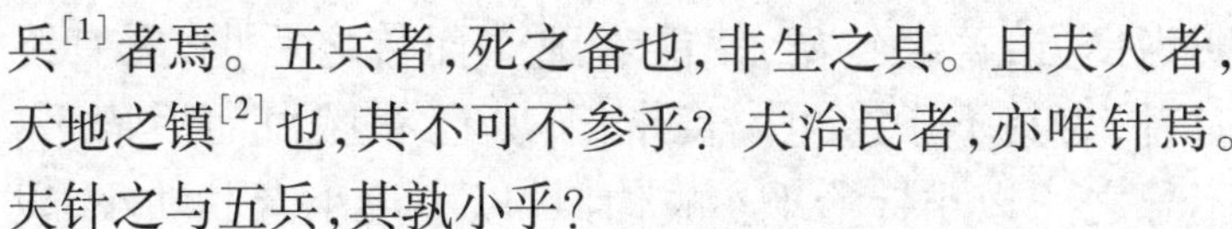

兵[1]者焉。五兵者，死之备也，非生之具。且夫人者，天地之镇[2]也，其不可不参乎？夫治民者，亦唯针焉。夫针之与五兵，其孰小乎？

【注释】[1]五兵：指刀、剑、矛、矢、戟五种兵器。[2]镇：重、宝贵的意思。

【语译】黄帝道：我认为小针只是一种非常细小的针具，先生却说它的作用上能与天相合，下能与地相合，中能与人相合，我认为这是对针的作用过分的夸张，很想听听其中的道理。岐伯说：在自然界里，有什么东西能比天还大呢？作用上能大于针的，只有五种兵器。但五种兵器是为杀人毁命而准备的，并非像针那样是用来救人活命的。而人的生命是天地之间最宝贵的，针具虽小却能够治病救人活命，难道它的作用不可以与天相比吗？能够治人疾病的只有针，这样一比较，针和五种兵器的作用，究竟谁大谁小不就非常清楚了吗！

【原文】黄帝曰：病之生时，有喜怒不测，饮食不节，阴气不足，阳气有余，营气不行，乃发为痈疽。阴阳不通，两热相搏，乃化为脓，小针能取之乎？岐伯曰：圣人不能使化者，为之邪不可留也。故两军相当，旗帜相望，白刃陈于中野者，此非一日之谋也。能使其民，令行禁止，士卒无白刃之难者，非一日之教也，须臾之得也。夫至使身被痈疽之病，脓血之聚者，不亦离道远乎。夫痈疽之生，脓血之成也，不从天下，不从地出，积微之所生也。故圣人自治于未有形也，愚者遭其已成也。黄帝曰：其已形，不予遭[1]，脓已成，不予见，为之奈何？岐伯曰：脓已成，十死一生，故圣人弗使已成，而明为良方，著之竹帛，使能者踵[2]而传之后世，无有终时者，为其不予遭也。黄帝曰：其已有脓血而后遭乎，不导之[3]以小针治乎？岐伯曰：以小治小者其功小，以大治大者多害，故其已成脓血者，其唯砭石铍锋之所取也。

【注释】[1]予遭：这里是预先测知的意思。[2]踵：脚后跟，这里是继承的意思。[3]导之：用针刺引流放脓。

【语译】黄帝道：疾病在发生的初期，由于喜怒变化无常，或因饮食没有节制，导致阴气不足，阳气亢盛，营气运行郁滞不畅，就会产生痈疽，进而气血阴阳壅塞不通，亢盛的阳热与郁滞所生的邪热相互搏结，腐败肌肉，就会化生脓液，小针能治疗这样的病吗？岐伯说：如果已经病深肉坏脓成，再高明的医生也难以立即消除它。所以高明的医生一旦发现疾病就会早早治疗，而不会使邪气久留体内。好比两军交战，双方战旗相望，刀剑林立布于旷野，这绝不是一天的蓄谋。又比如，一个国家能让百姓有令必行、有禁必止，能让兵士敢于冲锋陷阵而不怕牺牲，这都不是一天教育的结果，不是在短时间内就能办得到的。同样的道理，若等到身体的痈疽已经产生，脓血已经形成，这时才用小针治疗，那不是太晚了吗？痈疽的发生、脓血的形成，既不是从天上掉下来的，也不是从地里长出来的，而是由病邪侵入机体后逐渐积累发展所生成的。所以，高明的医生自然会治疗疾病于未形成之时，而低劣的医生不能预先治疗，就会使病人遭受疾病形成后的痛苦。黄帝道：如果痈疽已经形成，而没有事先诊察到，脓液已经形成也没有预先看出，这时又该怎么办呢？岐伯说：痈疽脓液已经形成之后，常常是十死一生，所以医术高明的医生重视早期诊断、早期治疗，是不会使疾病发展到最后的恶化阶段，并且将这些好经验、好方法记录在竹帛上

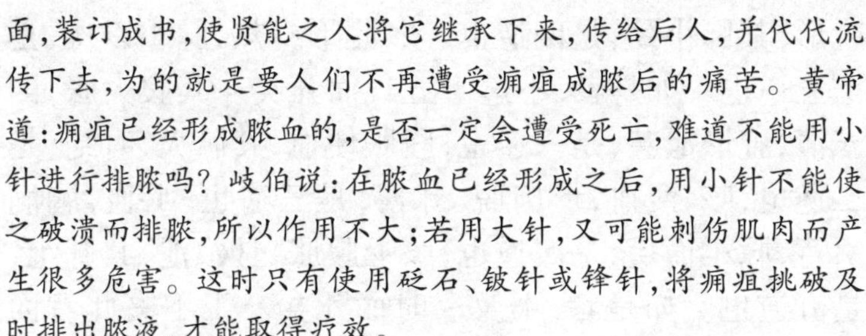

面，装订成书，使贤能之人将它继承下来，传给后人，并代代流传下去，为的就是要人们不再遭受痈疽成脓后的痛苦。黄帝道：痈疽已经形成脓血的，是否一定会遭受死亡，难道不能用小针进行排脓吗？岐伯说：在脓血已经形成之后，用小针不能使之破溃而排脓，所以作用不大；若用大针，又可能刺伤肌肉而产生很多危害。这时只有使用砭石、铍针或锋针，将痈疽挑破及时排出脓液，才能取得疗效。

【原文】黄帝曰：多害者其不可全乎？岐伯曰：其在逆顺焉。黄帝曰：愿闻逆顺。岐伯曰：以为伤者，其白眼青黑，眼[1]小，是一逆也；内[2]药而呕者，是二逆也；腹痛渴甚，是三逆也；肩项中不便[3]，是四逆也；音嘶色脱[4]，是五逆也。除此五者为顺矣。

【注释】[1]眼：这里指瞳孔。[2]内：纳、内服。[3]不便：转动不灵便。[3]色脱：面色枯白，毫无血色。

【语译】黄帝道：痈疽之证大多恶化，难道就不能治好吗？岐伯说：主要取决于病证发展的逆顺。黄帝道：很想听听逆顺的表现。岐伯说：痈疽所伤，逆证有五种，眼睛的白睛出现青黑色，瞳孔变小的，这是第一种逆证。服药后出现呕吐的，这是第二种逆证。出现腹部疼痛，口干口渴严重的，这是第三种逆证。出现肩、背、颈项转动困难的，这是第四种逆证。出现声音嘶哑、面无血色的，这是第五种逆证。除了这五种逆证外，其他的证候表现就是顺证了。

【原文】黄帝曰：诸病皆有逆顺，可得闻乎？岐伯曰：腹胀，身热，脉大，是一逆也；腹鸣而满，四肢清，泄，其脉大，是二逆也；衄而不止，脉大，是三逆也；咳且溲血，脱形,其脉小劲,是四逆也;咳、脱形身热,脉小以疾,是谓五逆也。如是者,不过十五日而死矣。其腹大胀,四末清,脱形泄甚,是一逆也;腹胀便血,其脉大,时绝,是二逆也;咳,溲血,形肉脱,脉搏,是三逆也;呕血,胸满引背,脉小而疾,是四逆也;咳呕腹胀,且飧泄,其脉绝,是五逆也。如是者,不及一时而死矣。工不察此者而刺之,是谓逆治。

【语译】黄帝道:所有的疾病都有逆证和顺证,可以讲来听听吗?岐伯说:腹部胀满,身体发热,脉搏粗大,这是第一种逆证。腹部胀满肠鸣声响,四肢冰冷,大便泄泻,脉搏粗大,这是第二种逆证。鼻血不止,脉搏粗大,这是第三种逆证。咳嗽,尿血,形体消瘦,脉搏细小而坚硬,这是第四种逆证。咳嗽,形体消瘦,身体发热,脉搏细小而疾快,这是第五种逆证。如果出现了以上这五种逆证,过不了十五天就有死亡的危险。另外,还有五种逆证:腹部膨大而胀满,四肢末端冰冷,形体消瘦,腹泻剧烈,这是第一种逆证。腹部胀满,大便下血,脉搏粗大而又时而停止,这是第二种逆证。咳嗽,尿血,形体消瘦,脉搏坚硬弹指,这是第三种逆证。呕血,胸部胀满牵引到背部,脉搏细小而疾快,这是第四种逆证。咳嗽,呕吐,腹部胀满、泄泻食物不化,脉搏消失,这是第五种逆证。如果出现了这五种逆证,病人很快就会死亡,常常活不过一个时辰。医者若不能仔细地审察这些危象就乱用针刺,这就叫做逆治。

【按语】文中介绍了痈疽形成的原因、针刺治疗和预后,其中反复强调了对疾病早期诊断、早期治疗的重要性,这些理论不仅用于痈疽,对于许多疾病的诊治都具有重要的现实意义。比如,对当今人们谈之色变的癌症来说,早期的诊断加上及时的治疗,就是现在治疗的一个重要原则,遵循这个原则,就完全

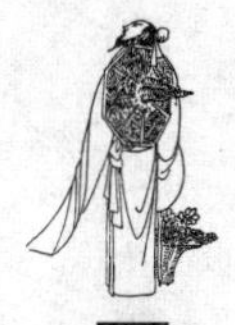

能够减轻痛苦,延长寿命。有学者统计,对于肺部癌症,如果能早期发现、早期诊断、早期手术治疗,则五年的生存率可高达85% ~90%。反之,若未能早期诊断出来,则手术后的五年生存率仅为30% ~40%。因此,这种重视早期诊断、早期治疗的思想应该在所有的医务工作者和广大的百姓的思想中深深扎下根来。

另外,文中还介绍了痈疽顺逆的区别方法以及各种逆证等。古人由于医疗手段的不足,对这些危重的病证多认为是无可救药的死证,这是可以理解的。随着时代的发展、医学的进步,不少预后不好的危重病人通过现代高科技医学手段及时救治而重新获得了宝贵的生命。本文的顺逆所论,旨在提醒广大医务工作者对这些出现逆证的重症病人,要做到心中有数,提前做好抢救准备,尽早地制定出完整周密的治疗方案,尽早地采取一切积极有效的措施来拯救病人的生命。反之,若不知道疾病的顺逆,不明预后的好坏,一但病情恶化,就会手忙脚乱、束手无策,从而失去抢救的宝贵时机。

【原文】黄帝曰:夫子之言针甚骏,以配天地,上数天文,下度地纪,内别五藏,外次六府,经脉二十八会[1],尽有周纪[2],能杀生人,不能起死者,子能反之乎?岐伯曰:能杀生人,不能起死者也。黄帝曰:余闻之则为不仁,然愿闻其道,弗行于人。岐伯曰:是明道也,其必然也,其如刀剑之可以杀人,如饮酒使人醉也,虽勿诊,犹可知矣。黄帝曰:愿卒闻之。岐伯曰:人之所受气者,谷也。谷之所注者,胃也。胃者,水谷气血之海也。海之所行云气者,天下也。胃之所出气血者,经隧也。经隧者,五藏六府之大络[3]也,迎而夺之[4]而已矣。黄帝曰:上下有数乎?岐伯曰:迎之五里,中道而止[5],五至而已，五往而藏之气尽矣，故五五二十五而竭其输矣，此所谓夺其天气者也，非能绝其命而倾其寿者也。黄帝曰：愿卒闻之。岐伯曰：阙门而刺[6]之者，死于家中；入门而刺[7]之者，死于堂上。黄帝曰：善乎方，明哉道，请著之玉版，以为重宝，传之后世，以为刺禁，令民勿敢犯也。

【注释】[1]二十八会：指手足三阴经脉三阳经脉十二条，左右共二十四条，加上阴跻、阳跻、任、督四脉，一共二十八脉。[2]周纪：指经脉运行与交会都有一定的规律。[3]大络：这里指经脉。[4]迎而夺之：指逆其经脉的运行方向而采用针刺泻法。[5]中道而止：指脏腑之气运行到中途便中断了。[6]阙（kuī 亏）门而刺：这里指在人体要害部位进行浅刺。[7]入门而刺：这里指在人体要害部位进行深刺。

【语译】黄帝道：先生说过针刺的作用非常大，能与天地的作用相比拟，它上可以与天文相合，下可以与地理相配，对于人体来说，它内能调理五脏，外能调理六腑，更能调理全身二十八条经脉，使经气流注与交会保持正常的规律。但是针刺治疗也有把活人刺死，而不能起死回生的，先生是否同意这些说法呢？岐伯说：针刺杀死活人而不能起死回生的情况确实存在。黄帝道：我听后虽然觉得很不仁道，但还是很想听听其中的道理，为的是再不要乱用针刺而残害人命。岐伯说：这是一个显而易见的道理，也是一个必然会出现的结果。它好像乱用刀剑可以杀人，又好像过度饮酒可以醉人一样，不用仔细地分析也就能知道它的原因。黄帝道：我还是很想听听全部的情况。岐伯说：人体生命活动所需要的精微之气来源于饮食水谷，而饮食水谷进入人体后便注入到胃腑，胃是容纳与腐熟饮食水谷、化生气血的地方。如像大海中的水蒸发成气、上升成云而浮行于天空中一样，由胃所化生出来的气血，则沿着人体的经隧而运行于

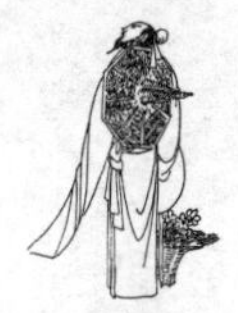

周身。这里所说的经隧，指的是直接与五脏六腑相联系的经脉。如果在这些地方逆其经脉运行的方向进行针刺泻法，即误用“迎而夺之”的治法，就会耗伤气血，损伤五脏，使人死亡。黄帝道：这有一定的次数和部位吗？岐伯说：比如误用“迎而夺之”手法泻手阳明大肠经的五里穴，就会使五脏精气的运行中途而止。五脏之中，每一脏的精气脉跳五动到来一次，如果像这样的误刺连续中断五次，就会使这一脏的精气泻尽竭绝。而连续二十五次误用这种针刺泻法，就会使五脏的精气全都泻尽竭绝。这就是所说的耗劫了人体的天真之气，当然，这并不是针本身就能断绝人的性命，而是误用“迎而夺之”的泻法使人折寿的结果。黄帝道：很想再听听全部的情况。岐伯说：在气血运行的要害部位乱用针刺，如果进针较浅的，病人回家不久就会死亡；如果进针很深的，病人当即就会死在医生的诊所里。黄帝道：先生讲的这些方法非常完备，道理也非常明确，请把它刻写在玉石版上，作为最珍贵的文献，留传给后世，成为针刺禁忌的戒律，让人们时时警惕，不要违犯，以避免悲剧的发生。

【按语】文中提出针具虽小，运用得当即能治疗疾病，拯救生命，但若使用不当，就会像兵器一样害人性命。因此使用针刺治病，除了应严格掌握人体的解剖部位、生理基础、疾病的病理机制外，还必须掌握针刺的原则、适应证、禁忌证以及禁刺的部位等等。那些只知道几个穴位便乱用针刺的人，不仅不能治愈疾病，还必然会导致伤人脏腑、害人性命的严重恶果。这不仅是医术优劣的问题，更是医德有无的问题，必须引起每一个医生的高度重视。至于文中所提到的手阳明大肠经、位于手臂上曲池穴直上三寸处的五里穴，只是举例说明禁刺的部位不只是在头部、胸腹等紧靠脑组织、内脏器官的那些部位，即使在四肢的其他部位也有禁刺的地方，这是每个医生所必须知晓的，万不可掉以轻心。

五禁第六十一

【提要】本篇主要讨论了针刺的禁忌之证，其中对五禁、五夺、五逆等禁忌内容作了详细的介绍，以提醒后人在针刺治疗时一定要严格掌握这些原则，所以篇名《五禁》。

【原文】黄帝问于岐伯曰：余闻刺有五禁，何谓五禁？岐伯曰：禁其不可刺也。黄帝曰：余闻刺有五夺。岐伯曰：无泻其不可夺者也。黄帝曰：余闻刺有五过。岐伯曰：补泻无过其度。黄帝曰：余闻刺有五逆。岐伯曰：病与脉相逆，命曰五逆。黄帝曰：余闻刺有九宜。岐伯曰：明知九针之论，是谓九宜。

【语译】黄帝问岐伯道：我听说针刺治疗有五禁，什么叫做五禁呢？岐伯说：禁，指的是禁日，即在某些日子对某些部位应该避免针刺。黄帝道：我听说针刺治疗有五夺。岐伯说：夺是耗损的意思，即在气血津液严重耗损、元气大虚之时，不可再行针刺泻法。黄帝道：我听说针刺治疗有五过。岐伯说：过是过度的意思，即针刺的补泻手法不可超过规定的限度。黄帝道：我听说针刺治疗有五逆。岐伯说：病证与脉象相反，两者不吻合就叫做五逆。黄帝道：我听说针刺治疗有九宜。岐伯说：明确知道九针的理论，并能够正确恰当地用于临床治疗，这就叫做九宜。

【原文】黄帝曰：何谓五禁？愿闻其不可刺之时。岐

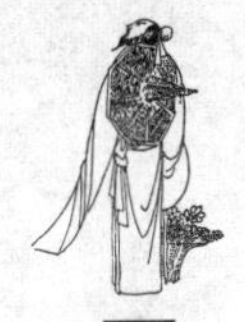

伯曰：甲乙日自乘[1]，无刺头，无发蒙[2]于耳内。丙丁日自乘，无振埃[3]于肩、喉、廉泉。戊己日自乘四季，无刺腹去爪[4]泻水。庚辛日自乘，无刺关节于股膝。壬癸日自乘，无刺足胫。是谓五禁。黄帝曰：何谓五夺？岐伯曰：形肉已夺，是一夺也；大夺血之后，是二夺也；大汗出之后，是三夺也；大泄之后，是四夺也；新产及大血之后，是五夺也。此皆不可泻。黄帝曰：何谓五逆？岐伯曰：热病脉静，汗已出，脉盛躁[5]，是一逆也；病泄，脉洪大，是二逆也；著痹不移[6]，䐃肉破，身热，脉偏绝，是三逆也；淫[7]而夺形，身热，色夭然白，及后[8]下血衃，血衃笃重，是谓四逆也；寒热夺形，脉坚搏，是谓五逆也。

【注释】[1]自乘：甲乙丙丁戊己庚辛壬癸十个天干，分别代表十天，并与人体不同的部位相应，每一天都有一个值日的天干，叫做自乘。[2]发蒙：治疗耳目头面疾病的一种针刺方法。[3]振埃：治疗咳嗽胸满、喘息上气等病的一种针刺方法。[4]去爪：治疗关节、脉络、四肢以及阴囊水肿等病的一种针刺方法。发蒙法、振埃法、去爪法均详见于《灵枢·刺节真邪》。[5]盛躁：指脉粗大而急疾，躁动不安。[6]著痹不移：著，即"着"字；着痹，以风寒湿三气合侵而以湿气为主所致的一种痹证，证见肢体关节麻木沉重、疼痛固定、屈伸不利，详见《素问·痹论》。不移，经久不愈的意思。[7]淫：这里指津液、阴精严重外泄的病证。[8]后：后阴，即肛门，这里指大便。

【语译】黄帝道：什么叫做五禁？我很想听听在哪些日子、对哪些部位不能用针刺。岐伯说：代表日子的天干与人体各部位相配属，甲日乙日与头部相应，因此凡是遇到甲日乙日就不可针刺头部的穴位，也不可用"发蒙"的针法来刺耳内。丙日丁日与肩部、咽喉部相应，因此凡是遇到丙日丁日就不可用"振埃”的针法来刺肩部、喉部及廉泉穴。戊日己日与手足四肢相应，因此凡是遇到戊日己日就不可针刺腹部，也不要用“去爪”的针法来刺皮肤而泻水气。庚日辛日与大腿、膝部相应，因此凡是遇到庚日辛日就不可针刺大腿和膝关节的穴位。壬日癸日与小腿部相应，因此凡是遇到壬日癸日就不可针刺小腿的穴位。这些就是针刺五禁的具体内容。黄帝道：什么叫做五夺？岐伯说：形体肌肉极度消瘦的，是第一夺；严重的大出血之后，是第二夺；严重的大汗之后，是第三夺；严重的泄泻之后，是第四夺；刚刚生产之后的产妇，或因生产而大量出血之后，是第五夺。这些病证都不能使用泻法。黄帝道：什么叫做五逆？岐伯说：温热病证脉搏反而沉静，或发汗之后脉搏反而洪大躁动不安，这是第一种逆证；泄泻病证脉搏反而洪大，这是第二种逆证；着痹病证经久不愈，肘、膝等部高起的肌肉溃烂，身体发热，某一侧的脉搏摸不着，这是第三种逆证；久病泄泻、自汗盗汗、遗精带下等病以致形体极度消瘦，身体发热，肤色苍白、干枯无光泽，大便下血或便中血块较多，这是第四种逆证；患寒热病而形体极度消瘦，脉搏反而坚硬弹指，这是第五种逆证。

【按语】本篇重点论述了五禁、五夺、五逆。五禁，是指每逢禁日，应对某些部位禁用针刺，这是古人在“天人相应”思想的指导下所运用的方法，著名的《子午流注针刺法》就是在这种思想影响下产生出来的针刺方法。五夺，是指在精血津液过度损伤时，不可再用泻法，以防造成虚者更虚的严重恶果。五逆，是指正气大虚，或正虚邪仍猖盛以致脉证相反均不可再用针泻的重危之证。这些原则不仅仅是针刺治疗中必须掌握的原则，也广泛地适用于临床各科的药物治疗。比如，五夺之人即使在兼有外感邪气、出现感冒症状时，也决不可像治疗常人一样地使用麻黄汤、桂枝汤或者银翘散等辛温、辛凉治法来宣散邪气，而应根据机体阴阳气血虚衰的情况，在扶阳滋阴、益气养血的基

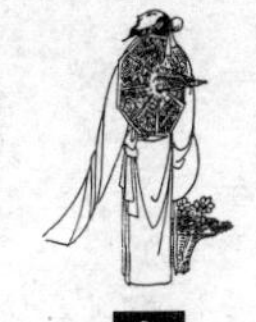

础上,兼以宣散邪气。明代著名医家张景岳对于这样的病人,便强调要扶正为主,通过扶正达到祛邪目的。他提出对阴虚伤寒使用“补阴益气煎”来治疗(药物:人参、熟地、当归、甘草、山药、陈皮、升麻、柴胡),用补阴益气的方法分散邪气;对阳虚伤寒用“大温中饮”(药物:人参、熟地、当归、甘草、白术、柴胡、麻黄、肉桂、干姜),以峻补正气来托散邪气,并进一步解释了为何表证用熟地的意义,这就是由于“汗化于血,而无阴不作汗”,即汗出必须有阴血作为物质基础,只有在体内气血津液得到扶助的情况下,才能达到发汗宣散邪气的目的。这些都是《内经》理论具体运用于临床的经验之谈,值得重视。

动输第六十二

【提要】本篇主要论述了人体十二经脉之中,唯有手太阴肺经、足阳明胃经、足少阴肾经这三条经脉跳动不止的生理机制,强调了胃气对经脉搏动的重要作用,以及经脉的搏动与全身气血输注的关系,所以篇名《动输》。

【原文】黄帝曰:经脉十二,而手太阴、足少阴、阳明独动不休,何也?岐伯曰:是明[1]胃脉也,胃为五藏六府之海,其清气上注于肺,肺气从太阴而行之,其行也,以息[2]往来,故人一呼脉再动,一吸脉亦再动,呼吸不已,故动而不止。黄帝曰:气之过于寸口也,上十焉息?下八焉伏[3]?何道从还?不知其极[4]。岐伯曰:气之离藏也,卒然如弓弩之发,如水之下岸,上于鱼[5]以反衰,其余气衰散以逆上,故其行微。

【注释】[1]是明:有关文献所载原文作“足阳明”,观本节所论,当以“足阳明”为正确,语译从之。[2]息:指呼吸,一呼一吸称为一息。[3]上十焉息,下八焉伏:上,指脉来;下,指脉去;十、八,比喻盛衰之势。全句意指脉来时脉气表现较盛,脉去时脉气表现较衰。[4]极:极限、终止,这里作关键、重要讲。[5]鱼:指手掌的大鱼际。

【语译】黄帝道:在手足十二经脉之中,只有手太阴肺经、足少阴肾经、足阳明胃经这三条经脉跳动不止,这是为什么?岐伯说:手太阴肺经之脉之所以跳动不止,是由于足阳明胃脉的作用。因为胃受纳水谷,化生精气,是五脏六腑精气的源泉,胃中的精气上行注入到肺,肺气从手太阴经开始,依次循行到十二经脉。肺气的运行,随着呼吸而往来,人呼气一次脉搏跳动两次,吸气一次脉搏也跳动两次,呼吸不停止,脉搏跳动也就不会停止。黄帝道:脉气在通过手腕的寸口部位时,为什么脉的搏动出现时脉气表现较盛,脉的搏动消失时脉气表现较衰?脉气循行又在什么地方开始返回于肺?这些关键的道理我不知道。岐伯说:脉气离开内脏向外输注到经脉时,来势汹涌,有如突然离弦的箭一样劲速,又有如大水冲破堤岸向下倾泻一样迅猛,所以脉来搏动时脉气强盛;当脉气从寸口处向上行到手大鱼际部位时,其强盛之势有所减弱,而减弱之脉气还要向上逆行,所以它运行的气势就变得比较微弱了。

【原文】黄帝曰:足之阳明何因而动?岐伯曰:胃气上注于肺,其悍气上冲头者,循咽,上走空窍,循眼系,入络脑,出顑[1],下客主人[2],循牙车[3],合阳明,并下人迎,此胃气别走于阳明者也,故阴阳上下[4],其动也若一。故阳病而阳脉[5]小者为逆,阴病而阴脉[6]大者为逆。故阴阳俱静俱动,若引绳相倾者病。

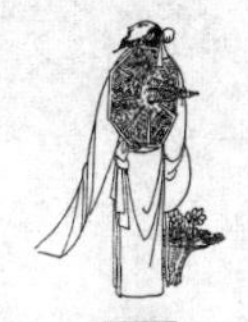

【注释】[1]顑(kǎn 坎):这里指额部。[2]客主人:足少阳胆经"上关穴"的别名。[3]牙车:即颊车穴。[4]阴阳上下:阴阳指太阴肺和阳明胃,上下指脉气上出人迎、下出寸口。[5]阳脉:指人迎脉。[6]阴脉:指寸口脉。

【语译】黄帝道:足阳明胃经之脉又为什么跳动不止呢?岐伯说:胃气向上输注到肺,其中上行到头部、性质慓悍滑利之气,沿着咽喉上行到头面七窍,再沿着眼部深处的络脉入内连于脑,再从额部出来下行到耳前,会于足少阳胆经的上关穴,再沿着颊车穴汇合到足阳明本经,又下行到颈部结喉两旁的人迎穴,这就是因胃气先另行别处而后走向足阳明本经,使之跳动不止的原因。由于手太阴寸口脉和足阳明人迎脉的经气上下互相贯通,所以它们的搏动是一致的。阳病时人迎脉宜大,若反见脉小,则称为逆;阴病时寸口脉宜小,若反见脉大,也称为逆。正常情况下,在上的人迎脉和在下的寸口脉的跳动大小相等,相互协调,静则都静,动则都动,好像用同一绳索牵拉着的一样;反之,若上下两处脉动不一致,说明两者失去了平衡,这就是病理现象了。

【原文】黄帝曰:足少阴何因而动?岐伯曰:冲脉者,十二经之海也,与少阴之大络,起于肾下,出于气街,循阴股内廉,邪入腘中,循胫骨内廉,并少阴之经,下入内踝之后,入足下;其别者,邪入踝,出属跗上[1],入大指之间,注诸络,以温足胫,此脉之常动者也。

【注释】[1]属跗:属,胫骨与跗骨相连接之处;跗,足背。

【语译】黄帝道:足少阴肾经之脉又为什么跳动不止呢?岐伯说:这是由于冲脉和足少阴经脉并行所致。冲脉是十二经脉气血汇聚的地方，冲脉和足少阴肾经的络脉同起源于肾下，出现在足阳明胃经的气街（即气冲穴），然后沿着大腿内侧的内缘，向下斜行进入到膝后腘窝中，又沿着胫骨的内侧缘，与足少阴肾经相合，再向下行进入到足内踝的后面，再下行进入到足下。其中另外分出一条支脉，斜行进入内踝，出现在胫骨与跗骨的连接处和足背上，然后进入到足大趾之间，并渗注到诸络之中，起到温养足部和胫部的作用，这就是足少阴经脉跳动不止的原因。

【原文】黄帝曰：营卫之行也，上下相贯，如环之无端，今有其卒然遇邪气，及逢大寒，手足懈惰。其脉阴阳之道，相输之会，行相失也，气何由还？岐伯曰：夫四末阴阳之会者，此气之大络也。四街[1]者，气之径路也。故络绝则径通，四末解则气从合，相输如环。黄帝曰：善。此所谓如环无端，莫知其纪，终而复始，此之谓也。

【注释】[1]四街：指头、胸、腹、腿四处的气街，是营卫之气通行的径路。

【语译】黄帝道：营气和卫气的运行上下相互贯通，犹如圆环一样没有起止。如今突然遭到了邪气的侵害，或者受到了强烈的寒邪入侵，邪留四肢而使手足软弱无力。经脉内外是营气卫气运行的道路和相互贯通会合的地方，一旦遭到邪气侵犯，营气卫气的运行就会失常，这时的营气卫气又怎样往返循行呢？岐伯说：四肢末端是阴阳经脉起止会合的地方，分布有营气卫气通行的络脉。而在头、胸、腹、腿四处，有着营气卫气通行必经的径路，称为四处的气街。如果邪气侵入四肢，络脉被阻滞时，四街的径路就会开通，以维持营气卫气的运行。当四

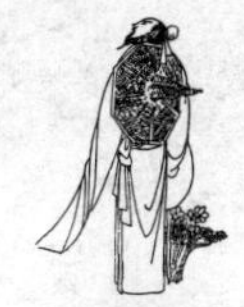

肢末端的外邪解除之后，络脉即可恢复通行，营气卫气又能相互输转，如环无端，运行不止了。黄帝道：好啊，原来营气卫气的运行，是通过这种径路和络脉之间此阻彼通地相互配合，来保持它的循环运行，使之如圆环一样没有起止，终而复始，往来不绝的，它的道理原来如此。

【按语】本篇论述了手太阴肺、足阳明胃、足少阴肾的经脉跳动不止的原因，是脉气环流不息的缘故；而脉气之所以能环流不息，脉搏之所以能跳动不止，则必须依靠脏腑之气的推动，其中尤以胃气最为重要。这种重视胃气的思想已被后世医家广泛地应用在疾病的预防、治疗、判断预后等方面了。大量的临床实践证明，在疾病过程中，只要胃气尚好，或只要脾胃功能能够恢复，往往能带动其他脏腑功能向好的方面转化。而对于各种慢性病来说，观察脾胃的盛衰是判断预后好坏的一个重要标志。如果脾胃健运，能纳化水谷，则其病虽重但并不危险；反之，若脾胃衰败，则病虽轻实际上预后也会不好，即看起来病轻，实际上病重。因此，在治疗中若脾胃已虚的，应首先健运脾胃；若脾胃不虚的，也应十分注意不要伤害了脾胃，总以顾护胃气为要。

五味论第六十三

【提要】本篇主要论述了饮食五味和人体五脏的关系，认为五味既能滋养五脏，也能损伤五脏而产生疾病，并对五味损伤五脏导致疾病的机理进行了阐述，所以篇名《五味论》。

【原文】黄帝问于少俞曰:五味入于口也,各有所走,各有所病。酸走筋,多食之,令人癃[1];咸走血,多食之,令人渴;辛走气,多食之,令人洞心[2];苦走骨,多食之,令人变呕;甘走肉,多食之,令人悗心[3]。余知其然也,不知其何由,愿闻其故。少俞答曰:酸入于胃,其气涩以收,上之两焦,弗能出入也。不出即留于胃中,胃中和温[4],则下注膀胱,膀胱之胞[5]薄以懦,得酸则缩绻[6],约而不通,水道不行故癃。阴者[7],积筋之所终也,故酸入而走筋矣。

【注释】[1]癃:小便不畅,点滴而行。[2]洞心:心中感到空虚。[3]悗心:即闷心,心中烦闷。[4]和温:气热。[5]胞:这里指膀胱的肌肉。[6]缩绻:收缩。[7]阴:这里指前阴、外生殖器。

【语译】黄帝问少俞道:饮食的五味经口进入人体之后,就会各自注入相应的脏腑组织,各自也会引起相应的病变。如酸味注入筋,过多食入酸味食物,会使小便不利;咸味注入血,过多食入咸味食物,会使人口喝;辛味注入气,过多食入辛味食物,会使人感到心胸空虚不实;苦味注入骨,过多食入苦味食物,会使人呕吐;甘味注入肉,过多食入甘味食物,会使人感到心中烦闷不适。这些现象我是知道的,但却不知道其中的原因,我很想听听它的道理。少俞回答说:酸味食物进入到胃以后,由于它性质涩滞收敛,所以其气味只能行于中焦和上焦,不能随气化的运行而往来出入。由于不能正常地输出,就会留滞在胃中,以致胃气郁而生热,热邪就会下注到膀胱,而膀胱壁的肌肉质薄柔软,在受到较重的酸味刺激后,就会收敛紧缩,膀胱的开合便受到约束而使尿液的通道不畅,通道不畅便形成了小便不通利的病证。此外,人的前阴是众多筋所汇聚的地方,而肝主筋,酸味入肝,所以食酸味太过就会伤肝而影响到前阴,所

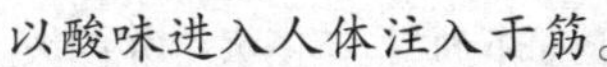
以酸味进入人体注入于筋。

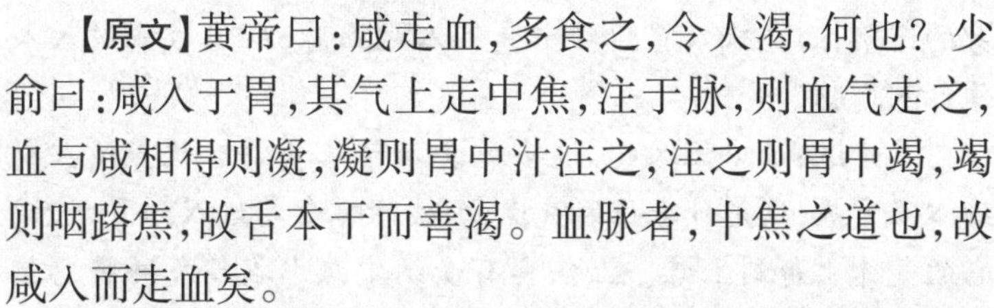
【原文】黄帝曰:咸走血,多食之,令人渴,何也?少俞曰:咸入于胃,其气上走中焦,注于脉,则血气走之,血与咸相得则凝,凝则胃中汁注之,注之则胃中竭,竭则咽路焦,故舌本干而善渴。血脉者,中焦之道也,故咸入而走血矣。

黄帝曰:辛走气,多食之,令人洞心,何也?少俞曰:辛入于胃,其气走于上焦,上焦者,受气而营诸阳者也,姜韭之气熏之,营卫之气不时受之,久留心下,故洞心。辛与气俱行,故辛入而与汗俱出。

黄帝曰:苦走骨,多食之,令人变呕,何也?少俞曰:苦入于胃,五谷之气皆不能胜苦,苦入下脘,三焦之道皆闭而不通,故变呕。齿者,骨之所终[1]也,故苦入而走骨,故入而复出[2],知其走骨也。

黄帝曰:甘走肉,多食之,令人悗心,何也?少俞曰:甘入于胃,其气弱小,不能上至于上焦,而与谷留于胃中者,令人柔润者也,胃柔则缓,缓则虫动,虫动则令人悗心。其气外通于肉,故甘走肉。

【注释】[1]终:这里是余的意思。[2]复出:指食入后又从胃中呕吐出来。

【语译】黄帝道:咸味注入血脉,过多地食入咸味食物后就会使人口渴,这是什么原因?少俞说:咸味食物进入到胃之后,它的气味上行到中焦,注入到血脉之中与血相合,血与咸味相合,就会使血液凝结浓稠,于是胃中的津液就要不断地注入到血脉中加以稀释,而胃中的津液不断地补充入血液,必然导致胃中津液消耗过度，于是使上升到咽喉部的津液不足，所以发生舌燥咽干而常感口渴。又因为血脉是输送中焦精气到达全身的道路，而咸味入胃后经中焦注入到血脉，所以咸味进入人体注入血脉。

黄帝道：辛味注入气，过多地食入辛味食物后就会使人感到心里空虚，这是什么原因？少俞说：辛味食物进入到胃之后，它的气味上行到上焦。上焦具有受纳中焦水谷精气并将它们运行到全身皮肤腠理的功能。如过食姜、韭菜等辛味食物，辛味就会不断地向上发散，时常熏蒸上焦，使营气卫气时时受其影响而不能输送到上焦，以致久留胃中，所以心里有空虚的感觉。又因为辛味发散，能与卫气同行到体表，使腠理开泄，所以，辛味进入人体能与汗水一同出于体表。

黄帝道：苦味注入骨，过多地食入苦味食物会使人呕吐，这是什么原因？少俞说：苦味食物进入到胃之后，由于食物中其他的气味都不能胜过苦味，苦味便进入到下脘，使得三焦的气机都闭阻而不通利，胃气就不能下降而上逆，所以出现呕吐。另外，人的牙齿为骨的一部分，之所以说苦味进入人体注入骨，就是因为苦味自口齿而食入，又由口齿而吐出，所以知道它注入到骨。

黄帝道：甘味注入肌肉，过多地食入甘味食物会使人感到心中烦闷，这是什么原因？少俞说：甘甜的食物进入到胃之后，它的气味柔弱弛缓，不能上达到上焦，所以与食物一同存留在胃中，使得胃气也柔弱弛缓，从而引起肠中的寄生虫蠕动不安，于是使人感到心中烦闷不适。另外，甘味注入脾，而脾主肌肉，所以甘味之气外通肌肉，注入肌肉。

【按语】众所周知，中药具有寒、凉、温、热四性和酸、苦、甘、辛、咸五味，正是因为药物各自有着不同的性味，从而调整着人体阴阳偏盛偏衰的状况。而在寻常的饮食之中，也有五味之

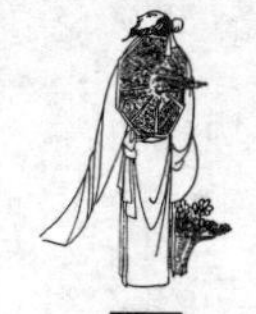

分，经过祖国医学长期、大量的观察和实践，发现五味与五脏相配属，并且认为饮食五味对于人体具有双重性：当饮食五味适度时，饮食中的精微物质可以资助、营养周身，为生机蓬勃的人体生命活动提供源源不绝的营养；但当饮食没有节制、偏嗜五味太过时，即饮食五味变成导致疾病产生的致病因素而使人生病。现代的研究也说明了这个理论。以食盐为例，摄入盐量的多少与高血压病的发生、发展有密切的关系，摄入盐量越多，高血压的发病率就越高，两者呈正比关系，而降低摄盐量，则发病率也随之降低。有资料表明：日本北方吃盐较重，高血压的发病率为40%，而北非（如肯尼亚）人吃盐很少，高血压的发病率也很低。因此在日常饮食中要注意减少食盐摄入，一般正常人每天食盐的需要量儿童为3克，成人为6克。因此，应注意饮食有节，不能太过、偏食、暴饮，这不仅关系着健康与疾病，而且与人的寿夭也有密切的关系，所以提倡饮食清淡，定食定量，不过量饮食五味，这是日常饮食养生的基本准则。

阴阳二十五人第六十四

【提要】本篇根据阴阳五行学说，把人体因禀赋不同而产生的各种体型归纳为木、火、土、金、水五类，进一步又分为二十五型，并指出了他们的肤色、体型、性格以及对时令适应方面的差异；同时结合手足三阳经脉循行人体上下部位时的气血盛衰变化，说明表现在人体形色上各有不同的特点。另外篇中还根据二十五种人的不同特点提出了不同的治疗原则。因本篇专论二十五种类型人的特征及其阴阳气血的盛衰，所以篇名《阴阳二十五人》。

【原文】黄帝曰:余闻[1]阴阳之人[2]何如?伯高曰:天地之间,六合[3]之内,不离于五[4],人亦应之,故五五二十五人之政[5],而阴阳之人不与[6]焉,其态又不合于众者五,余已知之矣。愿闻二十五人之形,血气之所生,别而以候,从外知内何如?岐伯曰:悉乎哉问也,此先师之秘也,虽伯高犹不能明之也。黄帝避席遵循而却[7]曰:余闻之,得其人弗教,是谓重失[8],得而泄之,天将厌之。余愿得而明之,金柜藏之,不敢扬之。岐伯曰:先立五形,金、木、水、火、土,别其五色,异其五形之人,而二十五人具矣。黄帝曰:愿卒闻之。岐伯曰:慎之慎之,臣请言之。

【注释】[1]闻:根据上下文义与前人看法,当作"问"字为是。[2]阴阳之人:指人有阴阳不同的分型,即《灵枢·通天》中所说的太阴之人、少阴之人、太阳之人、少阳之人、阴阳和平之人。[3]六合:指东、西、南、北、上、下六个方位。[4]五:木、火、土、金、水五行。[5]政:根据上下文义及有关文献所载原文,应作"形"字。[6]不与:不在此范围。[7]遵循而却:恭敬地往后退的意思。[8]重失:严重的损失。

【语译】黄帝道:我曾经询问过伯高,人有不同的阴阳类型,怎样才能加以区别?而伯高答复我说:在天地之间、整个东西南北上下的空间里,一切事物的变化都脱离不了木、火、土、金、水五行规律的范围,人体的类型也是这样,总的可分为木、火、土、金、水五类,而每一类之中又有五型,五五二十五型。但阴阳型的一类人却不在这二十五种类型之中,因为太阴之人、少阴之人、太阳之人、少阳之人以及阴阳平和之人这五种阴阳类型的形态和二十五种五行类型的形态是不同的。关于阴阳之人的五种形态我已经知道了,现在很想听听二十五种五行类型的人,他们的形态如何?因气血盛衰的不同而各有的不同特

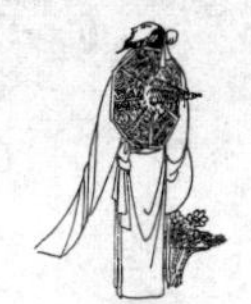

征,以及如何从外在的形态而得知内在的脏器变化。岐伯说:您问得真详细啊!这些理论是先师秘藏而不传授的,所以就连伯高也不清楚其中的道理。黄帝离开座位,恭敬地后退几步道:我听人说过,如果遇到了一个可以将宝贵学术继承下来并发展下去的人而不传授给他,这是极大的损失;如果得到了这些宝贵的学术却随便泄露遗失,不加重视,那么就连上天也会厌恶他。我很希望得到并要弄明白这些宝贵的学术,我还会把这些学术理论收藏保存在金柜里,决不随便泄露遗失。岐伯说:首先要根据金、木、水、火、土的特性来确定五种类型的人,再根据白、青、黑、赤、黄五色来区分五种人在形态上的差异,这样就可以清楚二十五种类型的人的情况了。黄帝道:很想听听全部的内容。岐伯说:那您一定要谨慎又谨慎啊!就请让我给您讲解吧!

【原文】木形之人,比[1]于上角[2],似于苍帝[3]。其为人,苍色,小头,长面,大肩背,直身,小手足,好有才,劳心,少力,多忧劳于事,能[4]春夏不能秋冬,感而病生,足厥阴佗佗然[5]。大角之人,比于左足少阳,少阳之上遗遗然[6]。左角之人,比于右足少阳,少阳之下随随然[7]。钛角之人,比于右足少阳,少阳之上推推然[8]。判角之人,比于左足少阳,少阳之下栝栝然[9]。

【注释】[1]比:比类、相属。[2]上角:角是五音之一,属木。上角是角音的一种变化。古代的音阶分为角、徵、宫、商、羽五个音阶,音调分清浊高下,若音调在清浊高下之间为角,次高次清为徵,最下最浊为宫,次下次浊为商,最高最清为羽。古音音律的变化很多,如在角音中,可分为上角、大角、左角、钛角、判角等。[3]苍帝:古代神话中的上天五帝之一,他们是东方苍帝、南方赤帝、西方白帝、北方黑帝、中央黄帝。这里喻指居住在东方地域的人。[4]能:耐受。[5]佗佗然:从容自得的样子。[6]遗遗然:形容迟迟不前、谦让的样子。[7]随随然:随和顺从的样子。[8]推推然:形容前进的样子,这里是上进的意思。[9]栝栝然:正直而大方的样子。

【语译】在五行中属木、五音中属上角的一类人,他们的外貌类似东方地域的人。他们的体质特征是:肤色青,头部小,面颊长,肩背宽阔,身体挺直,手足细小。这类人的气质特征是:有卓越的才能,好用心机,但体力多不强壮,他们常常多忧虑,但做事勤劳奋进。在对时令的适应方面,他们常能适应春夏温热的气候而不太适应秋冬寒冷的气候,因而在秋冬季节容易感受病邪而发生疾病。这种类型的人与足厥阴肝经相配,总的特点是从容自得,这是禀受木气最全的人。在木型人之中,还有左、右、上、下四种禀受木气不全的人,他们是大角型、左角型、钛角型、判角型。大角型人,配属于左足少阳经上,特点是谦让而态度和蔼;左角型人,配属于右足少阳经下,特点是随和而顺从;钛角型人,配属于右足少阳经上,特点是勇于上进;判角型人,配属于左足少阳经下,特点是正直而不阿谀奉承。

【原文】火形之人,比于上徵,似于赤帝[1]。其为人,赤色,广朋[2],锐面,小头,好肩背髀腹,小手足,行安地[3],疾心[4],行摇肩背,肉满,有气[5],轻财,少信,多虑,见事明,好颜,急心,不寿暴死,能春夏不能秋冬,秋冬感而病生,手少阴核核然[6]。质徵之人,比于左手太阳,太阳之上肌肌然[7]。少徵之人,比于右手太阳,太阳之下慆慆然[8]。右徵之人,比于右手太阳,太阳之上鲛鲛然[9]。质判之人,比于左手太阳,太阳之下支支颐颐然[10]。

【注释】[1]赤帝:这里喻指生活在南方地域的人。[2]朋:背肉。

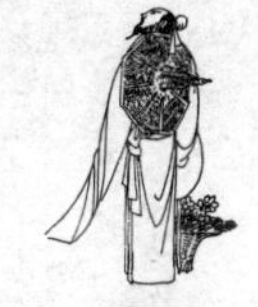

[3]安地:步行稳重。[4]疾心:对事物理解敏捷。[5]气:气魄。[6]核核然:讲求实效的意思。[7]肌肌然:见识肤浅的意思。[8]慆慆然:多疑的意思。[9]鲛鲛然:不甘落后之义。[10]支支颐颐然:乐观、少烦恼的意思。

【语译】在五行中属火、五音中属上徵的一类人,他们的外貌类似南方地域的人。他们的体质特征是:肤色红,脊背宽,面颊瘦,头部小,肩背、大腿及腹部的肌肉丰满,发育均匀,手足细小,步履稳重,行走时肩背常常摇摆。这类人的气质特征是:做事有气魄,对事物的处理和领会很敏捷,对钱财看得较轻,但做事常缺少信用,顾虑重重,对事物善于观察和分析,喜爱漂亮,但性情急躁,这类人不易长寿,容易发生暴病而死亡。在对时令的适应方面,他们常能适应春夏温热的气候而不太适应秋冬寒冷的气候,因而在秋冬季节容易感受邪气而发生疾病。这种类型的人与手少阴心经相配,总的特点是讲求实效,这是禀受火气最全的人。在火型人之中,还有左、右、上、下四种禀受火气不全的人,他们是质徵型、少徵型、右徵型、质判型。质徵型人,配属于左手太阳经上,特点是比较轻浮,见识肤浅;少徵型人,配属于右手太阳经下,特点是性急善动而多疑;右徵型人,配属于右手太阳经上,特点是勇于进取而不甘落后;质判型人,配属于左手太阳经下,特点是乐观、少烦恼、怡然自得。

【原文】土形之人,比于上宫,似于上古黄帝[1]。其为人,黄色,圆面,大头,美肩背,大腹,美股胫,小手足,多肉,上下相称,行安地,举足浮,安心,好利人,不喜权势,喜附人也。能秋冬不能春夏,春夏感而病生,足太阴敦敦然[2]。太宫之人,比于左足阳明,阳明之上婉婉然[3]。加宫之人,比于左足阳明,阳明之下坎坎然[4]。少宫之人,比于右足阳明,阳明之上枢枢然[5]。左宫之人,比于右足阳明,阳明之下兀兀然[6]。

【注释】[1]黄帝:这里喻指生活在中央地域的人。[2]敦敦然:忠诚厚道的样子。[3]婉婉然:态度和顺的样子。[4]坎坎然:端庄持重的样子。[5]枢枢然:婉转圆滑的意思。[6]兀兀然:做事不怕困难的样子。

【语译】在五行中属土、五音中属上宫的一类人,他们的外貌类似于中央地域的人。他们的体质特征是:肤色黄,面颊圆,头颅大,肩背肌肉结实健壮,腹部宽大,下肢肌肉丰满而健美,手足细小,全身肌肉丰满,上下各部均匀相称,行走时步履稳重。这类人的气质特征是:做事能取信于人,他们内心安定,办事谨慎,常助人为乐,不喜欢争权逐势,善于团结他人。在对时令的适应方面,他们常能适应秋冬的寒冷气候而不太适应春夏的温热气候,因而在春夏季节容易感受邪气而发生疾病。这种类型的人与足太阴脾经相配,总的特点是忠诚、厚道,这是禀受土气最全的人。在土型人之中,还有左、右、上、下四种禀受土气不全的人,他们是太宫型、加宫型、少宫型、左宫型。太宫型人,配属于左足阳明经上,特点是温柔和顺;加宫型人,配属于左足阳明经下,特点是端庄持重;少宫型人,配属于右足阳明经上,特点是处事婉转圆滑;左宫型人,配属于右足阳明经下,特点是做事勇往直前,不怕困难。

【原文】金形之人,比于上商,似于白帝[1]。其为人,方面,白色,小头,小肩背,小腹,小手足,如骨发踵外[2],骨轻,身清廉,急心,静悍,善为吏。能秋冬不能春夏,春夏感而病生。手太阴敦敦然[3]。钛商之人,比于左手阳明,阳明之上廉廉然[4]。右[5]商之人,比于左手阳明,阳明之下脱脱然[6]。右商之人,比于右手阳明,阳明之上监监然[7]。少商之人,比于右手阳明,阳

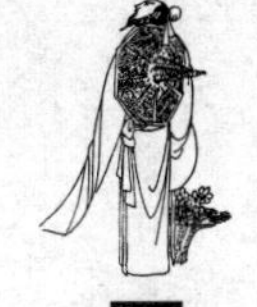

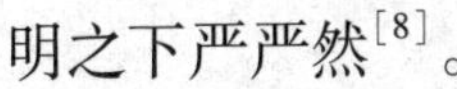

明之下严严然[8]。

【注释】[1]白帝:喻指生活在西方地域的人。[2]骨发踵外:指跟骨发达坚实。[3]敦敦然:这里指坚强不屈的意思。[4]廉廉然:廉洁之义。[5]右:据有关文献所引原文及上下文义,当作“左”为是。[6]脱脱然:洒脱的意思。[7]监监然:能明辨是非的意思。[8]严严然:庄重威严的意思。

【语译】在五行中属金、五音中属上商的一类人,他们的外貌类似西方地域的人。他们的体质特征是:面方正,肤色白,头颅小,肩背窄小,腹部狭小,手足细小,足跟厚实,行动轻快。这类人的气质特征是:禀性廉洁,做事性急,能静能动,适合做官。在对时令的适应方面,他们常能适应秋冬的寒冷气候而不太适应春夏的温热气候,因而在春夏季节里容易感受邪气而发生疾病。这种类型的人与手太阴肺经相配,总的特点是坚强不屈,这是禀受金气最全的人。在金型人之中,还有左、右、上、下四种禀受金气不全的人,他们是钛商型、左商型、右商型、少商型。钛商型人,配属于左手阳明经上,特点是廉洁奉公;左商型人,配属于左手阳明经下,特点是洒脱无牵挂;右商型人,配属于右手阳明经上,特点是能明辨是非;少商型人,配属于右手阳明经下,特点是庄重、威严。

【原文】水形之人,比于上羽,似于黑帝[1]。其为人,黑色,面不平,大头,廉颐[2],小肩,大腹,动手足,发行摇身,下尻[3]长,背延延然[4],不敬畏,善欺绐[5]人,戮死。能秋冬不能春夏,春夏感而病生,足少阴汗汗然[6]。大羽之人,比于右足太阳,太阳之上颊颊然[7]。少羽之人,比于左足太阳,太阳之下纡纡然[8]。众[9]之为人,比于右足太阳,太阳之下洁洁然[10]。桎[11]之为人,比于左足太阳,太阳之上安安然[12]。

是故五形之人二十五变者,众之所以相欺者是也。

【注释】[1]黑帝:喻指生活在北方地域的人。[2]颐:口腮部。[3]尻(kāo):尾骶骨,这里指臀部。[4]延延然:长的意思。[5]绐(dài 代):欺哄。[6]汗汗然:众多文献所载原文,均作"污污然",指人格低下。[7]颊颊然:洋洋自得的样子。[8]纡纡然:不直爽的意思。[9]众:左。[10]洁洁然:洁身自好的意思。[11]桎:右。[12]安安然:安定的意思。

【语译】在五行中属水、五音中属上羽的一类人,他们的外貌类似北方地域的人。他们的体质特征是:皮肤色黑,面部凹陷,头颅大而腮颊瘦削,两肩狭小,腹部宽大,手足好动,行走时身体常常摇摆,臀部和脊背较长。这类人的气质特征是:无所畏惧,好欺骗人,容易犯罪而被杀死。在对时令的适应方面,他们常能适应秋冬的寒冷气候而不太适应春夏的温热气候,因而在春夏季节里容易感受邪气而发生疾病。这种类型的人与足少阴肾经相配,总的特点是人格低下,这是禀受水气最全的人。在水型人之中,还有左、右、上、下四种禀受水气不全的人。他们是大羽型、少羽型、左羽型、右羽型。大羽型人,配属于右足太阳经上,特点是常洋洋自得;少羽型人,配属于左足太阳经下,特点是不直爽、好周旋;左羽型人,配属右足太阳经下,特点是坦白、洁身自好;右羽型人,配属于左足太阳上,特点是心境安定。

以上就是木、火、土、金、水五类形态的人,因禀赋不同又区分为二十五型。正因为他们的禀性是同中有异,异中有同,所以一般的人容易混淆而辨识不清。

【按语】以上经文讨论了人体不同的类型分型的主要依据是五行学说,并通过长期的生活观察和医疗实践总结而成。文中根据不同的体质特征和气质特征将人体分为了"五形"人,这

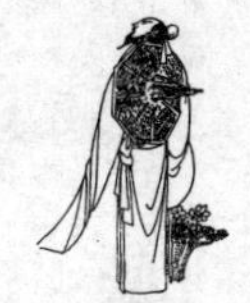

五种类型的人，不论在先天禀赋、后天形体、肤色、思想意识以及对时令气候变化的适应能力方面，都有显著的不同。另外，文中还根据手足三阳经的左右上下、气血多少等，细致地将每一形人又区分为五型，成为五五二十五种人。不过，一形人虽分而为五，但都有共同的特点，只不过另有小小的差别而已。所以在实际应用中，不必分得那么细，分为五形人就可以了。同样道理，文中所述五形人的各项特征，是指典型者而言，带有模式性，在实际中各型之间多有交叉，所以具体分辨时不必悉备，应把各项指标综合起来，以主要属于何型为准。

五形人与现代的分类相比较，木形人类似于现代的抑郁质或抑郁型人；火形人类似于急躁质或兴奋型人；土形人类似于灵活型人；金形人类似于安定型人；水形人，有人认为相当于安定型，也有人认为相当于不安定型。

值得指出的是，思想品质、道德修养的优劣，取决于个体后天所接受的学习与教育，而本文一概归结为生理素质是不妥的。

【原文】黄帝曰：得其形，不得其色何如？岐伯曰：形胜色，色胜形者，至其胜时年[1]加，感则病行，失则忧矣。形色相得者，富贵大乐。黄帝曰：其形色相胜之时，年加可知乎？岐伯曰：凡年忌下上之人[2]，大忌常加七岁，十六岁，二十五岁，三十四岁，四十三岁，五十二岁，六十一岁，皆人之大忌，不可不自安也，感则病行，失则忧矣。当此之时，无为奸事[3]，是谓年忌。

【注释】[1]年：即年忌，指属于禁忌的、不利的年龄。[2]下上之人：即二十五种类型人中左右上下各型的人。[3]奸事：不正当的事。

【语译】黄帝道：有些人虽然具备了五形的体形特征，但其肤色却与相应的类型不吻合,这是什么道理呢?岐伯说:根据五行学说中的生克规律,如木形人表现为肤色黄,这是木克土,是体形的五行属性抑制了肤色的五行属性;如木形人表现出肤色白,这是金克木,是肤色的五行属性抑制了体形的五行属性,是属于形、色相克的反常现象,如果又碰上属于禁忌的年龄,再感受了病邪,就会发生疾病。如果治疗上再稍有疏忽,病情的发展就会非常严重,后果堪忧。相反,如果体形与肤色一致,那么就是正常的健康人。黄帝道:如果体形与肤色不一致、形色相克时,年龄的禁忌能够推算出来吗?岐伯说:凡是重大的年忌都适用于上述二十五种类型的人。重大年忌的计算常常从七岁开始算起,依次递加九年,为十六岁、二十五岁、三十四岁、四十三岁、五十二岁、六十一岁,这些年龄都属于人的大忌之年。凡是遇到这些年份,都必须注意对精神和身体两方面的调护,否则很容易感受邪气而产生疾病。得病以后,如果再有疏忽大意,就会有生命之忧。所以,在这些年份不仅要谨慎地调护身体,防止疾病的发生,还要避免做那些不正当的事情,这些就是所说的年忌。

【原文】黄帝曰:夫子之言,脉之上下,血气之候,以知形气奈何?岐伯曰:足阳明之上,血气胜则髯[1]美长,血少气多则髯短,故气少血多则髯少,血气皆少则无髯,两吻多画[2]。足阳明之下,血气盛则下毛[3]美长至胸血多气少则下毛美短至脐,行则善高举足,足指少肉,足善寒;血少气多则肉而善瘃[4];血气皆少则无毛,有则稀枯悴,善痿厥足痹。

【注释】[1]髯:生在面颊部的胡须为髯。[2]两吻多画:指口角处的皱纹明显。[3]下毛:腹毛、阴毛。[4]瘃(zhú 竹):冻疮。

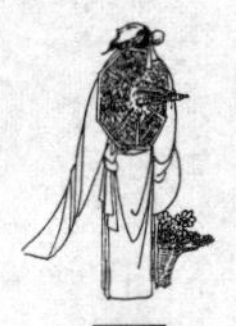

【语译】黄帝道：先生讲过手足三阳经脉循行在人体的上部和下部，那么经脉气血的盛衰，是怎样表现在形体上的呢？岐伯说：足阳明经脉的盛衰表现在人体上部的，气充血盛则两颊的胡须多而长，血少气多则两颊的胡须不长，气少血多则两颊的胡须稀少，气血俱少则两颊没有胡须，而且口角处皮肤的皱纹特别多。足阳明经脉的盛衰表现在人体下部的，气血充足则腹毛、阴毛密而长，甚至延续到胸部。血多气少则腹毛、阴毛密而短，只长到脐部，因其血多，所以足跟有力，走路时常爱抬高两足、大踏步走路；又因为足趾间的肌肉较少，气少，所以常感到足部寒冷。血少气多则下肢容易发生冻疮。血气俱少则腹毛、阴毛全无，即使有也是稀疏枯萎，还常发生两足痿软无力、手足冰冷或者痹证疼痛等。

【原文】足少阳之上，气血盛则通髯美长；血多气少则通髯美短；血少气多则少髯；血气皆少则无须，感于寒湿则善痹，骨痛，爪枯也。足少阳之下，血气盛则胫毛美长，外踝肥；血多气少则胫毛美短，外踝皮坚而厚；血少气多则胻[1]毛少，外踝皮薄而软；血气皆少则无毛，外踝瘦无肉。

【注释】[1]胻(héng 衡)：小腿外侧。

【语译】足少阳经脉的盛衰表现在人体上部的，气血充足则整个腮颊部的胡须浓密而长，血多气少则整个腮颊部的胡须浓密而短，血少气多则颊部的胡须稀少，血气俱少则腮颊部没有胡须，而且感受了寒湿邪气很容易产生痹证、骨节疼痛、爪甲干枯等。足少阳经脉的盛衰表现在人体下部的，气血充盛则小腿的毫毛密而长，外踝部位的肌肉结实；血多气少则小腿的毫毛密而短，外踝部位的皮肤坚韧厚实；血少气多则小腿外侧的毫毛稀少，外踝的皮肤薄而软；血气俱少则小腿没有毫毛，外踝部位肌肉瘦削。

【原文】足太阳之上，血气盛则美眉，眉有毫毛[1]；血多气少则恶眉，面多少理[2]；血少气多则面多肉；血气和则美色。足太阴[3]之下，血气盛则跟肉满，踵坚；气少血多则瘦，跟空；血气皆少则喜转筋，踵下痛。

【注释】[1]眉有毫毛：指眉中长出特别长的眉毛。[2]少理：细小的皱纹。[3]阴：根据上下文义及众多文献所载原文，均作“阳”，为是。

【语译】足太阳经脉的盛衰表现在人体上部的，血气充盛则眉毛密而长，有的眉毛中还夹有特别长的眉毛；血多气少则眉毛枯萎无华，而且颜面常有许多细小皱纹；血少气多则颜面多肉；气血调和则颜面柔润有光泽。足太阳经脉的盛衰表现在人体下部的，血气充盛则足跟肌肉丰满结实，跟骨强健；气少血多则足跟肌肉瘦削，甚至足跟没有肌肉；血气俱少则容易发生足部转筋、痉挛及足跟疼痛等。

【原文】手阳明之上，血气盛则髭[1]美；血少气多则髭恶；血气皆少则无髭。手阳明之下，血气盛则腋下毛美，手鱼肉以温；气血皆少则手瘦以寒。

手少阳之上，血气盛则眉美以长，耳色美；血气皆少则耳焦恶色。手少阳之下，血气盛则手卷多肉以温，血气皆少则寒以瘦，气少血多则瘦以多脉。

手太阳之上，血气盛则多须，面多肉以平，血气皆少则面瘦恶色。手太阳之下，血气盛则掌肉充满，血气皆少则掌瘦以寒。

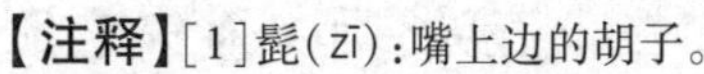

【注释】[1]髭(zī):嘴上边的胡子。

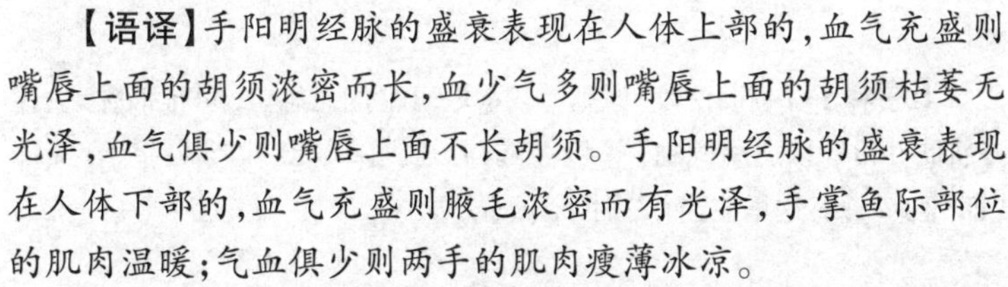

【语译】手阳明经脉的盛衰表现在人体上部的,血气充盛则嘴唇上面的胡须浓密而长,血少气多则嘴唇上面的胡须枯萎无光泽,血气俱少则嘴唇上面不长胡须。手阳明经脉的盛衰表现在人体下部的,血气充盛则腋毛浓密而有光泽,手掌鱼际部位的肌肉温暖;气血俱少则两手的肌肉瘦薄冰凉。

手少阳经脉的盛衰表现在人体上部的,血气充盛则眉毛又密又长,耳部滋润有光泽;血气俱少则耳轮枯萎,颜色晦暗没有光泽。手少阳经脉的盛衰表现在人体下部的,血气充盛则手部的肌肉结实丰满而温暖,气血俱少则手部肌肉消瘦而冰凉,气少血多则手部皮肉瘦薄而脉络显露。

手太阳经脉的盛衰表现在人体上部的,血气充盛则面部的胡须浓密,肌肉丰满而均匀;血气俱少则面部瘦削,色泽晦暗。手太阳经脉的盛衰表现在人体下部的,血气充盛则手掌肌肉丰满结实,血气俱少则手掌肌肉瘦薄而冰冷。

【原文】黄帝曰:二十五人者,刺之有约[1]乎?岐伯曰:美眉者,足太阳之脉气血多;恶眉者,血气少;其肥而泽者,血气有余;肥而不泽者,气有余,血不足;瘦而无泽者,气血俱不足。审察其形气有余不足而调之,可以知逆顺矣。黄帝曰:刺其诸阴阳奈何?岐伯曰:按其寸口人迎,以调阴阳。切循其经络之凝涩、结而不通者,此于身皆为痛痹,甚则不行,故凝涩。凝涩者,致气以温之,血和乃止。其结络者,脉结血不和,决[2]之乃行。故曰:气有余于上者,导而下之;气不足于上者,推而休之[3];其稽留不至者,因而迎之。必明于经隧[4],乃能持之。寒与热争者,导而行之;其宛[5]陈血不结者，则而予之。必先明知二十五人，则[6]血气之所在，左右上下，刺约毕也。

【注释】[1]约：法度、原则。[2]决：开泄的意思。[3]推而休之：揉按肌肤并留针以通利气血。[4]经隧：脉道。[5]宛：即“菀”字，音义同“郁”。[6]则：这里应当作“别”字。

【语译】黄帝道：对于以上这二十五种不同类型的人，在针刺治疗时各有不同的方法和原则吗？岐伯说：眉毛浓密，说明足太阳经脉的气血充盛；眉毛稀疏无光泽，说明血气俱少；若身体肌肉丰满，皮肤滋润有光泽，说明血气充盛；若身体肥胖而皮肤并不滋润光泽，这是气充而血不足；身体肌肉瘦薄，肤色毫无光泽，这是血气两虚的表现。如果医生能够掌握这些特点，从这些外在的表现去判断形体气血的盛衰情况，就能明辨疾病的虚实、掌握病情的顺逆而进行正确的治疗。黄帝道：如何针刺手足三阴经、三阳经所出现的病变？岐伯说：首先应该诊察病人颈部的人迎脉和腕部的寸口脉，以审察体内阴阳之气的盛衰，根据脉象的变化进行调治。其次，要用手指切摸经脉，以了解有无血气凝滞不通的情况。若经络郁滞、通行不畅，常易发生痹证疼痛，严重时经络阻滞血气不能运行。对于这种经脉凝涩、血气不通的病变，应该采用补法并留针，以使阳气运行而血气得到温通，待气血调和之后才可以停止治疗。若较小的络脉出现气血结聚而血行不畅的病证，治宜采用泻法，刺出瘀血，气血就会恢复正常的运行。所以说，若邪气郁结、亢盛在人体上部的，可以取其下部的腧穴，以引气下行；若正气不足的病证表现在人体上部的，可以取其上部的腧穴，轻轻揉按腧穴后进针，并留针候气，以待正气来复；若经气迟迟不来，久未得气，应采用或进或退、或按或提等各种手法，以迎导经气。必须注意的是，治疗时首先应该明确经脉循行的道路，才能正确地采取各

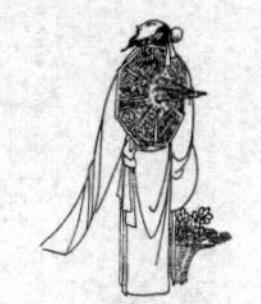

种不同的针刺方法进行治疗。若有寒热不和的表现时，应根据阴阳偏盛偏衰的情况宣泄其偏盛的一方，使体内阴阳得以平衡；若气机郁滞日久但尚未有瘀血凝结的，应根据不同的情况给予不同的治疗。总之，针刺之法，首先必须掌握二十五种类型人不同的外部形体特征和内部上下气血的盛衰情况，再进行调治。若能将里外、上下、左右各方面的情况都掌握清楚了，那么针刺治疗的原则也就能够掌握了。

【按语】以上经文认为各类型人除了形体方面有不同的特征外，还有经脉气血方面的盛衰不同，这种气血盛衰的不同也构成了人体外部形态的不同表现，如毛发、胡须等方面各代表着不同经脉血气盛衰的情况。总之，本篇提出应通过人体外在形体的不同表现、人体内在性格气质特征的不同反映，来测知人体经脉气血盛衰的情况，了解人体不同的体质类型，这对预防疾病、治疗疾病、养生延年都有非常重要的作用。比如现代研究认为，不同类型的性格与高血压病的发病率有密切的关系，其中 A 型性格的人（类似火形的人）较 B 型性格的人（类似土形人）容易患高血压病，并且从患高血压病的预后来看，A 型人较 B 型人要差，因此提示人们对于火形体质的人，即使在平时未病之时，也要注意缓和其亢奋急迫的情绪，应该宁心静神，尽量避免不良情绪对身体的影响，从而预防疾病、养生延年。又如，针对木形人较能适应春夏升发温热的气候而对适应秋冬闭藏寒冷气候较差的特点，在春夏季节时就应该采取措施，预壮阳气。而木形之人多忧虑抑郁，所以应当经常疏导情绪，调理足厥阴肝气，以保持其疏泄畅达。另外，根据不同的体质、不同经脉血气的盛衰情况来进行针刺补泻治疗和药物补泻治疗，这些都是非常重要的理论。

卷之十

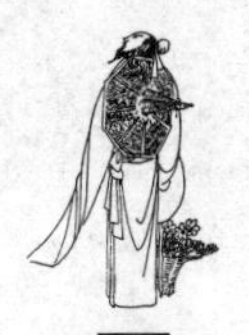

五音五味第六十五

【提要】本篇首先论述了二十五种人发病时调治的具体经脉和部位，以及如何食用五谷、五味、五畜、五果来疗养疾病；其次论述了妇人、宦官和有先天缺陷的男人不长胡须的道理；最后论述了三阴三阳经脉气血多少的一般规律。因为篇中意在突出用五味调治五音所属各型人的疾病之重要意义，所以篇名《五音五味》。

【原文】右徵与少徵，调右手太阳上。左商与左徵，调左手阳明上。少徵与大宫，调左手阳明上。右角与大角，调右足少阳下。大徵与少徵，调左手太阳上。众羽与少羽，调右足太阳下。少商与右商，调右手太阳下。桎羽与众羽，调右足太阳下。少宫与大宫，调右足阳明下。判角与少角，调右足少阳下。钛商与上商，调右足阳明下。钛商与上角，调左足太阳下。

【语译】病人属于火音中的右徵和少徵那一类，就应当调治其右侧手太阳小肠经的上部。病人属于金音中的左商和火音中的左徵那一类，就应当调治其左侧手阳明大肠经的上部。病人属于火音中的少徵和土音中的大宫那一类，就应当调治其左侧手阳明大肠经的上部。病人属于木音中的右角和大角那一类，就应当调治其右侧足少阳胆经的下部。病人属于火音中的大徵和少徵那一类，就应当调治其左侧手太阳小肠经的上部。病人属于水音中的众羽和少羽那一类，就应当调治其右侧足太阳膀胱经的下部。病人属于金音中的少商和右商那一类,就应当调治其右侧手太阳小肠经的下部。病人属于水音中的桎羽和众羽那一类,就应当调治其右侧足太阳膀胱经的下部。病人属于土音中的少宫和大宫那一类,就应当调治其右侧足阳明胃经的下部。病人属于木音中的判角和少角那一类,就应当调治其右侧足少阳胆经的下部。病人属于金音中的钛商和上商那一类,就应当调治其右侧足阳明胃经的下部。病人属于金音中的钛商和木音中的上角那一类,就应当调治其左侧足太阳膀胱经的下部。

【按语】本节所列举的五音中的上下左右各型病人,与前《阴阳二十五人》篇中所述的上下左右顺序、调治经脉及上下部位并不完全一致,究竟是因传抄之误,或是因为人体经脉气血是互相交通往来的,因而治疗时可以错综调治,还是因为其他原因,历代注家对此也各执一辞,有待进一步探讨和临床验证。

【原文】上徵与右徵同,谷麦,畜羊,果杏,手少阴,藏心,色赤,味苦,时夏。上羽与大羽同,谷大豆,畜彘,果栗,足少阴,藏肾,色黑,味咸,时冬。上宫与大宫同,谷稷,畜牛,果枣,足太阴,藏脾,色黄,味甘,时季夏。上商与右商同,谷黍,畜鸡,果桃,手太阴,藏肺,色白,味辛,时秋。上角与大角同,谷麻,畜犬,果李,足厥阴,藏肝,色青,味酸,时春。

【语译】上徵与右徵同属火音之人,在五谷中为麦,在五畜中为羊,在五果中为杏,在经脉中为手少阴经,在五脏中为心脏,在五色中为赤色,在五味中为苦味,在五时中为夏季。上羽与大羽同属水音之人,在五谷中为大豆,在五畜中为猪,在五果中为栗,在经脉中为足少阴经,在五脏中为肾脏,在五色中为黑

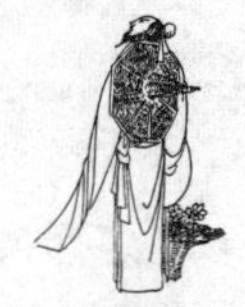

色，在五味中为咸味，在五时中为冬季。上宫与大宫同属土音之人，在五谷中为稷，在五畜中为牛，在五果中为枣，在经脉中为足太阴经，在五脏中为脾脏，在五色中为黄色，在五味中为甜味，在五时中为长夏。上商与右商同属金音之人，在五谷中为黍，在五畜中为鸡，在五果中为桃，在经脉中为手太阴经，在五脏中为肺脏，在五色中为白色，在五味中为辛味，在五时中为秋季。上角与大角同属木音之人，在五谷中为麻，在五畜中为犬，在五果中为李，在经脉中为足厥阴经，在五脏中为肝脏，在五色中为青色，在五味中为酸味，在五时中为春季。

【按语】本节说明，麦、羊、杏和苦味的食物，能滋养火音型人中又属于上徵和右徵一类的人；大豆、猪、栗和咸味的食物，能滋养水音型人中又属于上羽和大羽一类的人；稷、牛、枣和甜味的食物，能滋养土音型人中又属于大宫和上宫一类的人；黍、鸡、桃和辛味的食物，能滋养金音型人中又属于上商和右商一类的人；麻、犬、李和酸味的食物，能滋养木音型人中又属于上角与大角一类的人。同理，属于该类型的人患病，就可服相应味道的药物来治疗，也可食用相应味道的食物来调养。还说明五色、五时与相应的五脏是密切相通的，这是五脏外应四时阴阳的体现。

【原文】大宫与上角同，右足阳明上。左角与大角同，左足阳明上。少羽与大羽同，右足太阳下。左商与右商同，左手阳明上。加宫与大宫同，左足少阳上。质判与大宫同，左手太阳下。判角与大角同，左足少阳下。大羽与大角同，右足太阳上。大角与大宫同，右足少阳上。

【语译】属于土音中的大宫和木音中的上角一类的人患病，

都应治其右侧足阳明胃经的上部。属于木音中的左角与大角一类的人患病,都应治其左侧足阳明胃经的上部。属于水音中的大羽与少羽一类的人患病,都应治其右侧足太阳膀胱经的下部。属于金音中的左商与右商一类的人患病,都应治其左侧手阳明大肠经的上部。属于土音中的加宫与大宫一类的人患病,都应治其左侧足少阳胆经的上部。属于火音中的质判与土音中的大宫一类的人患病,都应治其左侧手太阳小肠经的下部。属于木音中的判角与大角一类的人患病,都应治其左侧足少阳胆经的下部。属于水音中的大羽与木音中的大角一类的人患病,都应治其右侧足太阳膀胱经的上部。属于木音中的大角与土音中的大宫一类的人患病,都应治其右侧足少阳胆经的上部。

【按语】本节承接第一节,继续论述五音所属的各种类型的人患病时应当调治的经脉和具体部位。由于五音所属的各型之人之间的关系很复杂,调治的经脉也不同,加上本节与上下文和前篇所论不太一致,因此前人有认为这段经文有错简,其说可供参考。

【原文】右徵、少徵、质徵、上徵、判徵。右角、钛角、上角、大角、判角。右商、少商、钛商、上商、左商。少宫、上宫、大宫、加宫、左角[1]宫。众羽、桎羽、上羽、大羽、少羽。

【注释】[1]角:有关文献所载无此字,观前篇与本篇上下文,无“角”字者为是。故不作语译。

【语译】右徵、少徵、质徵、上徵、判徵,属于火音的五个不同类型。右角、钛角、上角、大角、判角,属于木音的五个不同类

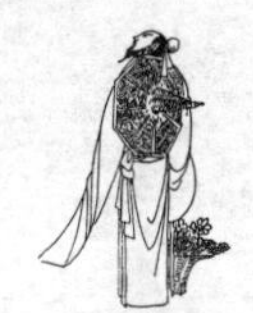

型。右商、少商、钛商、上商、左商，属于金音的五个不同类型。少宫、上宫、大宫、加宫、左宫，属于土音的五个不同类型。众羽、桎羽、上羽、大羽、少羽，属于水音的五个不同类型。

【按语】以上各节承接前篇的部分内容，进一步阐述二十五类人患病时的调治方法，从性质和部位上分别说明五音所属的各种类型的人与脏腑经络的密切关系，进而提出具体的治疗经脉与部位。

【原文】黄帝曰：妇人无须者，无血气乎？岐伯曰：冲脉、任脉皆起于胞中，上循背里，为经络之海。其浮而外者，循腹右[1]上行，会于咽喉，别而络唇口。血气盛则充肤热肉[2]，血独盛则澹渗[3]皮肤，生毫毛。今妇人之生，有余于气，不足于血，以其数脱血[4]也，冲任之脉，不荣口唇，故须不生焉。黄帝曰：士人有伤于阴，阴气绝而不起，阴不用，然其须不去，其故何也？宦者独去何也？愿闻其故。岐伯曰：宦者去其宗筋[5]，伤其冲脉，血泻不复，皮肤内结，唇口不荣，故须不生。黄帝曰：其有天宦者，未尝被伤，不脱于血，然其须不生，其故何也？岐伯曰：此天之所不足也，其任冲不盛，宗筋不成，有气无血，唇口不荣，故须不生。

【注释】[1]右：当为“各”字之误。[2]热肉：这里指肌肉丰满。[3]澹渗：渗灌。[4]数脱血：经常出血，此指每月排出经血。[5]宗筋：此指外生殖器。

【语译】黄帝道：女人没有胡须，是不是没有血气呢？岐伯说：冲脉和任脉都起源于胞中，向上循行在背脊的里面，是各条经脉络脉气血汇聚的地方。它们浮行在体表的,各自沿着腹部上行,会集在咽喉,其中的一条分支,从咽喉分出后,上行环绕到口唇四周。如果血气旺盛,皮肤肌肉就会润泽丰满。只有血液充盛并渗灌到皮肤中,才会长出毫毛。女人一生的生理特性是气常有余,血常不足,这是由于她们每月都要排出经血、血液丢失的缘故。血液亏虚,冲任之脉的阴血就会衰弱,不能上营于口唇,所以妇女不长胡须。黄帝道:有的男子损伤了前阴,阴茎萎软无法勃起,丧失了性交的能力,然而他依然能长出胡须,这是什么原因呢?而唯独宦官不长胡须又是为什么?我很想听听其中的原因。岐伯说:宦官的阴茎和睾丸都被割掉了,从而损伤到了冲脉,血液流失,割伤处的皮肤干结,以致冲脉、血液都再也不能按正常的路径循行,唇周得不到阴血的滋养,所以无法长出胡须来。黄帝道:有些男人的生殖器生来就很小,如同被割,但出生以后并没有受到损伤,也没有发生过大出血,却长不出胡须来,这又是什么原因呢?岐伯说:这是由于先天不足所造成的。这种人生来就冲任亏虚,外生殖器发育不良,虽然有气,却阴血衰少,唇周失于营养,所以长不出胡须来。

【按语】本节说明胡须是由冲任二脉的阴血濡养而生长的。妇女由于每月月经来潮,丢失了阴血;宦官由于阴茎和睾丸被阉割,冲任之脉同时遭到损伤;有些先天不足的男子,由于生来冲任亏虚,阴血不足,所有这些人,都因阴血衰少,或冲任受损,使唇周失养,而长不出胡须来。

现代医学则认为,胡须是男人的副性征之一。男子发育到青春期(14~16岁)时,睾丸在垂体前叶分泌的促黄体生成素的作用下,开始分泌雄激素。雄激素作用于男性的副性器官,使它们发育成熟,从而出现胡须的生长并逐渐稠密,阴毛呈男性分布,喉结突出,声调变低等。如果睾丸被阉割(如皇宫中的太监),或患原发性睾丸功能不全症,就会在青春期时缺乏副性

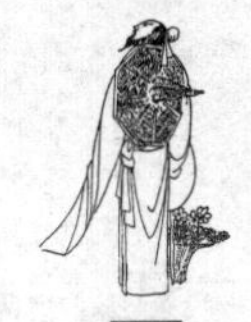

征，胡须稀少甚至不长出，喉结不明显，也不变声调，有的甚至女性化。可用雄激素疗法，直至性发育明显改善后，继续应用维持量。当然这种病的诊治，应在专科医生的指导下进行。

【原文】黄帝曰：善乎哉！圣人之通万物也，若日月之光影，音声鼓响，闻其声而知其形，其非夫子，孰能明万物之精。是故圣人视其颜色，黄赤者多热气，青白者少热气，黑色者多血少气。美眉者太阳多血，通髯极须者少阳多血，美须者阳明多血，此其时然也[1]。夫人之常数，太阳常多血少气，少阳常多气少血，阳明常多血多气，厥阴常多气少血，少阴常多血少气，太阴常多血少气。此天之常数[2]也。

【注释】[1]此其时然也：原则上大致如此。此，指前文内容；其，作"则"字解；时，作"大致"解；然，作"如此"解。[2]常数：一般规律。

【语译】黄帝道：讲得很好！聪慧的人能知晓万事万物，就好比太阳、月亮有光和影，乐鼓有声响，只要听到声响就可以知道发声物的形状。除了先生之外，有谁还能对万事万物明白得如此透彻、知晓得这样精深呢？所以，聪明睿智的人通过观察人的面部五色，就能知道体内气血的多少，如面色黄红的，是体内的阳气亢盛；面色青白的，是体内的阳气衰少；面色发黑的，是体内的阴血充足但阳气不足；眉毛浓密光泽的，是太阳经的血多；面部两侧髯须特别长的，是少阳经的血多；胡须浓密光泽的，是阳明经的血多。总的说来，大致如此。正常情况下，人体各条经脉气血的多少有一定的规律，太阳经通常是多血少气，少阳经通常是多气少血，阳明经通常是多血多气，厥阴经通常是多气少血，少阴经通常是多血少气，太阴经通常是多血少气。这是人体经脉气血的一般规律。

【按语】各经气血的多少,本篇与后《九针论》和《素问·血气形志篇》所论并不完全一致,应互参理解。

百病始生第六十六

【提要】本篇主要论述了各种疾病发生的病因和分类,及病邪入侵的途径、发病的规律和病理的机制,强调了正气在发病中的主导作用,并以"积"病的发生发展为例,论证了上述病理学思想。由于通篇所论皆关乎疾病的发生,所以篇名《百病始生》。

【原文】黄帝问于岐伯曰:夫百病之始生也,皆生于风雨寒暑,清湿[1]喜怒。喜怒不节则伤藏,风雨则伤上,清湿则伤下。三部之气,所伤异类,愿闻其会[2]。岐伯曰:三部之气各不同,或起于阴[3],或起于阳[3],请言其方。喜怒不节则伤藏,藏伤则病起于阴也;清湿袭虚[4],则病起于下;风雨袭虚,则病起于上,是谓三部。至于其淫泆[5],不可胜数。

【注释】[1]清湿:清,指水。清湿也就是水湿。[2]会:会通,即明白、会通其中的道理。[3]阴、阳:这里指发病的部位。阴,指里、体内;阳,指表、体表。[4]袭虚:乘人体的虚衰而袭入。[5]淫泆:同义复词,其义均同"溢",有过盛而扩散之意,这里指邪气在体内猖獗播散。

【语译】黄帝向岐伯问道:各种疾病在开始发生的时候,都发生于或是感受了外界的风、雨、寒、暑、水湿之邪,或是内伤了

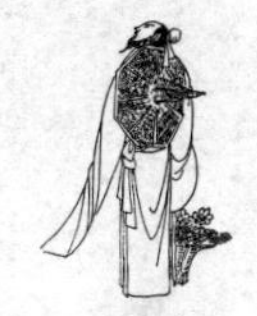

喜、怒等过极的情志变化。喜、怒等情志没有节制，就会损伤人体的内脏；风雨外邪入侵，就会伤害人体的上部；水湿外邪入侵，就会伤害人体的下部。伤于人体上、下、内三部的邪气，伤害人体部位不同，我很想听听其中的道理。岐伯说：由于伤人三部的邪气的性质各不相同，侵犯的部位也不一样，有的先起于内，有的先起于外，请让我讲讲它的一般规律。喜怒等情志过极就会伤害人体的五脏，而五脏属阴在内，病便先起于里；水湿之邪乘虚侵犯人体的下部，病便先从下部开始；风雨之邪乘虚侵犯人体的上部，病便先从上部开始，这就是疾病刚开始发生时的三个部位。但当这些邪气在体内发展，到了猖獗泛滥、到处播散时，所引起的病变，就数也数不清了。

【按语】疾病发生的原因是什么？《内经》认为一切疾病的发生，必定由一定的邪气所致，不管它是外界天地的“六淫”之邪，还是内伤七情之变、饮食劳倦之因，总有一定的病因存在，这在《素问·调经论》《灵枢·口问》《灵枢·顺气一日分为四时》等多篇中有着反复的论述，而绝非是有鬼神在作怪（详见《灵枢·贼风》），旗帜鲜明地批判了当时不可一世的鬼神致病的错误认识，表现了唯物主义的疾病观，这在迷信鬼神甚嚣尘上的当时，是何等的伟大、何等的正确，又需要何等的气魄。也正是一切疾病的发生必因一定的邪气所致，所以“必伏其所主，必先其所因”，祛逐邪气、消除病因，是中医学治病基本的手段和目的之一。

至于病因的分类，本篇根据邪气伤人首先作用的部位而分为“三部之气”，为后世的病因分类奠定了基础。如汉代张仲景的“千般疢难，不越三条”，宋代陈无择的“三因学说”等，虽与本篇的分法不完全相同，但都是在此基础上发展而来的。

【原文】黄帝曰：余固不能数，故问先师，愿卒闻其道。岐伯曰:风雨寒热,不得虚,邪不能独伤人。卒然逢疾风暴雨而不病者,盖无虚,故邪不能独伤人。此必因虚邪之风,与其身形,两虚[1]相得,乃客其形。两实[2]相逢,众人肉坚[3]。其中于虚邪也,因于天时,与其身形,参以虚实,大病乃成。气有定舍,因处为名,上下中外,分为三员[4]。

【注释】[1]两虚:自然界的虚邪,也叫虚风,即反常的气候,又叫外邪;两虚则指外界的虚邪和人体正气亏虚。[2]两实:指自然界气候正常和人体正气充实。[3]肉坚:此指肤腠固密。

【语译】黄帝道:我本来就弄不明白疾病的复杂变化,所以才请教老师,我很想听听疾病发生全部的道理。岐伯说:风雨寒热等外界邪气,如果不遇到正气虚弱的人,是不会单方面侵犯人体而致病的。突然遭到剧烈外邪的侵袭而不生病的人,是因为他的正气并不虚衰。所以,邪气是不能单方面伤害人体的。外感疾病的发生,必定是既有外界的虚邪贼风,又有人体的正气不足,两者遇到一起,邪气才会侵入人体,引发疾病。若外界的气候正常,人体的正气充足,肤腠固密,就不会生病。因此,凡是那些被外界虚邪所侵犯而生病的人,必然是外界邪气侵入正气已经虚衰的机体,正虚与邪实相互结合,严重的疾病就会发生。邪气侵犯人体有一定的部位,根据邪气侵犯的不同部位而有相应的病名,所以把风雨、喜怒、水湿所致的疾病分为上、中、下三部。

【按语】本节认为,邪气虽然是疾病发生必不可少的重要条件,但正气不足才是疾病发生的根本依据,发病与否取决于正邪斗争的胜负,这是《内经》发病学的核心。

从论中可以看到,正气在发病中起着关键作用。人体内脏

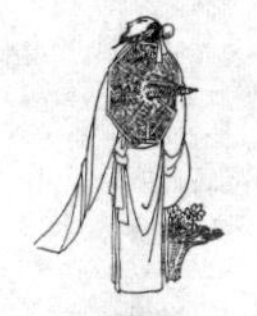

功能正常，正气旺盛，气血充盈，卫外固密，病邪便难于侵入，疾病也就无从发生。只有在人体正气相对虚弱，卫外不固，抗邪能力下降的情况下，邪气才会乘虚而入，使人体阴阳失调，脏腑经络功能紊乱，而发生疾病。所以论中指出“风雨寒热，不得虚，邪不能独伤人。卒然逢疾风暴雨而不病者，盖无虚，故邪不能独伤人。此必因虚邪之风，与其身形，两虚相得，乃客其形。”足见正气不足是疾病发生的决定因素。为什么年轻气盛时不易生病呢？因为正气强盛。为什么年老气衰时容易生病呢？因为正气亏虚。在同样气候、同样生活环境的条件下，为什么有的人生病，有的人不生病呢？因为生病的人正气衰弱，不生病的人正气健旺。这方面的例子，举不胜举。

但《内经》在强调正气在发病中的主导地位的同时，也不排除邪气对疾病发生的重要作用。认为邪气是发病的必备条件，在一定的条件下，甚至可起主导作用。所以论中指出“因于天时，与其身形，参以虚实，大病乃成。”比如艾滋病毒，属于邪气中的一种，一旦侵入人体，难免不被伤害。又如枪弹伤、电击伤、毒蛇咬伤等，都会使人发病。就因为这些邪气过于强烈，大大超过了正气所能适应和抵抗的能力，所以正气被破坏而发病。因此，祛逐邪气是中医学治病基本的手段和目的。

当邪气侵袭人体时，正气即起来奋力抗邪。若正气强盛，抗邪有力，则病邪难于侵入，或侵入后即被正气及时消除，不产生病理反应，不会发病。实际上，自然界中经常存在着各种各样的致病邪气，但并不是所有接触到的人都会发病，就是因为正气抗邪的结果。但在正邪斗争的过程中，若邪气偏胜，正气相对不足，邪胜正负，从而使脏腑阴阳气血失调，气机逆乱，便可导致疾病的发生。正因为如此，所以扶助正气是中医学治病另一个基本的手段和目的。同时，为了减少疾病的发生，在没有发生疾病的时候，就应当设法增强体质，助长正气，如合理营养，适当锻炼，劳逸适度，心情舒畅，起居有常……就能达到这一目的。有的人坚持冷水浴、洗冷水脸,有的人坚持晨练,有的人坚持打太极拳等等,都是提高抗病能力、减少发病的有效方法,但运动方式应根据各人具体情况而选择。

【原文】是故虚邪之中人也,始于皮肤,皮肤缓则腠理开,开则邪从毛发入,入则抵深,深则毛发立,毛发立则淅然[1],故皮肤痛。留而不去,则传舍于络脉,在络之时,痛于肌肉,其痛之时息[2],大经乃代[3]。留而不去,传舍于经,在经之时,洒淅喜惊。留而不去,传舍于输[4],在输之时,六经不通,四肢则肢节痛,腰脊乃强。留而不去,传舍于伏冲之脉[5],在伏冲之时,体重身痛。留而不去,传舍于肠胃,在肠胃之时,贲响[6]腹胀,多寒则肠鸣飧泄、食不化,多热则溏出麋[7]。留而不去,传舍于肠胃之外,募原之间,留著于脉,稽留而不去,息而成积[8]。或著孙脉,或著络脉,或著经脉,或著输脉,或著于伏冲之脉,或著于膂筋[9],或著于肠胃之募原,上连于缓筋[10],邪气淫泆,不可胜论。

【注释】[1]淅然:形容怕冷的样子。[2]时息:时作时止。[3]大经乃代:大经,指经脉。大经乃代,邪气由络脉深入经脉,经脉接替络脉受邪。[4]输:即下文之“输脉”,指足太阳经,因其分布有脏腑之输穴而名。[5]伏冲之脉:即冲脉。此指冲脉之循行靠近脊柱里面者。[6]贲响:贲同奔。意为腹中因气冲击而鸣响。[7]溏出麋:溏,大便稀溏;麋,同糜,指大便糜烂腐败,恶臭难闻。溏出麋,是热性泻痢的特征。[8]息而成积:逐渐长成积块肿物。息,此作“生长”解。[9]膂筋:附于脊膂之筋。[10]缓筋:指足阳明之筋。

【语译】所以,外界邪气乘虚而入,中伤人体,首先侵犯皮肤,使得皮肤松弛,腠理开泄,邪气便从毛孔逐渐向深处进犯,

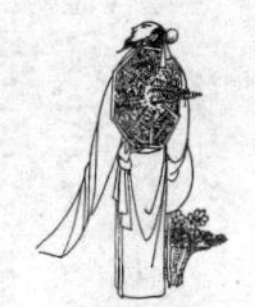

从而引起汗孔收缩,毫毛竖起,寒冷战抖,皮肤疼痛。如果邪气留滞不除,就会向内传入到络脉,邪气阻滞在络脉时,就会出现肌肉疼痛;若疼痛时作时止,经脉就会代替络脉而受邪。邪气仍然留滞不除,就会向内传入到经脉,邪气阻滞在经脉时,病人不但寒冷战抖,还时时惊恐不安。邪气仍然留滞不除,就会向内传入到输脉,邪气阻滞在输脉时,就会使三阴三阳经脉气血阻滞不通,从而出现四肢关节疼痛,腰部、脊柱僵硬不舒。邪气仍然留滞不除,就会向内传入到冲脉,邪气阻滞在冲脉时,会出现身体沉重疼痛。邪气仍然留滞不除,就会向内传入到肠胃,邪气阻滞在肠胃时,就会出现腹部胀满、肠鸣作响;若是寒邪入侵,则肠鸣作泻,泻下清稀,食物不消化;若是热邪蕴结,则泻下稀薄糜烂,恶臭难闻。邪气仍然留滞不除,就会传入到肠胃之外的脂膜,阻滞该处的经脉,使气血凝结,日久不去,就会逐渐长成积块肿物。外邪侵入人体后,有时停滞在孙脉,有时停滞在络脉,有时停滞在经脉,有时停滞在输脉,有时停滞在伏冲之脉,有时停滞在脊膂上的筋,有时停滞在肠胃之外的脂膜,并向上波及到足阳明之筋等等,邪气猖獗,四处泛滥,实在难以一一说清。

【按语】外邪入侵人体,其普遍规律是由表入里,由浅入深,先伤皮肤,次及络脉、经脉,然后六腑,最后五脏。病邪每犯一处,都会影响该处的功能,出现相应的病证。这种表里渐次相传的传变规律,与《素问 · 阴阳应象大论》所论一脉相承,而且更为详细。这种传变规律,提示医生要早诊断,早治疗,及时切断疾病传变的途径,以缩短病程,提高疗效。当然,这只是外感疾病传变过程中一种常见的普遍规律,外感疾病的传变规律有很多种,不只此一端。

【原文】黄帝曰:愿尽闻其所由然。岐伯曰:其著孙络之脉而成积者，其积往来上下，臂手[1]孙络之居也，浮而缓，不能句积[2]而止之，故往来移行肠胃之间，水凑渗注灌，濯濯有音，有寒则䐜䐜满雷引[3]，故时切痛。其著于阳明之经，则挟脐而居，饱食则益大，饥则益小。其著于缓筋也，似阳明之积，饱食则痛，饥则安。其著于肠胃之募原也，痛而外连于缓筋，饱食则安，饥则痛。其著于伏冲之脉者，揣之应手而动，发手则热气下于两股，如汤沃之状。其著于膂筋在肠后[4]者，饥则积见，饱则积不见，按之不得。其著于输之脉者，闭塞不通，津液不下，孔窍干壅。此邪气之从外入内，从上下也。

黄帝曰：积之始生，至其已成，奈何？岐伯曰：积之始生，得寒乃生，厥乃成积也。黄帝曰：其成积奈何？岐伯曰：厥气生足悗[5]，悗生胫寒，胫寒则血脉凝涩，血脉凝涩则寒气上入于肠胃，入于肠胃则䐜胀，䐜胀则肠外之汁沫迫聚不得散，日以成积。卒然多食饮则肠满，起居不节、用力过度则络脉伤。阳络[6]伤则血外溢，血外溢则衄血；阴络[7]伤则血内溢，血内溢则后血[8]；肠胃[9]之络伤，则血溢于肠外，肠外有寒，汁沫与血相抟，则并合凝聚不得散而成积矣。卒然外中于寒，若内伤于忧怒，则气上逆，气上逆则六输不通，温气不行，凝血蕴里[10]而不散，津液涩渗，著而不去，而积皆成矣。

【注释】[1]臂手：据有关文献所载原文当作“擘乎”，为是。擘，通辟。辟，聚之义；乎，于之义。[2]句积：据有关文献所载原文当作“拘积”，意为约束积块。[3]雷引：雷，肠鸣亢进声大如雷鸣；引，收引、痉挛。[4]在肠后：前人看法疑为注文误入正文，据文义所言为是，故不作语译。[5]足悗：悗，同闷；足悗，指足部痠痛，活动不便。[6]阳络：在上、在表的络脉。[7]阴络：在下、在里的络脉。[8]后血：大便下血。[9]肠胃：据有

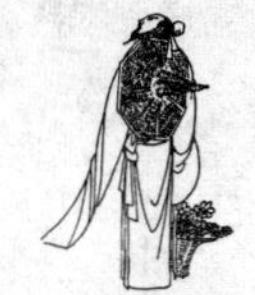

关文献所载原文及上下文义当作“肠外”。[10]里:据有关文献所载原文,当作“裹”字。

【语译】黄帝道:很想听听积证形成的全部缘由。岐伯说:如果邪气留滞在孙络而形成积证,特点是积块可以上下往来移动,这是因为积块聚积在孙络,而孙络浮浅而松弛,不能约束积块使之固定不动,所以积块能在肠胃之间往来移动;若有水液渗注肠间,往来冲激流荡,就会听到濯濯的水声;若再有寒邪凝滞,就会出现腹部胀满,肠鸣如雷,并时时出现刀割样的剧烈绞痛。如果邪气留滞在阳明经脉而形成积证,特点是积块位于脐的两旁,吃饱后积块明显增大,饥饿时积块明显变小。如果邪气留滞在缓筋而形成积证,特点与阳明经脉之积相似,吃饱后就会疼痛,饥饿时反觉舒服。如果邪气留滞在肠胃之外的脂膜而形成积证,特点是积块疼痛,牵扯到外面的足阳明之筋,吃饱后疼痛消失,饥饿时又觉得疼痛。如果邪气留滞在伏冲之脉而形成积证,特点是用手触按积块有搏动感觉,手离开则觉得有热气向下窜至两大腿的内侧,好像开水浇灌一样。如果邪气留滞在膂筋而形成积证,特点是饥饿时可以发现积块,吃饱后则积块看不见,这种积块是触摸不到的。如果邪气留滞在输脉而形成积证,可使血脉阻塞不通,津液也不能上下输布,因而出现孔窍干燥阻塞。以上这些都是邪气从外部深入到内部,从上部发展到下部时所表现出来的病证。

黄帝道:积证从开始发生,到完全形成的情况是怎样的?岐伯说:积证在开始发生时,是因寒邪的侵犯而产生的,寒气上逆,气血凝滞,日积月累而形成积块。黄帝道:积证完全形成的病理过程又是怎样的呢?岐伯说:寒气从足部上逆,首先会出现足部痠痛、活动不便,进而发生小腿部寒冷如冰、血脉瘀滞,于是寒气上逆侵犯到肠胃。寒邪入侵肠胃,就会出现腹部胀满,从而迫使肠外的津液凝结而不得布散,日积月累,逐渐形成积证。或因突然暴饮暴食,致使肠胃胀满,再加上起居没有规律，或用力过度，就会使脉络受到损伤。如果损伤的是上部或体表的络脉，血液就会从上或向外溢出，而出现鼻腔、牙龈出血；如果损伤的是下部或肠胃的络脉，血液就会渗溢到肠道，而出现大便下血；如果损伤的是肠外的络脉，血液就会溢到肠外，正好肠外有寒邪留滞，肠外的津液与外溢之血液就会相互凝结而不消散，日积月累，终成积证。或因突然外感寒邪，加上内有忧愁恼怒等七情所伤，就会使气机上逆，从而使手足六经的腧穴阻滞不通，阳气不得运行，既可使血液失于温运而凝结积聚，包裹在一起而不得消散，又可使津液得不到输布而停滞为痰，痰气凝结，日积月累，都可以形成积证。

【按语】本节第一段论述了积证的临床特征和病机，第二段分析了积证的始因及形成过程。

现在认为，积证是以腹内结块、或胀或痛为主要临床特征的一种病证。它的主要病因病机，是正气亏虚，脏腑失调，复因寒邪入侵、情志抑郁、邪毒内侵、饮食不节等，导致寒疑、气滞、血瘀、痰阻、毒结而成。这些认识，已较《内经》明显进步，更加全面。治疗当以活血化瘀、散寒祛痰、软坚散结等为基本原则，并要根据不同阶段，合理采用攻补之法。一般说来，积证初期，积块不大，软而不坚，正气尚足，治疗以攻邪为主，予以行气活血、散寒祛痰、软坚消积之法；中期积块渐大，质渐坚硬，而正气已伤，邪盛正虚，治宜攻补兼施；末期积块增大，或有多个，坚硬疼痛，形瘦神疲，正气大伤，治宜扶正培本为主，酌加理气、化瘀、消积之品，切忌攻伐太过，选方用药当视病情而定。中医药治疗积证在遏制病情、改善症状、提高生存质量，或配合现代医学以提高疗效等方面确有疗效，但要使积块迅速、彻底消散，尚有一定的难度。

中医所指的积证，主要包括了西医的腹腔肿块、肿瘤，如肝癌、胃癌、胰腺癌、肾癌、肠癌、膀胱癌、肝囊肿、肝硬化、肝脾肿

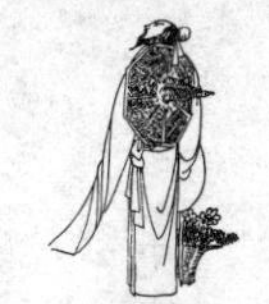

大，以及增生型肠结核、不完全性肠梗阻、肠扭转、肠套叠等。对于肿瘤，西医治疗主要采用手术治疗以及放疗、化疗；部分病种则采用内科疗法，如肝硬法、肝炎、肠结核等。

【原文】黄帝曰：其生于阴[1]者奈何？岐伯曰：忧思伤心；重寒伤肺；忿怒伤肝；醉以入房，汗出当风伤脾；用力过度，若入房汗出浴，则伤肾。此内外三部之所生病者也。

黄帝曰：善。治之奈何？岐伯曰：察其所痛[2]，以知其应[3]，有余不足，当补则补，当泻则泻，毋逆天时，是谓至治。

【注释】[1]阴：这里指在内的五脏。[2]痛：这里指外在的症状。[3]应：指相应的内在脏腑的病变。

【语译】黄帝道：发生在内脏的病变是什么原因造成的？岐伯说：过度的忧愁思虑会伤害心脏；外感寒邪，又过食生冷的双重寒邪会伤害肺脏；过度的愤恨恼怒会伤害肝脏；酒醉之时而行房事，出汗之时而受风邪会伤害脾脏；体力劳动过度，或房事出汗立即沐浴，会伤害肾脏。这就是人体上、下、内三部发生病变的原因。

黄帝道：讲得很好。该怎样治疗呢？岐伯说：审察病人外部的症状体征，据此就可知道相应的内在五脏的病变。再进一步辨清是邪气有余的实证，还是正气不足的虚证。虚证当补的就要用补法，实证当泻的就要用泻法，同时不要违背四时阴阳的变化规律，这就是治疗的最高境界。

【按语】本段承接第一段，进一步讨论了“病起于阴”的具体原因。《素问·阴阳应象大论》说：“人有五藏化五气，以生喜

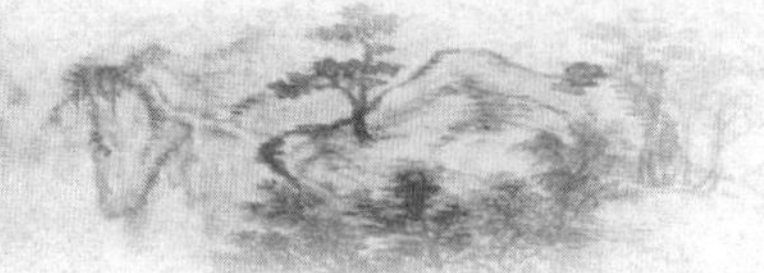

怒悲忧恐。"因此,情志过极将直接耗伤五脏的精气而使五脏发病。同时,心主神明,为精神之所舍,所以喜、怒、忧、思、悲、恐、惊,七情过激最易伤心。此外,肺开窍于鼻,外合皮毛,所以外感邪气最易伤肺;肝主谋虑,在志为怒,所以恼怒愤恨过极最易伤肝;脾胃专门受纳、运化水谷,所以饮食不节最伤脾胃;肾藏精,主骨,主生殖机能,因此劳力、房室过度最易伤肾。而五脏深藏体内,体内属阴,体表属阳,脏伤则病发于内,这就是"病起于阴"的道理。同时,因为七情发于内,而饮食、劳倦、房劳等都由人体内在的欲望或行为所支配,这些与外来的天地之风雨寒暑水湿等六淫邪气迥然不同,所以后世统统称为"内伤",而将六淫之病称为"外感"。

行针第六十七

【提要】本篇主要论述了人的体质有阴阳偏盛偏衰的不同,针刺出现的反应有快慢之异,因此,行针时要根据病人的不同体质,采取相应的针刺方法,并要求医生医技应精湛,否则会带来不良后果。因本篇重在介绍行针过程中出现的种种反应,所以篇名《行针》。

【原文】黄帝问于岐伯曰:余闻九针于夫子,而行之于百姓,百姓之血气各不同形,或神动而气先针行,或气与针相逢,或针已出气独行,或数刺乃知,或发针而气逆,或数刺病益剧,凡此六者,各不同形,愿闻其方。岐伯曰:重阳之人,其神易动,其气易往[1]也。黄帝曰:何谓重阳之人?岐伯曰:重阳之人,熇熇高高[2],言语

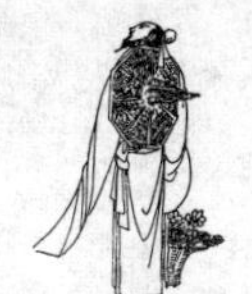

善疾，举足善高，心肺之藏气有余，阳气滑盛而扬[3]，故神动而气先行。黄帝曰：重阳之人而神不先行者，何也？岐伯曰：此人颇有阴者也。黄帝曰：何以知其颇有阴也？岐伯曰：多阳者多喜，多阴者多怒，数怒者易解，故曰颇有阴，其阴阳之离合难，故其神不能先行也。黄帝曰：其气与针相逢奈何？岐伯曰：阴阳和调而[4]血气淖泽滑利，故针入而气出，疾而相逢也。黄帝曰：针已出而气独行者，何气使然？岐伯曰：其阴气多而阳气少，阴气沉而阳气浮，者[5]内藏，故针已出，气乃随其后，故独行也。黄帝曰：数刺乃知，何气使然？岐伯曰：此人之多阴而少阳，其气沉而气往难，故数刺乃知也。黄帝曰：针入而气逆者，何气使然？岐伯曰：其气逆，与其数刺病益甚者，非阴阳之气，浮沉之势也，此皆粗之所败，上[6]之所失，其形气无过焉。

【注释】[1]往：这里作“至”字讲，即到的意思。[2]熇熇高高：高高，据有关文献所载原文，应作“蒿蒿”；熇熇蒿蒿，此指阳气亢盛如火。[3]扬：散也。[4]而：据有关文献所载原文，当作“者”字。[5]者：据有关文献所载原文应作“沉者”。[6]上：据有关文献所载原文，应作“工”。

【语译】黄帝向岐伯问道：我听先生讲了九针的用法之后，在给百姓针刺治病时，却发现百姓的血气盛衰各不相同，也就有不同的针刺反应。有的神气易于激动，在进针之前，似乎就有得气的感觉；有的刚刚进针就有得气的感觉；有的则在出针之后才有得气的感觉；有的则要几次进针才有得气的感觉；有的进针后还会出现气逆、晕针等不良反应；有的进针多次后病情反而加重。以上这六种情况，表现各不相同，很想听听其中的道理。岐伯说：阳气偏旺的人，他的神气容易激动，所以针刺时很快就会产生得气的感觉。黄帝道:什么样的人算是阳气偏旺的人呢?岐伯说:阳气偏旺的人,阳气炽热如火,快言快语,办事风风火火,举手掷足干净利落。这种人心肺的阳气有余,阳气滑利亢盛而发散,针刺时神气易于激动,所以在进针之前似乎就有得气的感觉。黄帝道:有些阳气偏旺的人,神气却难以激动,又为什么呢?岐伯说:因为这种人的阴气同样是偏盛的。黄帝道:怎么知道这种人的阴气也偏盛呢?岐伯说:阳气偏旺的人,心情愉悦,多喜易乐;而阴气同时偏盛的人,容易忿怒,爱发脾气,但发怒之后,也容易缓解,平静下来,所以说是阴气也偏盛。由于这种人的阴阳互不协调配合,所以神气不易激动,针刺得气的感觉也就难以先行产生。黄帝道:有的人刚刚进针就有了得气的感觉又为什么呢?岐伯说:这是因为这种人的阴阳协调平衡,气血充盛运行流畅,所以当针刚刚进入,气血立即涌向针处,于是马上就有了得气的感觉。黄帝道:有的人在出针后才有得气的感觉,是什么原因导致的呢?岐伯说:这是因为这种人的阴气偏盛而阳气不足。阴气内沉,阳气外浮。内沉则使气机沉潜,所以在出针之后,气机才随针上浮,也才有得气的感觉。黄帝道:有的人要几次进针后才有得气的感觉,是什么原因导致的呢?岐伯说:这也是因为这种人的阴气偏盛而阳气不足,阴气偏盛而气机沉潜,难以迅速到达针刺之处,所以要几次进针后,才有得气的感觉。黄帝道:有的人在进针后出现气逆、晕针现象,这是什么原因导致的呢?岐伯说:这种进针就出现气逆、晕针的人和针刺多次病情反而加重的人一样,并不是因为他们的阴气阳气有所偏盛偏衰,或气机的升发沉潜,而都是因为医生的技术低劣,针刺不得要领所致,与病人的体质没有关系。

【按语】本篇重在说明,人的体质有阴阳偏盛偏衰之别,所以针刺得气就有快慢之异。阳气偏旺之人,针感明显,得气迅

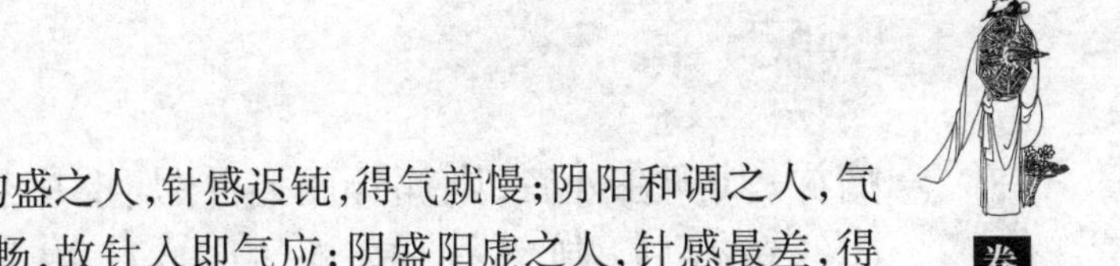

速；阴阳之气均盛之人，针感迟钝，得气就慢；阴阳和调之人，气血充盛运行流畅，故针入即气应；阴盛阳虚之人，针感最差，得气最慢，常是拔针后才得气，或“数刺乃知”。根据这个道理，在临床进行针刺治病时，就应该根据病人形气体质的差异，结合具体的病机变化来决定进出针的快慢、留针与否、留针时间的长短、提插捻转的多少与轻重等等，才能恰到好处，针到病除。这也是中医学“因人制宜”治疗原则的具体体现。

此外，本文还指出由于医生针刺技术的低劣，或针刺不当，常可导致“针入而气逆”，或“数刺病益甚”的不良后果。这不仅说明针刺的结果如何，是取决于医患双方的，也提示医生必须加强业务的修养，努力使自己的技术精益求精，才能做到针到病除，成为一个优秀的医生。

上膈第六十八

【提要】本篇主要论述了下膈证形成的病因病机，以及下膈证日久不愈导致内痈后的针刺方法和调摄要点。因为本篇是以上膈证作为引言的，所以篇名《上膈》。

【原文】黄帝曰：气为上膈[1]者，食饮入而还出，余已知之矣。虫为下膈[2]，下膈者，食晬时[3]乃出，余未得其意，愿卒闻之。岐伯曰：喜怒不适，食饮不节，寒温不时，则寒汁流于肠中，流于肠中则虫寒，虫寒则积聚，守于下管[4]，则肠胃充郭，卫气[5]不营，邪气居之。人食则虫上食，虫上食则下管虚，下管虚则邪气胜之，积聚以留，留则痈成，痈成则下管约。其痈在管内者，即而痛深;其痈在外者,则痈外而痛浮,痈上皮热。

黄帝曰:刺之奈何?岐伯曰:微按其痈,视气所行[6],先浅刺其傍,稍内[7]益深,还而刺之,毋过三行,察其浮沉[8],以为深浅。已刺必熨,令热入中,日使热内[9],邪气益衰,大痈乃溃。伍以参禁,以除其内[10];恬憺无为,乃能行气;后以咸苦,化谷乃下矣。

【注释】[1]上膈:食入即吐的一种病证。膈,同隔,阻隔不通之意。[2]下膈:指食物入胃后经过一定时间才吐出的一种病证。[3]晬(zuì醉)时:一周时,即昼夜二十四小时。[4]守于下管:指蛔虫阻于下脘部。管同脘。[5]卫气:此指脾胃的阳气。[6]视气所行:意为通过按诊,以观察病人具体表现而灵活施针,亦即常言之"见机行事"。[7]内:同纳,入也。[8]浮沉:指痈证病位的浅深。[9]热内:即"热入"。[10]伍以参禁,以除其内:意为治疗应与护理互相配合,饮食起居调养得当,勿犯禁忌,以免病邪再伤内脏。

【语译】黄帝道:因气机郁滞在上部,导致进食梗阻,刚刚食入就马上吐出的"上膈"病,我已经知道了。但因蛔虫积聚梗阻于下部,致使食物入胃以后,间隔二十四小时左右才吐出的"下膈"病,我还不太明白,希望您能全部讲给我听。岐伯说:由于情志变化异常,饮食没加节制,寒温没有注意,使寒湿下流肠中,肠中必然寒冷,蛔虫避寒就暖而上窜,积聚于胃脘的下部,下脘堵塞不通,肠胃就会扩张,脾胃阳气失于温运,寒冷之邪便会留滞不散。当人进食的时候,蛔虫嗅到食味而向上索食,于是,下脘空虚,邪气乘虚侵入,积聚不散,留滞日久而形成内痈。内痈形成后,必然管腔狭窄,下脘不通,以致食后一个周时,仍然会吐出来。至于内痈,如果长在下脘之内的,疼痛的部位就较深;如果长在下脘之外的,疼痛的部位就较浅,而且长痈部位的皮肤发烫。

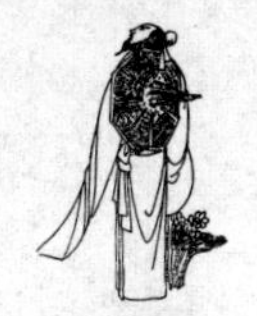

黄帝道:该如何运用针刺治疗呢?岐伯说:用手轻轻触按长痈的部位,仔细观察病人的表现,然后灵活施用针刺。一般是先浅刺痈的四周,稍后逐渐深刺,然后退针,继而又深刺,如此反复进行,但不宜超过三个来回。应根据病位浅深来决定是浅刺还是深刺。针刺完毕后,一定要给予热熨疗法,要使热气透达于内,以助阳气日渐温通,邪气就会逐渐消退,再大的痈肿也会溃散。还要配合适当的护理,不要违犯各种治疗上的禁忌,嘱病人要调畅情志、节制饮食、注意冷暖、劳逸适度,以消除再伤内脏的致病因素,从而使真气得以充盛,胃肠之气得到恢复。最后可服用咸苦之类的药物,一则润下软坚,二则温养肠胃。只要胃肠气机通降,食物消化下行,病就容易好,就不会再发生食入周时而呕吐,也不会生长内痈了。

【按语】本篇专门论述了胃脘阻膈不通而致呕吐的病证,并根据阻膈部位之上下,而分为“上膈”证与“下膈”证。所谓上膈证,因于胃脘上部的气机郁结,阻隔不通,所以食物不能下咽入胃,刚刚食下便立即吐出,这就是通常所说的“噎膈”病,它相当于现代医学中的食道病变,甚至包括了食道癌在内。由于病机是气郁不通,故治疗上应以疏利气机、和降胃气为主;如果确有肿块等器质性改变,则应根据四诊所见,加用活血化瘀、化痰散结、软坚等药物,方会收效。因为气行则血行、气行则水行,气滞则血瘀、气滞则水停,气郁日久必然使血行瘀滞、水湿凝聚为痰,所以切不可拘于“气为上膈”而一层不变。至于“下膈”证,则是因胃脘的下部阻膈不通,所以食物虽能下咽入胃,但经过一段时间仍然会吐出来,这就是通常所说的“反胃”,它相当于现代医学所说的胃幽门痉挛或梗阻所致的呕吐,治疗仍当以疏理气机、通降胃气为主。但本篇所论的“下膈”证,则是因肠内寄生虫积聚,甚至造成“内痈”,以致肠道梗阻或狭窄,传导不利、通降失常而发病,它又包括了现代医学所说的蛔虫性肠梗阻以及局部脓肿等在内。因此治疗在行气通降的同时还要注重安蛔驱虫、解毒排脓,方可取得疗效。需要指出的是,因蛔虫积聚或肠道局部脓肿所致的肠道梗阻,都属于现代医学的"急腹症"范畴,最好是中西医结合治疗,必要时采取手术治疗,方能确保安全。

忧恚无言第六十九

【提要】本篇论述了失音证的病因病机和刺治方法,并介绍了与发声发音有关的各个窍道。由于声嘶失音以致无言主要是由于突然的忧伤、愤怒所致,所以篇名《忧恚无言》。

【原文】黄帝问于少师[1]曰:人之卒然忧恚[2]而言无音者,何道之塞,何气出[3]行,使音不彰?愿闻其方。少师答曰:咽喉者,水谷之道也。喉咙者,气之所以上下者也。会厌[4]者,音声之户也。口唇者,音声之扇[5]也。舌者,音声之机[6]也。悬雍垂者,音声之关[7]也。颃颡[8]者,分气之所泄[9]也。横骨者,神气所使,主发舌[10]者也。故人之鼻洞[11]涕出不收者,颃颡不开,分气失[12]也。是故厌小而疾[13]薄,则发气疾,其开阖利,其出气易;其厌大而厚,则开阖难,其气出迟,故重言[14]也。人卒然无音者,寒气客于厌,则厌不能发[15],发不能下[16],至其开阖不致[17],故无音。

黄帝曰:刺之奈何?岐伯曰:足之少阴,上系于舌,络于横骨,终于会厌。两泻其血脉[18],浊气乃辟。会厌之脉,上络任脉,取之天突[19],其厌乃发也。

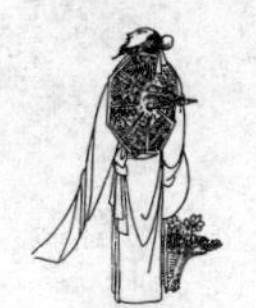

【注释】[1]少师:黄帝的臣子,相传与黄帝共同讨论医学。[2]恚(huì会):怒恨。[3]出:据有关文献所载原文,应作"不"字。[4]会厌:位于咽喉交会处,而覆于气道上口,发声则开,咽食则阖。[5]扇:即门户。[6]机:作"关键"解。[7]关:开关。[8]颃颡:即后鼻道。[9]分气之所泄:谓气自颃颡分为两道,从口鼻外出。[10]发舌:控制舌的运动。[11]鼻洞:鼻外孔。[12]分气失:失于分气的功能。[13]疾:据有关文献,当删。[14]重言:语言涩滞重复,俗称口吃。[15]发:开。[16]下:阖。[17]不致:失灵。[18]两泻其血脉:指泻两次足少阴肾脉的血络。[19]天突:穴位名,在胸骨切迹上方中央凹陷处,属于任脉,是主治暴哑、咽喉痹等证的常用有效穴位。

【语译】黄帝问少师道:有的人突然忧伤或发怒,就会出现声音嘶哑,甚至完全说不出话来,这是哪个窍道被阻塞了,是哪种气郁滞不通了,才使得声音不出或不宏亮的呢?很想听听其中的道理。少师回答说:咽是饮食物通过的道路。喉咙是气体进出的道路。会厌能开能阖,好比声音发出的门户。口唇好比声音发出的门扇。舌是发音的关键器官。悬雍垂好比发出声音的开关。颃颡与口鼻相通,所以气从这里分开,经口鼻而外出。舌根处的横骨受神的支配,控制着舌的运动。所以患病时,鼻涕不止,鼻塞声重,是由于颃颡不开、失去分气功能的缘故。一般说来,人的会厌薄而小,就开阖灵快,出气迅速而容易,语言也就流畅响亮;相反,人的会厌厚而大,就开阖较难,出气慢而迟缓,语言也就涩滞重复。那些突然声音沙哑或完全不能发声的人,是由于寒邪留滞在会厌,会厌或者不能开启,或者难以关闭,总之是会厌的开阖功能失常所致。

黄帝道:该如何刺治呢?岐伯说:足少阴肾经,上连到舌根,网络到横骨,终止在会厌。针刺治疗,应当泻足少阴肾经的血络两次,以使邪气外达。由于足少阴肾经终于会厌的络脉,与任脉相连,所以还要针刺任脉的天突穴。这样,会厌的开阖功能就会恢复,声音就会发出。

【按语】有关声音的发生和发声器官功能的论述，在整个《黄帝内经》中，以本篇所论最为详细。有关口唇、喉咽、舌头、悬雍垂、会厌等器官的解剖部位和功能，在今天看来有许多仍然是正确的。显而易见，在《黄帝内经》时代，中医学不仅在脏腑、骨骼等的解剖上有着相当的认识(详见本书的《骨度》、《肠胃》、《平人绝谷》等篇)，而且对发声器官等局部、细微的解剖和生理功能也有着相当的认识，在二千多年前的古代，就能取得如此的成就，的确是很了不起的。

关于突然失音，即“暴喑”的针刺治疗，本文认为暴病多实证，故而治当采用泻法，“两泻其血脉”、“取之天突”，为后世针刺治疗声音嘶哑、失音以及气逆等咽喉诸证，指示了治疗的方向，提供了宝贵的经验。

寒热第七十

【提要】本篇专门论述了瘰疬的病因、诊断、针刺要领及预后判断。因文中认为瘰疬的形成是寒热邪毒留滞脉中，且其表现多伴有寒热不适，所以篇名《寒热》。

【原文】黄帝问于岐伯曰：寒热瘰疬在于颈腋者，皆何气使生？岐伯曰：此皆鼠瘘寒热之毒气[1]也，留于脉而不去者也。黄帝曰：去之奈何？岐伯曰：鼠瘘之本，皆在于藏，其末上出于颈腋之间，其浮于脉中，而未内著于肌肉，而外为脓血者，易去也。黄帝曰：去之奈何？岐伯曰：请从其本引其末，可使衰去而绝其寒热。审按其道以予之，徐往徐来[2]以去之。其小如麦者，一刺

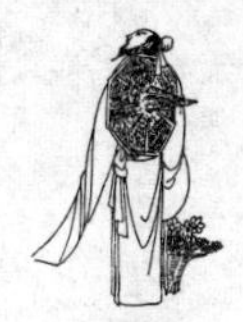

知，三刺而已。黄帝曰：决其生死奈何？岐伯曰：反其目视之，其中有赤脉，上下贯瞳子，见一脉，一岁死；见一脉半，一岁半死；见二脉，二岁死；见二脉半，二岁半死；见三脉，三岁而死。见赤脉不下贯瞳子，可治也。

【注释】[1]毒气：致病作用强烈的邪气。[2]徐往徐来：指刺治的补泻手法，即用针时，出针入针宜缓慢。

【语译】黄帝问岐伯道：长在颈部或腋下并伴有发冷发热的瘰疬病，都是些什么邪气引起的呢？岐伯说：这都是鼠瘘病的寒热邪毒之气，留滞在经脉中，日久不能消除所致的。黄帝道：怎样才能把它去掉呢？岐伯说：鼠瘘病的病根在内脏，它的症状反应却在颈部或腋窝。如果毒气仅仅伤害浅表的脉络，还未内伤肌肉，也没有脓血外流的，就容易消除。黄帝道：该怎样治疗呢？岐伯说：应该从导致疾病的根本原因入手，把毒邪从内脏引出来。只要毒邪消散了，发冷发热就会彻底消失。要查清病变究竟发生在何脏何经，然后据脏施治，循经取穴，正确治疗。用针时，宜缓慢进针或出针，就可以消除瘰疬。如果瘰疬很小，形如麦粒那么大的，针刺一次就会见效，连针三次就可痊愈。黄帝道：怎样判断病人的生死预后呢？岐伯说：把病人的眼皮翻开来看看，如果白睛上有红色血丝从上向下贯通瞳孔的，就说明病情很重，预后不好。如果出现一根血丝的，一年左右死亡；出现一根半血丝的，一年半左右死亡；出现二根血丝的，二年左右死亡；出现二根半血丝的，二年半左右死亡；出现三根血丝的，三年左右死亡。如果出现血丝，但并没有向下贯通瞳孔的，说明病情不很严重，还可以医治。

【按语】瘰（luǒ 裸）疬（lì 历），又名鼠瘘、老鼠疮、疬子颈，是发生于颈部或腋下的一种慢性疾病。因局部的硬块一个连一个、累累如贯珠之状,故名瘰疬;也有谓小的为瘰,大的为疬。起病缓慢,初起结块如豆,数目不等,皮色不变,不觉疼痛;久则逐渐增大,形成串生,相互粘连,推之不移,微觉疼痛;成脓时皮色暗红,溃破则脓汁清稀,多夹有豆渣样物质,每每此愈彼溃,久不收口,形成瘘管,如同鼠窜之洞,故名鼠瘘。本病相当于现代医学所称的颈淋巴结结核,多因结核杆菌自口腔、鼻、咽黏膜破损处,或体内其他器官如肺结核病灶的细菌,经血流或淋巴至颈、腋淋巴结而发。由此可见,本文"鼠瘘之本,皆在于藏,其末上出于颈腋之间",毒气"留于脉而不去"的认识,是相当正确的。

中医学认为本病多因肺肾阴虚、肝气久郁、虚火内灼、炼液为痰,或受风火邪毒所致。因此,初期多用疏肝解郁、软坚化痰之法;后期多以滋肺益肾之法为主;如果属风火毒结,则以祛风、泻火、解毒为主,辅以软坚散结。还可辅以药物外敷之法。

至于本病的预后判断,是否就如本文所说,有待于临床的验证。

邪客第七十一

【提要】本篇讨论的内容较多:失眠产生的机理和治疗措施;营气、卫气、宗气的生成、循行和作用;人身与天地相应的类比;"持针纵舍"的意义和操作方法;手太阴经、手厥阴经屈折出入的循行概况;手少阴经独无输穴的道理;"八虚"分候五脏病变的机理等。因为这些内容都与邪气入侵人体有关,所以篇名《邪客》。

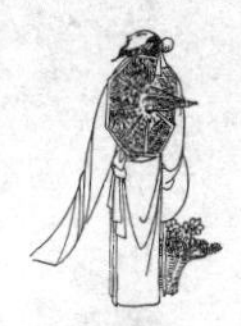

【原文】黄帝问于伯高曰:夫邪气之客人也,或令人目不瞑不卧出者,何气使然?伯高曰:五谷入于胃也,其糟粕、津液、宗气分为三隧[1]。故宗气积于胸中,出于喉咙,以贯心脉[2],而行呼吸焉。营气者,泌其津液,注之于脉,化以为血,以荣四末,内注五藏六府,以应刻数[3]焉。卫气者,出其悍气之慓疾,而先行于四末、分肉、皮肤之间,而不休者也,昼日行于阳,夜行于阴,常从足少阴之分间,行于五藏六府。今厥气客于五藏六府,则卫气独卫其外,行于阳,不得入于阴。行于阳则阳气盛,阳气盛则阳跻陷[4],不得入于阴,阴虚,故目不瞑。

黄帝曰:善。治之奈何?伯高曰:补其不足,泻其有余,调其虚实,以通其道,而去其邪,饮以半夏汤一剂,阴阳已通,其卧立至。黄帝曰:善。此所谓决渎壅塞,经络大通,阴阳和得者也,愿闻其方。伯高曰:其汤方以流水千里以外者八升,扬之万遍[5],取其清五升煮之,炊以苇薪,火沸,置秫米[6]一升,治[7]半夏五合,徐炊,令竭为一升半,去其滓,饮汁一小杯,日三,稍益,以知为度。故其病新发者,复杯则卧[8],汗出则已矣;久者,三饮而已也。

【注释】[1]隧:地下的暗道。此指糟粕、津液、宗气在体内运行的途径。[2]脉:据有关文献所载原文,应作"肺"字为是。[3]刻数:古代的计时单位。古人把一昼一夜分为一百刻,大约四刻多一点为今之一小时。营气每二刻行一周,一昼夜行于全身五十周次,恰与百刻之数相应。[4]陷:据有关文献所载原文,应作"满"字为是。[5]流水千里以外者八升,扬之万遍:将从千里以外流来的江、河之水,用瓢勺舀起来又倒下去,反复千万遍,使水翻腾,然后用此水煎药。古人认为这样的水能荡涤秽浊,疏通壅滞，调和阴阳。[6]秫米：即北方之小(黄)米，有益阴气、利大肠、安神志之功。[7]治：同制。[8]复杯则卧：将空杯口朝下放置，称为复杯。此形容药效好，病愈快，病人服药后在放杯的一瞬间便能安然入睡。

【语译】黄帝问伯高道：邪气入侵人体，有时候使人不能闭目入睡，这是哪种气的失常导致的呢？伯高说：食物吃到胃中，经过运化所变成的糟粕、津液、宗气，分为三条途径运行。糟粕从下焦排出体外。宗气聚积在上焦胸中，上出于喉咙，贯注到心肺，能司呼吸。中焦化生的营气能把分泌的津液灌注到血脉中，变化成红色的血液，向外营养四肢，向内灌注五脏六腑，昼夜运行全身五十周，与昼夜一百刻的时间按时相应。卫气由水谷中的悍气所化生，它的运行急速滑利，白天行在体表四肢、分肉、皮肤之间，从足太阳膀胱经开始；夜间行在体内五脏六腑之间，从足少阴肾经开始。如今逆乱之邪气留滞在五脏六腑，卫气只能运行在体表，而不能内入到体内。卫气行在体表则使在表的阳气偏盛，阳气偏盛使得阳跻脉气充满，卫气不能进入到体内而使体内之气虚，所以不能闭目入睡，出现失眠。

黄帝道：讲得好。如何治疗呢？伯高说：应该补体内的不足，泻体表的有余，补虚泻实，沟通体内体表交通的道路，祛除逆乱的邪气。内服半夏汤一剂，使内外经气通达，卫气能够入内，就会迅速入睡。黄帝道：讲得好。您所说的这种治法，就像所说的挖开水道、疏通阻塞一样，使经络畅通无阻，内外阴阳交通协调。我很想听听半夏汤方。伯高说：半夏汤方，取从千里之外流来的“长流水”八升，用瓢勺舀扬千万遍后，取上边的清水五升，以芦苇作燃料，大火煮沸，然后倒入秫米一升、经过炮制的半夏五合，小火慢慢煎熬，直到药液浓缩到一升半时，滤去药渣，每次服用药汁一小杯，一日服三次，并逐次少量增加，直到见效为止。病属新发不久的，服药后就会迅速入睡，汗水出后病就会痊愈；得病已经很久的，需服三剂才能痊愈。

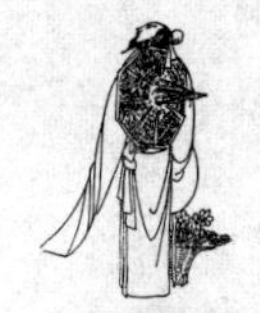

【按语】营气、卫气、宗气都是中医“气”的重要组成部分，均由水谷精微所化生，因各自的功能、性质和运行分布等不同，所以名称不同。

水谷精微经由脾运化产生，并转输上注到肺脉，由肺宣发到全身。其中，最为精纯、柔和的部分，行于脉中，昼夜运行人身五十周，有着营养五脏六腑、四肢百骸并化生血液的作用，所以叫营气。水谷精微中较为驳杂、慓悍滑利的部分，行于脉外，布散到皮肤、分肉，昼行于阳经体表，夜行于阴经经脉，亦共五十周次。由于它在体表具有保卫机体、抗御邪气的作用，所以叫卫气。有关营气、卫气的化生、作用、运行规律等，《内经》论述很多，可参见本书的《营气》《营卫生会》《卫气》《卫气行》以及《素问·痹论》等篇。

“半夏汤”是《内经》仅载的十三个方剂之一，之所以有如此佳效，其作用主要在调和阴阳。半夏味辛，燥湿化痰，降逆止呕，消痞散结，尤善驱逐少阴逆乱之气。秫米甘寒，善能泄阳补阴。二药合用，逆乱得除，阴阳得和，自能“复杯则卧”。而当今用本方治疗因痰浊上逆所致失眠，效果甚佳。当然，失眠之因多种多样，临证应当辨证施治，切莫持本方一概而论。

【原文】黄帝问于伯高曰：愿闻人之肢节，以应天地奈何？伯高答曰：天圆地方，人头圆足方以应之。天有日月，人有两目。地有九州[1]，人有九窍。天有风雨，人有喜怒。天有雷电，人有音声。天有四时，人有四肢。天有五音，人有五藏。天有六律[2]，人有六府。天有冬夏，人有寒热。天有十日[3]人有手十指。辰有十二，人有足十指，茎、垂[4]以应之；女子不足二节，以抱人形[5]；天有阴阳，人有夫妻。岁有三百六十五日，人有三百六十[6]节。地有高山，人有肩膝。地有深谷，人有腋腘。地有十二经水，人有十二经脉。地有泉脉，人有卫气。地有草蓂[7]，人有毫毛。天有昼夜，人有卧起。天有列星，人有牙齿。地有小山，人有小节。地有山石，人有高骨。地有林木，人有募筋。地有聚邑[8]，人有肉䐃。岁有十二月，人有十二节[9]。地有四时不生草，人有无子。此人与天地相应者也。

【注释】[1]九州：九为单数最大，因此在上古时代常把行政区域划分为九，如夏朝的九州是：冀、兖、青、徐、扬、荆、豫、梁、雍。[2]六律：即黄钟、太簇、姑洗、蕤宾、夷则、无射，古代属阳声的六种音律。[3]十日：指十天干，即甲、乙、丙、丁、戊、己、庚、辛、壬、癸。[4]茎、垂：茎，阴茎；垂，阴囊。[5]抱人形：这里是怀胎之义。[6]三百六十：据有关文献所载原文及全书许多篇章所论，当为"三百六十五"。[7]草蓂（mì 觅）：野草遍地丛生。[8]聚邑：人群聚居之处。[9]十二节：指腕、肘、肩、髋、膝、踝左右一共十二个关节。

【语译】黄帝问伯高道：很想听听人的形体肢节是怎样与天地自然的现象相呼应的？伯高回答说：天空是圆的，地面是方的，人体的头是圆的，足是方的，与此相应。天空有太阳和月亮，人体的头部有两个眼睛。地面划分为九大区域，人体分布有九个孔窍。天空会刮风下雨，人体会喜怒哀乐。天空能雷鸣闪电，人能语言发声。自然界有四季变化，人体有上下四肢。自然界有五种音阶，人体有五个脏。自然界有六种音律，人体有六个腑。自然界有冬冷夏热，人体有怕寒怕热。日子有十个天干，人体有十个手指。时间有十二个时辰，人体有十个足趾，男的再加上阴茎、阴囊共十二个以相符合，女子虽然相差两个，却能受孕怀胎。自然界有阴阳相合，人类有夫妻相配。一年有三百六十五天，人体有三百六十五个骨节。地面有高耸的山脉，人体有高凸的肩膝。地面有深深的峡谷，人体有凹陷的腋

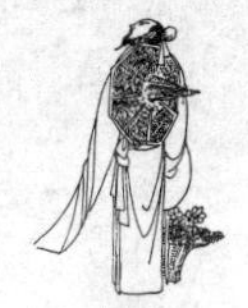

窝、腘窝。地面有十二条大江河,人体有十二条大经脉。地面有泉水流通,人体有卫气运行。地面上有杂草,人体表有毫毛。自然界有白昼与黑夜的更替,人类有起行和睡卧的规律。天空有星星排列,人体有牙齿并立。地面有小的山头,人体有小的骨节。地面有耸立的山石,人体有凸突的骨头。地面有树木成林,人体有筋膜密布。地面有人口聚居的城镇,人体有肌肉丰隆的部位。一年有十二个月份,人体有十二个关节。地面有四季都不生草木的,人类有终身都不育子女的。这就是人体与天地自然相呼应的现象。

【按语】本节意在说明人体的各脏腑组织器官与天地自然现象是相呼应的,自然界有什么现象,人便有相应的表现。事实上,人体与天地自然之间的现象,存在着许多客观的巧合,当然本文所论也有很多是人为的推衍。就《内经》的基本精神而言,人生存于天地之间,必然要受自然环境的影响,把握这些影响,对于预防疾病、养生延寿,有重要的意义。因此,我们只能理解其精神,而不要机械去对待具体的一些数据和相应的模式。

【原文】黄帝问于岐伯曰:余愿闻持针之数[1],内针之理,纵舍[2]之意,扦皮[3]开腠理,奈何?脉之屈折,出入之处,焉至而出,焉至而止,焉至而徐,焉至而疾,焉至而入?六府之输于身者,余愿尽闻少[4]序,别离之处,离而入阴,别而入阳,此何道而从行?愿尽闻其方。

【注释】[1]数:同术,技术。[2]纵舍:纵,缓也,指缓用针;舍,弃也,指舍弃不用针。[3]扦(gǎn 赶)皮:扦,同擀,手伸展物体曰扦;扦皮,用手力使肌肤的纹理伸展,然后浅刺皮肤不伤肌肉的一种针法。[4]少:据有关文献所载原文,应作"其"字为是。

【语译】黄帝问岐伯道：我很想听听用针的技术、进针的方法、针刺缓用或舍弃不用的原由、扞皮肤而开腠理的刺治方法等，是怎么样的？人身的经脉蜿蜒曲折，是经气流出流入的地方，究竟流到哪里而泻出、流到哪里而停止、流到哪里而缓慢、流到哪里而疾速、流到哪里而汇入呢？又是如何流注到六腑的腧穴并布散到全身的？我很想全部知道经脉循序运行的这些情况。还有，经脉的分出离合之处，阳经从腧穴分出走到阴经，阴经从腧穴分出走到阳经，这些是通过什么途径而互相沟通的？很想听听这全部的道理。

【原文】岐伯曰：帝之所问，针道毕矣。黄帝曰：愿卒闻之。岐伯曰：手太阴之脉，出于大指之端，内屈循白肉际[1]，至本节[2]之后太渊，留以澹[3]；外屈上于本节下；内屈与阴诸[4]络会于鱼际，数脉并注，其气滑利，伏行壅骨[5]之下；外屈出于寸口而行，上至于肘内，入于大筋之下；内屈上行臑阴[6]，入腋下；内屈走肺。此顺行逆数之屈折[7]也。

心主之脉，出于中指之端，内屈循中指内廉以上，留于掌中，伏行两骨之间；外屈出两筋之间，骨肉之际，其气滑利，上二寸[8]；外屈出行两筋之间，上至肘内廉，入于小筋之下，留两骨之会，上入于胸中，内络于心脉。

【注释】[1]白肉际：四肢的内侧（掌侧）为阴面，皮色较白，叫白肉际；外侧（背侧）为阳面，皮色较深，叫赤肉际。际，分界线。[2]本节：手指足趾与手掌、足掌相连的关节，即现代所称的指（趾）掌关节。[3]留以澹：澹，水摇动之状；留以澹，指脉气会聚太渊，而形成寸口脉的搏动。[4]阴诸：据有关文献所载原文，应作"诸阴"为是。[5]壅骨：手大指本节后突现之骨，即第三节大指骨。[6]臑阴：肩部至肘部称为臑，其内侧，叫做臑阴。[7]此顺行逆数之屈折：手太阴之脉，从肺走手为顺行，从手走肺

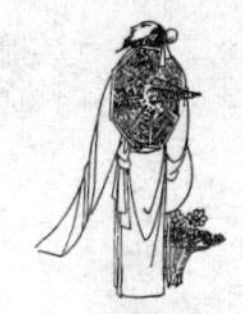

为逆行。逆数，逆行的次序。[8]上二寸：据有关文献所载原文，应作“上行三寸”为是。

【语译】岐伯说：您所问的这些内容，包括了针刺的全部道理。黄帝道：希望您全部讲来听听。岐伯说：手太阴肺的经脉，出在大指的顶端，由此向内侧屈折循行，沿着白肉际，循行到大指本节后的太渊穴，经气会聚此处，形成了寸口脉的搏动；然后向外侧屈折循行，上行到本节之下；又向内侧屈折循行，与诸阴络会集在鱼际部，由于多条经脉之气都合并灌注在这里，所以经气流动十分滑利，并由此向下深伏循行到大指本节后隆起的“壅骨”的下面；然后再向外侧屈折浮出循行到寸口部，再向上循行到肘的内侧缘，进入大筋之下；又向内侧屈折上行到上臂的内侧，再进入腋下；再向内侧屈折循行，直达肺中。这就是手太阴肺经从手到肺逆道循行屈折出入的顺序。

手厥阴心包的经脉，出在中指的顶端，由此向内侧屈折循行，沿着中指的内侧缘向上循行，流注到手掌中心，然后深伏循行在两骨的中间；又向外侧屈折循行，出现在于两筋的中间、骨肉的交界，它的经气流动十分滑利，并由此向上循行三寸；然后又向外侧屈折循行出现在两筋的中间，再向上循行到肘的内侧缘，进入小筋之下，流注到两骨相会之处，再由此向上循行，通过上臂的内侧，进入到胸中，联络心脉。

【按语】所论手太阴经、手厥经的逆道循行，仅是举例说明五脏六腑的井、荥、输、经、合“五输穴”特殊穴位部位之所在，详细论述，见本书的《九针十二原》《本输》。

【原文】黄帝曰：手少阴之脉独无输[1]，何也？岐伯曰：少阴，心脉也。心者，五藏六府之大主也，精神之所舍也。其藏坚固，邪弗能容也；容之则伤心，心伤则神去,神去则死矣。故诸邪之在于心者,皆在于心之包络。包络者,心主之脉也,故独无输焉。

黄帝曰:少阴独无输者,不病乎?岐伯曰:其外经病而藏不病,故独取其经于掌后锐骨之端。其余脉出入屈折,其行之徐疾,皆如手少阴[2]、心主之脉行也。故本输者,皆因其气之虚实疾徐以取之,是谓因冲[3]而泻,因衰而补,如是者,邪气得去,真气坚固,是谓因天之序。

【注释】[1]手少阴之脉独无输:十二经脉各有井、荥、输、经、合五个特殊的“五腧穴”,但在《本输》中,手少阴心经的“输”穴,实际上属于手厥阴心包经,故而有此之问。[2]手少阴:据有关文献所载原文作“手太阴”,与前文所论经脉之出入屈折所举“手太阴”“心主”二经为例符合呼应,故作“手太阴”为是。[3]冲:这里是“盛”的意思。

【语译】黄帝道:手少阴经脉唯独没有“输”穴,这是为什么?岐伯说:手少阴属于心的经脉。心是五脏六腑最高的主宰,精神、意识、思维活动产生的场所。心的脏气充盛坚固,邪气不能侵入;一旦邪气侵入,就会伤害心脏,心脏受伤神气就会耗散而人就会死亡。心包络是心脏的包膜,能保护心脏,代替受邪。各种邪气侵犯心脏,实际上都侵犯在心包络上,而心包络的经脉是手厥阴经,只要针刺该经的“输”穴,就能够治疗心脏的病变。因此,手少阴心经便没有必要存在输穴了。

黄帝道:手少阴心经唯独没有输穴,难道它就不会发生疾病吗?岐伯说:每一条经脉都有所属的脏或腑,经脉循行在外,脏腑位居在内。心的脏气充盛,邪气不能侵入,不会发生病变;但邪气可以侵犯它在外的经脉,使手少阴经发生病变。所以只取它本经在掌后锐骨之端的神门穴就行了。其余有关经脉出入屈折的循行、运行速度的快与慢,都与手太阴经、心主之脉二

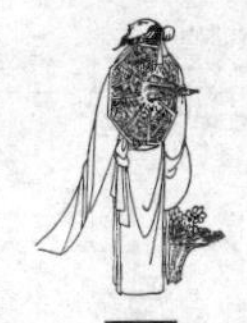

脉的情况相似。总之，治疗应根据各经经气的虚实缓急，而选取本经的输穴，邪气猖盛的用泻法，正气虚衰的用补法，只有这样，才能使邪气得除，真气坚固，也符合自然规律。

【原文】黄帝曰：持针纵舍奈何？岐伯曰：必先明知十二经脉之本末[1]，皮肤之寒热，脉之盛衰滑涩。其脉滑而盛者，病日进。虚而细者，久以持。大以涩者，为痛痹。阴阳如一[2]者，病难治。其本末[3]尚热者，病尚在；其热已衰者，其病亦去矣。持其尺，察其肉之坚脆、大小、滑涩、寒温、燥湿。因视目之五色，以知五藏，而决死生；视其血脉，察其色，以知其寒热痛痹。

【注释】[1]本末：这里指经脉的起止点和循行部位。[2]阴阳如一：这里指表里俱伤，气血皆败。[3]本末：本，这里指胸腹；末，这里指四肢。

【语译】黄帝道：持针的纵舍是什么？岐伯说：必须首先明白并掌握十二条经脉各自的起始点、循行路线和终止点，以及病人皮肤的冷与热、脉象的盛衰滑涩。病人脉象圆滑而粗大有力的，是病情正在日益加重。脉象软弱无力又细小的，是病久难愈的表现。脉象粗大而艰涩不畅的，是患有痛痹。表里俱伤，气血皆败的，病重难以救治。病人胸腹四肢还在发热的，说明病邪还在；热已退去的，说明病邪已经除去。诊察尺肤的方法，是观察尺肤肌肉的结实与柔弱、粗壮与细瘦、滑润与涩滞、寒冷与灼热、干燥与湿润。观察两目的五色，可以了解五脏的病变，并可预测是死亡还是生还。观察浅表血脉的颜色，可以了解寒热痛痹。

【原文】黄帝曰：持针纵舍，余未得其意也。岐伯曰：持针之道，欲端以正，安以静，先知虚实，而行疾徐。左手执骨，右手循之，无与肉果[1]，泻欲端以正，补必闭肤，辅针导气，邪得淫泆[2]，真气得居。

【注释】[1]肉果：果，当为“裹”。因皮肤急剧收缩，针被肌肉缠裹，而发生弯针、滞针等现象。[2]淫泆：这里是消散的意思。

【语译】黄帝道：持针纵舍的具体操作，我还是没有领会。岐伯说：针刺的要领，医生应端正态度，安定情绪，首先要掌握病情的虚实，再实施快刺或缓刺的方法。针刺时，左手按住进针部位的骨骼，右手沿着穴位进针。进针时不要用力过猛，进针后提插捻转要得法，不要让针被肌肉裹缠。泻法要垂直进针，补法出针后必封闭针孔，并用辅助行针之法疏导经气，这样就可以使邪气消散、真气内守。

【原文】黄帝曰：扞皮开腠理奈何？岐伯曰：因其分肉，左[1]别其肤，微内而徐端之，适神不散，邪气得去。

【注释】[1]左：根据有关文献所载原文，应为“在”字。

【语译】黄帝道：扞皮肤、开腠理的操作方法是怎样的呢？岐伯说：用手固定针刺部位的肌肉，并把皮肤向两边分开，使其绷紧，找准穴位下针，要微微用力，缓慢地垂直进针，就会恰到好处地使神气不致耗散，而使腠理开泄、病邪排除。

【原文】黄帝问于岐伯曰：人有八虚，各何以候？岐伯答曰：以候五藏。黄帝曰：候之奈何？岐伯曰：肺心有邪，其气留于两肘；肝有邪，其气流于两腋；脾有邪，其气留于两髀；肾有邪，其气留于两腘。凡此八虚者，皆机关之室[1]，真气之所过，血络之所游，邪气恶血，

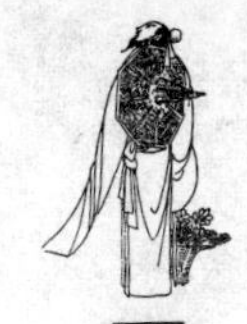

固不得住留，住留则伤筋络骨节，机关不得屈伸，故痀[2]挛也。

【注释】[1]机关之室：机关，关节；室，这里是枢纽的意思。[2]痀：据有关文献所载原文应为“拘”字。

【语译】黄帝问岐伯道：人体有八虚，各自能诊察什么病变呢？岐伯答说：能够诊察五脏的病变。黄帝道：如何诊察呢？岐伯说：肺和心感受了邪气，邪气会流注到左右两个肘部；肝感受了邪气，邪气会流注到左右两个腋窝；脾感受了邪气，邪气会流注到左右两个胯部；肾感受了邪气，邪气会流注到左右两个腘窝。两肘、两腋、两髀、两腘这八个部位，叫做八虚，都是关节运动的枢纽，真气流经之处，血络通行之地，因此容不得邪气和瘀血的留滞。一旦邪气和瘀血留滞，就会损伤经络筋骨，关节就不能灵活屈伸，所以会发生拘急痉挛、屈伸不利等病证。

【按语】所谓八虚，即肘、腋、胯、腘，左右各四，共八处，是四肢关节屈伸的枢纽，也是气血流行会合之处，亦是《素问·五藏生成篇》所说的“四肢八溪”。溪者，气血流经之地。本论所谓“虚”，亦有邪气最易侵犯之义。八虚既分属五脏，那么根据八虚的常异表现，就可分候五脏的病变，这也是内在脏腑与外在形体整体联系在病理上的一种具体体现。至于肺心之邪流注到两肘，肝之邪流注到两腋，脾之邪流注到两胯，肾之邪流注到两腘，则是由于各自的经脉所过，邪气随经流注的缘故。

通天第七十二

【提要】本篇根据先天禀赋的不同,阴阳盛衰之异,将人划分为太阴、少阴、太阳、少阳、阴阳和平五种类型,并详细叙述了各自的性格和体态的特征、病变特点、施治要领等。因为本论认为,人体体质的阴阳偏盛偏衰,都源于先天禀赋上的差别,所以篇名《通天》。

【原文】黄帝问于少师曰:余尝闻人有阴阳,何谓阴人?何谓阳人?少师曰:天地之间,六合之内,不离于五,人亦应之,非徒一阴一阳而已也,而略言耳,口弗能遍明也。黄帝曰:愿略闻其意,有贤人圣人,心能备而行之乎[1]?少师曰:盖有太阴之人、少阴之人、太阳之人、少阳之少、阴阳和平之人,凡五人者,其态不同,其筋骨气血各不等。

【注释】[1]心能备而行之乎:心,当为"必";行,当为"衡";全句意为贤人圣人必定能兼备阴阳之性而无有偏失吗?

【语译】黄帝问少师道:我曾经听说人有阴性和阳性两类,什么人叫做阴性的人,什么人叫做阳性的人?少师说:天地上下、东南西北中的一切事物,都离不开五行,人的类型也与此相符,而不是只有一阴一阳两类。仅从一阴一阳两类去认识人的类型,只能简略地说明,而很难用语言完全阐明。黄帝道:希望听听其中的大概意思,比如说贤人和圣人,他们先天所禀赋的

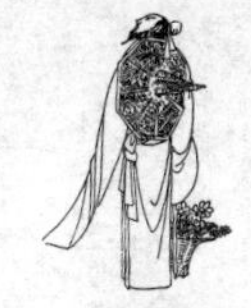

阴阳是否兼备平衡而没有偏失呢？少师说：人可划分为太阴之人、少阴之人、太阳之人、少阳之人、阴阳和平之人，这五种类型的人，他们的形体动态各不相同，筋骨的粗细、气血的多少也各不一致。

【按语】本节所指的太阴、少阴、太阳、少阳，不是三阴三阳经脉名称中的太阴、少阴……而是指人体中阴阳的多少、脏腑阴阳的偏盛偏衰。“太”是“多”、“偏盛”的意思，“少”是“少(shǎo)”、“偏虚”的意思。凡先天禀赋是纯阴之体者为太阴，多阴少阳之体者为少阴，纯阳之体者为太阳，多阳少阴之体者为少阳，阴阳平衡并无偏颇之体者为阴阳和平。虽然论中认为，决定这五种类型的是先天禀赋，但实际上，与后天的生活习惯、工作环境、地理气候，以及疾病的影响亦有很密切的关系。这种划分，对认识、治疗疾病是很有帮助的，如太阳之人和少阳之人患病，多阳气亢旺而阴精不足，治疗宜偏寒凉清热或滋养阴精；太阴之人和少阴之人患病，多阴气偏盛而阳气不足，治疗宜偏辛热散寒或温补阳气。当然，这种人体阴阳盛衰类型的划分，也不是恒定不变的，随着生活条件的改变或疾病的影响，也会发生相应的变化，如有的人年轻时是太阳之人，年老后阳气衰退，则变成太阴之人；有的人原先是太阴之人，由于过服温燥或温补壮阳之品，则会逐渐变为少阳或太阳之人。

【原文】黄帝曰：其不等者，可得闻乎？少师曰：太阴之人，贪而不仁，下齐湛湛[1]，好内而恶出，心和[2]而不发，不务于时，动而后之，此太阴之人也。

少阴之人，小贪而贼心，见人有亡，常若有得，好伤好害，见人有荣，乃反愠怒，心疾而无恩，此少阴之人也。

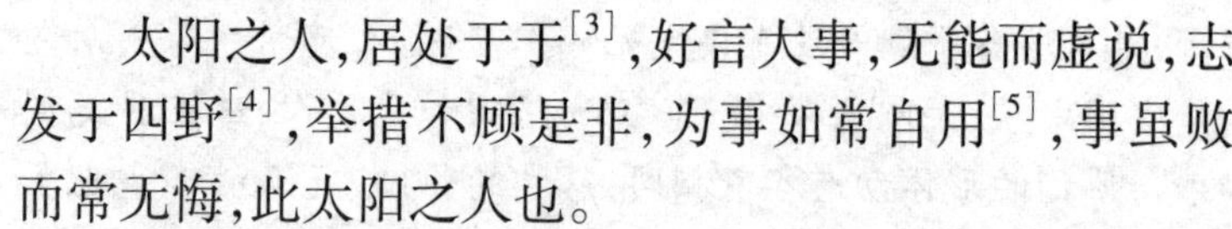

太阳之人，居处于于[3]，好言大事，无能而虚说，志发于四野[4]，举措不顾是非，为事如常自用[5]，事虽败而常无悔，此太阳之人也。

少阳之人，諟谛[6]好自贵，有小小官，则高自宜[7]，好为外交，而不内附，此少阳之人也。

阴阳和平之人，居处安静，无为惧惧，无为欣欣，婉然从物[8]，或与不争，与时变化，尊则谦谦，谭而不治[9]，是谓至治。

【注释】[1]下齐湛湛：下，谦下；齐，完备。这里是假装低声下气、貌似正经的意思。湛湛，深不可测的意思，这里指内心深藏险恶。[2]和：据有关文献所载原文，当作“抑”字为是。[3]于于：洋洋自得的样子。[4]志发于四野：志，意志、想法；四野，四面八方。此处形容好高骛远。[5]为事如常自用：指为人处事常常意气用事，刚愎自用。[6]諟（shì 是）谛（dì 帝）：遇事审而又审，特别精细谨慎。[7]宜：据有关文献所载原文，应作“宣”字为是。[8]婉然从物：婉然，和顺的样子；从物，顺从和适应事物的发展变化。[9]谭而不治：以理服人而不是仗势欺人。谭，同谈。

【语译】黄帝道：五类人的不同特点，可以讲来听听吗？少师说：太阴型的人，贪心不足，不仁不义；外表谦卑，假装正经，内心却阴险恶毒；喜欢接受别人的给予，而不愿自己付出；内心的喜怒好恶从不表露于形色；不识时务，行动上一惯后发制人。这些就是太阴人的性格特征。

少阴型的人，贪图小利，包藏贼心；看到别人发生不幸，就好像自己有所收获一样地满足；喜欢干坏事，伤害别人；见到别人取得成绩荣誉，内心反而愤愤不平；嫉妒心强，对人毫无恩德可言。这些就是少阴人的性格特征。

太阳型的人，生活中处处自鸣得意；喜欢说大话，却没有本事，只会夸夸其谈；志向一贯好高骛远；办事草率武断，不管是

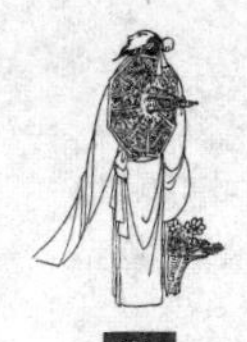

非对错，常常意气用事，刚愎自用，事情虽然办糟，但毫无悔改之意。这些就是太阳人的性格特征。

少阳型的人，做事精细谨慎、三思而行；喜欢自我标榜，尽管官职很小很小，却拼命地自我夸大宣扬；喜欢交际，却不愿脚踏实地埋头做事。这些就是少阳人的性格特征。

阴阳和平的人，安于现实，乐于自得，从不计较个人名利得失，为人正直不媚不阿，寡欲自敛，从不沾沾自喜；办事顺其自然，从不争强好胜，顺应时代潮流；虽处尊位却谦虚和善，从来以理服人，而不仗势欺人，具有很好的统治能力。这些就是阴阳和平之人的性格特征。

【按语】以上讨论的五种人的种种表现，实际上是其性格特征的描述，与阴阳偏盛偏衰的纯阴之人、纯阳之人、少阴之人、少阳之人的病证表现是有区别的。并且，五种人的实际性格也并非论中所说的那样夸张，那样消极，所以不能对号入座，据此论人。

【原文】古人善用针艾者，视人五态乃治之，盛者泻之，虚者补之。

【语译】古代善于运用针刺、艾灸治病的医生，就是根据五种人的不同形态分别进行治疗的，邪气猖盛的用泻法，正气虚衰的用补法。

【原文】黄帝曰：治人之五态奈何？少师曰：太阴之人，多阴而无阳，其阴血浊，其卫气涩，阴阳不和，缓筋而厚皮，不之疾泻，不能移之。

少阴之人，多阴少阳，小胃而大肠，六府不调，其阳明脉小，而太阳脉大，必审调之，其血易脱，其气易败也。

太阳之人，多阳而少阴，必谨调之，无脱其阴，而泻其阳，阳重脱者易狂，阴阳皆脱者，暴死不知人也。

少阳之人，多阳少阴，经小而络大，血在中而气在外，实阴而虚阳，独泻其络脉则强，气脱而疾，中气不足，病不起也。

阴阳和平之人，其阴阳之气和，血脉调，谨诊其阴阳，视其邪正，安容仪，审有余不足，盛则泻之，虚则补之，不盛不虚，以经取之。

此所以调阴阳、别五态之人者也。

【语译】黄帝道：如何治疗五种不同形态的人呢？少师说：太阴型的人，体质属多阴而无阳，他的阴血稠浊，卫气运行涩滞不畅，阴阳不相协调，筋脉松弛而皮肤较厚。治疗时，如果不迅速泻其偏盛之阴气，病情就不能得到改善。

少阴型的人，体质属阴多而少阳，胃较小而肠较大，六腑之间不相协调。胃小，足阳明胃经的经气就微小；肠大，手太阳小肠经的经气就盛大。这种人阴血容易脱失而阳气容易衰败，所以，必须详细审察阴血与阳气的盛衰，正确调治。

太阳型的人，体质属多阳而少阴，必须小心谨慎地调治。不能再耗伤其阴，以防虚脱；只可清泻其阳，但也不能太过，以防虚脱而发生狂乱；如果阴阳都发生虚脱，就会突然昏厥，不省人事。

少阳型的人，体质属多阳而少阴，多阳络脉就大，少阴经脉就小，阴血行经而在内，阳气行络而在外。治疗时，应补不足之阴经，泻有余之阳络，如果只泻阳络，就会使阳气迅速虚脱，中气不足，疾病就治不好了。

阴阳和平型的人，体质属阴阳平衡协调，血脉调和。诊病时，应谨慎地诊察其阴阳有无平衡失调，正气有无亏虚，邪气有

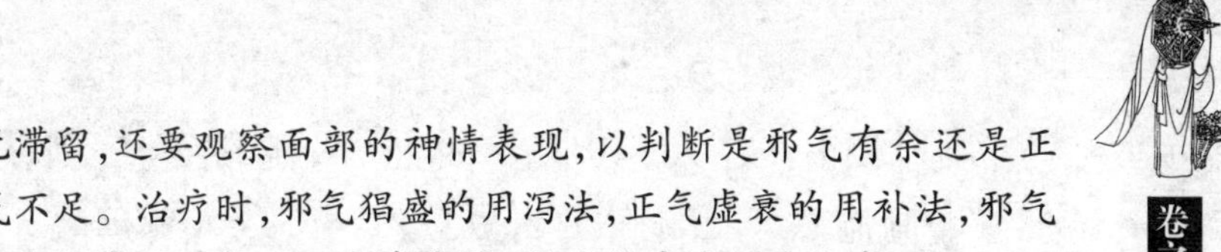

无滞留，还要观察面部的神情表现，以判断是邪气有余还是正气不足。治疗时，邪气猖盛的用泻法，正气虚衰的用补法，邪气不太猖盛而正气又不太虚衰的，就从所病的经脉治疗。

以上的调理阴阳治法，就是根据五种人的不同形态来决定的。

【原文】黄帝曰：夫五态之人者，相与毋故，卒然新会，未知其行也，何以别之？少师答曰：众人[1]之属，不如五态之人者，故五五二十五人，而五态之人不与焉。五态之人，尤不合于众者也。

【注释】[1]众人：指《阴阳二十五人》篇中所说的“阴阳二十五人”。

【语译】黄帝道：如果与五种形态的人从不认识，突然初次接触，就很难知道他们的行为、性格，又该如何识别呢？少师回答说：一般人并不具备这“五种人”的特征，所以“阴阳二十五人”不包括在“五种人”之内。因为“五种人”各有特殊性格，而不同于一般的人。

【原文】黄帝曰：别五态之人奈何？少师曰：太阴之人，其状黮黮然[1]黑色，念然下意[2]，临临然[3]长大，腘然未偻[4]，此太阴之人也。

少阴之人，其状清然窃然[5]，固以阴贼，立而躁崄[6]，行而似伏，此少阴之人也。

太阳之人，其状轩轩储储[7]，反身折腘，此太阳之人也。

少阳之人，其状立则好仰，行则好摇，其两臂两肘则常出于背，此少阳之人也。

阴阳和平之人，其状委委然[8]，随随然[9]，颙颙然[10]，愉愉然[11]，暶暶然[12]，豆豆然[13]，众人皆曰君子，此阴阳和平之人也。

【注释】[1]黮(zhēn 珍)黮然：面色晦暗不鲜明，此形容面色阴沉。[2]念然下意：故作姿态，低声下气。[3]临临然：高大之貌。[4]腘然未偻：在别人面前卑躬屈膝，其形态好像得了佝偻病一般。[5]清然窃然：清然，形容言语表情清高的样子；窃然，指行动鬼鬼祟祟、偷偷摸摸。[6]嶮：同险。[7]轩轩储储：高贵又高傲、自尊又自满的样子。[8]委委然：怡然自得而自信的样子。[9]随随然：顺从随和的意思。[10]颙(yóng 喁)颙然：态度庄严而又和蔼的样子。[11]愉愉然：和颜悦色的样子。[12]暶(xuán 旋)暶然：慈蔼亲善的样子。[13]豆豆然：行为举止有度，办事精明。

【语译】黄帝道：如何识别五种形态的人呢？少师说：太阴型的人，面色阴沉，晦暗不明；故作谦虚，低声下气，个子虽然高大，在人面前却卑躬屈膝，实际上并没有患佝偻病。这就是太阴人的特点。

少阴型的人，说话举止、外表神情看似清高，行动却鬼鬼祟祟、偷偷摸摸，常常怀有害人的险恶用心，站立时躁动不宁，行走时身俯前倾。这就是少阴人的特点。

太阳型的人，言谈举止高贵自尊、高傲自满，坐立行走时昂首仰胸挺腹，身子后仰，两腘后弯。这就是太阳人的特点。

少阳型的人，站立时喜欢高昂着头，行走时喜欢摇摆身体，常常把双手背在背后。这就是少阳人的特点。

阴阳和平之人，外表雍容大度，怡然自得，又充满自信，举止稳重大方，为人谦恭随和，适应性强，态度庄严而又和蔼，和颜悦色，慈祥亲善，举止有度，处事精明，大家都称其为君子。这就是阴阳和平之人的特点。

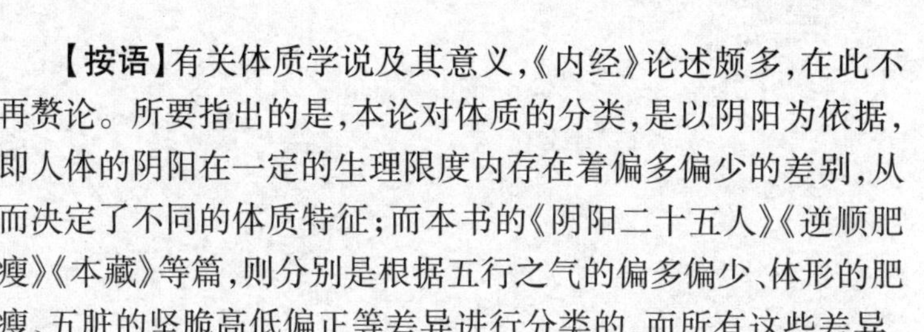

【按语】有关体质学说及其意义,《内经》论述颇多,在此不再赘论。所要指出的是,本论对体质的分类,是以阴阳为依据,即人体的阴阳在一定的生理限度内存在着偏多偏少的差别,从而决定了不同的体质特征;而本书的《阴阳二十五人》《逆顺肥瘦》《本藏》等篇,则分别是根据五行之气的偏多偏少、体形的肥瘦、五脏的坚脆高低偏正等差异进行分类的,而所有这些差异,均与先天禀赋和后天条件等的不同有关。这些分类的方法和依据,也正好说明脏腑、气血、阴阳是形体体质特征的生理基础。

必须再次指出,本文把各种类型人的品德优劣、情操高低等行为特征也一概归纳为以阴阳多少作为生理基础,确值得商榷。因为,道德行为主要反映个体后天知识学习、思想教育的程度与正确性。

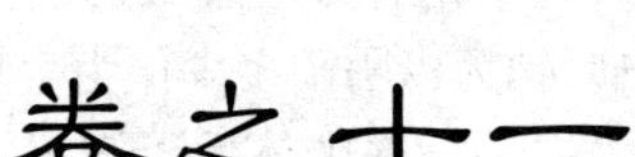

卷之十一

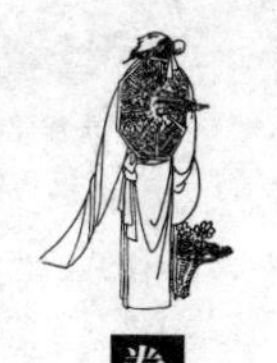

官能第七十三

【提要】本篇主要论述了用针的道理和补泻手法的具体操作。用针，首先要明白经脉的循行走向、气血的多少及运行顺逆等，然后根据疾病的阴阳、寒热、虚实等情况来确定手法的补与泻。其次论述了治病必知天忌和邪气伤人的种种表现，强调早期治疗的重要性。由于篇末特别强调应根据每个人的特点传授不同的医疗技能，所以篇名《官能》。

【原文】黄帝问于岐伯曰：余闻九针于夫子众多矣，不可胜数。余推而论之，以为一纪[1]，余司诵之，子听其理，非则语余，请其正[2]道，令可久传，后世无患，得其人乃传，非其人勿言。岐伯稽首再拜曰：请听圣王之道。

【注释】〔1〕以为一纪：以，作“已”。意为已经成为一套系统的理论。[2]其正：根据众多版本，当作“正其”，更符语义。

【语译】黄帝问岐伯道：我听您谈九针的内容已经很多次了，多得数不清楚次数。我仔细推敲其中的道理，并进行归纳，它已经成为一套系统的理论。现在我读出来，先生听后，如果发现理论上有错误，请直言告诉我，并帮我加以改正，以使这一理论正确无误，永远流传而不贻误后世。当然要遇到适合学医的人才传给他，不适合学医的人就不传给他。岐伯叩头再拜后说：请让我洗耳恭听您读这些神圣的针刺理论吧。

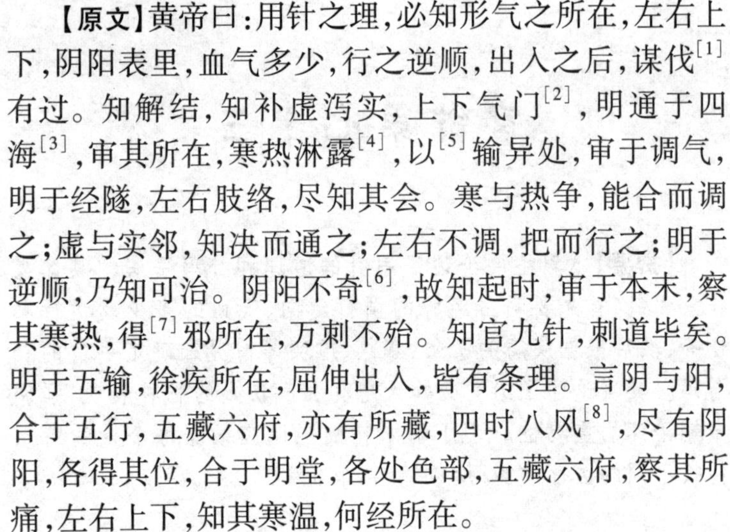

【原文】黄帝曰：用针之理，必知形气之所在，左右上下，阴阳表里，血气多少，行之逆顺，出入之后，谋伐[1]有过。知解结，知补虚泻实，上下气门[2]，明通于四海[3]，审其所在，寒热淋露[4]，以[5]输异处，审于调气，明于经隧，左右肢络，尽知其会。寒与热争，能合而调之；虚与实邻，知决而通之；左右不调，把而行之；明于逆顺，乃知可治。阴阳不奇[6]，故知起时，审于本末，察其寒热，得[7]邪所在，万刺不殆。知官九针，刺道毕矣。明于五输，徐疾所在，屈伸出入，皆有条理。言阴与阳，合于五行，五藏六府，亦有所藏，四时八风[8]，尽有阴阳，各得其位，合于明堂，各处色部，五藏六府，察其所痛，左右上下，知其寒温，何经所在。

【注释】[1]谋伐：谋，诛、攻之义。谋伐，同义复词，攻伐、诛伐之义。[2]气门：此指腧穴。[3]四海：指髓海（脑）、血海（冲脉）、气海（膻中）、水谷之海（胃）。[4]淋露：这里作疲困解，引申为虚证。[5]以：据有关文献所载原文，当作"荥"为是。[6]奇：同倚，偏的意思。[7]得：知的意思。[8]八风：指东、南、西、北、东北、西北、东南、西南八个方位所吹的风。

【语译】黄帝道：用针治病的道理，必须知晓形体脏气升降出入的部位左右上下之所在，阴经阳经的循行是在表还是在里，十二经脉的气血是多还是少，经脉之气是顺行还是逆行，以及血气出入交会的腧穴在哪里。这样，才能实施正确的治疗，而不会发生攻伐上的错误。知道解开绳结的道理，就会明白补虚泻实的治疗原则和各经经气上下交通的腧穴。明白与四海相通连的经脉，就能审察疾病发生在哪个脏腑、哪个部位，以及病是属寒、热的实证，还是虚证。治疗时，要根据经脉荥穴、输穴的部位选穴，谨慎地调理气机；还要明白经脉与左右支络在何处相交会，这些统统要知道。对阴阳失调、寒热交争的病证，

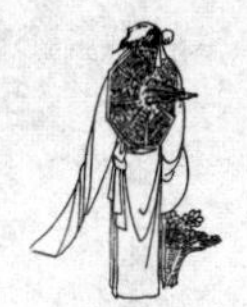

要调和它；对虚实相似的病证，首先应将其辨别清楚，然后虚则补之，实则泻之；对左右阴阳失调的病证，当用左病刺右、右病刺左的缪刺法；还要明白经脉之气是逆行还是顺行，以测知治疗的难易与可治不可治。阴阳恢复不偏不倚之时，就是疾病痊愈之时。只要审查清楚了疾病的发生、标本、寒热性质、邪气所在的部位，针刺就永远不会发生差错。若再掌握了九针的刺治原理和方法，针刺的学问就全面了。还要明白十二经脉井、荥、输、经、合的主治作用，针刺手法的快慢补泻、针刺体位的屈与伸和行针的出与入，这些都是有规律可循的。五脏六腑与天地阴阳五行相合，而五脏六腑各有各的生理功能。四季八方之风，都有阴阳之分。各种邪气侵犯各有各的部位，都会在明堂部位表现出相应的颜色，五脏六腑的病变也可在面部相应的部位表现出不同的颜色。因此，通过察看面部明堂左右上下的色泽变化，就可测知病痛是属寒还是属热，以及发生在哪条经脉、哪个脏腑。

【原文】审皮肤[1]之寒温滑涩，知其所苦，膈有上下，知其气[2]所在。先得其道，稀而疏之，稍深以留，故能徐入之。大热在上，推而下之；从下上者，引而去之；视前痛者，常[3]先取之。大寒在外，留而补之；入于中者，从合泻之。针所不为，灸之所宜。上气不足，推而扬之[4]；下气不足，积而从之[5]；阴阳皆虚，火[6]自当之。厥而寒甚，骨廉陷下，寒过于膝，下陵[7]三里。阴络所过，得之留止。寒入于中，推而行之；经陷下者，火则当之；结络坚紧，火所治之，不知所苦，两跻之下[8]，男阴女阳[9]，良工所禁，针论毕矣。

【注释】[1]皮肤：据本书有关篇章原文和有关文献所载此句原文，

当为“尺肤”。[2]气:这里指病邪。[3]常:这里当作“当”字。[4]推而扬之:推,针法之一。扬,盛也。[5]积而从之:补而使气聚。积,聚也。从,顺也。[6]火:这里指灸法。[7]陵:当“取”解。[8]两跻之下:指照海、申脉二穴。[9]男阴女阳:据有关文献所载原文及有关版本原文,当作“男阳女阴”为是。

【语译】审察尺肤部位的寒、温、滑、涩,就可知道病人的痛苦所在。审察膈的上下,就可知道病邪所在的部位。先要掌握经络循行的规律,虚证用针要少进针要慢,进到一定的深度时,再留针。大热之病在膈上的,用推针的方法使热邪从下而泄;热邪由下而上移的,应顺势导引其从上消散;原先就有病的,应当先治之。大寒之病在肌表的,应当留针而补阳气;寒邪入里的,应当取合穴治疗;假若病情不宜针刺的,就要改用艾灸疗法。膈上之气不足的,应使用导引推补的方法使气充盛;膈下之气不足的,应使用留针补气的方法使气积聚;阴阳皆虚的,应该用火灸疗法。寒气从下上逆,寒冷特甚,超过膝部的,或骨旁肌肉下陷的,应当灸下部的足三里穴。寒邪沿阴络所过部位而停留不去,若入侵于经脉之中,要用针驱散而使经气运行;若致经气下陷的,要用火灸疗法;若致络脉凝结而紧聚的,仍用火灸疗法。有病却说不出具体痛苦和确切部位的,男子当灸阳跻的申脉穴,女子当灸阴跻的照海穴,千万不要男女灸反了。明白和掌握了前述的内容,针刺的理论和操作就完备了。

【原文】用针之服,必有法则。上视天光,下司八正[1],以辟奇邪[2],而观百姓,审于虚实,无犯其邪,是得天之露[3],遇岁之虚[4],救而不胜,反受其殃。故曰:必知天忌,乃言针意。法于往古,验于来今,观于窈冥[5],通于无穷,粗之所不见,良工之所贵,莫知其形,若神髣髴。[6]

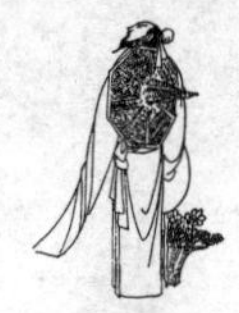

【注释】[1]八正:八个节之正气。[2]辟奇邪:辟,驱赶。奇邪,非同一般的邪气。[3]天之露:指自然界与季节不符的风雨灾害。[4]岁之虚:指岁气不及而出现的反常气候,如春不温、夏不热等。[5]窈冥:细微玄妙难以看见的变化。[6]髣髴:音义同仿佛。

【语译】用针刺治病之事有它一定的法则。同时,还要上观天气阴晴风雨的变化,下知四季八节的寒暑更替,从而避免奇邪的侵害。还要告诉人们,随时注意预防虚邪和实邪的伤害。如果受到与季节不符的气候变化的侵害,或被不正之邪所伤,而医生既不知晓这些变化,又不能及时正确救治,病情就会加重。所以说,必须知道天时的变化规律和宜忌内容,才可以谈论针刺技术。效法古人的经验,应验证于现今的实际。只有仔细观察疾病过程中所发生的各种细微玄妙难见的蛛丝马迹变化,才能通晓变化纷繁无穷的疾病。医术拙劣的医生是看不到这些的,而医术高明的医生却十分重视它。如果了解不到病情细微的表现,那么在玄妙莫测的疾病面前,就会束手无策了。

【原文】邪气之中人也,洒淅动形;正邪之中人也,微先见于色,不知于其身,若有若无,若亡若存,有形无形,莫知其情。

【语译】邪气侵犯人体,发病时身体寒冷,不时抖动。正邪侵犯人体,病情一般较轻,初期面色有轻微变化,身上无明显不适,说有好像又没有,说消失了好像又还存在,好像觉得形体有异常,仔细去审察却又正常,难以知道病情的真实表现。

【原文】是故上工之取气,乃救其萌芽;下工守其已成,因败其形。是故工之用针也,知气之所在,而守其门户,明于调气,补泻所在,徐疾之意,所取之处。泻必

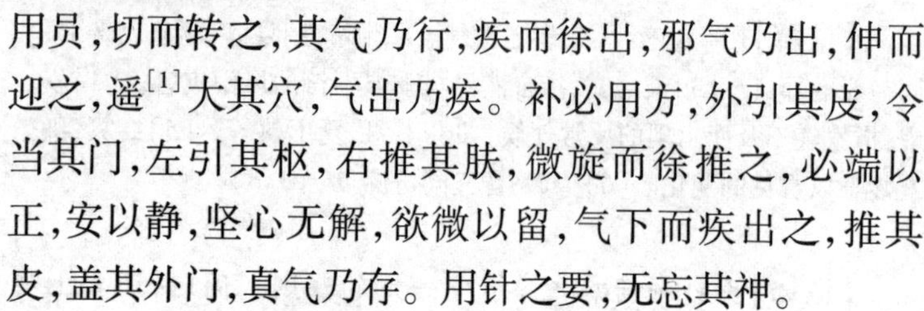

用员，切而转之，其气乃行，疾而徐出，邪气乃出，伸而迎之，遥[1]大其穴，气出乃疾。补必用方，外引其皮，令当其门，左引其枢，右推其肤，微旋而徐推之，必端以正，安以静，坚心无解，欲微以留，气下而疾出之，推其皮，盖其外门，真气乃存。用针之要，无忘其神。

【注释】[1]遥：有关文献所载原文作“摇”，语译从之。

【语译】所以，高明的医生在经气稍有变化的初期，即疾病还在萌芽状态，就给予救治；低劣的医生要等到疾病完全形成后才给予治疗，因而会使病人的身体受到伤害。所以，医生在使用针刺的时候，应该知道经气运行的部位，把守好经气出入的门户，明白调整气机的具体方法，是该用补法还是该用泻法，进针是该疾快还是该缓慢，以及所应选的哪些穴位等。若用泻法，手法一定要圆活流利，针进之后，就要捻转针具，以使经气运行畅通。进针应快，出针宜慢，邪气就会随针外出。进针时，针尖要迎着经气运行来的方向；出针时，要摇大针孔，以使邪气从针孔迅速外出。若用补法，手法一定要端正从容，先按揉皮肤，使之舒展，对准穴位，左手将应刺的皮肤向两边轻轻分开，右手推循皮肤，慢慢将针刺入，轻轻捻转，针体必须端正。医生要心静神宁，一心等待经气的到来。得气后留针片刻，一旦经气畅通就快速出针，并立即揉按皮肤，使针孔迅速闭合，真气就会保存于内。用针的关键，在于调气养神，切不可忘记。

【按语】本节所论“泻必用员”“补必用方”，而《素问·八正神明论》所论则是“泻必用方”“补必用员”，二者相反。其实，本论指的是针刺的手法，而彼论指的是针刺的时机，所指不同，并非矛盾。

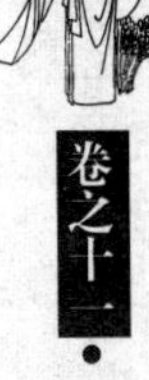

【原文】雷公问于黄帝曰:《针论》曰:得其人乃传,非其人勿言。何以知其可传?黄帝曰:各得其人,任之其能,故能明其事。

雷公曰:愿闻官能[1]奈何?黄帝曰:明目者,可使视色。聪耳者,可使听音。捷疾辞语者,可使传论。语徐而安静,手巧而心审谛者,可使行针艾,理血气而调诸逆顺,察阴阳而兼诸方。缓节柔筋而心和调者,可使导引行气。疾毒言语轻人者,可使唾痈咒病[2]。爪苦手毒,为事善伤者,可使按积抑痹。各得其能,方乃可行,其名乃彰。不得其人,其功不成,其师无名。故曰:得其人乃言,非其人勿传,此之谓也。手毒者,可使试按龟,置龟于器下,而按其上,五十日而死矣;手甘者,复生如故也。

【注释】[1]官能:指职事,这里是说根据各人的特长而传授相适宜的医疗技能。[2]唾痈咒病:古代"祝由"法之类,即以祈祷、念咒之法治病。

【语译】雷公问黄帝道:《针论》上说:遇上适合学医的人才能传授医学,不适合学医的人就不能给他讲。怎样才能知道他是可以传授的适合对象呢?黄帝道:根据各人的特点,安排相应的工作任其发挥,就能明辨他是否是可以传授的适合对象了。

雷公说:想听听如何根据各人的特点而分别传授不同的技能。黄帝道:视觉很好的人,可以让他辨别颜色。听觉很灵的人,可以让他辨别声音。思维敏捷、说话流利的人,可以让他讲授医学理论。说话缓慢、举止斯文、心灵手巧、观察细微的人,可以让他从事针灸工作,运用针灸调理气血及其运行的顺逆,观察阴阳的盛衰,并适当兼做方药的配伍工作。肢体细嫩柔软、动作轻柔、心情平和的人，可以让他从事按摩导引工作，通过运行气血来治病。说话尖刻恶毒、轻视别人的人，可以让他唾痈毒、念咒语。手爪粗糙而毒、做事又经常损坏东西的人，可以让他按摩积块、推拿痹痛。于是，各自的技能得到发挥，各种疗法也得到推广，他们的名声就会宣扬远播。如果不能人尽其用，不但他们不能成功，连他们的老师的声名也会埋没。所以说遇到适合的人才能教给他，不是适合的人就不能教给他，就是这个道理。至于手毒的人，可以让他做按龟试验，即把乌龟放在器皿之下，而他的手按在器皿之上，五十天后，如果乌龟死了，说明他的手毒；如果乌龟还活着，说明他的手不毒。

【按语】脏腑经络、气血阴阳的理论是中医学的基本理论，而这些理论的产生是来自医疗实践的总结，它是临床经验在理论上的升华，因而源于实践又高于实践，并能指导实践。作为一个医生，就必须掌握这些基本理论，在具体的针疗中，才能左右逢源，药到病除。如果是进行针刺治疗，那么对于经络的作用、循行的规律等理论，更应成竹在胸，才能正确施治，这就是本篇再次强调“用针之理，必知形气之所在”“知解结”“尽知其会”“明于五腧”等精义所在。

不同的针刺手法有着不同的作用和适应证，因此根据具体的病情选用适宜的手法，才能针到效显。本篇详尽论述了有关补泻与针刺的方法，意在从手法上作为标准来介绍，以避免各行其事，或手法不当所带来的医疗事故。本篇之所以名“官能”，虽然另有所指，但亦有“公认”、“官方”或“标准”之义，与本书的《官针》篇异曲同工。

篇末所提到不同的人，当授以不同治疗技术，确有一定的道理。因为不同的人有着不同的心理特征、性格特征，在与其相适宜的工作岗位上，才能发挥其最大的才能，而那些“疾毒言语轻人”“爪苦手毒、为事善伤者”，则根本不适宜于做医疗工

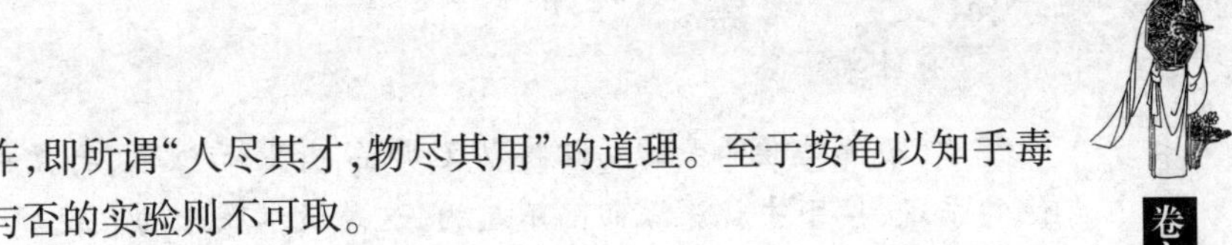

作，即所谓“人尽其才，物尽其用”的道理。至于按龟以知手毒与否的实验则不可取。

论疾诊尺第七十四

【提要】本篇主要论述诊察尺肤的滑涩、润枯、寒热以及肉之坚脆，可以测知病情、诊断疾病，所以篇名《论疾诊尺》。同时，还简要论述了诊目，诊齿，诊肘、臂、掌，诊妊娠脉，诊婴儿病的方法。

【原文】黄帝问于岐伯曰：余欲无视色持脉，独调其尺，以言其病，从外知内，为之奈何？岐伯曰：审其尺之缓急、小大、滑涩，肉之坚脆，而病形定矣。

【语译】黄帝问岐伯道：我想不通过看面色、摸脉搏，而只诊察病人尺肤的表现来判断疾病，从病人的外部表现来了解内部的病变，该如何做呢？岐伯说：审察病人尺肤的松弛与紧张、瘦小与粗大、润滑与枯涩，肌肉的结实与柔弱，就能确定疾病了。

【原文】视人之目窠[1]上微痈[2]，如新卧起状，其颈脉动，时咳，按其手足上，窅[3]而不起者，风水肤胀也。

【注释】[1]目窠（kē 科）：眼眶下的凹陷处。[2]痈：同壅，这里是肿的意思。[3]窅（yǎo 咬）：深陷的意思。

【语译】看到病人眼眶下有轻微的浮肿，如同刚刚睡醒起床

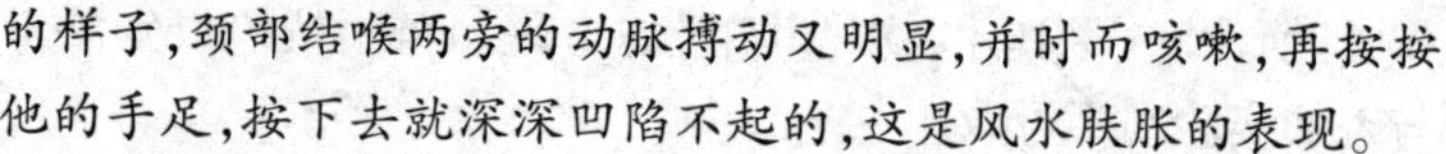

的样子,颈部结喉两旁的动脉搏动又明显,并时而咳嗽,再按按他的手足,按下去就深深凹陷不起的,这是风水肤胀的表现。

【按语】从风水肤胀的表现来看,病人有眼睑浮肿,四肢凹陷性水肿,颈脉搏动明显,与西医的心源性(心衰所致的)水肿和肾源性(肾炎、肾病所致的)水肿很相似。

另外,本篇主要讨论察尺肤,而突然冒出风水肿胀这个与前后不相关的内容,故前人有疑为它篇错简在此。

【原文】尺肤滑,其淖泽[1]者,风也。尺肉弱者,解㑊,安卧脱肉者,寒热不治。尺肤滑而泽脂者,风也[2]。尺肤涩者,风痹也。尺肤粗如枯鱼之鳞者,水泆[3]饮也。尺肤热甚,脉盛躁者,病温也;其脉盛而滑者,病且出也。尺肤寒,其脉小者,泄,少气。尺肤炬然[4],先热后寒者,寒热也。尺肤先寒,久大[5]之而热者,亦寒热也。

【注释】[1]淖(nào 闹)泽:淖,烂泥;泽,水聚之处。这里是润滑光泽的意思。[2]尺肤滑而泽脂者,风也:与本节第一句文字重复,意思相同,且有关文献所载原文并无此句,故疑为衍文。[3]泆:音义同“溢”字。[4]炬然:热甚灼手。[5]大:根据文义及有关文献所载原文,应作“持”字。

【语译】尺肤润滑而光泽的,主风病。尺肤肌肉松软的,主身体困乏、四肢懈怠无力的解㑊病;喜欢躺卧、肌肉消瘦的,主寒热病,常难医治。尺肤润滑光泽如油脂的,主风病。尺肤枯涩不滑的,主风痹病。尺肤粗糙,犹如干鱼之鳞甲的,主水湿泛滥的痰饮病。尺肤热甚灼手,脉象粗大有力而疾快的,主温疾;若脉象粗大有力,但滑利而不疾快的,是疾病将愈的表现。尺

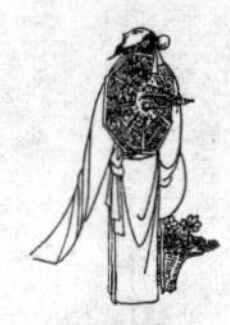

肤寒冷，脉象细小的，主腹泄、气虚的病证。尺肤热甚烫手，先发热后发冷的，主寒热病。尺肤先寒冷，触按时间长久则觉热手的，也主寒热病。

【原文】肘所独热者，腰以上热；手所独热者，腰以下热。肘前独热者，膺前热；肘后独热者，肩背热。臂中独热者，腰腹热。肘后粗[1]以下三四寸热者，肠中有虫。掌中热者，腹中热；掌中寒者，腹中寒。鱼上白肉有青血脉者，胃中有寒。尺炬然热，人迎大者，当夺血。尺坚大[2]，脉[3]小甚，少气，悗有加，立死。

【注释】[1]粗：据有关文献所载原文，当作"廉"。[2]大：据有关文献所载原文，当删。[3]脉：据有关文献所载原文及上文，当作"人迎脉"。

【语译】两肘部皮肤单独发热的，主腰以上的部位发热；两手腕部皮肤单独发热的，主腰以下的部位发热。两肘前面皮肤单独发热的，主胸膺部发热；两肘后面皮肤发热的，主肩背部发热。两臂中部皮肤单独发热的，主腰腹部发热。两肘后缘以下三、四寸部位皮肤发热的，主肠道有寄生虫。两手掌心发热的，主腹中有热；两手掌心寒冷的，主腹中有寒。两手鱼际白肉上有青紫血脉显露的，主胃中有寒。尺肤灼热烫手，人迎脉粗大的，主阴血大亏。尺肤坚硬而绷紧，人迎脉特别细小的，主气虚不足；若再出现烦闷的，就会立即死亡。

【原文】目赤色者病在心，白在肺，青在肝，黄在脾，黑在肾。黄色不可名者，病在胸中。诊目痛，赤脉从上下者，太阳病；从下上者，阳明病；从外走内者，少阳病。诊寒热，赤脉上下至瞳子，见一脉，一岁死；见一脉半，一岁半死；见二脉，二岁死；见二脉半，二岁半死；见三脉，三岁死。

【语译】两目颜色发红的主病在心，发白的主病在肺，发黄的主病在脾，发青的主病在肝，发黑的主病在肾，发黄而兼见它色的主病在胸中。诊察眼痛，两目有红色血络从上向下延伸的，是病在太阳经；从下向上延伸的，是病在阳明经；从外眦向内延伸的，是病在少阳经。诊察寒热病证，如果白睛上有红色血络从上向下延伸到瞳孔，见一条血络的，大约过一年死；见一条半血络的，大约过一年半死；见两条血络的，大约过两年死；见两条半血络的，大约过两年半死；见三条血络的，大约过三年死。

【原文】诊龋齿病，按其阳之来[1]，有过者独热，在左左热，在右右热，在上上热，在下下热。

【注释】[1]阳之来：据有关文献所载原文，此句应为“阳明之脉来”为是。

【语译】诊察龋齿病时，应触按病人的阳明经脉，有病变的部位会单独发热。病在左侧的，左侧的阳明经脉部位发热；病在右侧的，右侧的阳明经脉部位发热；病在上部的，上部的阳明经脉部位发热；病在下部的，下部的阳明经脉部位发热。

【原文】诊血脉者，多赤多热，多青多痛，多黑为久痹，多赤、多黑、多青皆见者寒热。身痛而色微黄，齿垢黄，爪甲上黄，黄疸也。安卧，小便黄赤，脉小而涩者，不嗜食。

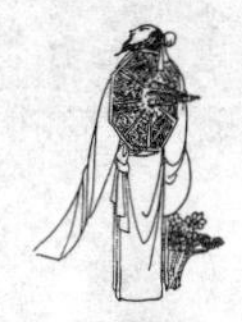

【语译】诊察病人的浅表血络，络色红赤的多是热证，青紫的多是痛证，暗黑的多是久痹病，如果红、青、黑色都出现的多是寒热病。身体疼痛而面色、肤色微黄，牙齿黄垢，指甲也发黄的，是黄疸病。总想躺卧，小便黄赤，脉象细小艰涩的，多是不想饮食的脾病。

【原文】人病，其寸口之脉与人迎之脉小大等，及其浮沉等者，病难已也。女子手少阴脉动甚者，妊子。婴儿病，其头毛皆逆上者，必死；耳间青脉起者，掣痛；大便赤[1]瓣飧泄，脉小者，手足寒，难已；飧泄，脉小，手足温，泄易已。

【注释】[1]赤：据有关文献所载原文和前人意见，当作“青”字为是。

【语译】一般人生病时，如果寸口脉的大小、浮沉与人迎脉相等的，其病很难治愈。女子手少阴心脉跳动特别明显的，是怀孕的征象。婴儿患病时，若头发都向上倒立的，一定是死证；若耳上络脉青紫显露的，主抽掣、疼痛之病；若大便青绿稀薄、夹有未消化的乳瓣，而且脉象细小，手足寒冷，其病很难治愈；同样是大便清稀夹有不消化之物，脉象细小，但手足暖和的，则腹泻易于治愈。

【原文】四时之变，寒暑之胜，重阴必阳，重阳必阴，故阴主寒，阳主热，故寒甚则热，热甚则寒，故曰寒生热，热生寒，此阴阳之变也。故曰：冬伤于寒，春生瘅热；春伤于风，夏生后泄肠澼；夏伤于暑，秋生痎疟；秋伤于湿，冬生咳嗽，是谓四时之序也。

【语译】四季的气候变化，寒暑往来更替，变化的规律是阴盛到极点转化为阳，阳盛到极点转化为阴。阴性主寒，阳性主热，因此寒盛到极点就转化成热，热盛到极点就转化成寒，所以说寒可生热，热可生寒，这是阴阳彼此消长、彼此转化的道理。所以，冬天感受了寒邪，郁遏到春季，会发生温热病；春天感受了风邪，潜伏到夏季，会发生腹泻、痢疾病；夏天感受了暑邪，蕴结到秋天，会发生疟疾病；秋天感受了湿邪，阻滞到冬季，会发生咳嗽病。这些都是四季之邪依序伤害人体所出现的病证。

【按语】诊察尺肤，是中医独有的一种诊法，属于中医“切诊”的内容。所谓尺肤，指前臂内侧从腕关节至肘关节处的皮肤，古人用“同身寸”量之，约为一尺而得名。就其具体方法与内容而言，医者用手抚摸尺肤，根据其寒热滑涩润燥而察其病变。一般来说，尺肤热者，多为热证；尺肤寒者，多为寒证；尺肤柔润光滑者，气血津液充足；尺肤干枯涩滞者，津液受伤；尺肤水湿漉漉者，水湿积聚；而尺肤干枯涩滞、颜色青紫、纹形如鱼鳞状、摸之碍手者，叫肌肤甲错，多为瘀血阻滞。另外，在《素问·脉要精微论》还有尺肤分候五脏六脏之论述，所有这些都是古人临床经验的积累和总结，有一定的参考价值，若能结合全身情况，四诊合参，则更有实用意义。

至于本篇末尾所论述的内容，在《素问》的《生气通天论》、《阴阳应象大论》有类似的论述，详见各篇。

刺节真邪第七十五

【提要】本篇首先详细地论述了五节针法及其实际运用；然

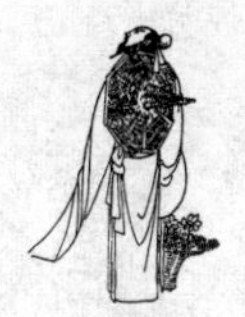

后论述了刺治五邪的内容及操作方法;还应用"天人相应"的理论解释刺治中的解结法,并以上下寒热之证为例,说明解结法的具体应用;最后论述了真气失常可遭致虚邪的侵袭,以及虚邪留著皮、肉、筋、骨、脉所形成的种种病证。由于本篇重在论述刺法中的五节以及真气与邪气在发病过程中的相互关系,所以名篇《刺节真邪》。

【原文】黄帝问于岐伯曰:余闻刺有五节,奈何?岐伯曰:固有五节:一曰振埃[1],二曰发蒙[2],三曰去爪[3],四曰彻衣[4],五曰解惑[5]。黄帝曰:夫子言五节,余未知其意。岐伯曰:振埃者,刺外经[6],去阳病也;发蒙者,刺府腧,去府病也;去爪者,刺关节肢络也;彻衣者,尽刺诸阳之奇输也;解惑者,尽知调阴阳,补泻有余不足,相倾移也。

【注释】[1]振埃:振,抖动,振落;埃,尘埃;振埃,振落尘埃的意思。[2]发蒙:发,开发;蒙,目不明;发蒙,开发蒙聩的意思。[3]去爪:去,修去;爪,指甲;去爪,剪去指甲。[4]彻衣:彻,脱掉;彻衣,脱去衣服。[5]解惑:解除迷惑的意思。以上五种刺法,皆是用形象比喻,以说明它的功效快速、容易。[6]外经:行于四肢及皮肤浅表的经脉。

【语译】黄帝问岐伯道:我听说刺法中有五节的针法,五节是指什么呢?岐伯说:确实有五节的针法。一叫振埃,二叫发蒙,三叫去爪,四叫彻衣,五叫解惑。黄帝道:先生说的刺法五节,我不知道它们的具体含义。岐伯说:振埃法是针刺外经,以消除阳病;发蒙法是针刺六腑的腧穴,以消除六腑的病变;去爪法是刺关节的支络;彻衣法是遍刺各阳经的奇穴;解惑法是根据阴阳的失调情况,给予补其不足、泻其有余的刺法,使阴阳恢复平衡协调。

【原文】黄帝曰:刺节言振埃,夫子乃言刺外经,去阳病,余不知其所谓也,愿卒闻之。岐伯曰:振埃者,阳气大逆,上满于胸中,愤瞋肩息[1],大气逆上,喘喝坐伏,病恶埃烟,䭇不得息[2],请言振埃,尚疾于振埃。黄帝曰:善。取之何如?岐伯曰:取之天容[3]。黄帝曰:其咳上气,穷诎[4]胸痛者,取之奈何?岐伯曰:取之廉泉。黄帝曰:取之有数乎?岐伯曰:取天容[3]者,无过一里,取廉泉者,血变而止。帝曰:善哉。

【注释】[1]愤瞋肩息:形容胸部胀满、呼吸急促、张口抬肩的样子。[2]䭇不得息:形容咽部堵塞、呼吸不畅的样子。䭇,古"噎"字。[3]天容:疑为天突穴。因为天容穴属手太阳小肠经,在下颌角后方、胸锁乳突肌前缘凹陷处,主治咽喉肿痛、耳鸣耳聋;而天突穴属任脉,在胸骨上方正中凹陷处,主治咳嗽气喘、失音呃逆、咽喉肿痛等,符合本文所论病证,且与《卫气失常》"其气积于胸中者,上取之","积于上,泻人迎、天突、喉中(即本文中的廉泉)"义合。[4]穷诎(qū屈):形容气机不畅、语言困难的样子。

【语译】黄帝道:刺节中所说的振埃,先生说是针刺外经以消除阳病,我不明白所说的是什么,希望您将全部的道理讲来听听。岐伯说:振埃法,主要用于治疗阳气上逆,充满阻塞在胸中,出现胸部胀满、喘促气粗,甚至张口抬肩;或因邪盛上冲,以致气喘喝喝有声,不能平卧,只能坐立伏案,害怕闻及尘埃烟雾,咽喉堵塞,呼吸不畅等病证。治疗这些病证,收效非常迅速,迅速得比所说的振落尘埃还要快。黄帝道:讲得好!该取什么穴位呢?岐伯说:当取天容穴。黄帝说:如果病人咳嗽气逆,胸闷不舒或胀痛,语言困难,又该取什么穴位呢?岐伯说:当取廉泉穴。黄帝道:刺治的深浅有一定的法度吗?岐伯说:针刺天容穴时,不要超过一寸;针廉泉穴时,只要血络疏通就停

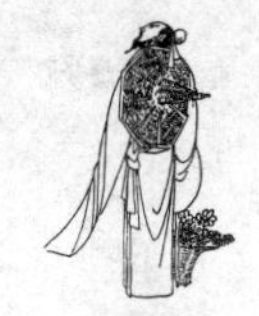

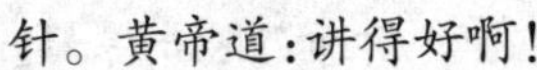

针。黄帝道:讲得好啊!

【原文】黄帝曰:刺节言发蒙,余不得其意。夫发蒙者,耳无所闻,目无所见,夫子乃言刺府腧,去府病,何腧使然,愿闻其故。岐伯曰:妙乎哉问也。此刺之大约,针之极也,神明之类也,口说书卷,犹不能及也。请言发蒙耳,尚疾于发蒙也。黄帝曰:善。愿卒闻之。岐伯曰:刺此者,必于日中,刺其听宫,中其眸子[1],声闻于耳,此其输也。黄帝曰:善。何谓声闻于耳?岐伯曰:刺邪以手坚按其两鼻窍而疾偃[2],其声必应于针也。黄帝曰:善。此所谓弗见为之,而无目视,见而取之,神明相得者也。

【注释】[1]中其眸子:眸子,瞳仁。意为针刺听宫穴,瞳仁有感应,因为听宫穴与眸子有经脉相通。[2]疾偃:迅速将腹部鼓起。偃,同歇,鼓腹之意。

【语译】黄帝道:刺节中所说的发蒙,我没有明白它的意思。针刺中的发蒙法,本来是治疗耳朵听不到、眼睛看不见的疾病,先生却说是针刺六腑的腧穴,以消除六腑的病变。那么,哪个腧穴能治好耳聋目瞎呢?很想听听其中的道理。岐伯说:您问得太妙了!这是针刺中最关键的,也是针法的最高境界,只能心领神会,口头的讲解和书本的记载都无法将它表述清楚。我所说的发蒙,收效非常迅速,比启蒙发聩还要快。黄帝道:讲得好!希望将全部的道理讲来听听。岐伯说:针刺这种病,必须在中午,针刺病人的听宫穴,使针感达到瞳仁,病人就会觉得有声音传入耳中。这就是针刺腑腧的作用。黄帝道:讲得好!怎样才能使声音传入耳中呢?岐伯说:在针刺听宫穴时,用手紧紧捏住病人的两个鼻孔,并叫病人紧闭口唇,使劲鼓腹,使气上冲耳窍，耳内就会在针刺的同时听见声音。黄帝道：讲得好。这种反应是在看不见的情况下，通过针感传导而显现出的神奇疗效，也不须用眼睛，只要心领神会就能达到这种境界。

【原文】黄帝曰：刺节言去爪，夫子乃言刺关节肢络，愿卒闻之。岐伯曰：腰脊者，身之大关节也；肢胫者，人之管以趋翔[1]也；茎垂者，身中之机，阴精之候，津液之道也。故饮食不节，喜怒不时，津液内溢，乃下留于睾，血[2]道不通，日大不休，俯仰不便，趋翔不能。此病荥然有水，不上不下[3]，铍石所取，形不可匿，常不得蔽，故命曰去爪。帝曰：善。

【注释】[1]管以趋翔：管，枢要；趋，奔走；翔，飞翔。意为肢胫是人奔跑行走时的枢要。[2]血：据有关文献所载原文及上下文，当作“水”。[3]荥然有水，不上不下：荥然，水聚的样子；全句意指水液停蓄体内，致使上焦不通，下焦不泄。

【语译】黄帝道：刺节中所说的去爪，先生说是刺关节的支络。希望将全部的道理讲来听听。岐伯说：腰脊是人身上的大关节；肢体和胫骨是人行走奔跑的关键；男子的前阴由众多的经筋汇聚，故是人身中间部位的枢机，精液尿液外出的道路。所以，饮食没有节制，七情喜怒无常，会导致水液内聚而泛溢，下注睾丸，水道不通，阴囊日益肿大，便使人俯仰转侧不利，更不能行走奔跑。这种病是由于水液停蓄体内，上焦不通，下焦不泄所致。当用铍针放去水液，来治疗这种外形显露、连衣裳也不能遮蔽的阴囊水肿病证，就像剪掉多余的指甲一样，所以叫做去爪。黄帝道：讲得好！

【原文】黄帝曰：刺节言彻衣，夫子乃言尽刺诸阳之奇输，未有常处也。愿卒闻之。岐伯曰：是阳气有余，而阴气不足。阴气不足则内热，阳气有余则外热，两热相搏，热于怀炭，外畏绵帛近，不可近身，又不可近席。腠理闭塞，则汗不出，舌焦、唇槁、腊干[1]、嗌燥，饮食不让美恶。黄帝曰：善。取之奈何？岐伯曰：取之于其天府、大杼三痏，又刺中膂，以去其热，补足手太阴，以去其汗，热去汗稀，疾于彻衣。黄帝曰：善。

【注释】[1]腊干：腊，用盐渍过的鱼肉，这里指肌肉。干，干枯。

【语译】黄帝道：刺节中所说的彻衣，先生说是遍刺各条阳经的奇穴，而没有固定的部位。希望将全部的道理讲来听听。岐伯说：这种刺法适用于阳气有余、阴气不足的病证。阴气不足就会产生内热，阳气有余就会产生外热。内外之热相互搏结，病人就会热得像怀里抱了炭火一般，惧怕接近衣物被褥，也不许他人靠近身体，连床席都不敢挨近。加之腠理闭塞，无法出汗，从而出现舌质干焦、嘴唇燥裂、咽喉干痛、肌肉干瘦以及无论饮食好坏都食不知味等症。黄帝道：说得对。该怎样治疗呢？岐伯说：当针刺天府穴、大杼穴各三次，再刺中膂穴，先用泻法退热，然后补手、足太阴经，使其出汗。只要热退汗出，其病痊愈之快，比脱掉衣服还要快。黄帝道：讲得好。

【原文】黄帝曰：刺节言解惑，夫子乃言尽知调阴阳，补泻有余不足，相倾移也。惑何以解之？岐伯曰：大风[1]在身，血脉偏虚，虚者不足，实者有余，轻重不得，倾侧宛伏[2]，不知东西，不知南北，乍上乍下，乍反乍复，颠倒无常，甚于迷惑。黄帝曰：善。取之奈何？岐伯曰：泻其有余，补其不足，阴阳平复。用针若此，疾于解惑。黄帝曰:善。请藏之灵兰之室,不敢妄出也。

【注释】[1]大风:这里指中风偏瘫一类的疾病。[2]倾侧宛伏:这里指身体向左右前后倾斜反转的形态。

【语译】黄帝道:刺节上所说的解惑,先生说是要完全掌握阴阳的失调之后,再予补其不足,泻其有余,使阴阳恢复平衡协调。迷惑是怎样解除的呢?岐伯说:人得了中风偏瘫,气血会偏虚一侧。虚的一侧正气不足,实的一侧邪气有余,使得身体左右轻重不一,出现倾斜反转,甚至神识迷糊不清,不能辨别东南西北,症状也忽上忽下,病情反反复复、好歹无常,比一般的神志迷惑还要严重。黄帝道:讲得好。该怎样治疗呢?岐伯说:攻泻有余的邪气,补益不足的正气,使阴阳恢复平衡协调。如能这样用针刺治疗,收效就十分迅速,比解除迷惑还要快。黄帝说:讲得好。请让我把这些内容记下,珍藏在灵兰之室,而不敢随意外传。

【原文】黄帝曰:余闻刺有五邪,何谓五邪?岐伯曰:病有持痈者,有容大者,有狭小者,有热者,有寒者,是谓五邪。黄帝曰:刺五邪奈何?岐伯曰:几[1]刺五邪之方,不过五章,瘅热消灭,肿聚散亡,寒痹益[2]温,小者益[3]阳,大者必去,请道其方。

【注释】[1]几:疑为"凡"字。[2]益:此当"宜"解。[3]益:此当"补"解。

【语译】黄帝道:我听说有种刺五邪的针法,什么叫做五邪呢?岐伯说:疾病有痈毒邪气,有强盛的邪气,有微弱的邪气,有热邪,有寒邪,这就是所说的"五邪"。黄帝道:该如何刺治这

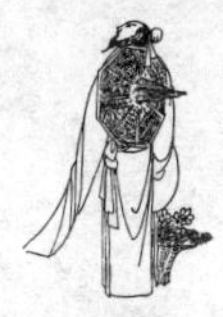

五种邪气呢？岐伯说：刺治五邪的针法不过五种，邪热炽盛的应当消除热邪，邪气凝聚不散的应当消散凝滞，寒湿痹痛的宜温散寒湿，正气微弱的应当补益阳气，邪气强盛的必须祛逐邪气。请让我再将具体的方法一一讲来。

【原文】凡刺痈邪，无迎陇[1]，易俗移性[2]，不得脓，脆道更行[3]，去其乡，不安处所乃散亡，诸阴阳过痈所者，取之其输泻之。凡刺大邪，日[4]以小，泄夺其有余，乃益虚。剽其通[5]，针其邪，肌肉亲，视之毋有，反其真，刺诸阳分肉间。凡刺小邪，日[4]以大，补其不足，乃无害，视其所在迎之界，远近尽至，其不得外，侵而行之，乃自费，刺分肉间。凡刺热邪，越而苍[6]，出游不归，乃无病，为开通，辟门户，使邪得出，病乃已。凡刺寒邪，日[4]以温，徐往徐来[7]，致其神[8]，门户已闭，气不分，虚实得调，其气存也。黄帝曰：官[9]针奈何？岐伯曰：刺痈者用铍针，刺大者用锋针，刺小者用员利针，刺热者用镵针，刺寒者用毫针也。

【注释】[1]无迎陇："陇"通"隆"，旺盛。无迎陇，意为不要在痈邪旺盛时针刺。[2]易俗移性：指改变常规治法，另用他法调治，以改变疾病的性质。[3]脆道更行：脆，据有关文献所载原文，当作"诡"，全句指采用其他的方法进行治疗。[4]日：据有关文献所载原文当作"曰"。[5]剽其通：剽，砭刺之法。此句意为运用砭刺疗法祛除邪气，疏通经脉。[6]越而苍：苍，据有关文献所载原文，应作"沧"字为是。沧，寒凉；越，发越。越而沧，用针刺以发越热邪，使身体由热转凉。[7]徐来：据有关文献所载原文，当作"疾出"。[8]致其神：通过徐进疾出的补法，使神气恢复正常。[9]官：这里作"用"讲。

【语译】凡是刺治痈邪，不要在痈邪正亢盛时在痈处乱用针刺,应采用其他方法进行调治,使其不致化脓。若已经化脓,就应采用其他的方法,在化脓之处,刺破排脓。脓排干净,邪毒也就消散了。所有长在阳经或阴经所过处的疮痈,都要选用该经的腧穴泻其痈毒。凡是刺治邪气盛实的,要用泄法,逐渐泄除有余的邪气,邪气就会日渐衰减。运用砭刺法能够疏通经脉,祛除邪气,肌肉自然就亲附致密,而没有邪留,真气就会恢复正常状态。具体当针刺各条阳经分肉间的穴位。凡是刺治邪气轻微的,要用补法,逐渐充实不足的正气,而补正气的不足,邪气就不会伤人为害。当然,要审察邪气所在的范围直接除之。远近的真气都会汇聚到此而不外泄,邪气难以侵入,就会自行衰退。针刺微邪时,具体当针刺邪在之处分肉间的穴位。凡是针刺热邪,要把热邪从体内发越出去,并不再侵入,身体转凉才算无病。所以针刺时,应该开通腠理,疏通汗孔,使热邪得以排出,病就会全愈。凡是针刺寒邪,要温补阳气,宜缓慢进针而快速出针,使神气恢复正常。出针后要按揉针孔而使闭合,阳气才不会外散。虚实调和了,阳气也就内存了。黄帝道:用什么针最恰当呢?岐伯说:刺治痈邪要用铍针,刺治大邪要用锋针,刺治小邪要用员利针,刺治热邪要用镵针,刺治寒邪要用毫针。

【原文】请言解论,与天地相应,与四时相副,人参天地,故可为解。下有渐洳[1],上生苇蒲,此所以知形气之多少也。阴阳者,寒暑也。热则滋雨而在上,根荄[2]少汁,人气在外,皮肤缓,腠理开,血气减,汗大泄,皮[3]淖泽。寒则地冻水冰,人气在中,皮肤致,腠理闭,汗不出,血气强,肉坚涩。当是之时,善行水者,不能往冰;善穿地者,不能凿冻;善用针者,亦不能取四厥。血脉凝结,坚搏不往来者,亦未可即柔。故行水者 ,必待天温冰释冻解,而水可行,地可穿也。人

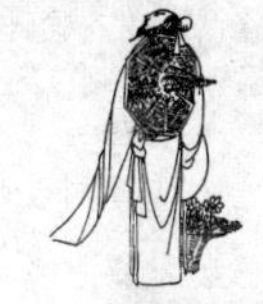

脉犹是也，治厥者，必先熨调和其经，掌与腋、肘与脚、项与脊以调之。火气已通，血脉乃行，然后视其病，脉淖泽者，刺而平之；坚紧者，破而散之，气下乃止，此所谓以解结者也。

【注释】[1]渐洳(rú 茹)：低洼潮湿之处。[2]根荄(gāi 该)：草根。[3]皮：据有关文献所载原文，当作"肉"。

【语译】请让我讲讲解结的理论。人与自然界相通，与四季气候相适应。根据人与天地相应的理论，就可说清楚解结理论。比如，下面是低洼潮湿之地，上面才能生长苇蒲；同理，观看人体外形的强弱，就能测知内在气血的多少。阴阳的变化，就是寒暑的变化。天气炎热，地面的水液被蒸发上升成为云雨，草根的水分便会减少；此时，人体的阳气也浮盛在外，使得皮肤松弛，腠理开泄，汗水大量外出，肌肉湿润滑腻，而血气却相对衰弱。天气寒冷，土地冻结，水凝成冰；此时，人的阳气也潜藏体内，使得皮肤紧密，腠理关闭，汗水不出，肌肉紧实而干涩，血气却相对充实。在这个时候，即使擅长水上行舟的人，也不能在冰中往来；擅长掘地穿洞的人，也不能凿开冻土；同样，即使擅长针刺的医生，也不能治疗四肢冰冷的病证。寒凝血脉，脉道坚硬，气血往来不畅，不能使其立即柔软。所以从事水上行舟的人，必须等到天气温暖、冰冻融化后，才能在水上行舟；掘地穿洞的人，必须等到冻土开解，才能凿土掘地。治疗人体的血脉也是这样，治疗厥病，必须先用温熨之法调和经脉，在掌、腋、肘、脚、项、脊等处温熨，只有阳气通达各处，血液才会畅行。然后再观察病情，脉气滑利流畅的，再用针刺使其平和；脉气坚硬紧张的，则用破坚散结之针法，一旦逆气下行就可停止。这种用针刺解除结聚之法，就是所说的"解结"。

【原文】用针之类，在于调气。气积于胃，以通营卫，各行其道。宗气留于海，其下者注于气街，其上者走于息道。故厥在于足，宗气不下，脉中之血，凝而留止，弗之火调，弗能取之。用针者，必先察其经络之虚实，切而循之，按而弹之，视其应动者，乃后取之而下之。六经调者，谓之不病，虽病，谓之自已也。一经上实下虚而不通者，此必有横络盛加于大经，令之不通，视而泻之，此所谓解结也。

【语译】使用针刺治疗，目的在于调理气机。水谷精气聚积在胃，所化生的营气和卫气，各自循行自己的道路。宗气聚集在胸中的气海，向下灌注到少腹的气街，向上循行到呼吸道。所以当厥逆发生在足部时，宗气就不能下行，脉中血液便会凝滞不行，如果不先用火灸热熨温通气血，就不能使用针刺治疗。用针治病，必须首先观察经络的虚实，用手循经按摸，并弹动经脉，发现有应指而搏动的地方，就在那里取穴进针。手足六经经脉调和，说明身体无病；即使有病，也可以不治自愈。任何一经因上实下虚而不通畅的，这一定是横络的邪气壅盛而影响到大经，才使其阻滞不通的。治疗时要找到具体的部位而使用泻法。这也是所说的“解结”。

【原文】上寒下热，先刺其项太阳[1]，久留之，已刺则熨项与肩胛，令热下[2]合乃止，此所谓推而上之者也。上热下寒，视其虚脉而陷之于经络者取之，气下乃上，此所谓引而下之者也。大热遍身，狂而妄见、妄闻、妄言，视足阳明及大络取之，虚者补之，血而实者泻之。因[3]其偃卧，居其头前，以两手四指挟按颈动脉，久持之，卷而切推，下至缺盆中，而复止如前，热去乃止，此

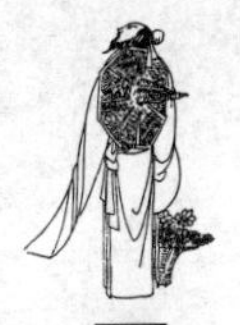

所谓推而散之者也。

【注释】[1]项太阳：指足太阳膀胱经，因其循行于项部而名。[2]下：观其上下文义，疑为上字之误。[3]因：当“令”字解，使、让。

【语译】上部发冷、下部发热的病证，应先刺足太阳膀胱经的穴位，要长时间地留针。针刺后还要温熨项部和肩胛部，使下部的阳热之气上行，与上部的阴寒之气相交合，才可以停止，这就是所谓推而上之的方法。上部发热、下部发冷的病证，要察看到陷下的虚脉之后再用针刺，要使上部的阳热之气下行后才可以停针，这就是所谓的引而下之的方法。全身高热、神志狂乱、胡言乱语、幻视幻听的，应察清足阳明经脉络脉的虚实后针刺，虚衰的用补法，有血络而属实的用泻法，并让病人仰卧，医生位于病人的头前，用两手的拇指和食指压按病人项部的动脉，长时间的压按之后，再卷屈手指，向下推按到锁骨上窝，如此重复多次，直到身热消退后才能停止。这就是所谓的推而散之的方法。

【原文】黄帝曰：有一脉生数十病者，或痛、或痈、或热、或寒、或痒、或痹、或不仁，变化无穷，其故何也？岐伯曰：此皆邪气之所生也。黄帝曰：余闻气者，有真气，有正气，有邪气。何谓真气？岐伯曰：真气者，所受于天，与谷气并而充身也。正气[1]者，正风[2]也，从一方来[3]，非实风，又[4]非虚风[5]也。邪气者，虚风之贼伤[6]人也，其中人也深，不能自去。正风者，其中人也浅，合而自去，其气来柔弱，不能胜真气，故自去。

【注释】[1]正气：这里指四时的正常气候。[2]正风：符合季节之风，如春季的东风，夏季的南风，秋季的西风，冬季的北风。[3]从一方来：

从与季节相符的方位来，如春季风从东方来，夏季风从南方来，秋季风从西方来，冬季风从北方来。[4]非实风，又：据有关文献所载原文和本书其他篇章，当删。[5]虚风：不符合季节之风。如春季刮北风，夏季刮西风等。[6]虚风之贼伤：据有关文献所载原文，本句前当补入“虚风也”，为是；贼伤，指有破坏性的伤害作用。

【语译】黄帝道：一条经脉有时会发生几十种病证，或疼痛、或痈肿、或发热、或寒冷、或瘙痒、或痹痛、或麻木不仁，变化无穷，这是什么原因呢？岐伯说：这些都是由邪气所导致的。黄帝道：我听说气有真气、正气、邪气。什么叫做真气？岐伯说：真气，来源于先天的元气与后天的水谷精气合并而成，并充养着全身。正气就是正风，它从与季节相符的一方来，并不是虚风。邪气就是虚风，虚风能够伤害人体，它侵入人体以后伤害的部位较深，又不能自行消散。正风即使侵入人体，伤害的部位也很表浅，与真气相合后，能被真气战胜，所以能够自行散去。因为正风来势柔和、轻微，不能战胜体内的真气，所以会自行消散。

【原文】虚邪之中人也，洒淅动形，起毫毛而发腠理。其入深，内搏于骨，则为骨痹；搏于筋，则为筋挛；搏于脉中，则为血闭不通，则为痈；搏于肉，与卫气相搏，阳胜者则为热，阴胜者则为寒，寒则真气去，去则虚，虚则寒；搏于皮肤之间，其气外发，腠理开，毫气摇，气往来行，则为痒；留而不去，则痹；卫气不行，则为不仁。虚邪偏客于身半，其入深，内居荣卫，荣卫稍衰，则真气去，邪气独留，发为偏枯；其邪气浅者，脉偏痛。

【语译】外邪侵入人体，会使全身寒冷战抖、毫毛竖立、腠理开通。如果邪气向内深入，搏结在骨，就会成为骨痹；搏结在

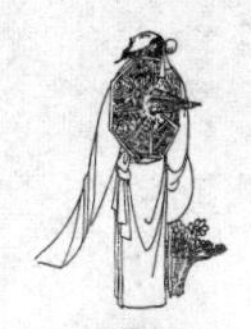

筋，就会出现筋脉拘挛；搏结在脉中，就会使血脉闭塞不通，进而成为痈疮；搏结在肌肉，与卫气相互搏结，如果阳邪偏盛就成为热证，阴邪偏盛就成为寒证，寒邪太盛会使真气耗散而亏虚，就可形成虚寒证；搏结在皮肤之间，邪气向外透发，使腠理开通，毫毛动摇，邪气在此来回进出，就会出现皮肤瘙痒；邪气留滞不去，就会形成痹证；影响到卫气使之涩滞而不运行，就可表现为麻木不仁。如果外邪只侵犯人体的半身，而且部位很深，停留在营卫之中，使营卫虚弱，真气耗散，邪气单独停留在半身，就会发生半身不遂的偏枯病；若邪气侵犯的部位比较浅表，使得血脉不通而出现半身疼痛。

【原文】虚邪之入于身也深，寒与热相搏，久留而内著，寒胜其热，则骨疼肉枯；热胜其寒，则烂肉腐肌为脓；内伤骨[1]，内伤骨为骨蚀[2]。有所疾前筋[3]，筋屈不得伸，邪气居其间而不反，发为筋溜[4]。有所结，气归之，卫气留之，不得反，津液久留，合而为肠溜[4]，久者数岁乃成，以手按之柔。已[5]有所结，气归之，津液溜之，邪气中之，凝结日以易甚，连以聚居，为昔瘤[6]，以手按之坚。有所结，深中骨，气因于骨，骨与气并，日以益大，则为骨疽。有所结，中于肉，宗[7]气归之，邪留而不去，有热则化而为脓，无热则为肉疽。凡此数气者，其发无常处，而有常名也。

【注释】[1]内伤骨：与下句重复，据有关文献所载原文，当删。[2]骨蚀：骨被侵蚀、损伤。[3]有所疾前筋：据有关献所载原文及上下文例，当以“有所结，中于筋”为是。[4]溜：据有关文献所载原文，当以“瘤”为是。[5]已：据有关文献所载原文及上下文例，当删。[6]昔瘤；肌肉干瘦，触之较硬。[7]宗：根据有关文献所载原文，当删。

【语译】外邪侵入人体较深的部位，寒邪与热邪相互搏结，久留不去，便停滞体内。如果寒邪胜过热邪，就会出现骨节疼痛，肌肉枯萎；如果热邪胜过寒邪，就会腐烂肌肉而化脓；如果热毒深入内伤到骨，就成为骨蚀。邪气结聚，伤害到筋，使筋屈曲不能伸展，邪气又久留在筋不能外散，会形成筋瘤。邪气结聚，归于体内，卫气郁滞，不得外出，使津液凝结日久，与邪气纠合，会形成肠瘤。肠瘤病程很长，要几年才能形成，用手触按，柔软不硬。邪气结聚，归于体内，使津液留滞不散，与所中之邪相互凝结，日益加重，不断结聚，就会形成昔瘤，用手触按，非常坚硬。邪气结聚，深入到骨，邪结在骨，与骨气纠合，日渐加重，就会形成骨疽。邪气结聚，伤害到肌肉，邪归体内，留滞不去，如有内热，就会腐烂肌肉而化脓；如果没有内热，就会成为肉疽。以上这几种邪气所致的病证，发生虽然无固定的部位，但都有固定的名称。

【按语】所谓五节针法，即振埃、发蒙、去爪、彻衣、解惑和刺治五邪，即持痈、容大、狭小、寒、热，均属于古代针法与运用的具体内容。运用的关键还是要根据邪气与正气的虚实所在，从而达到祛除邪气、扶助正气的目的，这也是整个医学治病救人的唯一目的，本篇之所以名叫“刺节真邪”，其精义就在于此。

另外，本篇末尾，虽在论述“虚邪之中人”所致的骨痹、筋挛、痈、偏枯、筋瘤等的病变过程，但也揭示出了外邪入侵人体所具有由表入里、由浅入深、由轻至重的传变规律，因此必须尽早诊断、尽早治疗，才能事半功倍，正如《素问·阴阳应象大论》所说：“邪风之至，疾如风雨，故善治者治皮毛，其次治肌肤，其次治筋脉，其次治六府，其次治五藏，治五藏者，半死半生也。”这也是《内经》“治未病”思想的具体体现。

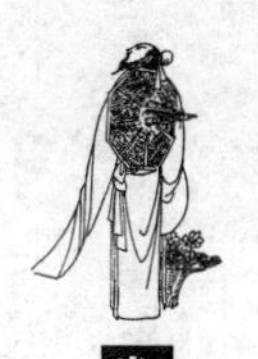

卫气行第七十六

【提要】本篇主要论述了卫气的运行,是与日月星宿的运动、昼夜寒暑的变化相一致的,并详细讨论了卫气运行的线路和规律,以及与针刺的关系。由于通篇重在论述卫气的运行,所以篇名《卫气行》。

【原文】黄帝问于岐伯曰:愿闻卫气之行,出入之合,何如?岐伯曰:岁有十二月,日有十二辰,子午为经,卯酉为纬,天周二十八宿,而一面七星,四七二十八星[1],房昴为纬,虚张为经。是故房至毕为阳,昴至心为阴,阳主昼,阴主夜。故卫气之行,一日一夜五十周于身,昼日行于阳二十五周,夜行于阴二十五周,周于五藏。

【注释】[1]四七二十八星:天分东、南、西、北四面,每面七星(宿),分别是:东方角、亢、氐、房、心、尾、箕;北方斗、牛、女、虚、危、室、壁;西方奎、娄、胃、昴、毕、觜、参;南方井、鬼、柳、星、张、翼、轸。

【语译】黄帝问岐伯道:很想听听卫气的运行和出入会合的情况怎么样?岐伯说:一年有十二个月份,一天有十二个时辰。在十二地支配属的方位中,子属北方,午属南方,卯属东方,酉属西方。子午所属的南北竖线为经,卯酉所属的东西横线为纬。周天之上有二十八个星宿,分布在东南西北四面,每面有七个星宿,四七一共二十八个星宿。在这二十八宿中,房宿在东方,昴宿在西方,房昴两宿连接的东西横线为纬;虚宿在北方，张宿在南方，虚张两宿连接的南北竖线为经。从东方的房宿开始，经过南方到西方的毕宿，正好是卯、辰、巳、午、未、酉六个时辰的白昼时间，白天为阳，所以房宿至毕宿为阳。从西方的昴宿开始，经过北方到东方的心宿，正好是酉、戌、亥、子、丑、寅六个时辰的夜晚时间，夜晚属阴，所以昴宿至心宿为阴。卫气的运行，在一昼一夜之中要循行全身五十周次，白天运行在阳分二十五周次，夜晚运行在阴分二十五周次，并遍行在五脏之间。

【原文】是故平旦阴尽，阳气出于目，目张则气上行于头，循项下足太阳，循背下至小指之端。其散者，别于目锐眦，下手太阳，下至手小指之间[1]外侧。其散者，别于目锐眦，下足少阳，注小指次指之间 。以上循手少阳之分，侧[2]下至小指[3]之间。别者以上至耳前，合于颔脉，注足阳明，以下行至跗上，入五指之间 。其散者，从耳下下手阳明，入大指之间，入掌中。甚至于足也，入足心，出内踝下，行阴分，复合于目，故为一周。

【注释】[1]间：据有关文献所载原文，应为“端”字。[2]侧：据有关文献所载原文，此字当删。[3]小指：据有关文献所载原文，小指之后应加“次指”二字。

【语译】所以平旦之时，卫气在阴分的运行结束，便从眼睛而外出。清晨醒来眼睛张开时，卫分便从阴分而出，由目内眦上行到头部，再由头部沿着后项的足太阳经脉下行，经背部向下，到达足小趾的外侧端。其散行的，从目锐眦分出，向下经手太阳经，下行到手小指的外侧端。另一条散行的，也从目锐眦分出，向下经足少阳经，下行到足的小趾、次趾之间。然后向上行沿着手少阳经再下行到手的小指、次指之间。从手少阳分出

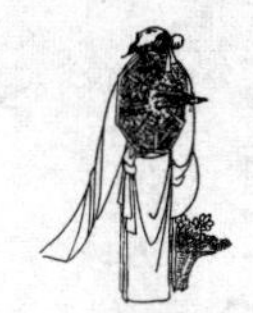

另行的，上行到耳前，与颔部的经脉相合，再注于足阳明经，又向下行到足背，进入五趾之间。另有一条散行的，从耳下面向下行，经手阳明经进入手的大指之间，再进入掌中。至于经足阳明经行到足部的，进入足心，再从内踝出来，经足少阴经行到阴分，然后上行再会合在目。这就是卫气运行一周的情况。

【原文】是故日行一舍，人气行[1]一周与十分身之八[2]；日行二舍，人气行三周于身[3]与十分身之六；日行三舍，人气行于身五周与十分身之四；日行四舍，人气行于身七周与十分身之二；日行五舍，人气行于身九周；日行六舍，人气行于身十周与十分身之八；日行七舍，人气行于身十二周在身[4]与十分身之六；日行十四舍，人气二十五周于身有奇分与十分身之二[5]，阳尽于阴，阴受气矣。其始入于阴，常从足少阴注于肾，肾注于心，心注于肺，肺注于肝，肝注于脾，脾复注于肾为周。是故夜行一舍，人气行于阴藏一周与十分藏之八，亦如阳行之二十五周，而复合于目。阴阳一日一夜，合有奇分十分身之四[6]，与十分藏之二。是故人之所以卧起之时有早晏者，奇分不尽故也。

【注释】[1]人气行：据上下文例和有关文献所载原文，“人气行”之下应加“于身”二字。[2]日行一舍，人气行于身一周与十分身之八：太阳运转一个星宿的时间，卫气正好行人身一又十分之八周。日，太阳。一舍，即一个星宿，也就是太阳转过一个星宿。人气，指卫气。古为“地心说”，认为太阳围绕地球转，升落一周次刚好是一个昼夜，而在一个昼夜中，太阳要规律地转过二十八宿，卫气也规律地行身五十周，所以太阳每转过一个星宿，卫气行身的周数为50/28，计1.7857周有余，约等于1.8周。日行二舍（太阳转过二个星宿），则卫气行身约3.6周，余类推。[3]三周于身：仿下文例，应为“于身三周”为是。[4]在身：观前后文例，疑为衍文。[5]日行十四舍,人气二十五周于身有奇分与十分身之二:太阳运行十四舍,为一昼夜之半,卫气行身二十五周。而古人按每一舍卫气行身1.8周计算,就得1.8×14=25.2周,所以说日行十四舍,卫气行身二十五又十分之二周。奇分,余数。实际上,多出的十分之二周,是四舍五入所致的误差(50÷28=1.7857,古人却按1.8计算),并非是真的多余。[6]四:据有关文献所载原文,当作"二"。

【语译】白天,太阳运行一舍的时间,卫气运行人身一又十分之八周;太阳运行二舍的时间,卫气运行人身三又十分之六周;太阳运行三舍的时间,卫气运行人身五又十分之四周;太阳运行四舍的时间,卫气运行人身七又十分之二周;太阳运行五舍的时间,卫气运行人身九周;太阳运行六舍的时间,卫气运行人身十又十分之八周;太阳运行七舍的时间,卫气运行人身十二又十分之六周;太阳运行十四舍的时间,卫气运行人身二十五又十分之二周,至此白天结束,卫气在阳分的运行也结束,开始在阴分的运行。卫气开始进入阴分,通常是从足少阴经进入,然后流注到肾,由肾流注到心,由心流注到肺,由肺流注到肝,由肝流注到脾,又由脾流注到肾,是为一周。夜间太阳运行一舍的时间,卫气行于阴分依然是一又十分之八周,就像在阳分的运行一样,二十五周之后,卫气在阴分的运行也结束,又重新运行到目出到阳分。卫气本是一日一夜行身五十周的,可是按每舍运行一又十分之八周计算,行于阳分和行于阴分的时间,各多出十分之二周。人们的睡与醒之所以有时早有时晚,就是这多出十分之二周时间的缘故。

【原文】黄帝曰:卫气之在于身也,上下往来不以期,候气而刺之,奈何?伯高曰:分有多少[1],日有长短,春秋冬夏,各有分理[2],然后常以平旦为纪,以夜尽为始。是故一日一夜,水下百刻,二十五刻者,半日之度也,常

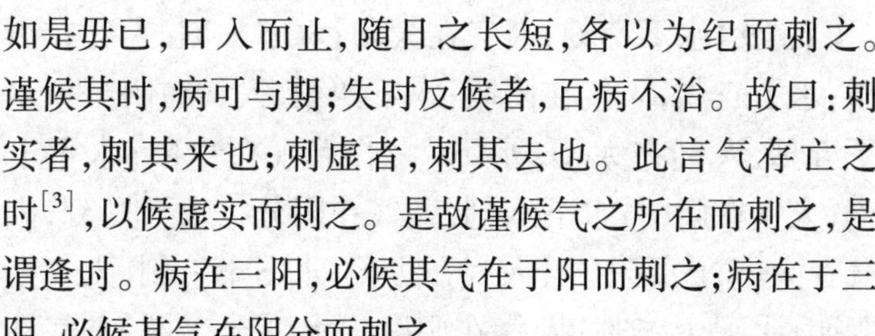

如是毋已，日入而止，随日之长短，各以为纪而刺之。谨候其时，病可与期；失时反候者，百病不治。故曰：刺实者，刺其来也；刺虚者，刺其去也。此言气存亡之时[3]，以候虚实而刺之。是故谨候气之所在而刺之，是谓逢时。病在三阳，必候其气在于阳而刺之；病在于三阴，必候其气在阴分而刺之。

【注释】[1]分有多少：昼夜的时间分配有多有少。分，昼夜之分。时节不同，昼夜的长短也就不一，有时昼长夜短，有时昼短夜长，有时昼夜平分。由于昼为阳，夜为阴，所以一天的阴阳也就有多少之异。[2]春秋冬夏，各有分理：四季有节气变化的规律，相应的就有昼夜长短之不同。[3]气存亡之时：指邪气的存留和消散的情况。

【语译】黄帝道：卫气在人身的运行，上下往来没有固定的时间，怎样才能测定到它的运行而进行针刺呢？伯高说：昼夜长短的时间多少不定，有时长，有时短，春夏秋冬季节不同，昼夜的长短各有差异。一般是把太阳刚出黑夜已尽的时候视为昼夜的分界线。一个昼夜，计时的水漏正好滴下一百刻，而二十五刻是半天的刻数。卫气就是随着时间的推移而往来循行不休的。太阳落山白昼结束，因此，可根据昼夜的长短，来测知卫气的循行，然后作为针刺候气的标准。针刺时，要等到气至才进针，病就会应时而愈；如果错过了时机，违背了候气进针的原则，所有的疾病都不能治好。所以说针刺实证，迎着气之来而刺；针刺虚证，随着气之去而刺。也就是说，根据邪气的存留与消退、疾病的虚实而进行针刺。像这样谨慎地察候气的所在而进行的针刺，就叫做逢时。病在三阳经的，一定要等候卫气行在阳分时才进行针刺；病在三阴经的，一定要等候卫气行在阴分时才进行针刺。

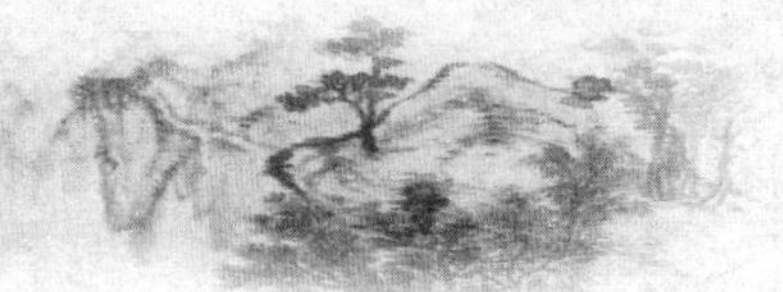

【原文】水下一刻，人气在太阳；水下二刻，人气在少阳；水下三刻，人气在阳明；水下四刻，人气在阴分。水下五刻，人气在太阳；水下六刻，人气在少阳；水下七刻，人气在阳明；水下八刻，人气在阴分。水下九刻，人气在太阳；水下十刻，人气在少阳；水下十一刻，人气在阳明；水下十二刻，人气在阴分。水下十三刻，人气在太阳；水下十四刻，人气在少阳；水下十五刻，人气在阳明；水下十六刻，人气在阴分。水下十七刻，人气在太阳；水下十八刻，人气在少阳；水下十九刻，人气在阳明；水下二十刻，人气在阴分。水下二十一刻，人气在太阳；水下二十二刻，人气在少阳；水下二十三刻，人气在阳明；水下二十四刻，人气在阴分。水下二十五刻，人气在太阳，此半日之度也。从房至毕一十四舍，水下五十刻，日行半度[1]；回行一舍，水下三刻与七分刻之四[2]。大要曰[3]常以日之加于宿上也，人气在太阳，是故日行一舍，人气行三阳行[4]与阴分，常如是无已，天与地[5]同纪，纷纷盼盼[6]，终而复始，一日一夜水下百刻而尽矣。

【注释】[1]日行半度：据有关文献所载原文，此句之下当补入"从昴至心，亦十四舍，水下五十刻，终日之度也"。[2]回行一舍，水下三刻与七分刻之四：每昼夜水下一百刻，太阳运行二十八舍，每舍运行的时间为：$100 \div 28 = 3\frac{4}{7}$刻，即"水下三刻与七分刻之四"。[3]曰：据有关文献所载原文，当删。[4]行：据有关文献所载原文，当删。[5]天与地：据有关文献所载原文，当作"与天地"为是。[6]纷纷盼（bā 巴）盼：纷，纷繁的意思；盼，有条理的意思；纷纷盼盼，纷繁之中又有条不紊。

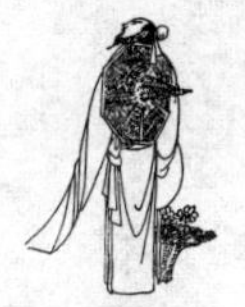

【语译】从平旦开始，漏水下到一刻之时，卫气在手足太阳经运行。漏水下到二刻之时，卫气在手足少阳经运行。漏水下到三刻之时，卫气在手足阳明经运行。漏水下到四刻之时，卫气在足少阴经运行。漏水下到五刻之时，卫气在手足太阳经运行。漏水下到六刻之时，卫气在手足少阳经运行。漏水下到七刻之时，卫气在手足阳明经运行。漏水下到八刻之时，卫气在足少阴经运行。漏水下到九刻之时，卫气在手足太阳经运行。漏水下到十刻之时，卫气在手足少阳经运行。漏水下到十一刻之时，卫气在手足阳明经运行；漏水下到十二刻之时，卫气在足少阴经运行。漏水下到十三刻之时，卫气在手足太阳经运行。漏水下到十四刻之时，卫气在手足少阳经运行。漏水下到十五刻之时，卫气在手足阳明经运行。漏水下到十六刻之时，卫气在足少阴经运行。漏水下到十七刻之时，卫气在手足太阳经运行。漏水下到十八刻之时，卫气在手足少阳经运行。漏水下到十九刻之时，卫气在手足阳明经运行。漏水下到二十刻之时，卫气在足少阴经运行。漏水下到二十一刻之时，卫气在手足太阳经运行。漏水下到二十二刻之时，卫气在手足少阳经运行。漏水下到二十三刻之时，卫气在手足阳明经运行。漏水下到二十四刻之时，卫气在足少阴经运行。漏水下到二十五刻之时，卫气在手足太阳经运行。这是半日中卫气运行的度数。从房宿运转到毕宿，一共一十四舍，漏水下到五十刻，太阳运行半个周天，正好是白昼；从昴宿运转到心宿，也一共是一十四舍，漏水再下五十刻，太阳又运行半个周天，正好是黑夜。太阳每转过一舍，漏水要下三又七分之四刻。大体上说来，当太阳刚行完上舍而转入下舍时，卫气刚好运行在手足太阳经；当太阳转动完一舍的时间，卫气刚好运行过三阳经和阴经。卫气就这样运行不止，并与天地的运转规律地相配合，虽然纷繁复杂，却有条不紊，终而复始。一昼一夜漏水下满一百刻，卫气正好在体内运行完五十周。

【按语】本篇专论“卫气”在人身昼夜循行的规律。所谓卫气,属于中医“气”的一种,它源于水谷精气,由脾胃所化生,由肺所发布。其性质浓浊、慓悍,运行滑利,行于脉外,主要分布在肌表,有着抗御邪气、保卫人体免遭外邪所伤的功能,故名“卫气”。

关于卫气具体的循行规律,《内经》一书论述较多,但观点也多有分歧,在本书的《营卫生会》中卫气的循行便有与营气偕行和各行的两种说法,而本篇前后也有诸多矛盾之处。其产生的原因可能因为《内经》一书,并非一人之作,而出自于多人之手,经数百年才得以完成,而每个作者的经验与认识均有不同,故而有此歧义。但就一般规律而言,卫气白昼主要运行在肌表的经脉之外,而夜晚主要运行在体内的经脉之外,各行二十五周,为一昼夜,夜半与营气在体内交会,平旦再行外出。

九宫八风第七十七

【提要】本篇根据天体的运行规律,提出了“九宫图”说,用以说明天体是以太一(北极星)为中心,北斗星为指针,有规律地终而复始地转动着的。其转动始于坎宫,终于乾宫,是为一周次(年),从而形成了“四立、二分、二至”八个节气交换的日期,产生了“四正、四隅”八面之风。并由太一运转的正常与否,推知气候的变化,及其对人体的影响。由于通篇内容皆关乎“九宫八风”,所以篇名《九宫八风》。

【原文】

合八风虚实邪正

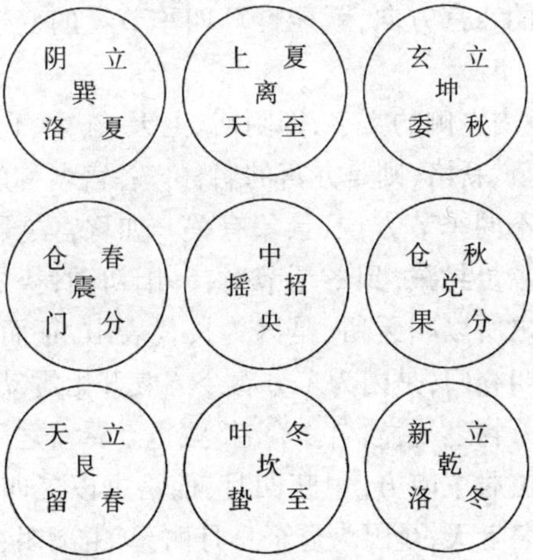

阴 立 巽 洛 夏	上 夏 离 天 至	玄 立 坤 委 秋
仓 春 震 门 分	中 摇 招 央	仓 秋 兑 果 分
天 立 艮 留 春	叶 冬 坎 蛰 至	新 立 乾 洛 冬

立夏	四 阴洛 东南方	夏至	九 上天 南方	立秋	二 玄委 西南方
春分	三 仓门 东门	招摇	五 中央	秋分	七 仓果 西方
立春	八 天留 东北方	冬至	一 叶蛰 北方	立冬	六 新洛 西北方

【解释】

一、以上九个圈图，就是九宫图。

二、九宫图上的一行字“合八风虚实邪正”，意为九宫方位与后面所说的八风的虚实邪正相合。根据各宫位所标示的方向和节气，就能推测出四季风向的差异和八风的来路。

三、九宫图的中央一宫（又称中宫），是确立周围八宫的标准。古人通过对天象的长期观察发现，北极星（古称太一）位居北方，恒定不移，便以此作为测定方位的标准。北极星被确定为北方后，它的对面便是南方，左面便是东方，右面便是西方（图中的方向是上南下北，左东右西，与现在一般地图的方向表示法相反），相应地就有了东北、东南、西北、西南四隅，从而形成了四面八方。北极星虽然被确立为中宫，但它实际上是位居

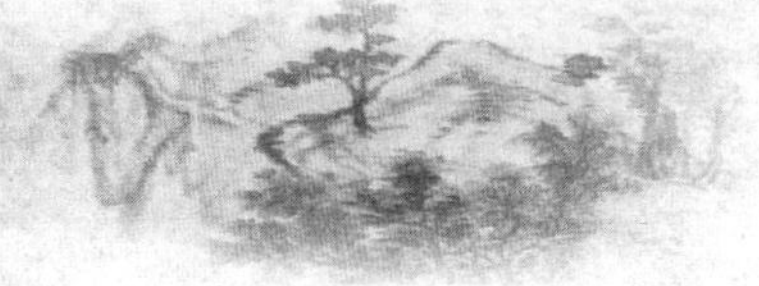

北方的。古人还发现,北斗星是围绕北极星在不停地运转的,于是便把北斗星定为测定方向的指针(即斗柄)。根据斗柄旋转时所指向的八宫方向,就能推算四季节气的变迁,以及八方气象的变化。

四、圆圈内左侧的文字,即阴洛、上天、玄委、仓门、招摇、仓果、天留、叶蛰、新洛,则是九宫的名称。各宫名称的含义,与各宫所代表的不同季节方位、景象有关。如坎宫之所以叫叶蛰,是因为冬季主蛰封藏,到冬至节时,一阳初动,蛰虫开始苏醒,故名。艮宫之所以叫天留,是因为艮代表山,正而不动,故名。震宫之所以叫仓门,是因为东方春令之气开始震动,仓门开辟,以收藏天地万物之气,故名。仓者,藏也。巽宫之所以名阴洛,是因为巽宫位居东南方,主旺四月,而洛书以二四为肩,故名。离宫之所以名上天,是因为夏至日月丽天,主离明在上之象,故名。坤宫之所以名玄委,是因为坤为地,地道幽远柔顺,故名。玄,幽远也;委,随顺也。兑宫之所以名仓果,是因为兑宫主秋,万物至秋而成实收藏,故名。乾宫之所以名新洛,是因为新者,始也,洛书戴书履一,一乃乾之始,故名。

五、周围八个圆圈正中央所排列的乾、坎、艮、震、巽、离、坤、兑,是八卦的名称,在此作为八个方位的特征,用以说明一年之中的阴阳消长、升降、盛衰的变化和四季气候的演变。八卦的位置,是按照五行的属性,分列于八个方位,坎卦属水,位居北方;离卦属火,位居南方;震卦属木,位居东方;巽卦亦属木,位居东南方;兑卦属金,位居西方;乾卦亦属金,位居西北方;坤卦属土,位居西南方;艮卦亦属土,位居东北方。图中各圈内的右侧标有不同的节气名称,这也与八卦的阴阳五行属性有关。震卦在东方应春分节、离卦在南方应夏至节、兑卦在西方应秋分节、坎卦在北方应冬至节、艮卦在东北方应立春节、巽卦在东南方应立夏节、坤卦在西南方应立秋节、乾卦在西北方应立冬节。

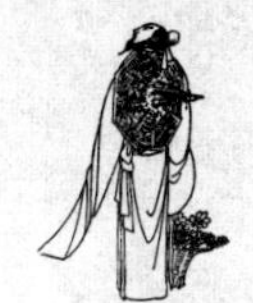

六、图下于每一宫标有一个数字，其排列的规律是“上九下一，左三右七，二四为肩，六八为足，五居中央”，这叫洛书九宫数。这些数字中，一、三、五、七、九为奇数，亦称阳数；二、四、六、八为偶数，亦称阴数。阳数为主，位居东、南、西、北四个正方，代表天气；阴数为辅，位居东南、东北、西南、西北四隅，代表地气。五居一、三、七、九的中间，属于土气，是五行生数之祖（因土能长养万物，万物土中生，万物灭归土），位于中宫，而寄旺四隅。这些数字的大小，与四季阴阳的盛衰、气候的寒热变化和一天中晨昏昼夜的光热强弱等密切相关。

【原文】太一常以冬至之日，居叶蛰之宫四十六日[1]，明日居天留四十六日[2]，明日居仓门四十六日，明日居阴洛四十五日，明日居天宫[3]四十六日，明日居玄委四十六日，明日居仓果四十六日，明日居新洛四十五日，明日复居叶蛰之宫，曰冬至矣。

【注释】[1]太一常以冬至之日，居叶蛰之宫四十六日：太一，北极星；叶蛰，坎宫之名。四十六日，古人认为，一周年三百六十六天，分属八宫，每宫得四十六天，唯乾宫和巽宫各只四十五日。坎宫所在的四十六天，主冬至、小寒、大寒三个节气。[2]明日居天留四十六日：明日，指冬至后之次日，即第四十七日；天留，艮宫之名。此四十六天主立春、雨水、惊蛰三个节气。以下各句仿此，即居震宫仓门的四十六日，是从冬至后第九十三天算起，主春分、清明、谷雨三个节气；居巽宫阴洛的四十五日，是从第一百三十九日算起，主立夏、小满、芒种三个节气；居离宫上天的四十六日，是从第一百八十四日算起，主夏至、小暑、大暑三个节气；居坤宫玄委的四十六日，是从第二百三十日算起，主立秋、处暑、白露三节气；居兑宫仓果的四十六日，是从第二百七十六日算起，主秋分、寒露、霜降三个节气；居乾宫新洛的四十五日，是从第三百二十二日算起，主立冬、小雪、大雪三个节气。[3]天宫：据“九宫图”和有关文献所载原文，当改为“上天”为是。

【语译】太一(北极星)是恒定不移的,因此将它作为测定方位的中心。一年三百六十六天中,北斗星围绕北极星有规律地不停运转着,因此把北斗星作为转动的指针。北斗星的转动,通常从冬至之日开始,当移到正北方的叶蛰宫,计四十六天;从期满后的第二天交到立春,就移到东北方的天留宫,计四十六天;从期满后的第二天交到春分,就移到正东方的仓门宫,计四十六天;从期满后的第二天交到立夏,就移到东南方的阴洛宫,计四十五天;从期满后的第二天交到夏至,就移到正南方的上天宫,计四十六天;从期满后的第二天交到立秋,就移到西南方的玄委宫,计四十六天;从期满后的第二天交到秋分,就移到正西方的仓果宫,计四十六天;从期满后的第二天交到立冬,就移到西北方的新洛宫,计四十五天;从期满后的第二天北斗星的指向又重新回移到叶蛰宫,又到了冬至日。

【按语】文中所论太一移到各宫一周次,共需三百六十六日,是为一年,只是概略之数,这与现代历法中阳历的一个回归年为三百六十五天五小时四十八分四十六秒相比,有所差距,正是由于这种差距,才产生了阳历的闰年和阴历的闰月。

【原文】太一日游,以冬至之日,居叶蛰之宫,数所在日,从一处,至九日,复反于一,常如是无已,终而复始。

【语译】太一的游宫规律是,从冬至之日、北斗星指向正北方的叶蛰宫开始,把它作为第一天来计算留居的日数。北斗星的转动从第一宫(坎宫)开始,经过一定的日数,转完一宫后就移到下一宫,如此周移完毕八宫之后,到第九阶段的第一天,又重新转回到坎位,从而轮回转动,永不休止,终而复始。

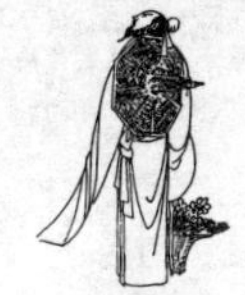

【按语】此段是对太一游宫规律的概括说明。太一的游行，开始于叶蛰宫（坎宫），依次行到新洛宫（乾宫）后，是为一周次（一年）。八宫行完，至第九阶段时，又是第一宫（坎宫）的开始，如此循环不已，故说"从一处，至九日，复反于一。"日，不应理解为一天，而是一个阶段。

太一游宫的规律，简单地就是开始于坎宫，然后依次为艮宫→震宫→巽宫→离宫→坤宫→兑宫→乾宫，故曰始于坎，而终于乾。下一轮又从坎宫开始，周而复始。

【原文】太一移日，天必应之以风雨，以其日风雨则吉，岁美民安少病矣。先之则多雨，后之则多旱。

【语译】太一游行，是一宫转向另一宫的。如果每逢在交节的日子，也就是转移到下一宫的第一天，刮了风下了雨，这是吉祥之兆，预示着该年风调雨顺，五谷丰登，国泰民安，百姓体健少病；如果每逢交节的前一天，刮了风下了雨，说明气候有余，预示着该年雨水多，容易发生涝灾；如果每逢交节之后刮了风下了雨，说明气候不足，预示着该年雨水少，容易发生干旱。

【原文】太一在冬至之日有变[1]，占[2]在君；太一在春分之日有变，占在相；太一在中宫之日[3]有变，占在吏；太一在秋分之日有变，占在将；太一在夏至之日有变，占在百姓。所谓有变者，太一居五宫之日[4]，病风[5]折树木，扬沙石。各以其所主，占贵贱。

【注释】[1]有变：气候发生突变。[2]占：预测。[3]中宫之日：指土旺主令的那天，也就是四隅当令之时。[4]五宫之日：指四正（春分、秋分、夏至、冬至）之节和土旺用事的交节之日。[5]病风：暴风。

【语译】太一运转到交冬至的那一天，如果气候发生突变，预测其影响多在君主；太一运转到交春分的那一天，如果气候发生突变，预测其影响多在宰相；太一运转到中宫土旺主令的那一天，如果气候发生突变，预测其影响多在官吏；太一运转到交秋分的那一天，如果气候发生突变，预测其影响多在将军；太一运转到交夏至的那一天，如果气候出现突变，预测其影响多在老百姓。所谓气候出现突变，是指太一刚运转到四正之节与土旺用事交节的日子，气候发生突然的剧变，狂风大作，飞沙走石，折树断木。这种异常气候，由于发生的时节不同，其伤害人的情况也就各异，所以能推测其受害人的身份地位高低贵贱的不同。

【按语】本段所言的某个时节气候异常，伤害某种身份的人，实无支持凭据，不可取信。

【原文】因视风所从来而占之。风从其所居之乡来[1]为实风[2]，主生，长养万物；从其冲后来[3]为虚风[4]，伤人者也，主杀，主害者。谨候虚风而避之。故圣人日避虚邪之道，如避矢石然，邪弗能害，此之谓也。

【注释】[1]风从其所居之乡来：风气来自太一所居之乡，如太一冬至运至坎宫，风从北方来；春分运至震宫，风从东方来；夏至运至离宫，风从南方来，秋分运至兑宫，风从西方来。[2]实风：指有利万物生长和人类健康的正常气候。[3]从其冲后来：指从与时令风向相反的方向来。如春季应刮东风，却刮西风；夏季应刮南风，却刮北风等。[4]虚风：指有害万物生长和人类健康的异常气候，又称虚邪贼风。

【语译】可以观察风气的来路，预测其是否正常。风气来自当令的方位，与季节气候相适应的，叫做实风，这种风主生长，

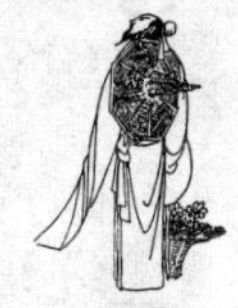

能养育万物。风气来自与当令相反的方位，与季节气候相矛盾的，叫做虚风，这种风主毁灭，能损害万物。因此，要谨慎地测识虚风，并及时地迴避它。那些养生之道修养很高的人，深知躲避虚风应像躲避飞箭飞石一样，外邪才不会伤害人体，就是这个意思。

【原文】是故太一入徙立于中宫，乃朝八风，以占吉凶也。风从南方来，名曰大弱风，其伤人也，内舍于心，外在于脉，气主为热。风从西南方来，名曰谋风，其伤人也，内舍于脾，外在于肌，其气主为弱。风从西方来，名曰刚风，其伤人也，内舍于肺，外在于皮肤，其气主为燥。风从西北方来，名曰折风，其伤人也，内舍于小肠，外在于手太阳脉，脉绝则溢，脉闭则结不通，善暴死。风从北方来，名曰大刚风，其伤人也，内舍于肾，外在于骨与肩背之膂筋，其气主为寒也。风从东北方来，名曰凶风，其伤人也，内舍于大肠，外在于两胁腋骨下及肢节。风从东方来，名曰婴儿风，其伤人也，内舍于肝，外在于筋纽[1]，其气主为身湿。风从东南方来，名曰弱风，其伤人也，内舍于胃，外在肌肉，其气主体重。

【注释】[1]筋纽：筋之汇聚处。

【语译】所以太一移居到中宫，便把它作为定向的中心，然后根据北斗星旋转的指向，以确定八风产生的方位，来推测气象的正常与异常。来自南方的风，名叫大弱风，它伤害人体，常常内伤到心，外伤到血脉，发病多为热性病。来自西南方的风，名叫谋风，它伤害人体，常常内伤到脾，外伤到肌肉，发病多为虚弱病证。来自西方的风，名叫刚风，它伤害人体，常常内伤到肺，外伤到皮肤，发病多为津伤干燥证。来自西北方的风，名叫折风，它伤害人体，常常内伤到小肠，外伤到手太阳经脉；如果脉气竭绝，真气就会外溢；如果脉气闭塞，真气就会凝结，这时，最容易突然死亡。来自北方的风，名叫大刚风，它伤害人体，常常内伤到肾，外伤到骨和肩背的膂筋，发病多为寒性病证。来自东北方的风，名叫凶风，它伤害人体，常常内伤到大肠，外伤到两胁腋骨之下和肢体关节。来自东方的风，名叫婴儿风，它伤害人体，常常内伤到肝，外伤到筋脉汇聚之处，发病多为一身汗湿。来自东南方的风，名叫弱风，它伤害人体，常常内伤到胃，外伤到肌肉，发病多为肢体沉重。

【原文】此八风皆从其虚之乡来，乃能病人，三虚[1]相搏，则为暴病卒死。两实一虚，病则为淋露寒热。犯其雨湿之地，则为痿。故圣人避风，如避矢石焉。其有三虚而偏中于邪风，则为击仆偏枯矣。

【注释】[1]三虚：指乘年之衰、逢月之空、失时之和，即年虚、月虚、时虚。

【语译】这八种风，都因来自与当令季节相反的方位，所以能伤人致病。若再遇岁气不及之年、月缺无光之时和四时反常气候这天气的“三虚”，就会使人发生暴病，甚至突然死亡。在只现“一虚”的年份里，也会发生疲困软弱无力的病证和寒热病。如果淋雨或涉水、坐卧湿地而感受外湿，就会发生肢体萎弱无力的痿证。因此，养生之道修养很高的人，非常注重防避虚风，就像躲闪飞箭飞石一样。若不这样，在有“三虚”的时候，就极有可能遭受风邪的侵袭，而发生突然昏倒、不省人事或半身不遂之类的病证。

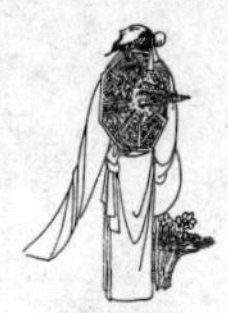

【按语】天体运行，气候变化极为复杂多变，而远在二千多年前的古代，其科技水平与条件都极低下与简陋，要想掌握天体运行、气候变化的规律，并利用这些规律来为生产、医疗服务，其难度可想而知。但是，我们的祖先在与大自然和疾病作斗争的过程中，并没有畏惧，没有退缩，更没有放弃，而是充分发挥他们的智慧，发明并利用"九宫图"来说明天体运行的规律，确定节气的日期，探索气象变化，并从天体运行、气象变化的常异来预测可能发生的疾病，进而指导预防与治疗，虽然其中也确有可商榷之处，但总体上讲具有积极的意义。

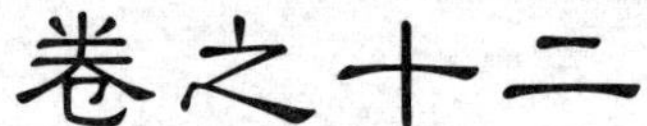

卷之十二

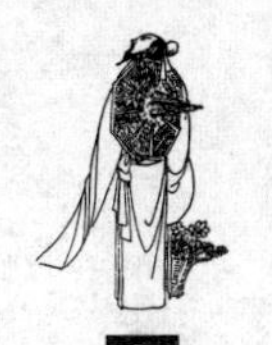

九针论第七十八

【提要】本篇主要论述了九针的起源、命名、形状及适应证、禁忌等内容，所以篇名《九针论》。然后依次论述由于形志苦乐和病位的不同，治法上有针灸、熨引、砭刺、甘药、按摩、药酒之分；五脏气、六腑气失调的主要表现；根据五行学说，以五脏的生理病理为依据，将五味、五并、五恶、五液、五劳、五走、五裁、五发、五邪、五脏、五主等进行了以五脏为中心的归类；最后论述了六经气血的多少和表里两经的配合规律。

【原文】黄帝曰：余闻九针于夫子，众多博大矣！余犹不能寤[1]，敢问九针焉生？何因而有名？岐伯曰：九针者，天地之大数[2]也，始于一而终于九[3]。故曰：一以法天，二以法地，三以法人，四以法[4]时，五以法[4]音，六以法[4]律，七以法[4]星，八以法[4]风，九以法[4]野[5]。

【注释】[1]寤：同悟。[2]大数：普遍规律。[3]始于一而终于九：古人认为“一”是单数之始，为最小；“九”是单数之终，为最大；九加一得十，则变成复数的起点。此以“始于一而终于九”的数理，来说明一切事物由少到多、由简单到复杂的自然发展规律。[4]法：据有关文献所载原文，此下当分别依次补入四、五、六、七、八、九。[5]野：分野；古代将行政区域划分为九州，又叫九野。

【语译】黄帝道：我听先生讲了九针的内容，真是丰富多彩、博大精深啊！但有些问题我还没弄明白，所以冒昧地的再问一问，九针是怎样产生的？依据什么来命名的？岐伯说：九针是取法于自然规律的数理。自然规律的数理，从一开始，到九终止，所以说九针是取法于各种自然的现象：第一种针取法于天，第二种针取法于地，第三种针取法于人，第四种针取法于四时，第五种针取法于五音，第六种取法于六律，第七种针取法于七星，第八种针取法于八风，第九种针取法于九野。

【原文】黄帝曰：以针应九之数奈何？岐伯曰：夫圣人之起天地之数也，一而九之，故以立九野，九而九之，九九八十一，以起黄钟[1]数焉，以针应数也。

一者，天也。天者，阳也。五藏之应天者，肺。肺者，五藏六府之盖[2]也，皮者肺之合也，人之阳也。故为之治针，必以大其头而锐其末，令无得深入而阳气出。

二者，地也[3]。人之所以应土者，肉也。故为之治针，必筩[4]其身而员其末，令无得伤肉分，伤则气得竭。

三者，人也。人之所以成生者，血脉也。故为之治针，必大其身而员其末，令可以按脉勿陷，以致其气，令邪气独出。

四者，时也。时者，四时八风之客于经络之中，为瘤[5]病者也。故为之治针，必筩其身而锋其末，令可以泻热出血，而痼病竭。

五者，音也。音者，冬夏之分，分于子午[6]，阴与阳别。寒与热争，两气相搏，合为痈脓者也。故为之治针，必令其末如剑锋，可以取大脓。

六者，律也。律者，调阴阳四时而合十二经脉。虚

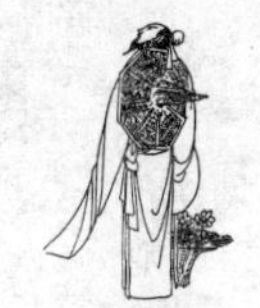

邪客于经络而为暴痹者也。故为之治针,必令尖如氂[7],且员且锐,中身微大,以取暴气。

七者,星也。星者,人之七窍[8]。邪之所客于经,而为痛痹,舍于经络者也。故为之治针,令尖如蚊虻喙,静以徐往,微以久留,正气因之,真邪俱往,出针而养者也。

八者,风也。风者,人之股肱八节[9]也。八正之虚风[10],八风伤人,内舍于骨解腰脊节腠理之间,为深痹也。故为之治针,必长[11]其身,锋其末,可以取深邪远痹。

九者,野也。野者,人之节解皮肤之间也。淫邪[12]流溢于身,如风水之状,而溜不能过于机关大节者也[13]。故为之治针,令尖如挺[14],其锋微员,以取大气之不能过于关节者也。

【注释】[1]黄钟:六律之一,是古代矫正音调的一种调音器。用竹筒制成,长九寸,每寸恰好能纵放九颗黑黍的长度,九寸共合八十一粒纵黍的长度。九针应此数,意在变化很多,能够适应多种疾病。[2]肺者,五藏六府之盖也:肺位最高,覆盖在五脏六腑之上,状如伞盖,故称为盖。[3]地也:据有关文献所载原文此下当补入"土者,地也",与上下文例相符。[4]筩(tóng 同):竹管。[5]瘤:据下文及有关文献所载原文,应作"痼"字为是。[6]音者,冬夏之分,分于子午:音,五音。冬至阴极阳生,月建在子;夏至阳极阴生,月建在午,故说:冬夏之分,分于子午。音数为五,正好位于一至九数的中间,是为阴阳之分界。[7]氂(máo 毛):长毛,这里形容针形细长。[8]星者,人之七窍:星,北斗星,共有七颗,用北斗七星来比拟人之七窍(双目、双耳、双鼻孔、口);同时也引申为天有星辰密布,人有孔窍无数之义。[9]八节:本指肩、肘、髋、膝左右八个关节,这里也有泛指全身各个关节的意思。[10]八正之虚风:八正,指立春、立夏、立秋、立冬和春分、秋分、夏至、冬至八个时节;虚风,指反常的气候。[11]

长:据有关文献所载原文和本书《九针十二原》,当作“薄”字为是。[12]淫邪:指亢盛、蔓延的邪气。[13]溜不能过于机关大节者也:指水气流注,不能通过大关节而蓄积为水肿。溜同流。[14]挺:据本书《九针十二原》应作“梃”字为是。

【语译】黄帝道:针与九数是如何相应的呢?岐伯说:古代的圣贤创立了自然的数理从一到九,因此把大地划分为九个分野。如果九与九相乘,九九得八十一,从而确立了黄钟之数,再把针与此数相应。

一数比象于天,天属阳。五脏之中,相应于天的是肺,因为肺位最高,是五脏六腑的华盖。皮肤在外,属于阳,与肺气相合。因此,为治疗皮肤肌表病变所造的针,必须针头粗大,针尖锐利,以利于浅刺而不能深刺,从而起到开泄阳气的作用。

二数比象于地,地属土,人身与土相应的是肌肉。因此,为治疗肌肉病变所造的针,必须针身圆直,如同竹管,针尖卵圆,以利于刺治邪在肌肉的病变,又不会损伤肌肉,因为损伤了肌肉,就会使脾脏的精气衰竭。

三数比象于人。人之所以能维持生命活动,全靠血脉输送气血。因此,为治疗血脉病变所造的针,必须针身粗大,针尖圆钝,以利于按摩血脉,又不使血脉塌陷,既能使经气充实,又只使邪气外出。

四数比象于四时。四时八风之邪侵袭到经络之中,会使气血凝滞,逐渐形成顽固难愈的病证。因此,为治疗这种痼疾所造的针,必须针身圆直,针尖锋利,以利于刺络放血而泻瘀热,达到消除顽疾的目的。

五数比象于五音。音数为五,位于一至九数的中间,是冬寒夏暑阴阳盛衰消长的分界。寒邪与热邪相互交争,两种邪气搏结不散,就会成痈化脓。因此,为治疗这种病变所造的针,必须针尖锋利无比,如同剑锋,以利于刺破痈脓,排尽脓血。

六数比象于六律。六律能调节音调,分为阴阳,外应四时,

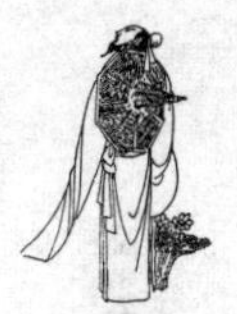

内与人体的十二经脉相合。外邪侵袭在经络，就会突然发生剧烈的痹痛。因此，为治疗暴痹所造的针，必须针身细长如毛，针尖锐利，针体中间部分稍微粗大，以利于刺治急重病证。

七数比象于七星，人体七窍与之相应。外邪侵犯经脉，留滞在络脉而不去，就会发生痛痹。因此，为治疗痛痹所造的针，应该针尖极其微细，就像蚊子的嘴一样，以利于安静候气，慢慢进针，轻微捻转，久久留针，从而使正气得到充实，邪气便会随真气汇聚而外出。出针之后，还要疗养。

八数比象于八风，人体手足上下左右的八个关节与之相应。来自八方的虚风侵犯人体，常常深入到骨缝、腰背关节和腠理之间，会形成邪气深陷的痹证。因此，为治疗深痹所造的针，必须是针身很薄，针尖锋利，以利于治疗邪深病久的痹证。

九数比象于九野，人体的周身关节、骨缝和皮肤与之相应。邪气过盛，蔓延全身，就会出现身体肿胀，犹如风水病一样。这是由于水气被阻不能流过大的关节，而溢于肌肤的缘故。因此，为治疗这种水肿病所造的针，应该是针形如杖，针身粗大，针尖微圆，以利于达到通利关节的目的。

【原文】黄帝曰：针之长短有数乎？岐伯曰：一曰镵针者，取法于巾针，去末寸半，卒锐之，长一寸六分。主热在头身也。

二曰员针，取法于絮针，箭其身而卵其锋，长一寸六分。主治分间气[1]。

三曰鍉针，取法于黍粟之锐，长三寸半。主按脉取气，令邪出。

四曰锋针，取法于絮针，箭其身，锋其末，长一寸六分。主痈[2]热出血。

五曰铍针，取法于剑锋，广二分半，长四寸。主大痈脓，两热争者也。

六曰员利针，取法于氂，针微大其末，反小其身，令可深内也，长一寸六分。主取痈痹者也。

七曰毫针，取法于毫毛，长一寸六分。主寒热[3]痛痹在络者也。

八曰长针，取法于綦针[4]，长七寸。主取深邪远痹者也。

九曰大针，取法于锋针，其锋微员，长四寸，主取大气不出关节者也。

针形毕矣，此九针大小长短之法也。

【注释】[1]分间气：分肉之间的病气。[2]痈：据有关文献所载原文和上文“泻热出血”，当为“泻”字为是。[3]热：据有关文献所载原文及前文，当删。[4]綦（qí 其）针：缝纫用的长针。

【语译】黄帝道：针的长短、粗细、形状有一定有标准吗？岐伯说：第一种针叫镵针，是仿照缝衣针的形状制成的。这种针的针头大，在距离针尖约半寸的地方，突然尖锐起来，针的长度一寸六分。主要用它来治疗热在头身的病变。

第二种针叫员针，是仿照缝絮针的形状制成的。这种针针身圆直如竹筒，针尖卵圆，针的长度一寸六分。主要用它来治疗分肉之间的病变。

第三种针叫鍉针，是仿照黍粟的形状制成的。形圆微尖，针的长度三寸半。主要用它来按摩经脉，通利血气，以使邪气外出。

第四种针叫锋针，是仿照缝絮针的形状制成的。针形圆直如竹筒，尖针锋利，针的长度一寸六分。主要用它来刺络放血泻除热邪。

第五种针叫铍针，是仿照剑锋的形状制成的。针身宽二分

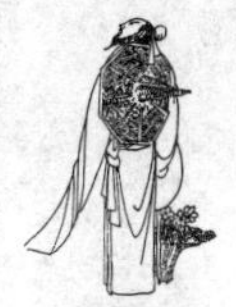

半,长度为四寸。主要用它来治疗寒热搏结、形成痈脓的病证。

第六种针叫员利针,是仿照长毛的形状制成的。针的长度一寸六分。针尖稍大,针身反而瘦小,以利于深刺于内。主要用它来治疗痈肿和痹痛之类的病证。

第七种针叫毫针,是仿照毫毛的形状制成的。针的长度一寸六分。主要用它来治疗寒邪闭阻经络的痛痹病证。

第八种针叫长针,是仿照缝纫长针的形状制成的。针的长度七寸。主要用它来治疗邪深病久的痹证。

第九种针叫大针,是仿照锋针的形状制成的。针尖微圆,针的长度四寸。主要用它来刺治大气不能通过关节所形成的肿胀的病证。

以上所述,就是九针的形状及其长短、粗细的标准。

【按语】针刺是古代治病的主要手段,针则是针刺的工具,工欲善其事,必先利其器,因此《内经》一书对针具非常重视,对各种针具的规格、适应证反复作了详细的介绍和统一的规定,以避免众多医生各行其事,这对于针刺技术的发展、医疗效果的保障都有积极的意义。有关九针的具体内容,可参见本书的《九针十二原》、《官针》以及《素问·针解》等篇。

【原文】黄帝曰:愿闻身形应九野奈何?岐伯曰:请言身形之应九野也。左足应立春,其日戊寅己丑。左胁应春分,其日乙卯。左手应立夏,其日戊辰己巳。膺喉首头应夏至,其日丙午。右手应立秋,其日戊申己未。右胁应秋分,其日辛酉。右足应立冬,其日戊戌己亥。腰尻下窍应冬至,其日壬子。六府膈下三藏应中州[1],其大禁[2],大禁太一所在之日[3]及诸戊己[4]。凡此九者,善候八正所在之处[5]。所主左右上下身体有痈肿者,欲治之,无以其所直之日溃治之,是谓天忌日也[6]。

【注释】[1]膈下三藏应中州:三藏,肝、脾、肾也;中州,“九宫”中的中宫。[2]大禁:大,重要的意思;禁,针刺的禁忌日期。[3]太一所在之日:指四季交换八节的那一天,即太一移居于各宫的首日。[4]诸戊己:戊、己两天干,在五行中属土,土居中央,所以在天干中,戊日和己日表示中宫土旺用事的时候,也就是太一还居中宫的日期。[5]八正所在之处;八正,这里指东、东南、南、西南、西、西北、北、东北八方正位,以此代表立春、春分、立夏、夏至、立秋、秋分、立冬、冬至八个节气。八方应八时,而形成八风。所以八方是八风的产生之处。[6]天忌日:根据时令节气,凡是不适宜针刺的日期,都叫做天忌日。

【语译】黄帝道:很想听听人的身形与九野相应的情况是怎样的。岐伯说:请让我讲讲人体身形应于九野的情况。春夏属阳,阳从左升,由下向上,所以左足在节气上与立春相应,在日子上当属戊寅、己丑;左胁在节气上与春分相应,在日子上当属乙卯;左手在节气上与立夏相应,在日子上当属戊辰、己巳;胸部、咽喉、头部在节气上与夏至相应,在日子上当属丙午。秋冬属阴,阴从右降,由上向下,所以右手在节气上与立秋相应,在日子上当属戊申、己未;右胁在节气上与秋分相应,在日子上当属辛酉;右足在节气上与立冬相应,在日子上当属戊戌、己亥;腰部、尾骶部、下窍在节气上与冬至相应,在日子上当属壬子。六腑和膈下的肝、脾、肾三脏应于中宫。针刺全身各个部位时,切切不要犯了忌日。凡是太一所在之日,以及各个戊日和己日都属于大禁的日期。明白了以上九个相应关系,就能测知八方当令节气之所在,也就掌握了与之相应的各个部位,以及刺治的禁忌日期。例如,当身体的上下左右某个部位生长痈肿时,即使要治疗,也不能在太一所在之日和戊己之日施用破溃痈脓的治法,这就叫做天忌日。

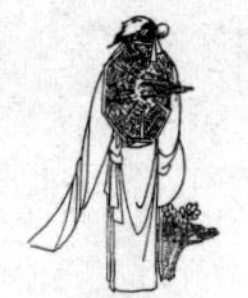

【按语】有关"身形应九野"的论述,《内经》全书多处可见,属于"天人相应"的内容,其意在人以天地之气生,以天地之气长,因而人与天地息息相通;同时,人又受天地异常变化之所伤而发病甚至死亡。因此根据天地异常变化、人体适应能力的强弱以及这种协调关系的被破坏与否,来把握疾病的防治与养生,无疑是积极的、正确的,这就是《内经》"天人相应"学说的精义所在。

本节所论之"身形应九野"则是其具体的一种体现,即根据形体与节气相应的关系,提出针刺的"天忌日",其意在当日之时进行针刺,既不能祛邪,还可以伤正,应尽力避免之。

【原文】形乐志苦,病生于脉,治之以灸刺。形苦志乐,病生于筋,治之以熨引。形乐志乐,病生于肉,治之以针石。形苦志苦,病生于咽喝[1],治之以甘药。形数惊恐,筋脉不通,病生于不仁,治之以按摩醪药[2]。是谓形。

【注释】[1]咽喝(yē 噎):声音嘶哑、咽喉堵塞。[2]醪(láo 劳)药:药酒。

【语译】形体安逸而精神痛苦的人,生病多在血脉,治疗宜用火灸针刺。形体劳苦但精神愉快的人,生病多在经筋,治疗宜用温熨导引。形体安逸、精神也愉快的人,生病多在肌肉,治疗宜用针刺砭石。形体劳苦、精神又苦闷的人,生病多见声音嘶哑、咽喉堵塞,治疗宜用甘味的药物调补。屡屡受到惊吓恐骇,而使神形不安、筋脉气血不通的人,生病多见肌肤麻木不仁,治疗宜用按摩和药酒。这就是所谓五种形与志异常所出现的病证特点和治疗方法。

【原文】五藏气:心主噫,肺主咳,肝主语,脾主吞,肾主欠。

六府气:胆为怒,胃为气逆哕,大肠小肠为泄,膀胱不约为遗溺,下焦溢为水。

【语译】五脏气机失调而发病:心气不舒出现嗳气,肺失宣肃出现咳嗽,肝气抑郁出现多言,脾气不运出现吞酸,肾气虚弱出现呵欠连连。

六腑气机失调而发病:胆气郁结容易发怒,胃气逆上会出现呕吐呃逆,小肠失于分清别浊,大肠传导失常会出现腹泻,膀胱气虚,不能约束,会出现遗尿,下焦水道不通,会形成水肿病。

【按语】五脏六腑之气机失调,所引起的病变是错综复杂的,表现也是多种多样的。文中列举的症状,主要侧重在气机升降失调方面的表现。

【原文】五味:酸入肝,辛入肺,苦入心,甘入脾,咸入肾,淡入胃,是谓五味。

【语译】五味进入人体各自入养的脏腑是:酸味属木入养肝,辛味属金入养肺,苦味属火入养心,甜味属土入养脾,咸味属水入养肾,淡味同属于土入养胃,这就是五味各自之所入养。

【按语】本段论述五味(一切饮食物、药物)归属五脏的一般规律。古人通过长期的生活与医疗的实践发现,五味入胃后,对于五脏所起的直接作用是各不相同的,因而总结出所谓的“五味所入”,目的就在于说明某种味道的食物或药物,主要进入相应的某脏某腑,以起补养作用;若某味太过,又会损伤相应的那一脏(腑),引起不良后果,这对于日常生活中的调养与

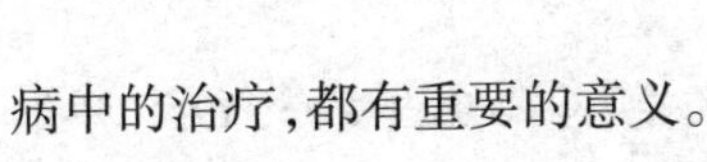

病中的治疗，都有重要的意义。

【原文】五并[1]：精气并肝则忧，并心则喜，并肺则悲，并肾则恐，并脾则畏，是谓五精之气并于藏也。

【注释】[1]五并：五，五脏精气；并，合并、聚合；五并，指五脏精气乘虚并于一脏，导致该脏气实为患。

【语译】五脏精气乘虚并到一脏为病的表现是：精气并到肝，会使肝气抑郁而出现忧郁；并到心，会使心气有余而出现喜笑；并到肺，会使肺气不利而出现悲伤；并到肾，会使肾气不利而出现恐惧；并到脾，会使脾气郁遏而出现畏怯。这就是五脏精气并到一脏所出现的各种病证。

【原文】五恶：肝恶风，心恶热，肺恶寒，肾恶燥，脾恶湿，此五藏气所恶也。

【语译】五脏因特性不同而各有所厌恶的情况是：肝厌恶风，心厌恶热，肺厌恶寒，肾厌恶燥，脾厌恶湿。这就是五脏各自的厌恶。

【按语】风寒湿燥热（火），是四时所化之气，在正常情况下，能长养万物，促进脏腑的生理活动，五脏对其并不“厌恶”。只有当风寒湿燥热五气失常，或五气虽正常，而脏腑功能障碍，才会造成“所恶”，产生病变。

【原文】五液：心主汗，肝主泣，肺主涕，肾主唾，脾主涎，此五液所出也。

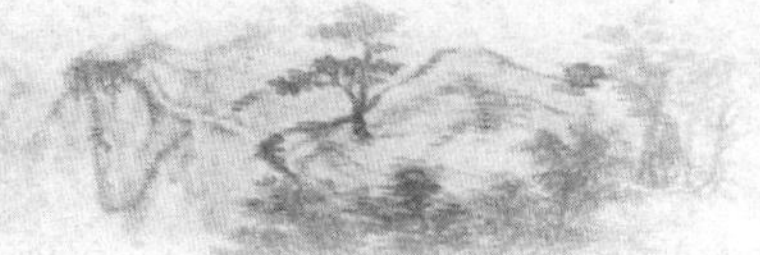

【语译】五脏化生五液的情况是：心化生并主管汗液，肝化生并主管泪液，肺化生并主管涕液，肾化生并主管唾液，脾化生并主管涎液。这就是五液分别出自五脏的情况。

【原文】五劳：久视伤血，久卧伤气，久坐伤肉，久立伤骨，久行伤筋，此五久劳所病也。

【语译】五种劳逸过度造成的伤害是：视物过久会伤血，长期躺卧会伤气，久坐不动会伤肉，长久站立会伤骨，长途跋涉会伤筋。这就是五种久劳所造成的伤害。

【原文】五走：酸走筋，辛走气，苦走血，咸走骨，甘走肉，是谓五走也。

【语译】五味对机体组织的注入走向是：酸味侧重注入到筋，辛味侧重注入到气，苦味侧重注入到血，咸味侧重注入到骨，甘味侧重注入到肉。这就是五味进入机体后各自作用侧重的注入走向。

【按语】此段的意义与前文所述的“五味所入”是相同的，因肝主筋，所以酸入肝而走筋；心主血，所以苦入心而走血；肺主气，所以辛入肺而走气；肾主骨，所以咸入肾而走骨；脾主肉，所以甘入脾而走肉。

【原文】五裁：病在筋，无食酸；病在气，无食辛；病在骨，无食咸；病在血，无食苦；病在肉，无食甘。口嗜而欲食之，不可多也，必自裁也，命曰五裁。

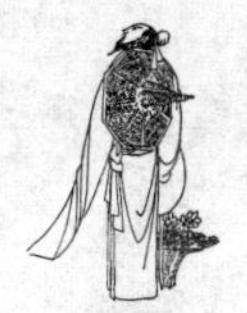

【语译】饮食的五种节制是:病在筋的,不要过分多食酸味类食物;病在气的,不要过分多食辛味类食物;病在骨的,不要过分多食咸味类食物;病在肌肉的,不要过分多食甜味类食物。即使是自己非常喜欢而想吃的食物,也不能多吃,自己必须加以节制。这就叫做五裁。

【按语】对饮食五味,前言"五入""五走",此说"五裁",看似矛盾,实是互相补充,互相完善。饮食五味,是维持正常生命活动的根本保证。合理的饮食能营养人体,如上文之"五入""五走"即意在于此。然而,不加节制过食或偏食饮食五味,不仅是导致疾病的重要因素,也会影响到疾病的治疗,这就是本节的意义所在。当然过食某味食物对人体的伤害,也并非完全像文中所指的那样,所以临床运用,又当根据具体情况来决定。

【原文】五发:阴病发于骨,阳病发于血,以味病发于气,阳病发于冬,阴病发于夏。

【语译】五种病况发生的表现是:阴之为病多发生在骨;阳之为病多发生在血脉;五味不节之为病,多发生气机不调;冬天阳气在内,所以阳病多发生在冬天;夏天阴气在内,所以阴病多发生在夏天。

【原文】五邪:邪入于阳,则为狂;邪入于阴,则为血痹;邪入于阳,转[1]则为癫[2]疾;邪入于阴,转[1]则为喑;阳入之于阴,病静;阴出之于阳,病喜怒。

【注释】[1]转:据《素问·宣明五气篇》和有关文献所载原文,应作"搏"字为是。[2]癫:这里作"巅"字讲。

【语译】邪气侵扰五脏而发病的表现是：病邪侵入到阳分，就会发生狂证；病邪侵入到阴分，就会出现血痹；病邪侵入到阳分，并搏聚上逆头部，就会发生巅顶的病患；病邪侵入到阴分，并搏聚阻滞咽窍，就会出现声音嘶哑；病邪由阳分进入阴分，病人多沉静安宁；病邪由阴分出到阳分，病人多激动易怒。

【原文】五藏：心藏神，肺藏魄，肝藏魂，脾藏意，肾藏精[1]志也。

【注释】[1]精：精不属于精神活动，根据前文体例，此字疑衍，有关神、魄、魂、意、志等义，详见本书的《本神》。

【语译】五脏各有所藏，具体是：心藏神，肺藏魄，肝藏魂，脾藏意，肾藏志。

【按语】五脏对于各种精神活动的作用，主要与五脏的生理特点有关，而不同的生理功能，作用于不同的精神活动。基于此，某脏的功能活动紊乱，就会导致相应的精神活动失常。例如肝血不足，魂失濡养，就会出现梦呓、梦游，补养肝血就会好转；脾气亏虚，营血虚少，不耐思考的，健脾益气就会收效；肾精亏虚，脑海失养，记忆力减退的，补肾填精，记忆力就会增强；心血不足，心神失养而出现失眠、多梦、健忘，补血养心就会收效；肺气不足，就会出现知觉感觉下降，补益肺气就会恢复。总之，精神活动异常，是五脏功能失调的表现，应当调治五脏。

【原文】五主：心主脉，肺主皮，肝主筋，脾主肌，肾主骨。

【语译】五脏对躯体组织的所主，具体是：心主血脉，肺主皮肤，肝主经筋，脾主肌肉，肾主骨骼。

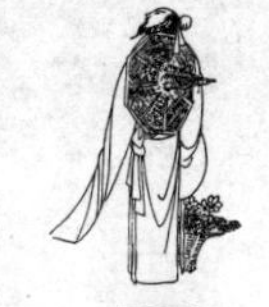

【按语】本段着重说明五脏与体表组织的密切联系，这种联系，不仅体现在生理上的资生，也表现在病理上的影响。例如脾化生水谷精微以充养肌肉，脾气健旺则肌肉丰满，相反，脾气亏虚，精微不足，肌肉失养则瘦削软弱；脾湿不运，外泛肌肉，则肌肤水肿沉重。又如，肾精充养骨髓，肾精充，骨髓满，则骨骼健壮，坚强有力，相反，肾精不足，精髓空虚，骨髓失养则痿弱无力，甚至痿废不用。因此，根据本节所论，可知肌肉病的根源于脾，骨骼病的根源于肾，筋病的根源于肝，皮毛病的根源于肺，血脉病的根源于心，是故形体组织之病，当从五脏治之。

【原文】阳明多血多气，太阳多血少气，少阳多气少血，太阴多血少气，厥阴多血少气，少阴多气少血。故曰：刺阳明出血气，刺太阳出血恶[1]气，刺少阳出气恶血，刺太阴出血恶气，刺厥阴出血恶气，刺少阴出气恶血也。

【注释】[1]恶：这里是不要、不宜的意思。

【语译】六经气血的多少，是各不相同的。阳明经血多气也多，太阳经血多而气少，少阳经气多而血少，太阴经血多而气少，厥阴经血多而气少，少阴经气多而血少。所以针刺阳明经既可出其血，也可泄其气；针刺太阳经可出其血，不宜泄其气；针刺少阳经可泄其气，不宜出其血；针刺太阴经可出其血，不宜泄其气；针刺厥阴经可出其血，不宜泄其气；针刺少阴经可泄其气，不宜出其血。

【按语】《内经》论六经气血的多少，见于本篇、《灵枢·五音五味》和《素问·血气形志篇》。三篇论三阳经皆同，但论三

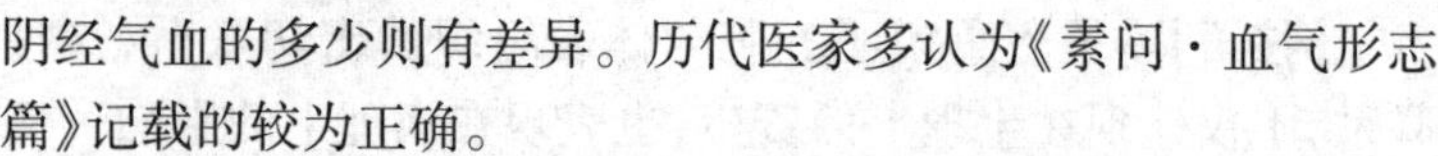

阴经气血的多少则有差异。历代医家多认为《素问·血气形志篇》记载的较为正确。

【原文】足阳明太阴为表里，少阳厥阴为表里，太阳少阴为表里，是谓足之阴阳也。手阳明太阴为表里，少阳心主为表里，太阳少阴为表里，是谓手之阴阳也。

【语译】足阳明胃经与足太阴脾经互为表里，足少阳胆经与足厥阴肝经互为表里，足太阳膀胱经与足少阴肾经互为表里，这是足三阳经与足三阴经的表里配合。手阳明大肠经与手太阴肺经互为表里，手少阳三焦经与手厥阴心包经互为表里，手太阳小肠经与手少阴心经互为表里，这是手三阳经与手三阴经的表里配合。

【按语】本篇自"形乐志苦"以下，其内容大多与《素问·宣明五气篇》等相同，可互相参照。

岁露论第七十九

【提要】本篇首先论述了疟疾发作之所以有时提前、有时推迟，是因为卫气与疟邪相搏的时间有早有晚；随后指出四时八风之邪是否伤人，以及伤人的深浅、发病的早迟，与体质的强弱和腠理的开合密切相关；再后论及了自然气候有"三虚"、"三实"之分，三实，不能伤人为患，三虚，能致人暴病暴死；最后联系到"九宫八风"理论，预测四时风雨变化，以分析疾病流行的情况。由于篇中认为灾害、疾病的发生，多是由于一岁之中风

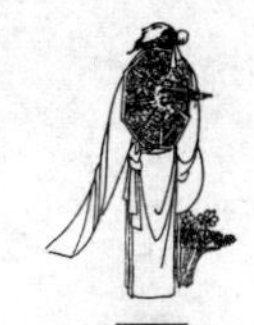

雨不调、岁露不和所致，所以篇名《岁露》。

【原文】黄帝问于岐伯曰：经言夏日伤暑，秋病疟，疟之发以时，其故何也？岐伯对曰：邪客于风府[1]，病循膂[2]而下，卫气一日一夜，常大会于风府，其明日日下一节，故其日作晏。此其先客于脊背也，故每至于风府则腠理开，腠理开则邪气入，邪气入则病作，此所以日作尚晏也。卫气之行风府，日下一节，二十一日，下至尾底，二十二日，入脊内，注于伏冲之脉[3]，其行九日，出于缺盆之中[4]，其气上行，故其病稍益至[5]。其内搏于五藏，横连募原[6]，其道远，其气深，其行迟，不能日作，故次日乃蓄积而作焉。

【注释】[1]风府：穴位名，属督脉，位于后项正中线发际上一寸，当枕骨粗隆下凹陷处。[2]膂（lǚ 吕）：这里指脊骨。[3]伏冲之脉：指冲脉伏行于背脊的部分。[4]缺盆之中：指左右两缺盆穴的中间，正当天突穴处。[5]至：据《素问·疟论》及有关文献所载原文，应作“早”字为是。[6]募原：这里指腹腔中的脂膜。

【语译】黄帝问岐伯道：医经上说，夏季感受了暑邪，秋天就会患疟疾。疟疾的发作，有一定的时间规律，这是什么原因呢？岐伯回答说：邪气从风府侵入后，沿着脊骨逐日逐节往下行，而卫气要每一昼夜才在风府大会一次，而且每日向下移行一节。这样，卫气与邪气交会的时间也就逐日晚了一天，所以疟疾发作的时间一天比一天推迟。这种情况只有邪气先侵犯脊骨时才会出现。因为卫气每当运行到风府，腠理就开泄，腠理开泄则易遭邪气侵入，邪气侵入与卫气相搏，疟疾就会发作，这就是疟疾的发作之所以逐日推迟的道理。卫气运行到风府后，每日向下移行一节，二十一天后，行到尾骶骨，第二十二日，又进入脊内，沿着伏行在背脊内的冲脉转为上行，行到第九日，上出于左右两缺盆的中间，由于卫气上行逐日升高，与邪气相搏的时间逐日提前，所以疟疾发作的时间就会一天比一天提早。如果邪气内迫到五脏，横连到募原，由于它侵犯的部位很深，相隔体表的距离很远，移动的速度很慢，以致不能在当日与卫气相合，所以要蓄积到第二天才发作。

【原文】黄帝曰：卫气每至于风府，腠理乃发，发则邪入焉。其卫气日下一节，则不当风府，奈何？岐伯曰：风府无常[1]，卫气之所应，必开其腠理，气之所舍节[2]，则其府也。

【注释】[1]风府无常：当为"风无常府"。意为风邪侵犯人体，没有固定的部位。[2]节：疑为衍字。

【语译】黄帝道：每当卫气运行到风府之时，腠理就开泄，邪气便乘机侵入。但是，卫气的运行，每日要下移一节，这样，卫气并没有与邪气相遇在风府，而疟疾却仍然每天发作，这是为什么呢？岐伯说：风邪的侵入，并无固定的部位。凡是卫气所到之处，就必定会导致腠理开泄，邪气入侵与卫气相搏，而导致疟疾发作。所以，只要是卫气与邪气相合的地方，也就是发病的所在。

【原文】黄帝曰：善。夫风之与疟也，相与[1]同类，而风常在，而疟特以时休，何也？岐伯曰：风气留其处，疟气随经络沉以内搏，故卫气应乃作也。帝曰：善。

【注释】[1]相与：据《素问·疟论》及有关文献所载原文，均作"似"字，其义更显。

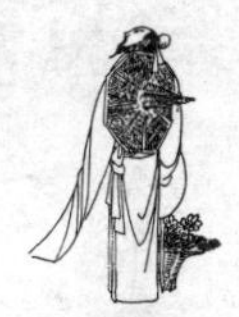

【语译】黄帝道：讲得好。风邪致病与疟疾极为相似而属同类，但风邪致病的病证是持续存在，而疟疾的发作却休作有时，这是为什么呢？岐伯说：因为风邪入侵常常是留滞在所中之处，而疟疾邪气要随着经络循行，逐渐深入，搏结在内，每当卫气运行到疟邪所在之处，二者相搏，疟疾就会发作。黄帝说：讲得好！

【按语】以上讨论了疟疾的发作为什么会推迟、提前、隔日等不同的道理，以及风邪与疟邪发病特点的区别等。这些内容，与《素问·疟论》的有些节段几乎完全相同，仅个别文字有变化，因此，可相互参阅。

【原文】黄帝问于少师曰：余闻四时八风之中人也，故有寒暑，寒则皮肤急而腠理闭，暑则皮肤缓而腠理开，贼风邪气因得以入乎？将必须八正虚邪，乃能伤人乎？少师答曰：不然。贼风邪气之中人也，不得以时，然必因其开也，其入深，其内极病，其病人也，卒暴；因其闭也，其入浅以留，其病也，徐以迟。

【语译】黄帝问少师道：我听说四季八风侵入人体，本来是有寒热之别的。寒冷时，人体的皮肤紧急而腠理闭合；炎热时，人体的皮肤松弛而腠理开泄。致病邪气是乘人体腠理开泄时侵入的，还是一定要遇到四季八节反常的气候才侵入伤人的？少师回答说：不完全是这样。致病邪气侵入人体，虽然发无定时，也不依四季八风的规律，却必须在人体腠理开泄时，才能乘机侵入。而且邪气侵入越深，病情也就越重，所以常常发病急重；如果腠理闭合时，即使有邪气侵入，也只能滞留在浅表的部位，所以发病就比较迟缓。

【原文】黄帝曰：有寒温和适，腠理不开，然有卒病者，其故何也？少师答曰：帝弗知邪入乎？虽平居，其腠理开闭缓急，其故常有时也。黄帝曰：可得闻乎？少师曰：人与天地相参也，与日月相应也。故月满则海水西盛[1]，人血气积，肌肉充，皮肤致，毛发坚，腠理郄[2]，烟垢著[3]，当是之时，虽遇贼风，其入浅不深。至其月郭空[4]，则海水东盛[1]，人气血虚，其卫气去，形独居，肌肉减，皮肤纵，腠理开，毛发残，膲理[5]薄，烟垢落，当是之时，遇贼风则其入深，其病人也卒暴。

【注释】[1]海水西盛、海水东盛：意指海水受日月的影响，而有潮涨潮落的盛衰变化。[2]郄：同卻，即却。却，闭也。[3]烟垢著：烟垢，脂垢；著，留滞。身体肥胖，皮肤脂垢较厚。[4]月郭空：月亮的轮廓亏缺。[5]膲理：皮肤肌肉的纹理。膲，同焦。

【语译】黄帝道：有时候气候寒温很适宜，腠理也不开泄，但仍然会突然发病，这又是什么原因呢？少师答说：您不知道邪气入侵人体的道理吗？虽然气候适宜，人们生活起居正常，但腠理的开合缓急，是有一定的时间规律。黄帝道：可以讲给我听听吗？少师说：人与天地自然的变化相通，与日月星辰的运转相应。所以当月亮满圆、海水西盛的时候，人身的血气运行旺盛，肌肉结实，皮肤致密，毛发坚韧，腠理闭合，皮厚脂多，在这种情况下，即使遭遇邪气的侵袭，伤害的部位也表浅而不深沉。等到月亮亏缺、海水东盛的时候，人身的气血运行减弱，卫气衰减，外形虽然如常，但肌肉消瘦，皮肤松弛，腠理开泄，毛发脱落，肌肉纹理疏薄，皮脂脱落，在这种情况下，如果遭遇邪气的侵袭，伤害的部位就很深，发病也就非常急暴。

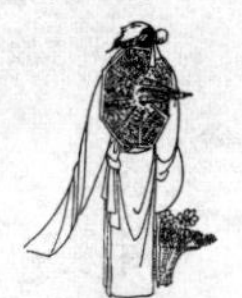

【原文】黄帝曰：其有卒然暴死暴病者，何也？少师答曰：三虚者[1]，其死暴疾也；得三实者，邪不能伤人也。黄帝曰：愿闻三虚。少师曰：乘年之衰，逢月之空，失时之和，因为贼风所伤，是谓三虚。故论不知三虚，工反为粗。帝曰：愿闻三实。少师曰：逢年之盛，遇月之满，得时之和，虽有贼风邪气，不能危之也。黄帝曰：善乎哉论！明乎哉道！请藏之金匮。命曰三实[2]。然此一夫之论也。

【注释】[1]三虚者：据有关文献所载原文，以及下文"得三实者"例，"三虚者"之前，当补入"得"字。[2]命曰三实：与上句义不相符，据有关注本、校本当移在"不能危之也"之后，亦与上文"是谓三虚"例合。

【语译】黄帝道：有的人突然死亡，有的人突然重病，为什么呢？少师回答说：在遇有"三虚"的情况下发病，就容易突然重病或死亡；而在遇到"三实"的情况下，邪气就难以侵犯人体。黄帝道：很想听听什么叫三虚。少师说：正逢当年岁气不及，又遇当日月亮亏空，而且时令又出现反常气候，在这种情况下，遭到邪气的伤害，这就叫做"三虚"。所以，在理论上不知道遇"三虚"而发病的，多是学识浅薄、医术拙劣的医生。黄帝道：想再听听什么叫三实。少师说：正逢当年岁气旺盛，又遇当日月亮盈圆，而且时令气候正常，在这种情况下，即使有致病邪气，也不能危害人体，这就叫做"三实"。黄帝说：讲得非常精妙，非常明白，请让我把这些内容记下，珍藏在金匮之中。不过，这些也只是针对一个人的发病情况而言。

【原文】黄帝曰：愿闻岁之所以皆同病者，何因而然？少师曰：此八正[1]之候也。黄帝曰：候之奈何？少师曰：候此者，常以冬至之日，太一立于叶蛰之宫，其至也,天必应之以风雨者矣。风雨从南方来者,为虚风,贼伤人者也。其以夜半至也,万民皆卧而弗犯也,故其岁民少病。其以昼至者,万民懈惰而皆中于虚风,故万民多病。虚邪入客于骨而不发于外,至其立春,阳气大发,腠理开,因立春之日,风从西方来,万民又皆中于虚风,此两邪相搏[2],经气结代[3]者矣。故诸逢其风而遇其雨者,命曰遇岁露[4]焉。因岁之和,而少贼风者,民少病而少死;岁多贼风邪气,寒温不和,则民多病而多死矣。

【注释】[1]八正:此指八个方位,而非八个节气。[2]两邪相搏:指新邪与伏邪相合,两邪交感搏结为病。[3]经气结代:指滞留在经脉中的伏邪,并非当令的病气。结,邪气留结。代,有代替之意。[4]岁露:新岁中风雨兼至,所出现的反常的气候。

【语译】黄帝道:很想听听一年之中有许多人都患相同的病,是什么原因造成的?少师说:这应观察八方气候对人体的影响。黄帝道:怎么样观察呢?少师说:观察的方法,通常是以冬至之日为起点,当北斗星指向正北方时,就是交换节气的时候。到了这一天,天气必然出现风雨。如果风雨从南方来,就叫做虚风,是能够伤害人体的邪气。如果风雨在半夜时分来,此时人们都已入睡,邪气就不易侵入人体,所以当年民众就很少生病。如果风雨在白昼时来,此时民众因在劳作而正气相对不足,都容易被虚风侵入,所以当年民众生病很多。如果虚邪深入到骨,又没有及时发病,到了立春时节,阳气生发,腠理开泄,伏邪发动;倘若立春这天,正遇到刮的是西风,人们就会被这种反常气候所伤,于是,新感引动伏邪,两邪相互搏结,留滞在经脉中,就会发病。所以凡是遇到风雨无常的年月,人们发病就很多,这就叫做遇岁露。总之,一年之中,如果气候和调,

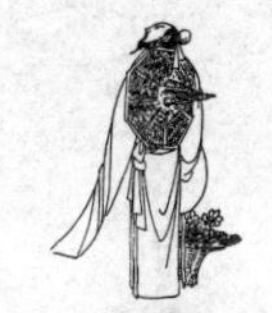

邪气很少出现，民众就安康少病，也很少死亡；如果气候反常，冷热不调，常有邪气出现，民众生病就很多，死亡也很多。

【原文】黄帝曰：虚邪之风，其所伤贵贱[1]如何？候之奈何？少师答曰：正月朔日，太一居天留之宫，其日西北风，不雨，人多死矣。正月朔日，平旦北风，春，民多死。正月朔日，平旦北风行，民病多者，十有三也。正月朔日，日中北风，夏，民多死。正月朔日，夕时北风，秋，民多死。终日北风，大病死者十有六。正月朔日，风从南方来，命曰旱乡[2]；从西方来，命曰白骨[3]，将国有殃，人多死亡。正月朔日，风从东方来，发屋，扬沙石，国有大灾也。正月朔日，风从东南方行，春有死亡。正月朔日，天和温不风，籴贱[4]，民不病；天寒而风，籴贵[4]，民多病。此所谓候岁之风，䟫[5]伤人者也。二月丑不风，民多心腹病。三月戌不温，民多寒热。四月巳不暑，民多瘅病。十月申不寒，民多暴死。诸所谓风者，皆发屋，折树木，扬沙石，起毫毛，发腠理者也。

【注释】[1]其所伤贵贱：这里是指外邪为害程度的轻重，中伤人数的多少。[2]旱乡：指南方。因南方易干旱少雨，故名。[3]白骨：因这种气象会导致很多人死亡，故名白骨。[4]籴（dí 狄）贱、籴贵：籴，买进粮食；贱、贵，指粮食价格的低廉与昂贵。这里表示丰收与欠收的年景。[5]䟫：音义同“残”。

【语译】黄帝道：虚邪之风伤害人体有深有浅，有轻有重，该如何去辨识呢？又如何推测气候的变化呢？少师回答说：正月初一这天，北斗星指向东北方，如果这天刮的是西北风，又不下雨，那么，很多人会病死。正月初一这天，如果黎明之时刮的是北风,在整个春季里,民众病死的会很多。正月初一这天,如果黎明之时北风刮得非常厉害,民众生病的更多,至少有十分之三的人生病。正月初一这天,如果中午时候刮起了北风,到了夏天,民众病死的会很多。正月初一这天,如果黄昏时刮起了北风,到了秋天,民众病死的也会很多;如果这一天整天都在刮北风,民众生大病而死的多得可以达到十分之六。正月初一这天,如果风从南方刮来,就叫做旱乡;如果风从西方刮来,就叫做白骨,将会发生温疫流行,殃及全国,多数的人会因病死亡。正月初一这天,如果风从东方刮来,且风力巨大,掀房揭屋,飞沙走石,那么,全国将会发生巨大灾害。正月初一这天,如果风从东南方刮来,在整个春季,民众就有病死的可能。正月初一这天,如果天气温和,不刮风,这是五谷丰登之兆,当年会粮多价贱,民众也体健少病;如果这一天天气寒冷刮风,这是年景不好之兆,当年会粮少价贵,民众生病也很多。总之,观察正月初一这天的气候冷暖,刮不刮风,刮什么样的风,可以预测当年外邪是否伤人夺命以及发病人数的多少、病情的轻重、生死预后等情况。另外,二月丑日这天不刮风,民众多患心腹病。三月戌日这天天气不暖和,民众多患寒热病。四月巳日这天天气不热,民众多患黄疸病。十月申日这天天气不寒冷,民众多暴病而死。以上所说的各种风,都是指对自然界能造成灾害,使房屋损坏、树木折断、砂石飞扬,对人类能导致疾病,使毫毛竖立、腠理开泄的异常风邪。

【按语】自然界是人体赖以生存的场所,人以天地之气而生长。但是,自然界异常的变化又是导致人体发病甚至死亡的重要原因,而自然界的各种变化又并不以人的主观意志与适应能力的强弱为转移。因此,如何把握与顺应自然界变化的规律,采取积极的、正确的养生方法,以达到预防疾病、延年益寿的目的,就有着非常重要的意义。《素问·上古天真论》所谓"虚邪

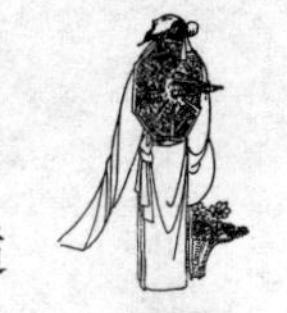

贼风,避之有时……病安从来",本书《本神》所谓"顺四时而适寒暑……如此则僻邪不至,长生久视"的意义即在于此。这也是本节所论,及《内经》"天人相应"学说的另一精义之所在。

至于论中根据阴历正月初一这天的风向、风力和发作时间,来预测当年各个季节中疾病的流行情况,这是古人的初步观察结果,验之实际,并非全然如此,不能机械地生搬硬套。

大惑论第八十

【提要】本篇主要论述了视觉迷乱形成的机理。指出五脏六腑之精皆上注于目,目为心之使,眼的各个组成部分是分属五脏的,如果脏腑功能失常,精散神乱,就会出现目眩迷惑,所以篇名《大惑论》。其次还论述了善忘、善饥而不嗜食、不得卧、目不得视、多卧、卒然多卧、少瞑等证候发生的机理和治疗原则。

【原文】黄帝问于岐伯曰:余尝上于清冷之台[1],中阶而顾,匍匐而前,则惑。余私异之,窃内怪之,独瞑独视,安心定气,久而不解,独博[2]独眩,披发长跪,俯而视之,后久之不已也,卒然自止,何气使然?

【注释】[1]清冷之台:很高的高台。因台高寒凉冷清,故曰清冷之台。[2]博:据有关文献所载原文,应作"转"字为是,与后文"目眩以转"义合。

【语译】黄帝问岐伯道:我曾经登上到高台,每当登到台阶的中段，向四下观望后，再伏身前行时，就觉得头晕目眩、眼花迷乱。我内心里十分惊异，觉得非常奇怪，于是，独自闭目宁神，平心静气，迷乱还是久久不解，依然脑转目眩不止。到后来，尽管我披散头发，长久跪地，但只要一向下俯视时，目眩迷乱还是久久不止。可是，这种现象又会在突然之间自行消失。这是什么原因所造成的？

【原文】岐伯对曰：五藏六府之精气，皆上注于目而为之精[1]。精之窠为眼[2]，骨之精为瞳子[3]，筋之精为黑眼[4]，血之精为络[5]，其窠[6]气之精为白眼[7]，肌肉之精为约束[8]，裹撷[9]筋骨血气之精而与脉并为系，上属于脑，后出于项中。故邪中于项，因逢其身之虚，其入深，则随眼系以入于脑，入于脑则脑转，脑转则引目系急，目系急则目眩以转矣。邪其精[10]，其精所中不相比也则精散，精散则视歧，视歧见两物。目者，五藏六府之精也，营卫魂魄之所常营也，神气之所生也。故神劳则魂魄散，志意乱。是故瞳子黑眼法于阴，白眼赤脉法于阳也。故阴阳合传[11]而精明也。目者，心之使也。心者，神之舍也。故神精乱而不转[12]，卒然见非常处，精神魂魄散不相得，故曰惑也。

黄帝曰：余疑其然。余每之东苑[13]，未曾不惑，去之则复，余唯独为东苑劳神乎？何其异也！岐伯曰：不然也。心有所喜，神有所恶，卒然相惑[14]，则精气乱，视误，故惑，神移乃复。是故间者为迷，甚者为惑。

【注释】[1]精：这里指眼睛的视觉功能。[2]精之窠（kē 科）为眼：窠，窝穴也，也引申为汇集的意思。全句意为五脏六腑的精气汇集于目，眼睛的各组成部分才能发挥正常的生理作用。[3]骨之精为瞳子：骨之

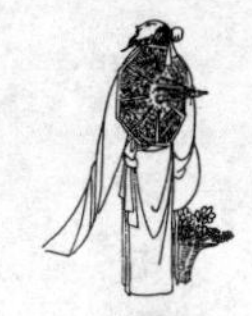

精,指肾的精气,因肾主骨而名。瞳子,又名瞳神或瞳仁,即瞳孔。全句意为肾的精气充养瞳孔。[4]筋之精为黑眼:筋之精,指肝的精气,因肝主筋而名。黑眼,指瞳子外围黑色的部分,又叫黑睛,即角膜。全句意为肝的精气充养黑睛。[5]血之精为络:血之精,指心的精气,因心主血而名。络,指眼角的血络。全句意为心的精气充养眼的血络。[6]其窠:依据上下文例,此二字疑为衍字。[7]气之精为白眼:气之精,指肺的精气,因肺主气而名。白眼,又叫白睛,眼球的白色部分,即巩膜。全句意为肺的精气充养白眼。[8]肌肉之精为约束:肌肉之精,指脾的精气,因脾主肌肉而名。约束,指眼胞,即上下眼睑,因其能开能合而名。全句意为脾的精气充养眼睑。[9]裹撷(xié 协):用衣襟包裹东西,这里比喻眼睑包裹整个眼睛的作用。[10]邪其精:邪,这里当作"斜";精,作"睛";斜其睛,即眼斜不正。[11]传:据有关文献所载原文,应作"揣",揣者,抟、聚之义。[12]神精乱而不转:据有关文献所载原文,"神"之后当补入"分"字。转,据有关文献所载原文,应作"揣",揣者,抟、聚之义。全句意为神分精乱,阴阳诸脏的精气就不能汇集。[13]东苑:旧时帝王的花园。苑:养禽兽植树木的地方。[14]惑:当作"感"字解。

【语译】岐伯回答说:五脏六腑的精气,都要向上输注到目,从而产生正常的视觉功能。所以五脏的精气必须汇集到目,才能充养眼睛。其中,肾的精气充养瞳仁,肝的精气充养黑睛,心的精气充养眼角的血络,肺的精气充养白睛,脾的精气充养眼胞。而上下眼睑包裹着筋(肝)、骨(肾)、血(心)、气(肺)、肉(脾)的精气和整个白眼、黑眼、瞳孔,并与脉络合并,构成了目系。目系向上连属到脑,向后出达到项部中间。因此,当邪气侵入到项部,乘着人体虚弱之时,邪气便沿着目系深入到脑部,就会出现头晕脑转,从而引起目系紧急,于是发生目眩眼花。如果眼斜不正,精气离散就要出现视歧,视歧就是把一物看成两物。眼睛既是五脏六腑精气的汇集之处,又是营、卫、气、血、魂、魄经常通行出入的地方,而视觉功能又是由神气所产生。因此,精神疲劳过度会使魂魄散乱,意志错乱。由于黑眼、瞳子赖肝肾阴精的充养,白眼、眼内血络赖肺心阳气的充养,所以只有阴阳的精气汇聚于眼，眼睛才能视物清晰精确。眼睛的视觉功能，是受心神的支使，而心又是精神意识思维活动发生的场所，五脏六腑的主宰，所以心神错乱，脏腑的阴阳精气便不能抟聚，目睛就会失养。这时如果居高看下，或突然目睹惊险之处，以致精神魂魄散乱不安，就会出现头晕目眩、眼花迷乱的感觉。

黄帝道：我很怀疑您的这种解释。因为我每次去东苑登高，没有一次不出现头晕目眩迷惑的，而一旦离开东苑就恢复正常。难道我只有到东苑才会劳神吗？何等的奇怪啊！岐伯说：情况不是这样的。心神有愉悦和厌恶两种不同的反应。登高游览时，心情自然十分愉快，但当突然居高俯视时，心神必然遭到惊骇，顷刻之间喜恶交感，致使一时精气散乱，视觉异常，所以就发生了眩惑迷乱。等到离开那种环境后，注意力被转移，精神恢复正常，自然就不会再有眩惑迷乱的感觉了。一般说来，轻微的头晕眼花叫“迷”，严重的目眩迷乱才叫“惑”。

【按语】本节论述了视物迷乱产生的机理，同时讲述了眼与脑、五脏之间的生理联系，指出眼的各个组成部分是分属于五脏的，五脏六腑的精气都要上注于目，目为心之使，只有这样，眼才能发挥其正常功能。瞳仁属肾，黑睛属肝，白睛属肺，血络属心，眼睑属脾，这一理论为后世眼科学的“五轮学说”奠定了基础。五轮学说将瞳子称为水轮，黑睛称为风轮，血络称为血轮，白睛称为气轮，眼睑称为肉轮。也就是说，瞳仁属肾，肾的精气充养瞳仁，肾的病变可反映于瞳仁，瞳仁的异常当从肾治。黑睛属肝，肝的精气充养黑睛，肝的病变可反映于黑睛，黑睛的异常当从肝治。血络属心，心的精气充养血络，心的病变可反映于血络，血络的异常当从心治。白睛属肺，肺的精气充养白睛，肺的病变可反映于白睛，白睛的异常当从肺治。眼睑属脾，脾的精气充养眼睑，脾的病变可反映于眼睑，眼睑的异常当从脾治。例如，眼睑下垂多因脾虚所致，当用健脾益气法；眼睑红

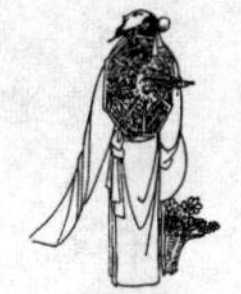

肿糜烂多因脾经湿热所致，当清化脾经湿热。又如白睛红络贯入黑眼，多因肺火炽盛、侵犯肝经所致，当用清肺养肝法。这一理论至今仍很好地指导眼科疾患的诊断和治疗。

【原文】黄帝曰：人之善忘者，何气使然？岐伯曰：上气不足，下气有余，肠胃实而心肺虚，虚则营卫留于下，久之不以时上，故善忘也。

【语译】黄帝道：人的记忆力减退，容易忘事，是什么原因引起的呢？岐伯说：上部之气不足，下部之气有余，也就是下部的胃肠之气壅塞而致上部的心肺之气亏虚，而心肺气虚就使营卫之气留滞在肠胃，长久不能按时上达，心神失养，所以就出现记忆减退，容易忘事。

【按语】本节论述了善忘产生的机理。

善忘，又称健忘，是指记忆力减退、遇事容易遗忘的一种病证。它的形成或因思虑过度，劳伤心脾，阴血耗损，生化无源，心神失养；或因久病不愈，损伤精血，年迈寿高，气血亏虚，肾虚而心火独亢，心肾不交，心神既得不到肾精的充精，又易被心火熏灼；或因七情所伤，忧思过度，气郁生痰，痰浊上蒙。总之，本证虚证多而实证少，虚者心脾亏虚，气血不足，或肾精亏耗，以致心神失养；实者肝气郁滞或痰浊上犯，以致心神受扰。心脾不足常伴有精神疲倦、食少便溏、失眠心悸、舌淡脉细；肾精亏耗则多伴有腰膝酸软、头晕耳鸣、遗精早泄、五心烦热、舌红、脉细数；痰浊上扰之实证，则多兼见头晕、胸闷、呕恶、苔腻、脉滑；而肝郁气滞之实证可兼见胸胁胀痛、善惊易恐、善太息、脉弦、苔薄白。至于先天性愚钝的健忘，则不在本论之列。

【原文】黄帝曰：人之善饥而不嗜食者，何气使然？

岐伯曰:精气并于脾,热气留于胃,胃热则消谷,谷消故善饥。胃气逆上,则胃脘寒[1],故不嗜食也。

【注释】[1]寒:据有关文献所载原文和前人看法,应作"塞"字为是,与本段义合。

【语译】黄帝道:人如果容易饥饿但又不想饮食,是什么原因引起的呢?岐伯说:饮食精气由胃注入到脾,而脾失转输,积滞化热,热气壅滞胃腑,胃中燥热过盛就易于腐熟水谷,所以容易饥饿;又由于胃热而失于和降,胃气上逆,使胃脘气机阻塞,影响受纳,所以不想饮食。

【按语】本节论述了善饥而不嗜食形成的机理。

吃得多,饿得快,谓之消谷善饥。本证多因胃火炽盛,消化腐熟过强所致,所以论中指出"胃热则消谷,谷消故善饥"。多见于西医所说的糖尿病或甲状腺机能亢进的病人。中医治疗以清泻胃热为主。

饿得快,但又吃不下者,谓之饥不欲食。本证多因胃阴不足所致。阴不足生内热,以致腐熟过强;阴虚失濡,胃气失和降而上逆,故而有此病证,当用滋阴清热之法。

【原文】黄帝曰:病而不得卧者,何气使然?岐伯曰:卫气不得入于阴,常留于阳,留于阳则阳气满,阳气满则阳跻盛,不得入于阴则阴气虚,故不目瞑矣。

【语译】黄帝道:因生病而不能睡眠的,是什么原因引起的呢?岐伯说:正常情况下,卫气白天行于阳分而神出,人就清醒;夜晚行于阴而神入,人就睡眠。生病时,由于卫气不能内入到阴分,一直留在阳分,就会使阳分的阳气充满,阳气充满阳跻

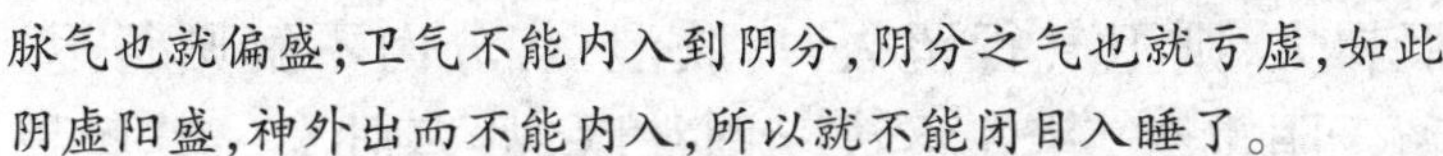
脉气也就偏盛;卫气不能内入到阴分,阴分之气也就亏虚,如此阴虚阳盛,神外出而不能内入,所以就不能闭目入睡了。

【按语】本节论述了因病而不得卧形成的机理。

不得卧,即失眠,指夜晚久久不能入睡,甚至彻夜难眠。就其病机而言,多见于气血不足,心神失养,或阴虚火旺,或火热内盛、灼扰心神所致,故应分清病机,予以益气、养血、滋阴降火、清热泻火之法,并佐以宁心安神,自可使眠酣如故。

【原文】黄帝曰:病目而不得视者,何气使然?岐伯曰:卫气留于阴,不得行于阳,留于阴则阴气盛,阴气盛则阴跻满,不得入于阳则阳气虚,故目闭也。

【语译】黄帝道:因病而喜欢闭目、不愿睁眼视物的,是什么原因引起的呢?岐伯说:生病时,由于卫气留滞在阴分,不能外出运行到阳分,卫气留滞在阴分就使得阴分之气盛满,阴分之气盛满阴跻脉气也就偏盛;卫气不能外出运行到阳分,阳分之气也就亏虚,如此阴盛阳虚,神内敛而不能外出,所以就喜欢闭目而不愿睁眼视物了。

【按语】本节论述了病目而不得视的形成机理。

所谓病目而不得视,是指眼睛常闭不愿睁开,多因阳气不足,或阴寒内盛、阳气被阻所致,只要补益阳气,或消除阴寒、振奋阳气,自可病除。

【原文】黄帝曰:人之多卧者,何气使然?岐伯曰:此人肠胃大而皮肤湿[1],而分肉不解焉。肠胃大则卫气留久,皮肤湿[1]则分肉不解,其行迟。夫卫气者,昼日常行于阳,夜行于阴,故阳气尽则卧,阴气尽则寤。故肠胃大,则卫气行留久;皮肤湿[1],分肉不解则行迟。留于阴也久,其气不清[2]则欲瞑,故多卧矣。其肠胃小,皮肤滑以缓,分肉解利,卫气之留于阳也久,故少瞑[3]焉。

黄帝曰:其非常经也,卒然多卧者,何气使然?岐伯曰:邪气留于上膲,上膲闭而不通,已食若饮汤,卫气留久于阴而不行,故卒然多卧焉。

【注释】[1]湿:据有关文献所载原文,应作"涩"字为是,与文中"皮肤滑"相应。[2]清:据有关文献所载原文和有关版本,应作"精"字为是。精,这里是清爽、振奋的意思。[3]瞑:据有关文献所载原文,应作"卧"字为是,与前文"多卧"相合。

【语译】黄帝道:有的人嗜睡,是什么原因引起的呢?岐伯说:是因为这种人的肠胃较大而皮肤涩滞,分肉不滑利的缘故。由于肠胃较大,卫气在体内运行停留的时间长久;皮肤涩滞,就使得分肉不滑利,而使卫气在体表的运行迟缓。卫气运行的规律是,白天运行在外的阳分,夜间运行在内的阴分。所以,当卫气行完体表阳分,由外入内时,人就入睡;当卫气行完体内阴分,由内出外时,人就觉醒。既然这种人的肠胃较大,卫气在体内运行停留的时间就长久;加之皮肤涩滞,分肉不滑利,卫气在体表的运行迟缓,使得卫气久留在阴分,不能振奋外出,所以总是闭目躺卧、困倦嗜睡,如果人的肠胃较小,皮肤又柔软润滑,分肉之间也滑利通畅,那么卫气运行停留在外阳分的时间相对长久,所以睡眠就较少。

黄帝道:有些人并不是经常性的嗜睡,而是突然的嗜睡,这又是什么原因引起的呢?岐伯说:这是由于有邪气留滞在上焦,使得上焦闭塞不通,加之饱食之后,又多饮汤水,迫使卫气被阻滞在肠胃之内,久久滞留在阴分而不能外出到阳分,所以

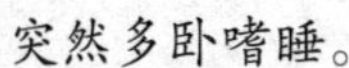
突然多卧嗜睡。

【按语】以上二节讨论了经常多卧与突然多卧形成的机理。

经常多卧与突然多卧，均属于后世所说的嗜睡或多寐的范畴。其特点为终日卧睡，唤之可醒，顷刻又睡。本证多因湿胜困阳所致，或病后、年老，阳气虚弱所致。前者多伴胸闷身重；后者多伴畏寒肢冷，声低懒言，脉弱，常见于病后或年老之人。

至于某些温热病或慢性病过程中出现的嗜睡，每为病情严重之兆，应积极救治。

【原文】黄帝曰：善。治此诸邪奈何？岐伯曰：先其藏府，诛其小过[1]，后调其气，盛者泻之，虚者补之，必先明知其形志之苦乐[2]，定乃取之。

【注释】[1]诛其小过：诛，祛除；小过，轻微的邪气。[2]形志之苦乐：指生活劳逸和精神状态的好坏。

【语译】黄帝说：讲得好！治疗上述几种病证的原则是什么呢？岐伯说：首先要审察脏腑，以明确病位之所在，然后才能进行治疗。即使只有轻微邪气的，也应首先祛除，然后调理气机。邪气猖盛的用泻法，正气虚衰的用补法。此外，对于患者形体劳逸和精神状态的好坏喜恶，事先都必须了解清楚，在有了准确的诊断之后，才能采取相应的治法。

【按语】本节提出了以上诸证的治疗原则，其基本精神是根据邪气的性质和疾病所在的脏腑，尤其是邪正的虚实盛衰，进行适宜的治疗，仍然体现了贯穿《内经》始终的辨证施治之精髓。

痈疽第八十一

【提要】本篇先以“天人相应”的理论阐述了痈疽的成因和机理,然后详细介绍了全身各部痈疽的命名、症状特征、治疗要点和生死预后,最后从病机、症状方面对痈和疽进行了区别。由于全篇专论痈疽,所以名篇《痈疽》。

【原文】黄帝曰:余闻肠胃受谷,上焦出气[1],以温分肉,而养骨节,通腠理。中焦出气如露[2],上注谿谷[3],而渗孙脉,津液和调,变化而赤为血,血和则孙脉先满溢,乃注于络脉,皆盈,乃注于经脉。阴阳已张[4],因息乃行[5],行有经纪[6],周有道理[7],与天合同,不得休止。切[8]而调之,从虚去实,泻则不足[9],疾则气减[10],留则先后[11];从实去虚,补则有余[12],血气已调,形气乃持。余已知血气之平与不平,未知痈疽之所从生,成败之时,死生之期,有远近,何以度[13]之,可得闻乎?

岐伯曰:经脉留[14]行不止,与天同度,与地合纪。故天宿失度,日月薄蚀[15];地经失纪[16],水道流溢,草萓不成[17],五谷不殖;径路不通,民不往来,巷聚邑居,则别离异处。血气犹然,请言其故。夫血脉营卫,周流不休,上应星宿,下应经数。寒邪客于经络之中则血泣,血泣则不通,不通则卫气归[18]之,不得复反,故痈肿。寒气化为热,热盛则腐肉,肉腐则为脓,脓不泻则

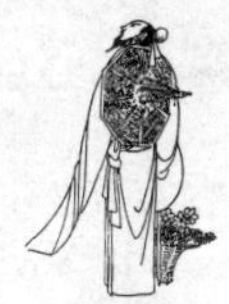

烂筋,筋烂则伤骨,骨伤则髓消,不当骨空[19],不得泄泻[20],血枯空虚,则筋骨肌肉不相荣,经脉败漏,熏于五藏,藏伤故死矣。

【注释】[1]上焦出气:指上焦布散卫气到体表。[2]中焦出气如露:指中焦化生营气、津液,再通过脾的转输作用,如雾露弥漫一样,将营气、津液布散到全身。[3]谿谷:肌肉之间小的会合处叫谿,大的会合处叫谷。谿谷是营卫气血津液通行交汇之道 。[4]张:充盛。[5]因息乃行:人体经脉之气随呼吸才能运行。息,一呼一吸为一息。[6]行有经纪:指营卫的运行有一定线路和度数。[7]周有道理:指营卫的运行环周不休,有一定的规律。[8]切:这里是专心致志的意思。[9]从虚去实,泻则不足:从,使用;虚,这里指泻法。全句意为使用攻泻之法可以除实邪,但若攻泻太过,反伤正气,会导致正气不足。[10]疾则气减:指泻法宜快速出针,以使邪气衰減。[11]留则先后:指久留针,可补正气之不足。[12]从实去虚,补则有余:实,这里指充实正气的补法。全句意为使用补益之法可以消除虚证,但若补益太过,反致余邪留滞。[13]度:判断。[14]留:据有关文献所载原文,应作“流”字为是。[15]日月薄蚀:即日蚀、月蚀。[16]地经失纪:经,大的江河。失纪,失去正常的流行水道。全句意为江河泛滥成灾。[17]草萓(yí宜)不成:草死不能生长。[18]归:趋也,引申为聚积。[19]骨空:骨节相交的空隙。[20]不得泄泻:热毒不能向外排泄。

【语译】黄帝道:我听说肠胃受纳饮食水谷后,所化生的精气分道而行。上焦发布卫气到体表,发挥着温煦分肉、充养骨节、开通腠理的作用。中焦输散营气,像雾露弥漫一样,既要灌注到肌肉之间的大小缝隙,又要渗入到细小的孙络中,还要与津液调和,然后注入血脉,变成红色的血液。血液充盛和调,首先充满细小的孙络,然后注入较大的络脉,所有的络脉都充盈之后,就注入大的经脉。而阴经和阳经充满气血后,就能随着呼吸运行到全身。营卫气血的运行,有着恒定的运行路线、度数和规律,并与天地阴阳的运行规律保持一致,周而复始,永不停止。如果营卫气血的运行失常，就要用心调治。如果为实证，当用攻泻之法以去除实邪，但不要攻伐太过，太过反使正虚。泻实的刺法出针要快，就能使邪气衰减；补虚的刺法留针要久，就能补正气虚衰。如果为虚证，当用补益之法以补正虚，但不要补益过度，过度反使邪留。只要补泻得当，气血就会调和，形体和气血就能保持正常状态。我已经懂得了血气正常与失常的机理，但还不知道痈疽是怎样发生的以及好转和恶化的具体时机、死亡和痊愈的大概日期及其长短久暂，这些都是如何判断的？可以讲来听听吗？

岐伯说：经脉中的气血流行不止，并与天地的变化规律保持一致。天体的运行失去常度，就会发生日蚀、月蚀现象。地上的河流失去正常的流行水道，就会向四处漫溢泛滥成灾，以致草木不长，五谷不生，道路不通，民众就不能互相往来，散聚在街头巷尾，流离失所。人身的气血运行紊乱，与天体河流运行失常是同一道理，请让我讲讲其中的原由。营卫之气在血脉中周流不息，上与星宿的运转、下与河水的流行相应。寒邪侵入并滞留在经脉之中，就会使血行滞涩而不通，卫气也随之聚积而不行，气血不能反复周流，郁积在某个部位，就会形成痈肿。寒邪郁积太久就会化热化毒，热毒炽盛就会腐烂肌肉，肌肉腐烂就会化为脓液。热毒脓血不能及时排泄，就要向里深入，便会腐烂筋膜，筋膜腐烂就会损伤骨头，骨头损伤就会使骨髓消损。痈脓如果不是长在骨节的缝隙处，热毒脓血就难以向外排泄，就会耗伤阴血而使阴血虚空枯竭，于是，筋骨肌肉得不到滋养，经脉败坏，五脏被热毒熏蒸而受伤害，五脏一旦受到伤害，人就会死亡。

【按语】本节以天人相应理论为指导思想，讨论了痈疽的病因病机。指出痈疽的发生，是由于寒邪客于经脉之中，影响气血的运行，郁久化热化毒，使局部出现红、肿、热、痛而成。痈疽

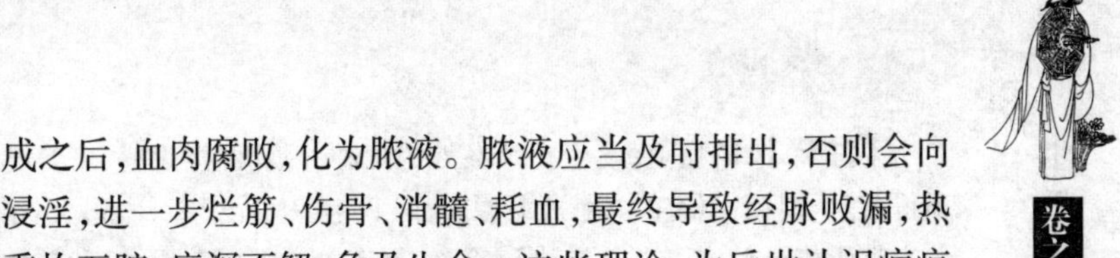

形成之后，血肉腐败，化为脓液。脓液应当及时排出，否则会向里浸淫，进一步烂筋、伤骨、消髓、耗血，最终导致经脉败漏，热毒熏灼五脏，病深不解，危及生命。这些理论，为后世认识痈疽奠定了基础。

【原文】黄帝曰：愿尽闻痈疽之形，与忌日名。岐伯曰：痈发于嗌中，名曰猛疽[1]。猛疽不治，化为脓，脓不泻，塞咽，半日死；其化为脓者，泻[2]则合[3]豕膏，冷食[4]，三日而已。

发于颈，名曰夭疽[5]。其痈大以赤黑，不急治，则热气下入渊腋[6]，前伤任脉，内熏肝肺，熏肝肺十余日而死矣。

阳留大发[7]，消脑留项，名曰脑烁[8]。其色不乐，项痛而如刺以针，烦心者，死不可治。

发于肩及臑，名曰疵痈[9]。其状赤黑，急治之，此令人汗出至足，不害五藏。痈发四五日，逞焫之[10]。

发于腋下赤坚者，名曰米疽[11]。治之以砭石，欲细而长，踈砭之[12]，涂以豕膏，六日已，勿裹之。其痈坚而不溃者，为马刀挟瘿，急治之。

发于胸，名曰井疽[13]。其状如大豆，三四日起。不早治，下入腹，不治，七日死矣。

发于膺，名曰甘疽[14]。色青，其状如穀实菰薽[15]，常苦寒热。急治之，去其寒热，十岁死[16]，死后出脓。

发于胁，名曰败疵[17]。败疵者，女子之病也。灸[18]之，其病大痈脓，治之[19]，其中乃有生肉，大如赤小豆。剉陵翘[20]草根各一升，以水一斗六升煮之，竭为取三升，则强饮厚衣，坐于釜上，令汗出至足已。

【注释】[1]猛疽:发生在结喉处的痈肿,因其邪毒炽盛、来势迅猛而得名。[2]泻:据有关文献所载原文,此下应补入“已”字。[3]合:据有关文献所载原文,当作“含”。[4]冷食:据有关文献所载原文,此前应补入“无”字。[5]夭疽:长在耳后一寸三分致命之处的痈疽,因其极为险恶、难治易死而夭折,故名。[6]渊腋:穴名,在腋下三寸,属足少阳经。[7]阳留大发:热毒亢盛。留,据有关文献所载原文,应作“气”为是。[8]脑烁:热毒炽盛,消烁脑髓,故名。[9]疵痈:此痈浮浅如疵,在皮毛而不害五脏,故名。[10]逞焫之:逞,迅速。焫,艾灸。[11]米疽:又名小疽,长在腋下,初起之时,形小如核,故名。[12]踈砭之:稀疏地用砭石刺扎患部。[13]井疽:长在心窝的疽,因其位深似井,十分险恶,最为难治,故名。[14]甘疽:此疽长在两乳附近,属足阳明胃经所主。胃属土,土味甘,故名。[15]榖实菰䓀:榖实,即楮实,大如弹丸,青绿色,至六七月,渐呈深红。菰䓀,古之栝蒌字,即今之瓜蒌,中药名。[16]十岁死:据有关文献所载原文,此前当补入“不治”。[17]败疵:即胁痈。[18]灸:据有关文献所载原文,当作“久”。[19]治之:据有关文献所载原文,应移至“大如赤小豆”之后,文义更顺。[20]蔆翘:蔆,指菱角,能清热发汗;翘,即连翘,能清热解毒。

【语译】黄帝道:很想听听所有痈疽的形状、死生的期限以及名称。岐伯说:痈发生在结喉处的,名叫猛疽。不及时治疗,会迅速化脓。脓液不能排除,会堵塞咽喉,半天之内就会死亡。已经化脓的,应即时刺破排脓,待脓液排尽后,让病人口含猪油,不要吃生冷,过三天就会痊愈。

发生在颈部的,名叫夭疽。这种痈外形很大,皮色红黑。若不赶快治疗,热毒就会向下浸淫到渊腋穴,向前会伤到任脉,向内会熏灼肝肺,肝肺受到熏灼,十多天就会死亡。

热毒炽盛,发生在项部,上能循经而消灼脑髓的,名叫脑烁。如果神色抑郁不欢,项部痛如针刺,心绪烦乱不宁的,就是不治的死证。

发生在肩臂部的,名叫疵痈。皮色红而紫黑,应赶快治疗。此证能使人全身汗出,直到足部,但不会伤害五脏。只要在痈

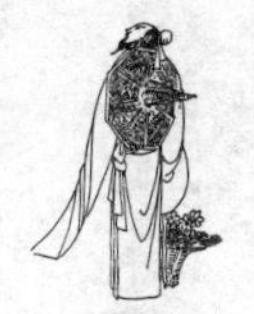

发四五天的时候,用艾火灸治,就会痊愈。

发生在腋下,皮色红赤而坚硬的,名叫米疽。治疗当用砭石,石针要细长,刺治时宜疏不宜密,然后涂上猪油,不用包裹,六天就会痊愈。如果痈肿坚硬,久不破溃的,则属于马刀挟瘿之类,应当赶快治疗。

发生在胸窝部的,名叫井疽。它的外形如大豆一样,在初起的三、四天内,不及早治疗,毒邪就会向下深入到腹内,成为不治之症,七天就会死亡。

发生在胸膺两乳附近的,名叫甘疽。皮色青紫,形状小的像楮实,大的像瓜蒌,时常发冷发热。应当赶快治疗,消除发冷发热。如果不医治,迁延十余年仍然会死,死后会破溃流脓。

发生在胁部的,名叫败疵。败疵这种病,是妇女的疾病。此病如果经久不愈,痈脓就会逐渐扩大,其中还会长出像赤小豆大小的新生肉芽。治疗时,用剉细的菱角根、连翘根各一升,用水一斗六升煎熬,浓缩为三升,乘热让病人努力喝下,随后让病人多穿衣服,坐在盛有热汤的锅上熏蒸出汗,让汗出到足,病就会好。

【按语】以上讨论了发生在上半身各部八种痈疽的名称、症状特点、治疗原则和生死预后。

【原文】发于股胫,名曰股胫疽。其状不甚变,而痈脓搏骨。不急治,三十日死矣。

发于尻,名曰锐疽[1]。其状赤坚大,急治之,不治,三十日死矣。

发于股阴,名曰赤施[2]。不急治,六十日死。在两股之内,不治,十日而当死。

发于膝,名曰疵痈[3]。其状大痈,色不变,寒热如坚石。勿石,石之者死,须其柔,乃石之者生。

诸痈疽之发于节而相应者[4]，不可治也。发于阳者，百日死；发于阴者，三十日死。

发于胫，名曰兔啮[5]。其状赤至骨。急治之，不治，害人也。

发于内踝，名曰走缓[6]。其状痈也，色不变。数石其输[7]，而止其寒热，不死。

发于足上下，名曰四淫[8]。其状大痈。急治之[9]，百日死。

发于足傍，名曰厉痈[10]。其状不大，初如小指发。急治之，去其黑者，不消辄益[11]；不治，百日死。

发于足指，名脱痈[12]。其状赤黑，死不治；不赤黑，不死。不衰[13]，急斩之；不则死矣。

【注释】[1]锐疽：因痈疽长在骶骨的尖端，故名。[2]赤施：因火毒施于阴部，故名。[3]疵痈：与前文“发于肩及臑者”同名，故应据有关文献所载原文，改为“疵疽”为是。[4]发于节而相应者：意为发生在关节，并上下左右的关节相应连续发生。[5]兔啮（niè 聂）：即足跟疽。因其色红微肿，状如兔咬，故名。[6]走缓：亦称内踝疽。因此疽长在足踝处，使行走迟缓困难，故名。[7]输：前人有两种解释，一指患处，一指患处经脉的腧穴。据全文所论治疗，以前说为宜。[8]四淫：因毒邪浸淫至两足上下四处，故名。[9]急治之：据有关文献所载原文，此前应补入“不”。[10]厉痈：因痈长在足傍的厉兑穴处，故名。[11]益：这里是扩散、加重的意思。[12]脱痈：亦称脱疽，发于足趾，病多凶险。[13]不衰：据有关文献所载原文，此前应补入“治之”。

【语译】发生在大腿和足胫的，名叫股胫疽。它的外形无明显变化，但因痈肿化脓紧贴骨头，如果不赶快治疗，三十天就会死亡。

发生在尾骶部的，名叫锐疽。它的外形大而坚硬，皮色发

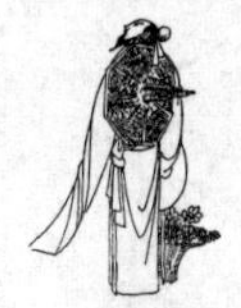

红。必须急速治疗，如不急治，三十天就会死亡。

发生在大腿内侧的，名叫赤施。不赶快治疗，六十天就会死亡。如果两大腿内侧同时发病，多是不治之症，十天就会死亡。

发生在膝关节的，名叫疵疽。它的外形肿得很大，坚硬如石，但皮色不变，并发冷发热。在痈脓尚未形成时，切不可用砭石刺扎，如果误用砭石刺扎，就会危及生命。必须等到化脓变软之后，才可以用砭石刺扎，病人才会获救。

各种痈疽如果发生在关节，并且上下左右的关节相应发生的，就是不治之症。如果发生在关节的阳面，一百天死亡；如果发生在关节的阴面，三十天死亡。

发生在足胫部的，名叫兔啮。它的外形红肿，里面却毒深至骨。应赶快治疗，如不急治，就会害人性命。

发生在内踝的，名叫走缓。它的外形像痈，但皮色不变。当用砭石多次刺扎患处，而使发冷发热的症状消除，就不会死亡。

发生在足背、足心的，名叫四淫。它的外形好像大痈。如果不急速治疗，一百天就会死亡。

发生在足傍的，名叫厉痈。它的外形不大，发生之初只有小指头那么大。应赶快治疗，务必消除它的紫黑色；如果紫黑色不消除，就会迅速扩散，毒邪越加深重，成为不治之症，一百天就会死亡。

发生在足趾的，名叫脱痈。如果外形呈现紫黑色，就是不治的死证；如果不呈现紫黑色，就不会死亡。如果治疗不见好转，应赶快斩断足趾，否则必死无疑。

【按语】以上讨论了发生在下半身各部十种痈疽的名称、症状特点、治疗原则和生死预后。

【原文】黄帝曰：夫子言痈疽，何以别之？岐伯曰：营卫[1]稽留于经脉之中，则血泣而不行，不行则卫气从之而不通，壅遏而不得行，故热。大热不止，热胜则肉腐，肉腐则为脓。然不能陷[2]，骨髓不为燋枯，五藏不为伤，故命曰痈。

黄帝曰：何谓疽？岐伯曰：热气淳盛，下陷肌肤，筋髓枯，内连五藏，血气竭，当其痈下，筋骨良肉皆无余，故命曰疽。疽者，上之皮夭[3]以坚，上如牛领[4]之皮。痈者，其皮上薄以泽。此其候也。

【注释】[1]卫：卫气不行脉中，且下文有专论卫气之句，故据有关文献所载原文，应作"气"字为是。[2]不能陷：据有关文献所载原文，此后当补入"于骨髓"，上下文义更顺。[3]皮夭：皮色晦暗，毫无光泽。[4]牛领：形容患疽之处的皮肤如牛颈项的皮，厚而坚硬。

【语译】黄帝道：先生所讲的痈和疽，如何进行区别呢？岐伯说：营气在经脉中的运行稽留受阻，血液也就凝滞而不得畅行，进而使卫气的运行也受阻而不通，壅遏日久，就会化热生毒。热毒持续亢盛，就会使血肉腐败，血肉腐败就会化为脓液。但这种热毒仅仅蕴结在肌肉，并没有深陷到骨髓，骨髓不致于焦枯；五脏也没有受到伤害。这就叫做痈。

黄帝道：什么叫做疽呢？岐伯说：热毒非常亢盛，并且深陷肌肤之下，使筋烂髓枯，并内攻五脏，耗竭血气，使得疮面下的筋骨肌肉全部腐烂无余，这就叫做疽。疽的特征是，患处的外形表皮颜色晦暗，毫无光泽，触之坚硬而厚，就像牛颈项的皮肤。痈的特征是，患处的外形表皮光泽而薄。这就是两者区别的要点。

【按语】本篇详细讨论了痈和疽的病因、病机、症状特征、治

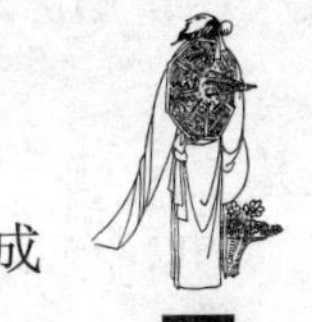

疗原则、预后以及痈与疽的鉴别要点，为后世疮疡外科的形成与发展奠定了坚实的基础。

痈和疽是两类不同性质的疮疡。

痈的含义，是气血被毒邪壅遏而不通的意思，有“内痈”与“外痈”之分。内痈生于脏腑，如肝痈、肺痈、肠痈，相当于西医所说的肝脓肿、肺脓肿、化脓性阑尾炎。本篇所论只是外痈。

外痈是指一种发生于皮肉之间的急性化脓性疾患。临床特点是：局部红、肿、热、痛，发病迅速，痈肿较大，易于化脓，易于溃烂，易于敛口，脓液多黄红黏稠、俗称桃花脓，一般不会损筋伤骨，常伴有恶寒发热、口渴等全身症状。全身各个部位都可发生，因而有着许多名称，大多数相当于西医所说的体表浅部脓肿。多由风、火、热毒入侵、阻滞气血、腐败血肉而成，因其具有红、肿、热、痛等特征，而属于阳证的范畴，故有阳痈之说。

疽的发生，疮面部位较深，多指发生于肌肉筋骨间的疮肿，又分为有头疽与无头疽。

有头疽指发生在体表软组织之间的阳性疮疡，相当于西医所说的深部化脓性感染。因初起有单个或多个白色粟米样的疮头而得名，多由外感风湿火毒，或湿热火毒内蕴，以致内脏积热、营卫不通、邪壅肌肤而成。初起局部色红发热，根囊高肿，疮头如粟米，甚则疼痛剧烈，常伴身热口渴、便秘溲赤，仍属于阳证的范畴。

无头疽指发生在筋骨之间或肌肉深部的阴性疮疡，多因气血亏虚、毒邪深陷、寒凝气滞而酿成，多相当于西医所说的化脓性的骨髓炎与关节炎以及某些结核性疮疡。其特点为患部漫肿无头，局部很少发热，皮色晦暗，病程缠绵，甚者伤筋烂骨，未脓难消，已脓难溃，一旦溃烂又难于敛口，脓液多色白清稀，或如豆渣样，属于阴证的范畴，所谓阴疽则是指此。

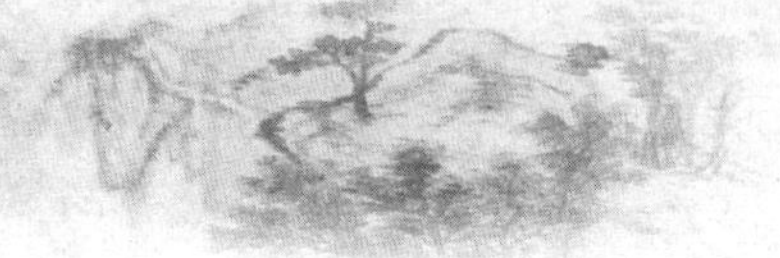

参考文献

［1］ 陈璧琉,郑卓人. 灵枢经白话解. 北京:人民卫生出版社,1962.

［2］ 山东中医学院. 灵枢经语释. 济南:山东人民出版社,1963.

［3］ 龙伯坚. 黄帝内经概论. 上海:上海科学技术出版社,1980.

［4］ 张善忱. 内经针灸类方语释. 济南:山东科学技术出版社,1980.

［5］ 河北中医学院. 灵枢经校释. 北京:人民卫生出版社,1982.

［6］ 程士德. 内经讲义. 上海:上海科学技术出版社,1984.

［7］ 王洪图. 内经选读. 上海:上海科学技术出版社,1997.

［8］ 王庆其. 内经选读. 北京:中国中医药出版社,2003.

［9］ 王冰注. 黄帝内经素问. 北京:人民卫生出版社,1963.

［10］ 史崧校. 灵枢经. 北京:人民卫生出版社,1963.

［11］ 皇甫谧. 针灸甲乙经. 北京:人民卫生出版社,1956.

［12］ 杨上善. 黄帝内经太素. 北京:人民卫生出版社,1965.

［13］ 张介宾. 类经、类经图翼、类经附翼. 北京:人民卫生出版社,1965.

［14］ 马莳. 黄帝内经灵枢注证发微——清光绪五年太医院藏版. 北京:人民卫生出版社,1956.

［15］ 李中梓. 内经知要. 北京:人民卫生出版社,1956.

［16］ 张志聪. 黄帝内经灵枢集注. 上海:上海科学技术出版社,1958.

［17］ 汪昂. 素问灵枢类纂约注. 清康熙二十九年还读斋刻本.

［18］ 丹波元简. 灵枢识. 上海:上海科学技术出版社,1958.

［19］ 中医研究院,广州中医学院. 简明中医辞典. 北京:人民卫生出版社,1979.

［20］ 崔仲平. 古典医籍千字释. 长春:吉林人民出版社,1981.